U0224467

实用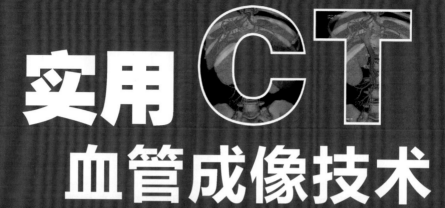CT
血管成像技术

主　审　余建明

主　编　雷子乔　李真林　牛延涛

副主编　李文美　綦维维　刘　杰

编　者（按姓氏笔画排序）

牛延涛（首都医科大学附属北京同仁医院）

成　兰（华中科技大学同济医学院附属协和医院）

朱　凯（宁夏医科大学总医院）

刘　杰（郑州大学第一附属医院）

刘小明（华中科技大学同济医学院附属协和医院）

李文美（广西医科大学第一附属医院）

李真林（四川大学华西医院）

初金刚（中国医科大学附属第一医院）

张永县（首都医科大学附属北京同仁医院）

陈　伟（中南大学湘雅医院）

富　青（华中科技大学同济医学院附属协和医院）

雷子乔（华中科技大学同济医学院附属协和医院）

綦维维（北京大学人民医院）

编写秘书（兼）　成　兰

人民卫生出版社

图书在版编目（CIP）数据

实用 CT 血管成像技术/雷子乔,李真林,牛延涛主编. —北京:人民卫生出版社,2020

ISBN 978-7-117-30144-2

Ⅰ.①实… Ⅱ.①雷…②李…③牛… Ⅲ.①血管疾病-计算机 X 线扫描体层摄影-诊断学 Ⅳ.①R816.2

中国版本图书馆 CIP 数据核字（2020）第 110335 号

| 人卫智网 | www.ipmph.com | 医学教育、学术、考试、健康,购书智慧智能综合服务平台 |
| 人卫官网 | www.pmph.com | 人卫官方资讯发布平台 |

实用 CT 血管成像技术

主　　编:雷子乔　李真林　牛延涛

出版发行:人民卫生出版社(中继线 010-59780011)

地　　址:北京市朝阳区潘家园南里 19 号

邮　　编:100021

E － mail:pmph @ pmph.com

购书热线:010-59787592　010-59787584　010-65264830

印　　刷:北京顶佳世纪印刷有限公司

经　　销:新华书店

开　　本:787×1092　1/16　印张:21

字　　数:524 千字

版　　次:2020 年 8 月第 1 版　2022 年 5 月第 1 版第 2 次印刷

标准书号:ISBN 978-7-117-30144-2

定　　价:178.00 元

打击盗版举报电话:010-59787491　E - mail:WQ @ pmph.com

质量问题联系电话:010-59787234　E - mail:zhiliang @ pmph.com

主编简介

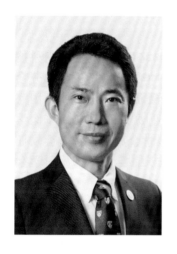

雷子乔

医学博士，主任技师，硕士研究生导师，华中科技大学同济医学院附属协和医院放射科技师长、党总支部委员兼第三党支部书记。于2017—2018年赴美国哈佛大学布列根和妇女医院（Brigham and Women's Hospital）做访问学者。

中华医学会影像技术分会委员，中国医师协会医学技师专业委员会副主任委员，湖北省医学会放射技术分会候任主任委员，湖北省放射医学质量控制中心专家兼秘书，武汉医学会放射技术分会主任委员，《中华放射学杂志》审稿专家，《中华放射医学与防护杂志》通讯编委，《临床放射学杂志》编委。

发表SCI及各类论文20余篇，主编及参与编写教材和专著10余部，主持和参与多项国家级、省部级课题，先后获得湖北省和武汉市科学技术进步奖二等奖。

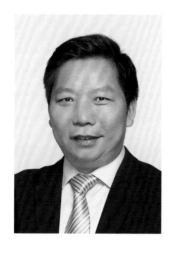

李真林

博士研究生导师，主任技师。四川大学华西临床医学院影像技术系主任，兼四川大学华西医院放射科副主任。中华医学会影像技术分会候任主任委员，中国医师协会医学技师专业委员会副主任委员，四川省医学会影像技术专业委员会候任主任委员、医师协会放射影像技师分会会长，四川省放射医学质量控制中心副主任、有突出贡献的优秀专家、卫生健康委员会学术技术带头人，人工智能医疗器械标准化技术归口单位专家组专家。

获四川省科学技术进步奖一等奖（2013年），四川省卫生计生系统先进个人（2016年），伦琴学者（2017年），四川省医学科技奖一等奖（2018年）。《中华放射学杂志》《中华放射医学与防护杂志》《中国医学影像技术》《临床放射学杂志》《实用放射学杂志》等杂志编委。

主编简介

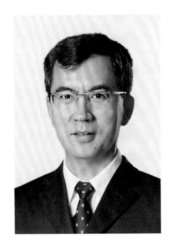

牛延涛

博士,主任技师,首都医科大学附属北京同仁医院放射科技师长。任国际放射防护委员会委员、中华医学会影像技术分会常务委员、中国医师协会医学技师专业委员会副主任委员、国家卫生健康标准委员会放射卫生标准专业委员会委员、中华医学会放射医学与防护学分会委员、北京医学会放射技术分会候任主任委员,《中华放射医学与防护杂志》编委、《中华放射学杂志》通讯编委。

主持国家自然科学基金、北京市自然科学基金项目3项,入选北京市科技新星计划和北京市卫生系统第四批高层次卫生技术人才。牵头制定国家放射卫生标准1项,以第一作者和通信作者发表中华级学术论文29篇,SCI论文3篇。主编专著4部,副主编5部,主译1部。

序

多层螺旋 CT 以其极高的密度分辨力和空间分辨力、快速的容积数据采集、强大的后处理功能等特点,在临床上得到了快速的普及和推广。

CT 血管成像(CTA)伴随螺旋 CT 的产生而产生,在临床上的应用越来越广泛,它是一种简便、实用、精准的检查方法。CTA 可以同时显示血管腔内、腔外和管壁病变,可以同时实现大范围解剖血管成像和小范围血管精细显像。对大脏器的血管可以显示到 3~4 级分支水平,对冠状动脉及肺动脉远端分支等细小血管也可以清晰显示,在很多情况下,已经达到可以和数字减影血管造影(DSA)相媲美的程度,完全可以满足临床诊断要求。

虽然 CTA 在临床上已经得到广泛使用,但是其图像质量还有不尽如人意的地方,基于 CTA 使用的理论体系尚待建立,其操作技术尚待进一步规范,各种扫描参数尚待优化。由华中科技大学同济医学院附属协和医院雷子乔教授、四川大学华西医院李真林教授以及首都医科大学附属北京同仁医院牛延涛教授主编的《实用 CT 血管成像技术》一书,由来自全国的十多位编者总结多年来的经验和研究成果、借鉴吸收了国内外最新文献资料编著而成,全书图文并茂、行文流畅、层次清晰、深入浅出,对多层螺旋 CT 成像基础和全身各部位血管的 CTA 成像技术规范使用做了较为深刻的阐述,是一部学术价值高、实用性强,具有重要指导意义的教科书和专业参考书,非常适合广大医学影像工作者和相关学科从业人员学习和参考,相信本书的出版必将受到广大读者的热烈欢迎,对 CTA 技术的普及和提高起到积极作用。

余建明
2020 年 3 月

前　言

随着我国经济和社会的迅速发展,现代医疗技术也在快速普及和提高。其中,多层螺旋CT(MSCT)的使用已经扩大到县级及县级以下医疗机构,各种CT新技术更是日新月异,先进的硬件和软件层出不穷,图像工作站的后处理能力不断提高,CT血管成像(CTA)技术已成为各种血管性疾病的首选检查方法。

目前,多层螺旋CT的扫描速度越来越快,探测器的排数越来越多,大范围、多器官的扫描能力越来越强大。如何充分发掘设备性能,将各种先进技术应用在临床实践中,得到更优质的图像,获取更多的诊断信息,满足临床诊断的需要,是我们需要关注的重要问题,为此,我们编写了此书。

本书系统介绍了多层螺旋CT的成像基础,包括CT设备的发展历程、多层螺旋CT设备的基本结构与成像原理、基本概念、常规扫描参数和辐射剂量,CT血管成像碘对比剂使用技术、图像后处理技术,多层螺旋CT血管成像临床应用概述;在人体各部位血管的CTA成像技术及其临床应用中,重点介绍各部位的血管解剖、检查技术、图像后处理技术、临床应用以及血管成像技术优选,最后特别介绍了能谱CT的基本原理、基本构造以及血管成像的临床应用等内容。

书中资料绝大部分来自各位编者多年来的经验总结和研究成果,并借鉴吸收了国内外最新文献资料,全书共分二十章,对全身各部位血管的CTA成像技术做了较为详尽的阐述,注重临床针对性和实用性,方便读者理解和使用。

由于时间仓促和编写团队经验有限,书中疏漏之处在所难免,恳请广大同仁批评指正!

雷子乔　李真林　牛延涛

2020 年 2 月

目　录

第七章　肺部 CT 血管成像　　98

第八章　主动脉 CT 血管成像　　108

第一章

多层螺旋 CT 成像基础

第一节 CT 设备的发展历程

一、非螺旋 CT

20 世纪 80 年代 CT 扫描机问世以来，根据其发展的时序和构造性能，大致可分成五代，而发展到螺旋扫描方式的 CT 扫描机则一般不再以代称呼，现将各代 CT 扫描机的主要特点叙述如下：

（一）第一代 CT 扫描机

第一代 CT 扫描机为旋转-平移扫描方式，多属头颅专用机。X 线管是油冷固定阳极，扫描 X 线束为笔形束，探测器一般是 2~3 个。扫描时，X 线管和探测器环绕患者做旋转和同步直线平移运动，X 线管每次旋转 1°，同时沿旋转反方向做直线运动扫描。下一次扫描，再旋转 1°并重复前述扫描动作，直至完成 180°以内的 180 个平行投影值。这种 CT 扫描机结构的缺点是射线利用率很低，扫描时间长，一个断面需 3~5 分钟。

（二）第二代 CT 扫描机

第二代 CT 扫描机仍为旋转-平移扫描方式，与第一代 CT 扫描机相比没有本质差别。扫描 X 线束由笔形改为 5°~20°的小扇形束，探测器增加到 3~30 个，平移扫描后的旋转角度由 1°提高到扇形射线束夹角的度数，扫描的时间缩短到 20~90 秒。与第一代 CT 扫描机相比，第二代 CT 扫描机缩小了探测器的孔径，加大了矩阵，提高了采样的精确性，使图像质量有了明显的改善。这种扫描方式的主要缺点是：由于探测器排列成直线，对于扇形的射线束而言，其中心和边缘部分的测量值不相等，需要进行扫描后的校正，以避免伪影的出现而影响图像质量。

（三）第三代 CT 扫描机

第三代 CT 扫描机改变了扫描方式，为旋转-旋转方式。X 线束是 30°~45°较宽的扇形束，探测器数目增加到 300~800 个，扫描时间进一步缩短到 2~9 秒或更短。这种方式的探测器或探测器阵列排列成彼此无空隙的弧形，数据的采集以 X 线管为焦点，随着 X 线管的旋转得到不同方位的投影，这种排列使扇形束的中心和边缘与探测器的距离相等，无需进行距离测量差的校正。这种扫描方式的缺点是：扫描时需要对每一个相邻探测器的灵敏度差异进行校正，否则同步旋转的扫描运动会产生环形伪影。而所谓的旋转-旋转方式是 X 线管做 360°旋转扫描后，X 线管和探测器系统仍需反向回到初始扫描位置，再做第二次扫描。近年发展的螺旋 CT 扫描方式，其基本结构仍归类为第三代 CT 扫描机，但它采用了滑环技术，

1

取消了往复式的旋转,是单向的连续旋转。

(四) 第四代 CT 扫描机

第四代 CT 扫描机的扫描方式只有 X 线管的旋转。X 线束的扇形角比第三代 CT 扫描机更大,达 50°～90°,因此也减少了 X 线管的负载,使扫描速度可达 1～5 秒。这一类的 CT 扫描机具有更多的探测器,可达 600～1 500 个,全部分布在 360° 的圆周上。扫描时,没有探测器运动,只有 X 线管围绕患者做 360° 的旋转。与第三代 CT 扫描机扫描方式不同,在第四代扫描方式中,对于每一个探测器来说所得的投影值,相当于以该探测器为焦点,由 X 线管旋转扫描一个扇形面而获得,故此种扫描方式也被称为反扇束扫描。由于第三代 CT 扫描机的探测器在性能不稳定时易产生环形伪影,而采用了第四代的设计,第四代 CT 扫描机的探测器可获得多个方向的投影数据,故能较好地克服第三代 CT 中出现的环形伪影,但随着第三代 CT 扫描机探测器稳定性的提高,并在软件上采用了相应的措施后,第四代 CT 扫描机探测器数量多且在扫描中不能充分发挥作用,相对于第三代 CT 扫描机已无明显的优越性。

(五) 第五代 CT 扫描机

第五代 CT 扫描机又称电子束 CT,它的结构明显不同于前几代 CT 扫描机。它由一个电子束 X 线管、一组 864 个固定探测器阵列和一个采样、整理、数据显示的计算机系统构成。最大的差别是 X 线发射部分,它有一个电子枪、偏转线圈和处于真空中的半圆形钨靶。扫描时,电子束沿 X 线管轴向加速,电磁线圈将电子束聚焦,并利用磁场使电子束瞬时偏转,分别轰击 4 个钨靶。扫描时间为 30 毫秒、50 毫秒和 100 毫秒。由于探测器是排成两排 216° 的环形,一次扫描可得 2 层图像;还由于一次扫描分别轰击 4 个靶面,故总计一次扫描可得 8 层图像。

二、螺旋 CT

螺旋 CT 扫描机改变了以往扫描方式,是连续、单向的旋转,射线束仍为大扇束。单层螺旋 CT 的螺旋扫描时间是 1 秒左右,而多层螺旋 CT 目前扫描的最短时间为 0.25 秒,1 次扫描时间更短。单层螺旋 CT 的探测器数目与第三代 CT 扫描机相比没有数量的增加和材料的改变,但是多层螺旋 CT 的探测器不仅在数量上有较大的增加,而且改用了超高速的稀土陶瓷等新型材料,使射线的利用率大大提高,从原来的 50% 左右上升到 99%。射线束角度与以往的非螺旋 CT 扫描机相似。扫描层数在单层螺旋机中仍为每次 1 层,在多层螺旋机中 1 次扫描最多可达 640 层,结合层厚、扫描通道的组合运用,已可满足心脏等动态器官的成像需要。单层螺旋 CT 只是提高了连续扫描的能力,而多层螺旋 CT 不仅扫描速度快、覆盖范围大,而且几乎能做人体所有器官的扫描检查。

非螺旋 CT 的探测器之间通常有一个很小的间隙,为了减少扫描测量误差,新的设计将探测器移动四分之一距离,产生滤线栅样作用,结果得到两组不同的采样数据。将两组数据用于图像重建,可得到较好的图像质量。

现在的 CT 扫描机都采用滑环结构,它可以分别作非螺旋方式扫描和螺旋方式扫描,非螺旋方式扫描时机架上的滑环也是单向连续旋转,根据扫描参数的设置做定时、间断的扫描。

非螺旋 CT 扫描通常是患者和检查床固定的情况下,机架旋转、X 线曝光,同时采集一个层面扫描的原始数据,由计算机作图像重建后传送给显示器显示,在两次扫描的间隔时间内移动床位,准备下一层面的扫描,在扫描时患者屏住呼吸,扫描间隔的停顿时间,患者被允许呼吸,如此周而复始,直至扫描完预定的整个检查部位或器官。一般,这一过程必须经历 4

个步骤才能完成,即 X 线管和探测器系统启动加速、X 线管曝光采集扫描数据、X 线管和探测器系统减速停止和检查床移动到下一个检查层面。而螺旋 CT 扫描,是在 X 线管-探测器系统连续旋转的基础上,患者随床一起以一定的速度纵向连续运动,同时 X 线连续曝光并采集数据,扫描完毕,可根据需要进行不同层厚和层间距的图像重建。从以上简单的归纳,我们看到非螺旋 CT 逐层扫描的方法有很多不足之处:①由于 X 线管电缆的制约使一次检查的时间相对较长,因为 X 线管-探测器系统的旋转为避免电缆的缠绕必须反转,而这一机械逆向运转又减缓了下一次启动的速度;②由于患者的屏气、呼吸、再屏气造成了呼吸幅度的不一致,有可能造成被检查部位中的小病灶的遗漏;③同样由于呼吸的原因,在多平面重组和三维成像的图像中会产生阶梯状伪影;④由于非螺旋 CT 扫描需要不断地启动停顿,整个检查时间长,在增强扫描检查中,可能难以抓住最佳对比剂显示时机,一个检查部位的增强扫描,增强效果较好的往往可能只有几层。

螺旋 CT 采用了滑环技术,去除了 X 线管和机架连接的电缆,X 线管-探测器系统可以单向连续旋转,每旋转 360°一般为 1 秒左右,使扫描的过程明显加快。又因为扫描时检查床同时单向移动,X 线管焦点围绕患者旋转的运行轨迹形成一个类似螺旋管,它采集的不是一个层面的数据,而是一个器官或部位的扫描数据,因而这种扫描方法又被称为容积扫描(volume CT)。容积扫描一般有以下要求:①基于滑环技术的扫描架连续旋转运动;②检查床单向连续移动;③X 线管的负载增加,一次旋转 X 线管的电流输出常常大于 200mA,以适应容积数据采集的需要;④X 线管冷却性能必须提高;⑤采用螺旋扫描加权图像重建算法;⑥大容量的内存,适应大容量、快速数据采集的要求。

容积扫描和非螺旋扫描最大的不同是数据的采集方式,在容积扫描方式中,X 线管运行轨迹的半径(焦点至旋转中心)等于运行距离,因而能够得到一个完整的容积采集数据。在螺旋方式扫描时,检查床的平移速度必须恒定也不能太快,否则会使重建后图像产生运动伪影,甚至使患者产生眩晕,一般为 10~20mm/s。螺旋扫描因不同于非螺旋扫描方式,所以有下述一些新的概念:①没有明确的层厚概念,因此无法按照非螺旋扫描方法来确定层厚;②根据螺旋扫描的运行轨迹,层面表示也完全不同。非螺旋扫描经过 360°旋转,采集到的是一层完全平面的扫描数据,而螺旋扫描则是采集到一个非平面的扫描数据,焦点轨迹的路径不形成一个平面,是一个容积采集区段;③由于扇形扫描束和检查床的移动,有效扫描层厚增宽;④常规标准方法的图像重建要求扫描能产生一致的投影数据,而螺旋扫描由于螺旋运行轨迹,没有明确的层厚使扫描投影数据产生不一致;⑤由于不一致的投影数据,如果采用常规标准方法重建,会使重建后的图像产生条状伪影。

三、CT 的最新进展及发展方向

(一) 最新进展

1. **128 层、256 层及 320 层多层螺旋 CT**   2007 年的北美放射学年会,多家厂商宣布推出 128 层、256 层以及 320 层多层螺旋 CT 扫描仪,标志着多层螺旋 CT 发展进程的步伐又迈出了坚实的一步。

128 层螺旋 CT 的设计,采用零兆 X 线管(straton tube),发生器功率 100kW,机架开口的孔径 78cm。探测器阵列纵向的排列方式为等宽 64 排,单个探测器宽度为 0.6mm,纵向探测器阵列的总宽度为 38.4mm。128 层的采集方法仍采用 Z-sharp 飞焦点技术,即利用 64 排物理探测器阵列通过曝光时焦点瞬间的变换,获得双倍的采样,机架扫描一周最短时间缩短到

0.30 秒。在扫描功能上除了 64 层已有的功能外,还可以进行螺旋动态方式扫描,螺旋动态扫描最大覆盖范围可达 27cm。

256 层螺旋 CT 的设计,探测器的物理排数为等宽 128 排,单个探测器的宽度 0.625mm,探测器阵列纵向的宽度为 80mm。扫描机架旋转部分采用了空气轴承技术,使旋转一周扫描时间缩短至 0.27 秒,心脏成像时的时间分辨力可达 34 毫秒。并且也采用了飞焦点技术,使 128 排的物理探测器阵列通过 z 轴双倍采样,获得了旋转一周 256 层图像的结果。在心脏冠状动脉成像方式中,256 层 CT 可采用螺旋或非螺旋扫描方式,两种方式的机架旋转时间都是 0.27 秒,螺旋扫描可使用全部 80mm 的探测器,但相对而言,非螺旋扫描的图像质量较高和辐射剂量较低。动态扫描最大覆盖范围 40cm,动态连续扫描时间 20 秒。

320 层螺旋 CT 的设计,在 2007 年北美放射年会上首次推出,其探测器阵列物理排数也为等宽并且达到 320 排,每排探测器的宽度为 0.5mm,因此该款机型探测器阵列纵向的物理总宽度达到 160mm,扫描机架旋转一周的最短时间是 0.35 秒。在冠状动脉扫描成像方式中,采用非螺旋扫描模式,由于 160mm 足够覆盖整个心脏,故在心率控制良好的情况下,一次旋转就能完成整个心脏图像的采集。心脏成像的图像重建方式根据心率的变化有单扇区 (180°)、双扇区 (90°)、3 扇区 (60°) 以及 5 扇区 (36°)。在螺旋扫描方式中,由于大探测器阵列的辐射剂量、对比剂注射流速和高速床移动的原因,320 层 CT 只采用了其中的 64 排探测器阵列,即 32mm 的物理覆盖宽度。

在 320 层 CT 基础上,随后又研发成功 640 层容积 CT,单次扫描获得 640 层图像,单圈扫描实现单一脏器或器官全覆盖,实现全脑、全肝或全心脏灌注成像。同时研制成功的 256 层/128 排探测器,可以达到 0.27 秒的单圈扫描时间。

2. **宝石能谱 CT** 它使用的探测器是宝石探测器,光电转化率更高,余晖效应时间更短;另外它用的是动态变焦 X 线管,可以进行双能成像、功能性成像。另外,0.5ms 双能切换变压器可以使它的能量变焦,如从 80kV 经过 0.5 秒一下跳到 140kV。它的密度分辨力非常高,另外它的数据采集系统包括重建方法都发生了新的变化,可减少伪影、降低噪声、增加了图像的清晰度,可以达到高保真、高清晰度成像。

宝石 CT 的基本特点:可使用能谱分析物质组成成分,使 CT 成像进入分子成像新领域。

3. **双源 CT** 机架内装有 2 个高压发生器、2 个直接冷却的零兆金属 X 线管、2 套超快速陶瓷探测器组、2 套数据采集系统(DAS)采集 CT 图像。2 套 X 线的发生装置和 2 套探测器系统呈一定角度安装在同一平面,可以进行同步扫描。在旋转时间相同时,双源 CT 可以突破单源 CT 极限,大大提高时间分辨力,有利于对高心率、心律不规整甚至心律不齐患者进行心脏成像。同时,2 个射线源能够输出不同能量的 X 线。利用双能曝光技术明显改善 CT 的组织分辨力。2 套 X 线管既可发射同样电压的射线也可以发射不同电压的射线,从而实现数据的整合或分离。不同的两组数据对同一器官组织的分辨能力是不一样的,通过两组不同能量的数据从而可以分离普通 CT 所不能分离或显示的组织结构,即能量成像。如果是两组数据以同样的电压和电流值扫描则可以将两组数据进行整合,快速获得同一部位的组织结构形态,突破普通 CT 的速度极限。

（二）发展方向

近 10 年来 CT 技术飞速发展,CT 不论从检查方法还是诊断模式都发生了巨大的改变。具体表现有以下几个方面:

1. 扫描快、层数多、层厚薄,使 CT 的检查范围进一步扩大

(1) CT 的扫描速度提高:在非螺旋 CT 时最快是旋转一周扫描时间为 1 秒左右。单层螺旋 CT 旋转一周扫描时间虽未缩短,但由于扫描方式的改变,缩短了扫描周期,使单位时间内的患者检查数量提高。4 层螺旋 CT 扫描时间进一步缩短,旋转一周扫描时间缩短至 0.5 秒,其单位扫描时间的图像获得率又有所提高。16 层 CT 旋转一周扫描时间缩短至 0.42 秒。而目前的 CT 旋转一周扫描时间可以缩短至 0.25 秒。扫描速度的提高改变了某些部位、器官的检查方法,如肝脏增强 CT 扫描,现在的多层螺旋 CT 扫描,一次检查可以做肝脏的三期甚至四期的扫描,使影像检查对某些疾病的诊断准确性又提高了一步。

(2) 时间分辨力提高,扫描层数增多:旋转一周的扫描时间缩短使 CT 能做一些运动器官的检查,如心脏检查。一次旋转图像获得率增加,更使 CT 的检查范围扩大,如大面积创伤患者,可以在短时间内获得从胸腔至盆腔大范围扫描。

(3) 扫描层厚更薄:64 层以上甚至 640 层 CT 由于扫描层厚更薄,一次旋转获得的层数大大增加。因而一个部位或器官的检查往往可获数百甚至上千层图像。因为图像数量急剧增加,产生了一种新的诊断模式——CT 图像后处理诊断模式。

2. 分辨力高、计算机快,促进了图像后处理技术的发展

(1) 分辨力的提高:目前 4 层螺旋 CT 扫描的横向分辨力已达到 0.5mm,纵向分辨力达到了 1.0mm;16 层螺旋 CT 的横向分辨力也是 0.5mm,纵向分辨力达到了 0.6mm,基本达到了各向同性;而新近推出的螺旋 CT 的横向和纵向分辨力分别达到了 0.3mm 和 0.4mm。

(2) CT 计算机图像处理的速度越来越快:目前 16 层 CT 水平面的图像重建可达 6 幅/s,64 层 CT 可达 40 幅/s,后 64 层时代重建速度更快。

(3) 层厚及纵向分辨力的改善:由于 CT 的扫描层厚更薄以及纵向分辨力的改善,使各种后处理方法图像的质量更高,其中多平面重组已可作为水平面图像的补充,甚至可完全替代水平面的图像。

(4) 计算机软、硬件技术的发展和普及,对 CT 图像后处理技术的发展起到了重要的推动作用。

(5) 图像质量的改善和成像模式的改变推动了图像后处理技术的发展。

3. 双能量 X 线 CT 成像　双能量成像方法早期曾用于数字 X 线摄影(digital radiography),2005 年首次将双 X 线管引入 CT 检查中,由此开拓了 CT 双能成像的新领域。

双能量 CT 成像的基本原理是 X 线与物质相互作用时的衰减定律。在早期的 X 线性质研究中我们已知,相同能量的单能谱射线与单一物质相互作用时,其衰减值是不变的,同样在多能谱射线中我们可采用平均辐射能的计算方法来计算某一物质的衰减值,采用两种有差值的不同能谱对同一种物质进行照射后,我们可利用已知的某一物质的衰减值,以及使用不同辐射能衰减值的差值来计算衰减差,最终由计算机图像处理系统完成双能图像的重建。

目前在 CT 临床应用中的双能成像方法主要有两种:一种是双源 CT 扫描仪,它采用两个 X 线辐射源(X 线管)产生两种不同的辐射能量对患者进行扫描检查;另一种是采用单个 X 线辐射源,利用专门设计的高压发生器,瞬间产生高低不同的辐射能,达到双能 CT 检查的目的。相比较而言,前者对探测器的响应和刷新速度要求不高,但必须同时采用两套 X 线发生和接收系统,其高压发生器是专门设计、合二为一的,但在扫描机架中同时装备了 2 套 X 线管和探测器系统。后者 X 线管和探测器系统只有 1 套,它利用特殊设计的高压发生器系统,使曝光的同时产生两种电压的瞬间变化,这种变化的转换速率可达 0.35 毫秒。由于需在很短的瞬间接收两种不同的能量,其探测器材料上也有改变,采用加入碳分子结构(俗称宝石)物质来替代探测器中的某些材料,其作用首先是大大缩短了探测器的响应时间和余晖时间(响应时间约缩短为 1/150,余晖时间约缩短为 1/10),其次是提高了 CT 成像后的图像质量。

在不同的辐射能量时,并不是所有的物质都能显示明显的衰减差值,但至少是目前已知的人体组织和一些其他物质都表现出了良好的衰减差,如骨骼和碘剂。在临床应用中,双能 CT 成像一般选择使用的千伏值是 140kVp 和 80kVp,其主要原因是因为这两种千伏值在 CT 成像中的剂量效率最高;同时在双能 CT 成像时所使用 mAs 的比值一般要求为 1:4,即 140kVp 使用 1mAs,则 80kVp 的扫描使用 4mAs,以使两次扫描所获得的噪声水平相同并便于能量衰减的计算。

双能 CT 成像的临床应用范围目前尚无法明确,但从已知的初步临床应用结果来看,已展示了其良好的应用前景,如:从增强图像获得虚拟平扫图像;显示和分辨肌腱、韧带;胆囊结石和肾脏结石的成分分析;去除血管壁上的钙化斑块;减少金属伪影;CT 血管造影的直接去骨功能;肺灌注异常的评估等。

4. CT 走向分子影像时代 人体组织中不同化学成分都具有特有的能谱衰减系数,利用这种特性,可以对组织进行解剖学、病理学的观察。有的能谱 CT 能够实现 101 个单能谱成像,为分离组织和消除伪影开拓了广阔空间,现在能实现水、碘、钙物质分离及组织定性及定量分析,能发现常规 CT 不能发现的早期病灶。

展望未来 CT 的发展,由于物理机械学方面的一些因素,使得扫描速度不可能无限制拓展。但随着软件技术的进步,功能性成像、各种成分分离技术的提高,以及伪影、噪声干扰的进一步抑制与消除,我们必将会得到更有诊断价值的图像。

第二节　多层螺旋 CT 设备的基本结构与成像原理

一、多层螺旋 CT 设备的基本结构

多层螺旋 CT,包括 4 层、16 层、64 层及以上层数的螺旋 CT,其中 4 层螺旋 CT 于 1998 年由部分 CT 扫描机制造商在北美放射年会上首先推出,基于单层螺旋 CT 有较大改进。经过几年的临床使用,其优点和发展前景已得到国际公认。简单说来,多层螺旋 CT 的设计思想是基于单层螺旋的概念,来源于单层螺旋 CT 临床实践的需要,而它的发展则是来自双排探测器技术。

1. 单层螺旋 CT 的限制与双层螺旋 CT 自 20 世纪 80 年代末 90 年代初螺旋 CT 扫描方法问世以来,由于其扫描速度快、一次扫描覆盖范围大,已在临床影像的 CT 检查中占有了重要的位置。在单层螺旋扫描方法中,采用大的螺距可增加扫描覆盖范围,但随之而来的是纵向分辨力的降低、图像质量下降,这使得某些检查如大面积创伤患者所需要的大范围扫描,以及部分 CT 扫描的功能如 CT 血管造影、三维成像和多平面重组难以实现或成像质量不佳。对于大面积创伤患者,有时需要做大范围的、多个脏器的扫描检查,由于单层螺旋扫描的覆盖范围还是有限,不能适应这类患者的检查。在 CT 血管造影检查中,由于需要检查的血管范围较长,如能一次扫描完成全部所需的检查范围,不但可以减少对比剂的用量,还可改善各种后处理成像的图像质量。所有这些的制约因素都是由于单层螺旋扫描只采用一排探测器,X 线管发出的射线只有一小部分被用来扫描成像,射线的利用效率很低。在单层

螺旋扫描方法中,虽然采用了 180°线性内插算法来取代 360°线性内插算法,纵向分辨力有所提高,但噪声却因此增加。在一个既定的扫描范围内,扫描速度还不够快,特别是一些年老体弱需要屏气扫描的患者,无法在单层螺旋扫描方法中实现。1992 年,CT-Twin 机率先采用了双排探测器技术,使扫描架做一次 360°旋转能同时获得两层扫描数据。与单层螺旋扫描相比,双层螺旋的扫描覆盖率增加了 50%,而成像的质量与单层螺旋扫描相同。实验表明,单层螺旋和双层螺旋在密度分辨力、噪声等成像性能方面无明显差别,在 180°线性内插算法图像重建时,两者的 z 轴分辨力也无明显的差别。单层螺旋和双层螺旋两者在结构上的主要差别是后者增加了一排探测器(图 1-2-1)。

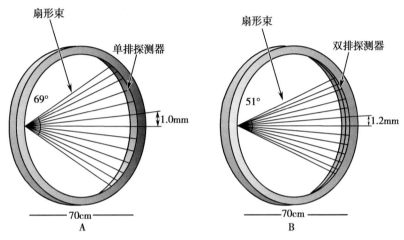

图 1-2-1 机架结构示意图
A. 单层螺旋 CT 扫描机架结构;B. 双层螺旋 CT 扫描机架结构

单层螺旋射线束的扇形角是 69°,探测器的间距是 1.0mm,机架孔径 70cm;双层螺旋射线束的扇形角是 51°,探测器的间距为 1.2mm,机架孔径同为 70cm。双层螺旋扫描由于扫描范围覆盖率增加一定程度上改善了单层螺旋 CT 纵向分辨率低、时间分辨力低等问题,但最终是多层螺旋 CT 扫描机的出现,使上述这些要求完全成为现实。

2. 多层螺旋 CT 多层螺旋 CT 的探测器由很多排组成,其成像过程以及参数方面与单层、双层螺旋 CT 相比也有所不同,主要的差别有以下几个方面:准直器的使用、射线束的宽度和螺距(图 1-2-2、图 1-2-3)。

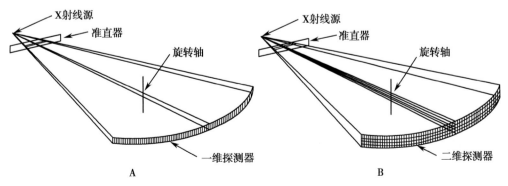

图 1-2-2 射线束和探测器
单、双层螺旋 CT 的射线束和探测器的宽度

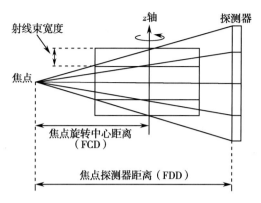

图 1-2-3　多层螺旋 CT 数据采集方式示意图

X 线束由前准直器准直后，经被扫描物体的衰减投射于多排探测器阵列。对单排探测器而言，其射线束的宽度等于扫描所得的层厚宽度，但在多排探测器扫描时，扫描射线束的宽度并不决定扫描后得到的层厚，其最后所得的层厚是由探测器的宽度决定。如一次多层螺旋扫描，采用的射线束宽度为 8mm，投射到 4 排探测器上可以是 4 层 2mm 的层厚，或者是 2 层 4mm、1 层 8mm 的层厚。从理论上说，如果不考虑探测器阵列的间隙，所采用的探测器阵列的宽度等于扫描所得的层厚(图 1-2-4)，并可以用式 1-2-1 表示：

$$d(mm) = D(mm)/N \qquad \text{式 1-2-1}$$

式 1-2-1 中 d 是层厚或探测器的宽度，D 是射线束宽度，N 是所使用探测器的排数。在单层螺旋 CT 中射线束的宽度等于探测器的宽度，而在多层螺旋 CT 中探测器的宽度只等于 1/N 射线束的宽度，理论上这种扫描射线束的应用，增加了扫描的覆盖率。一般而言，探测器的排数越多，扫描覆盖范围越大。

多层螺旋 CT 中由于探测器排数的增加，X 线的辐射形状也必须做相应改变。在单层螺旋扫描中，从 X 线管发出的射线束在 z 轴方向成扇形，而垂直于 z 轴方向则是一个很窄的射线束(与所选层厚相等)，我们称之为扇形束；在多层螺旋扫描中，由于 z 轴方向探测器排数增加，垂直于 z 轴方向的射线束必须增宽(图 1-2-5)，以覆盖增加的探测器阵列，这种射线束形状被称之为"小孔束"。小孔束在 z 轴方向增加了辐射的距离，并且射线倾斜的角度也相应增大，与单层螺旋扫描相比，图像重建的内插算法也必须相应随之改变，这一内容将在多层螺旋图像重建部分重点讨论。

3. 多层螺旋 CT 的螺距　在单层螺旋扫描中，螺距 (pitch)是射线束宽度与床速的比值，而在多层螺旋扫描中螺距的确定则完全不同，一些研究和各个厂家所采用的多层螺旋扫描螺距的定义有所出入，如一种确定螺距的方法认为多层螺旋扫描螺距的定义是：

$$螺距 = \frac{机架旋转一圈移床距离}{每排探测器的宽度} \qquad \text{式 1-2-2}$$

这种确定螺距的方法有些简单化，可能无法包括多层螺旋扫描中出现的所有情况。另外，如果我们按照单层螺旋 CT 螺距的定义来确定多层螺旋 CT 的螺距，也会遇到一些问题，首先我们必须得加上"单""双"和"四"这

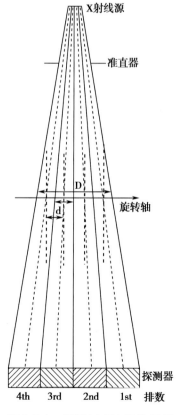

图 1-2-4　多层（4 层）螺旋扫描数据采集方法示意图

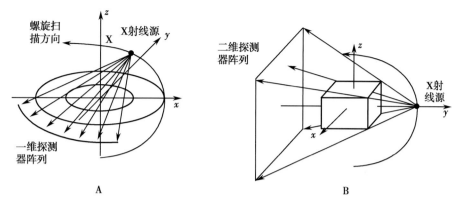

图 1-2-5 一维与二维探测器阵列示意图

A.一维探测器阵列,射线源几乎与探测器平行;B.小孔束射线,一次旋转扫描覆盖范围增加

些变量。也就是说,四排探测器 CT 扫描螺距 1 是指扫描机架旋转一周检查床移动一个层厚的距离,身体的各部分只接受一次扫描,螺距 1 对患者而言,是得到了同样的射线剂量和同样的图像质量。因此,20mm 的射线束对于双层螺旋扫描方式,可得到两个 10mm 层厚的图像,对于多层螺旋扫描,可得到四个 5mm 层厚的图像。又例如,我们还是采用扫描机架旋转一周距离的层厚来定义螺距,此处层厚指非螺旋扫描方式扫描的层厚,那么四排探测器扫描螺距 0.75 也可等于螺距 3(4×0.75 = 3)。用这种方法定义螺距虽然比较简单,但有时易引起混乱,如螺距 3 可以是一个 3,两个 1.5,四个 0.75 或八个 0.375。而且用这种方法定义螺距也有悖于以前有关螺距的概念,即增加螺距、噪声增加、图像质量下降,螺距 3 概念在以前螺旋扫描中也并不存在,但螺距 3 在双排探测器扫描中,它的图像质量是有所改善的,在四排探测器扫描中,图像质量却是最好的。上述有关螺距争论的关键所在是在多层螺旋扫描方式中,射线束的宽度永远要大于探测器实际采集的宽度,但是有一点是确切无疑的,即在单层螺旋扫描中,螺距等于 1 时仅得到一层图像,而在双层螺旋和多层螺旋扫描方式中,得到的是多层图像。

由于多层螺旋 CT 探测器排数的增加,使原来螺距定义引入了新的含义,在多层螺旋扫描中,式 1-2-3 和式 1-2-4 中两种螺距的概念是存在的并且有所差别。

$$螺距 = \frac{机架旋转一圈移床距离}{射线束宽度} \qquad 式\ 1-2-3$$

射线束螺距的概念与单层螺旋 CT 螺距的概念接近,即螺距的变化与患者的辐射剂量直接相关。

$$螺距 = \frac{机架旋转一圈移床距离}{层厚} \qquad 式\ 1-2-4$$

层厚螺距是根据层厚的宽度确定的,它与射线束螺距有下述的关系:

$$层厚螺距 = 层厚数 × 射线束螺距 \qquad 式\ 1-2-5$$

因此,层厚螺距 3 应该等于单层螺旋扫描的螺距 0.75,层厚螺距 6 等于单层螺旋的螺距 1.5。从患者的辐射剂量考虑,单层螺旋 CT 的螺距 1,等于四排探测器的多层螺旋扫描射线束螺距 1,或者层厚螺距 4。例如,多层螺旋 4×5mm 的层厚,床速是 20mm/次旋转,患者接受的射线剂量应该等于单层螺旋 5mm 层厚和床速 5mm/次旋转。

4. 多层螺旋 CT 的图像重建　在非螺旋 CT 扫描中,射线束的投影完全是一个垂直的平面,图像的重建可以直接采用投影的数据,不需做任何的修正。我们也已经了解了单层螺旋扫描的图像重建处理方法,因为是在运动中获得扫描数据,它是一个螺旋状的扫描数据段,对于水平面的图像重建来说,无法直接采用某一个断面的投影数据,必须先采用数据的内插,然后才能按照非螺旋扫描图像重建的方法重建成水平面图像。

多层螺旋扫描的图像重建,基本还是采用了线性内插的方法,但因为多层螺旋扫描探测器排数增加,X 线管发出的是孔束射线而不是以前的扇形束,它的射线路径加长,射线束的倾斜度也加大,在水平面图像的重建平面没有可利用的垂直射线。另外,由于采用多排探测器和扫描时检查床的快速移动,如果扫描螺距比值选择不当,会使一部分直接成像数据与补充成像数据交叠,使可利用的成像数据减少,图像质量下降(图 1-2-6)。

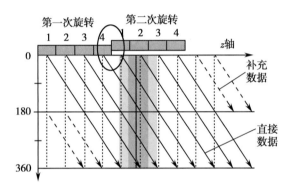

图 1-2-6　螺距选择与射线利用率的关系示意图
螺距选择不当,使直接扫描数据与补充数据部分重叠,降低了射线利用率,影响了成像质量

为了避免上述可能出现的情况,多层螺旋的扫描和图像重建,一般要注意螺距的选择并在重建时进行必要的修正。目前多层螺旋 CT 图像的重建方法主要有以下三种:

(1) 扫描交叠采样的修正:又称为优化采样扫描(optimized sampling scan)是通过扫描前的螺距选择和调节缩小 z 轴间距,使直接成像数据和补充成像数据分开(图 1-2-7)。

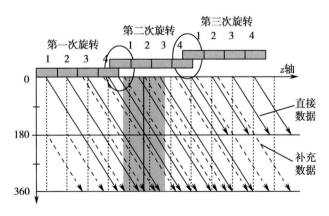

图 1-2-7　优化采样扫描示意图
采用优化采样扫描后,使直接扫描数据和补充成像数据分开

（2）z轴滤过长轴内插法：这是一种基于长轴方向的 z 轴滤过方法。该方法是在扫描获得的数据段内确定一个滤过段，滤过段的范围大小根据需要选择，选择的范围大小又被称为滤过宽度（filter width，FW）（图 1-2-8），在选定的滤过段内的所有扫描数据都被作加权平均化处理。其滤过参数宽度和形状，通常可影响图像的 z 轴分辨力、噪声和其他方面的图像质量。

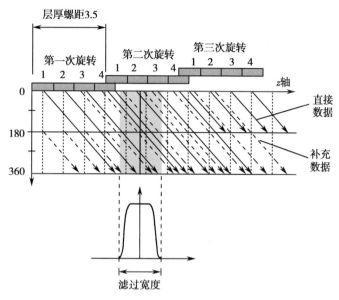

图 1-2-8 z 轴滤过长轴内插法示意图

z 轴滤过长轴内插法可以使沿长轴方向扫描数据平均化

（3）扇形束重建：单排探测器扫描所获得的数据，一般都采用扇形束重建算法。在多排探测器扫描方法中，是将孔束射线平行分割模拟成扇形束后，再使用扇形束算法进行图像的重建。在多层螺旋扫描重建方法中，利用孔束射线模拟扇形束重建算法又被称为多层锥体层成像算法（the algorithem of multislice cone-beam tomography，MUSCOT）。如上所述，在射线束螺距小于 1 或者层厚螺距小于 4 时，会出现数据的重叠，所以，多层螺旋层厚螺距选择要避免使用 4 或 6 之类的偶数整数，但为了避免误操作，多数厂家已在螺距设置中采用限制措施避免这种选择的出现。

5. 多层螺旋 CT 的探测器 多层螺旋 CT 的基本结构同第三代 CT，与单层螺旋 CT 相比两者最主要的差别是探测器系统、数据采集系统（DAS）和计算机系统的改变。目前生产探测器的材料一般都采用转换效率高的稀土陶瓷，由于商业上的原因，我们目前还无法确认材料的成分。多层螺旋 CT 探测器的排列大致可分为两类：等宽型（对称型）和不等宽型（不对称型）探测器阵列。两类不同排列组合的探测器阵列各有利弊。等宽型探测器排列的层厚组合较为灵活，但是外周的探测器只能组合成一个宽探测器阵列使用，并且过多的探测器排间隔会造成有效信息的丢失。而不等宽型探测器的优点是在使用宽层厚时，探测器的间隙较少，射线的利用率较高，因为无法产生数据的探测器间隙较少，缺点是层厚组合不如等宽型探测器灵活。另外，在单排探测器时扫描射线束是一束窄束射线，它与探测器之间可以不考虑射线束的角度问题，而在多排探测器情况下，投射到探测器的射线束是一束较宽的、有一定角度的宽束射线，对于平面布局的探测器而言，探测器接收到的射线会产生切断效应，即所谓的"死角"（dead angle），在多排探测器的设计中，为提高射线的利用效率，通常是采用了弧形排列。

6. 数据采集通道 单层螺旋 CT 或以前的非螺旋 CT 扫描机，通常只有一个数据采集通道（或称数据采集系统，DAS），而多层螺旋 CT 则有数个甚至数百个数据采集系统，它们之间根据层厚选择的需要，通过电子开关切换，进行不同的组合，形成数据采集的输出。多层螺旋 CT 的 DAS 工作时，长轴方向的探测器形成多个通道同时采集数据，所有收集到的数据可以叠加。如果是 16 排探测器（每排探测器 1.25mm）全部利用，可获得 4 幅 5mm 层厚的图像或 2 幅 10mm 层厚的图像。利用后准直器将位于中心处的两个探测器各遮盖一半，可获得 2 幅 0.625mm 的薄层图像。每个通道分别包括 1、2、3 排探测器，可分别获得 1.25mm、2.5mm、3.75mm 层厚的 4 幅图像。

7. 其他一些硬件和设计的改进 对 X 线管采用双焦点设计，提高了 X 线管的使用效率，增加了信息量，从而改善了图像质量。利用阳极接地的方法加大 X 线管散热率，使 X 线管连续曝光时间延长，以适应螺旋 CT 连续长时间扫描的需要。

在高压发生器方面，除使用效率高的中频发生器以外，还把液态绝缘介质改为固态，使高压发生器的体积大大缩小，重量大为减轻，从而减轻了扫描机架旋转时自身的重量（以前的高压发生器都是分离的，现在，特别是低压滑环的螺旋 CT 扫描机，都将中频高压发生器移入机架内）。另外，由于多层螺旋 CT 的扫描速度相当快，机架旋转一周的时间可缩短至 0.5 秒以下，机架高速旋转时的离心力很大，液态油浸式高压发生器容易发生漏油，而固态发生器的应用则从根本上杜绝了这种可能性。

以前的数据传送方式多采用碳刷和滑环接触传送数据，该方法的缺点是碳刷上易积灰尘，影响数据的传送，在重建后的图像上产生噪声，滑环转速越快，灰尘越多。现在，有些厂家在多层螺旋 CT 扫描机上采用了无线电射频方法传送数据，数据的传送速度可比碳刷传送方式快 10 倍，且无灰尘，不会因灰尘产生图像噪声。

在单层螺旋 CT 滑环扫描方式中，滑环的旋转采用马达皮带传动。该方法的缺点是最大转速受传动方式的限制，旋转速度的精确性不够，以及一次扫描投影数据采样数有限。马达皮带传动最快转速为 800 毫秒，每秒的采样数最多为 1 000 个投影数据。而在多层螺旋 CT 扫描机上，一些厂家采用了线性马达（直线电机）或称磁旋转技术，还有一些厂家采用了直接联动技术。这些技术的传动装置没有皮带和其他连接部件，类似于高速列车上的传动装置，两个旋转部件之间采用电子导通的方法旋转。因此，传动的精确性提高，并且不产生摩擦，最快转速可达 500 毫秒以下，每秒采样数据超过 2 000 个。

8. 智能扫描方式和亚秒、亚毫米技术 对于较长范围的螺旋扫描，必须要涉及人体的不同部位，而有一些人体部位的体厚和密度往往相差较大，所以使用相同的条件扫描不同的部位是不合理的。新的智能扫描方式，能在扫描过程中连续变换扫描条件，对不同的密度、体厚部位，使用不同的扫描条件，从而达到优化、智能扫描的目的，并且降低了扫描时不必要的射线剂量。智能扫描是利用透过患者的射线测量装置，用预先设定的计算机程序实时监控，并不断反馈控制射线的剂量，最后达到智能扫描的目的。

以前螺旋扫描通常采用全扫描方式，即扫描机架旋转一周（360°）为一个数据采集周期，现在有些厂家生产的 CT 扫描机采用不完全扫描方式，即只用一周扫描的一部分（240°）数据用来成像，从而缩短了扫描时间，提高了时间分辨力。另外，由于新设计的、高效的固体探测器，扫描的层厚可达 1mm 以下，被称为是亚毫米层厚扫描技术。

9. 多层螺旋 CT 的相关问题

（1）旋转时间和单层获得率：机架围绕患者旋转 360° 称为旋转时间，以前单层螺旋 CT 扫描旋转时间都是 1 秒，但目前的多层螺旋 CT 扫描大都提供亚秒扫描方式，最短可达 0.5 秒以下，另外，由于多层螺旋一次扫描可获数层图像。因此，对于多层螺旋 CT 扫描而言，将有一个新的概念，即单层获得率。单从字面意义上说，这一概念非常简单，它是每秒所获得的图像数。譬如，采用 0.5 秒扫描，多层螺旋 CT 可得 4 层图像，以 1 秒计算则为 8 层。单层获得率反映了多层螺旋 CT 扫描机的探测器利用率和扫描速度，我们利用单层获得率公式进一步讨论这一问题。

$$单层获得率 = \frac{机架旋转一圈的层数}{机架旋转一圈的时间} \qquad 式\ 1\text{-}2\text{-}6$$

如果旋转时间为 0.5 秒，一次旋转获得 4 层图像，那么，每秒钟得 8 层图像；如果旋转时间为 0.8 秒，那么，每秒钟只得 5 层图像。

（2）探测器间隙和射线利用率：多层螺旋 CT 相邻两排探测器之间的间隔称为探测器间隙。扫描时，X 线绝大部分由探测器接收，有部分则被投射于探测器的间隙上，这部分射线无法被利用。对于多层螺旋 CT 而言，较为重要的是探测器之间间隙的数量，而不是间隙之间的距离，探测器数量越多，间隙越多，射线利用率也就越低。由于各厂家探测器的数量差别较大，这一点显得尤为重要。

（3）螺距与成像质量：单层螺旋扫描时重建图像平面的数据并非是扫描所采集的平面，为了得到一个平面数据，采用了 360° 和 180° 线性内插，如图 1-2-9 所示，360° 线性内插是采用了图中 s 间的数据，而 180° 线性内插则是采用了 s/2 间的数据，数据两点之间的距离被称为 z 间距（z-gap）。单层螺旋扫描时，增加螺距扫描覆盖范围增大，但同时图像质量下降。

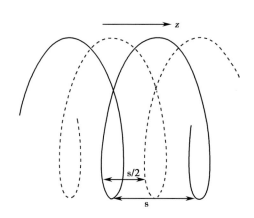

图 1-2-9　360° 和 180° 线性内插采用不同的数据点

在多层螺旋扫描中，z 间距由螺距和探测器阵列的宽度决定，当螺距变化时，z 轴采样的结果发生变化，多层螺旋的扫描数据之间可产生交叠。螺距 2∶1 时内插两点的 z 间距是 d，它的位移是某个实线螺旋到下一个实线螺旋，虚线螺旋也几乎并行走向，结果在这部分被采用的 z 间距范围内，数据产生高度重叠，或称之为冗余数据。由于 z 轴采样间距未改变，使扫描数据重叠，体现不出多层螺旋扫描的优势。螺距增加至 3∶1 时，z 间距为 d/2，由于 z 轴采样间距缩短，扫描覆盖范围增加，另由于 z 间距小于螺距，图像质量也改善。从上述的分析我们得知，多层螺旋扫描螺距的选择非常重要，它直接关系到 z 轴采样的效率与扫描的覆盖范围。一般而言，螺距与扫描覆盖率、图像质量是矛盾的，要增加扫描覆盖范围，必须使用大的螺距；而提高图像质量，需采用较小的螺距，实际使用中这两种情况必须折中考虑。

10. 多层螺旋 CT 的优点

多层螺旋 CT 与单层螺旋 CT 相比有许多优点，其中最主要的是 X 线输出的效率提高。①扫描范围覆盖率增加，扫描速度提高，减少了患者的等待时间，单位时间内可以检查更多的患者。由于增加了探测器的排数,能在较短的时间内获得较大范围的扫描覆盖率。②由于一次扫描能同时得到多层扫描数据,并且与 X 线的剂量无关,因而提高了 X 线的利用效率和 X 线管的使用寿命。有文献报告(Kopecky)认为一个 X 线管的使用寿命大约是 20 万秒·次,如果使用四排探测器扫描,可获得的图像为 80 万幅(单层螺旋扫描一次获一幅图像,多层螺旋扫描一次可获得四幅图像),再如果使用 0.5 秒扫描方式(扫描架旋转速度加快,2 次旋转/s),可获得 160 万幅图像。③成像所需射线总量减少。由于改进了成像重建算法,z 轴方向用于图像重建的数据利用率提高,与单层螺旋相比,约可减少 40% 的曝光量。④散射线剂量降低,这是因为在多层螺旋 CT 扫描中全影对半影的比值增加,特别在薄层扫描中更是如此。薄层扫描因为成像的严格要求很少有散射线,而多层螺旋 CT 则可做 0.5mm 层厚的扫描。⑤在 0.5mm 层厚的扫描中,多层螺旋 CT 扫描的空间分辨力改善,在体素三个方向(x,y 和 z)产生几乎相等的空间分辨力(各向同性),这也为多平面和三维重建图像质量的改善提供了保证。

二、CT 成像的基本原理与图像重建方法

(一) CT 扫描数据的获取和成像过程

CT 扫描和数据的采集是指由 CT 成像系统发出的一束具有一定形状的射线束透过人体后,产生足以形成图像的信号被探测器接收,所产生的扫描数据与最终形成图像的空间分辨力、伪影密切相关。在成像系统中,基本组成或必备的条件是具有一定穿透力的射线束和产生并接收衰减射线的硬件设备,其中,对射线束的要求包括它的形状、大小、运动的路径和方向。笔形 X 线束以直线平移的方式透过人体,并采集透过人体后的衰减射线信号,数次平移后,X 线管和探测器旋转 1° 进行下一次采集,这个过程不断重复,直至完成 180° 一个层面的数据采集,然后进入下一个层面的采集,最终完成所需检查部位所有层面的扫描。上述的一次扫描采样,X 线管发出的 X 线束中实际上只有小部分被采用,我们先暂时称它为一个潜像(view),因为 X 线束中的每一条 X 线都被人体衰减,进而落到探测器上产生投影,探测器再将透过人体该层面的衰减信号转换为电信号。一个潜像产生一个投影,故笔形束 CT 的一次扫描也可被看成产生一个投影,又因为全部透过人体的射线都将产生投影,所以一条 X 线只产生一个投影中的很小一部分。根据 CT 扫描的术语,X 线产生、穿透和接收的过程也被称为"采样",一个层面、一幅图像的产生,需要在被扫描层面不同的位置进行一组采样,才能满足图像重建的要求。

现在使用的 CT 扫描机,一般有两种不同的数据采集方法,一种是逐层采集法,另一种是容积数据采集法。逐层采集是 X 线管围绕患者旋转,探测器同时接收采样数据,然后 X 线管停止旋转,检查床移到下一个扫描层面,重复进行下一次扫描,一直到全部预定的部位扫描完成。其间每一次只扫描一个层面。容积数据采集法是螺旋 CT 扫描时采用的方法,即患者屏住呼吸,在 X 线管曝光期间,检查床同时不停顿单向移动并采集数据。数据采集的第一步,如前所述,X 线管和探测器围绕患者旋转,根据不同的空间位置,探测器依据穿过患者的衰减射线采集数据,这一相对衰减值可由式 1-2-7 计算:

$$相对衰减值 = \ln \frac{源射线强度(I_0)}{衰减后射线强度(I)} \qquad 式\ 1\text{-}2\text{-}7$$

一般来说,一幅 CT 图像需要几百个采样数据,而每一个采样数据由衰减射线构成,所

以,一次扫描全部衰减射线可有下述关系式:

$$衰减射线总量 = 采样数 \times 每次采样射线量$$

在考察采样过程中,我们还必须注意下述的情况:

(1) X 线管与探测器是一个精确的准直系统。

(2) X 线管和探测器围绕患者旋转是为了采样。

(3) X 线管产生的射线是经过有效滤过的。

(4) 射线束的宽度是根据层厚大小设置严格准直的。

(5) 探测器接收的是透过人体后的衰减射线。

(6) 探测器将接收到的衰减射线转换为电信号(模拟信号)。

综上所述,CT 扫描成像的基本过程是由 X 线管发出的 X 线经准直器准直后,以窄束的形式透过人体被探测器接收,并由探测器进行光电转换后送给数据采集系统进行逻辑放大,而后通过模数转换器作模拟信号和数字信号的转换,由信号传送器送给计算机作图像重建,重建后的图像再由数模转换器转换成模拟信号,最后以不同的灰阶形式在监视器上显示,或以数字形式存入计算机硬盘,或送到激光相机打印成照片供诊断使用。依据 CT 扫描的过程,其最终形成一幅 CT 图像可分为下述八个步骤:

(1) 患者被送入机架后,X 线管和探测器围绕患者旋转扫描采集数据,其发出的 X 线经由 X 线管端的准直器高度准直。

(2) 射线通过患者后,源射线被衰减,衰减的射线由探测器接收。探测器阵列由两部分组成,前组探测器主要是测量射线的强度,后组探测器记录通过患者后的衰减射线。

(3) 参考射线和衰减射线都转换为电信号,由放大电路进行放大;再由逻辑放大电路根据衰减系数和体厚指数进行计算、放大。

(4) 经计算后的数据送给计算机前,还需由模数转换器将模拟信号转换为数字信号,然后再由数据传送器将数据传送给计算机。

(5) 计算机开始处理数据。数据处理过程包括校正和检验,校正是去除探测器接收到的位于预定标准偏差以外的数据;检验是将探测器接收到的空气参考信号和射线衰减信号进行比较。校正和检验是利用计算机软件重新组合原始数据。

(6) 通过阵列处理器的各种校正后,计算机进行成像的卷积处理。

(7) 根据扫描获得的解剖结构数据,计算机采用滤过反投影重建算法重建图像。

(8) 重建处理完的图像再由数模转换器转换成模拟图像,送到显示器显示,或送到硬盘暂时储存,或由激光相机打印成照片。

(二) X 线的衰减和衰减系数

如前所述,当 X 线通过患者后产生衰减,根据 Lambert Beer 定律衰减,其通过人体组织后的光子与源射线是一个指数关系,在 CT 成像中是利用了衰减的射线并重建成某一层面的图像。衰减是射线通过一个物体后强度的减弱,其间一些光子被吸收,而另一些光子被散射,衰减的强度通常与物质的原子序数、密度、每克电子数和源射线的能量大小有关。另外,单一能谱和多能谱射线在 CT 扫描中的衰减也不一样,单一能谱又称单色射线,其光子都具有相同的能;多能谱射线或多色射线中的光子具有的能量则各不相同。在 CT 扫描中的衰减也与物质的原子序数、密度和光子能量有关。

CT 的成像是利用了 X 线的衰减特性,这一过程与 X 线的基本特性有关。在一均质的物

体中,X 线的衰减与该物质的行进距离成正比。如设比例常数为 μ,X 线的行进路程为 dX,
穿过该物质后 X 线强度为 dI,则:

$$dI = -\mu dX \qquad\qquad 式\ 1\text{-}2\text{-}8$$

将式 1-2-8 进行不定积分运算,其路径 dX 被看作是 X 线所通过物质的厚度,并以 d 表示,则
该式可写成:

$$I = I_0 e^{-\mu d} \qquad\qquad 式\ 1\text{-}2\text{-}9$$

式中 I 是通过物体后 X 线的强度,I_0 是入射射线的强度,e 是 Euler's 常数(2.718),μ 是线
性吸收系数,d 是物体厚度,这是 X 线通过均匀物质时的强度衰减规律,也被称为线性衰减
系数公式。

在 CT 中,线性衰减系数 μ 值相对较重要,因它与衰减量的多少有关,计量单位是 cm^{-1}。
根据等式 $I = I_0 e^{-\mu d}$ 我们可以得到线性衰减系数 μ 值,即:

$$I = I_0 e^{-\mu d}$$
$$I/I_0 = e^{-\mu d}$$
$$\ln I/I_0 = -\mu d$$
$$\ln I_0/I = \mu d$$
$$\mu = (1/d) \cdot (\ln I_0/I) \qquad\qquad 式\ 1\text{-}2\text{-}10$$

式中 ln 是自然对数,因在 CT 中 I 和 I_0 都是已知的,d 也是已知的,根据上式就可求得 μ 值。

此处我们以单一能谱射线为例(图 1-2-10),4 个水模衰减相等,每个衰减量为 20%,入
射光子数假定是 1 000,衰减后的光子数则为 410,此处,射线的能量假设不变,即入射光子能
为 88keV,通过物体后的光子能也是 88keV。

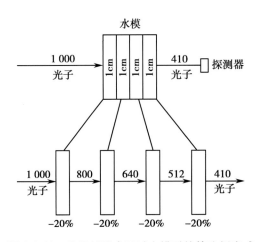

图 1-2-10　单能射线束通过水模时的等比例衰减

我们知道,在 CT 中采用的 X 线发出的是多色射线谱,它通过物体后的衰减和单色射线
谱不同,并非是指数衰减,而是既有质的改变也有量的改变(图 1-2-11)。图 1-2-11 中,平均
光子能为 40keV 的 1 000 个光子,经衰减后光子数减少,能量增加到 57keV,其中第一个水模
衰减最大,射线的能量增加,使通过物体后的射线硬化。在实际应用中,我们不能简单地将

等式 $I = I_0 e^{-\mu d}$ 直接应用于 CT 多色射线谱的射线衰减,而只能用一大致相等的方法来满足这一等式。

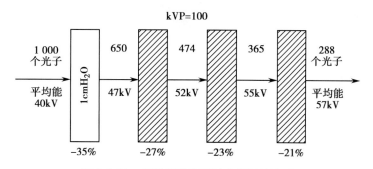

图 1-2-11 多能射线束通过水模时的衰减

根据 X 线的基本特性,我们已知道 X 线的吸收和散射有光电效应和康普顿效应,那么衰减可以用式 1-2-11 表示:

$$I = I_0 e^{-(\mu_p + \mu_c)d} \qquad 式 1\text{-}2\text{-}11$$

式中 μ_p 是光电效应吸收的线形衰减系数,μ_c 是康普顿效应吸收的线形衰减系数。光电效应主要发生在高原子序数组织中,在某些软组织和低原子序数的物质中则作用较小;康普顿效应是发生在软组织中,在密度有差别的组织中康普顿效应的作用则有所不同。另外,光电效应与射线能量大小有关,而康普顿效应并非像光电效应那样随能量的增加而增加。

式 1-2-9 和式 1-2-10 是 X 线衰减的基本公式,在实际应用中,我们不仅要知道 X 线的强度,还要知道光子数。根据式 1-2-9,我们可以通过计算求得通过组织后衰减的光子数。将光子数 N 取代式 1-2-9 中的 I,即可得到衰减后的光子数:

$$N = N_0 e^{-\mu d} \qquad 式 1\text{-}2\text{-}12$$

式中 N 是通过组织后衰减的光子数,N_0 是入射光子数,d 是组织的厚度,μ 是组织衰减系数等于 $\mu_p + \mu_c$,e 是常数。

式 1-2-11 是均质物体的衰减公式,在实际情况中,X 线的衰减还与物质的密度和原子序数有关,即密度越大,原子序数越高,X 线的衰减越大,扫描 X 线穿过人体组织时,各处的密度往往是不均匀的。则 X 线的强度公式可写为:

$$I = I_0 e^{-(\mu_1 + \mu_2 + \mu_n)d} \qquad 式 1\text{-}2\text{-}13$$

或:

$$N = N_0 e^{-(\mu_1 + \mu_2 + \mu_n)d} \qquad 式 1\text{-}2\text{-}14$$

(三) CT 值

CT 值或称为 CT 数,是重建图像中一个像素的数值(图 1-2-12)。

在实际应用中该值是一个相对值,并以水的衰减系数作为参考。CT 值的计算如式 1-2-15:

$$CT\ 值 = \frac{\mu_{组织} - \mu_{水}}{\mu_{水}} \times k \qquad 式 1\text{-}2\text{-}15$$

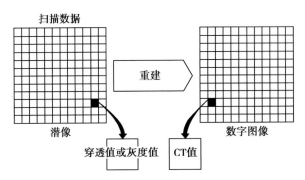

图 1-2-12　左图为 CT 扫描原始数据,与射线的衰减有关;重建成数字图像后衰减值由 CT 值表示

式中 $\mu_{组织}$ 是组织的吸收系数,$\mu_水$ 是水的吸收系数,k 是常数。在 CT 发明的早期阶段,k 值是 500,因此每个 CT 值的百分比标尺为 2%,后为便于计算,将 k 值定为 1 000,每个 CT 值的百分比标尺则成为 1%,并将水的吸收作为参考值,在 CT 应用中水的 CT 值为 0。CT 值的大小与组织的线性衰减系数有关,每一个对应的数值都可用相应的灰阶表示。一般地说,软组织的 μ 值接近水的 μ 值,肌肉的 μ 值约比水 μ 值高 5%,而脂肪的 μ 值约比水 μ 值低 10%,脑灰白质间的 μ 值差约 0.5%,比水 μ 值高约 3.5%,骨的 μ 值约为水的两倍。在 CT 的实际应用中,我们将各种组织包括空气的吸收衰减值都与水相比较,并将致密骨定为上限 +1 000,将空气定为下限 -1 000,其他数值均表示为中间灰度,从而产生了一个相对吸收系数标尺。人体大部分组织除致密骨和肺外,其 CT 值基本都位于 -100～+100 之间。后来 CT 在临床上的作用被确认后,人们为了纪念亨斯菲尔德的不朽功绩,将这一尺度单位命名为 HU,现在临床应用中,均采用 HU 作为 CT 值的测量单位。

线性衰减系数 μ 值的衰减受射线能量大小和其他一些因素的影响,射线能量改变后可产生穿透后光子衰减系数的变化,如电子能在 60keV、84keV 和 122keV 时,水的线性衰减系数可分别为 0.206、0.180 和 0.166,同时光子能量大小也会影响 CT 值。通常,CT 值的计算是根据 73keV 时的电子能计算的,即 CT 扫描时有效射线能为 230kVp,通过 27cm 厚的水模后得到的电子能。在这种情况下,水的吸收系数是 0.19cm^{-1}。假定这时骨的吸收系数为 0.38cm^{-1},常数 k 值是 1 000,那么我们可以根据 CT 值计算公式,分别算出骨和水的 CT 值。

CT 扫描一般都使用较高的千伏值(120～140),这主要是因为:①减少光子能的吸收衰减系数;②降低骨骼和软组织的对比度;③增加穿透率,使探测器能够接收到较高的光子流。使用较高的千伏值可增加探测器的响应系数,例如头颅扫描中,颅骨和软组织之间的吸收差,可对颅骨边缘软组织内的小病灶进行显示并减少射线束硬化伪影。由于 CT 值受射线能量大小的影响,在 CT 扫描机中采取了一些措施,如 CT 值校正程序,从而保证了 CT 值的准确性。

(四) 图像重建方法

1. 反投影法　反投影法又称总和法或线性叠加法。它是利用所有射线的投影累加值计算各像素的吸收值,从而形成 CT 图像,或者说是某一点(像素)的(吸收)值正比于通过这一点(像素)射线投影的累加。

本文以图 1-2-13 为例说明反投影法的图像重建过程。假设一个物体由四个像素组成,这四个像素分别由四个方块表示。设原图像投影值如 A 所示,其各方向投影总和过程如

B~E 所示。图像的背景强度等于某投射角各投影值之和,本例的背景强度为 10,计算中将总和值减去背景强度,再将各吸收系数除以最大公约数,即得各像素的吸收系数值如 F~H 所示。

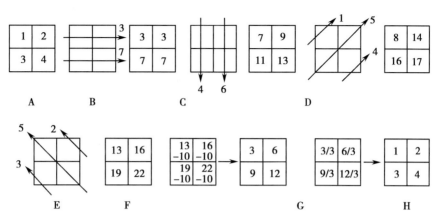

图 1-2-13　反投影法图像重建求解过程示意图

反投影法最主要的缺点是成像不够清晰,需花大量的计算时间并且分辨力不够,目前已不采用这种算法成像。但这种方法却是 CT 其他成像算法的基础。

2. **迭代法**　迭代法又称逐次近似法。迭代法包括代数重建法、迭代最小平方法和联立方程重建法,本节以代数重建法以点概面进行介绍。

代数重建法首先对一幅图像的各像素给予一个任意的初始值,并利用这些假设数据计算射线束穿过物体时可能获得的投影值,然后用这些计算值和实际投影值比较,根据两者的差异获得一个修正值,再用这些修正值修正各对应射线穿过物体后的诸像素值。如此反复迭代,直到计算值和实测值接近并达到要求的精度为止。

在图 1-2-14 中,我们以四个像素为例(图 1-2-14),对代数重建法迭代的过程做一简单介绍。迭代法早在 1956 年被用于太阳图像的重建,后来被亨斯菲尔德用于 EMI-1 型头颅 CT 扫描机中,出于下述一些原因,目前的临床用 CT 扫描机已不采用这种重建方法。

(1) 由于量子噪声和患者的运动,射线总和较难准确获得。

(2) 因为迭代需在全部投影数据都获得后才能进行,重建耗时太长。

(3) 要获得更真实的图像,需采用比像素数还多的投影总数。

3. **解析法**　解析法包括二维傅立叶重建法和滤波反投影法,它们都是采用投影来重建图像。目前的 CT 扫描机基本都采用这两种图像重建方法。

滤波反投影法也称卷积反投影法,它的成像方法是在反投影之前,对所有的投影数据进行滤过或卷积,使结果的图像没有所谓的"星月状"(starlike)晕伪影(图 1-2-15)。其成像的过程大致可分成三步:首先是获取全部的投影数据并作预处理。在这一过程的开始是先取得各投影数据的衰减吸收值并将其转换成重建所需的形式,如果数据中有射线硬化产生,同时将其校正。经过预处理的数据又称为原始数据(raw data),该原始数据可存入硬盘,在需要时可再取出为重建图像用。其次是将所得数据的对数值与滤波函数进行卷积,其间须通过大量的数学运算,同时采用的滤波函数还须考虑图像的分辨力和噪声等(图 1-2-16)。通常,高分辨力的算法可使解剖结构的边缘得到增强并改善分辨力,但噪声也相应增加。最后,进行反投影,并根据系统显示的不同选定矩阵大小(512×512 和 1 024×1 024),现在经滤波后的原始数据被反投影成像并可通过监视器显示。通常,重建后图像的大小与是否采用

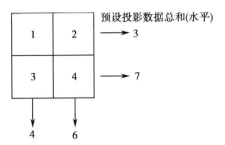

预设投影数据总和(水平)

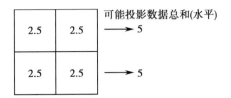

可能投影数据总和(水平)

预设投影数据总和(垂直)

可能获得的投影值，四个像素平均后即：
1+2+3+4=10 10÷4=2.5

A

B

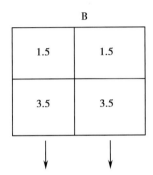

第一次误差校正预设投影数据
总数减可能投影数据总和(水平)
除以2
= (3−5)/2和(7−5)/2
= −1.0和1.0

第二次预设值(垂直方向总和)

C

D

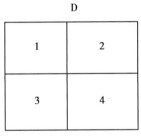

第二次误差校正,预设垂直投影
减第二次预设垂直投影总和除以2
=(4−5)/2和(6−5)/2=−1.0/2和+1.0/2
=−0.5和+0.5

最后投影值

E

F

图 1-2-14 迭代法图像重建过程

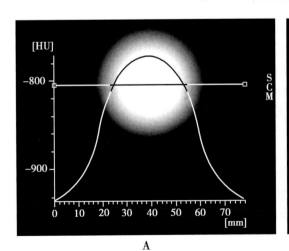

A

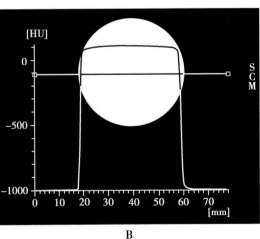

B

图 1-2-15 滤波反投影法
A.反投影法卷积前;B.反投影法卷积后

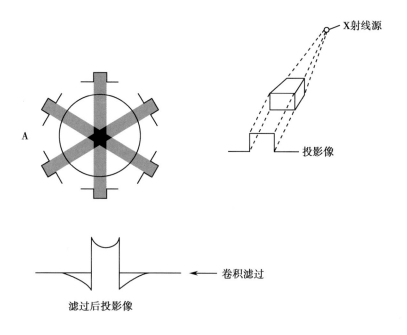

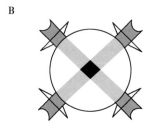

图 1-2-16　滤波反投影示意图
A. 卷积前投影像;B. 卷积后投影像

放大(zoom)有关;图像的亮度与 X 线通过物体后的衰减有关。

傅立叶重建的基本方法是用空间和频率的概念表达一幅图像的数学计算方法。假定有一张 X 线照片,那么我们可将该照片看成是一幅空间图像,也就是说,在空间概念中不同的解剖结构是由灰阶来表示的。一幅 X 线照片的空间图像可由 f(x,y) 表示,并可用傅立叶变换的方法转换成由频率 F(μ,v) 表示的图像,经过运算再将频率图像用反傅立叶变换的方法转换成空间图像(图 1-2-17、图 1-2-18)。

采用傅立叶方法重建图像有下述优点:首先,一幅频率图像可采用改变频率的幅度来做图像的处理,如边缘增强、平滑处理;其次,这种处理方法能被计算机的工作方法接受;再次,频率信号有利于图像质量的测试,如采用调制传递函数(MTF)的方法。

傅立叶重建的理论基础是投影切片定理,即一个 θ 角的物体投影的一维傅立叶变换,等于该物体的二维傅立叶变换沿 θ 角的一个切片。目前,仍有一些 CT 扫描机采用傅立叶重建方法,其基本的重建方法和过程如下(图 1-2-19):

(1) 被扫描的物体由函数 f(x,y) 表示。

(2) 扫描物体获取投影数据,根据重建的要求,至少旋转 180°,以获得一组足够的扫描投影数据,此时的扫描投影为空间图像。

(3) 用傅立叶变换的方法,将每一束投影转换为频率图像。这时的图像除了专业人员

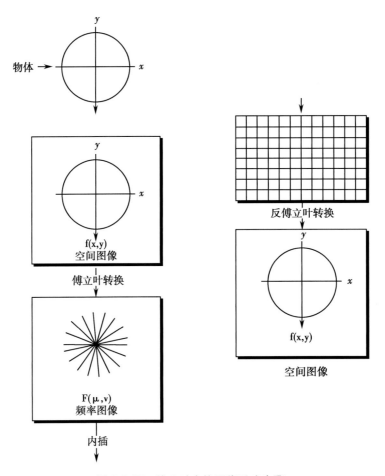

图 1-2-17   傅立叶变换图像重建步骤

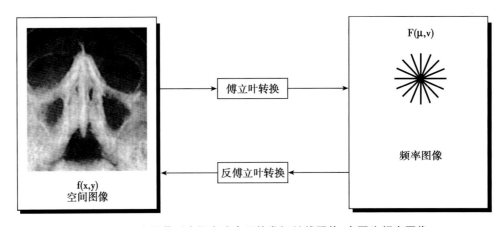

图 1-2-18   左图是以空间方法表示的常规 X 线照片,右图为频率图像

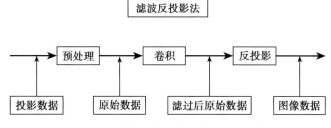

图 1-2-19　滤波反投影法图像重建过程框图

能看懂外,对诊断毫无用处。

（4）采用快速傅立叶变换法,频率图像必须通过一个长方形格栅转换,格栅的阵列大小按要求必须以几何级数递增,即 2、4、8、16、32、64、128、256 等,最后通过内插完成傅立叶变换。

（5）转换后的频率图像,再通过反傅立叶变换,成为一幅空间图像。在傅立叶重建方法中,一般不需采用滤过,这主要是由于内插而不再需用滤过方式。

解析法与迭代法相比有两个优点:在成像速度方面,因为图像重建的时间与被重建图像的大小和投影数有关,解析法要快于迭代法;在精确性方面,根据数据利用的情况,解析法也优于迭代法。但迭代法能用于不完整的原始数据,而解析法则不能。

2009 年北美放射学年会后,一些高端 CT 制造商相继推出迭代重建算法,其实,CT 发明初期由于该算法计算复杂,反复迭代需用数学模型,并且需要运算速度快的计算机支持,最终未投入市场使用。近年来计算机技术飞速发展,CT 厂商推出改良的迭代重建算法,通过反复多次迭代可减少图像伪影,改善图像质量,根据不同应用一般可降低辐射剂量 30% ~ 70%。目前常用的迭代算法名称分别为:自适应统计迭代重建（adaptive statistical iterative reconstruction, ASIR）及基于模型的迭代重建（model based iterative reconstruction, MBIR）,图像空间迭代重建（iterative reconstruction in image space, IRIS）及原始数据域迭代重建（sinogram affirmed iterative reconstruction, SAFIRE）,自适应低剂量迭代（adaptive dose reduction iterative, ADRI）,以及 iDose 技术等。

第三节　多层螺旋 CT 的基本概念

一、像素和体素

体素是体积单位,是指在 CT 扫描中,根据断层设置的厚度、矩阵的大小,能被 CT 扫描的最小体积单位,体素作为体积单位,它有三要素,即长、宽、高。通常 CT 中体素的长和宽都为 1mm,高度或深度则根据层厚可分别为 10mm、5mm、3mm、2mm、1mm 等。像素又称像元,是构成 CT 图像最小的单位,它与体素相对应,体素的大小在 CT 图像上的表现,即为像素。

二、矩阵

矩阵是像素以二维方式排列的阵列,它与重建后图像的质量有关。在相同大小的采样野中,矩阵越大像素也就越多,重建后图像质量越高。目前常用的采集矩阵大小基本为 512

×512,另外还有 256×256 和 1 024×1 024。CT 图像重建后用于显示的矩阵称为显示矩阵,通常为保证图像显示的质量,显示矩阵往往是等于或大于采集矩阵,例如,采集矩阵为 512×512 时,显示矩阵常为 1 024×1 024。

三、CT 值

CT 值是 CT 重建图像中一个像素的数值,它是一个相对值,通常以水的衰减系数作为参考(见本章第二节)。

四、窗宽和窗位

窗口(window)技术是根据人眼的视觉特性采用计算机设置的不同灰度标尺。窗口的设置包括了全部约 4 000 个 CT 值范围,根据人眼的需要可相应调节,以适应诊断需要。窗口技术通常采用窗宽和窗位的设置来调节,窗宽在实际操作或文献中常用符号 W(width)表示,窗位常用符号 C(center)或 L(level)表示。

五、分辨力

1. 空间分辨力

(1) 空间分辨力的定义及测试方法:空间分辨力(spatial resolution)又被称为高对比度分辨力(high contrast resolution),是在高对比度情况下($\Delta CT > 100HU$)区分相邻最小物体的能力,它是测试一幅图像质量的量化指标,其结果通常以毫米(mm)为单位或用每厘米的线对数(LP/cm)表示。

空间分辨力通常采用两种方法来测试和表示。一种是采用成对排列、黑白相间的分辨力测试体模或由大到小排列的圆孔测试体模测试表示;另一种是采用调制传递函数(modulation transfer function,MTF)测试表示。采用黑白线条体模测试以线对数(LP/cm)表示,而用圆孔体模测试则以毫米线径数(mm)表示。

(2) 影响空间分辨力的因素:空间分辨力受 CT 成像的几何因素和图像重建的算法影响。其中成像几何因素是指成像过程中与数据采集有关的元器件和参数的设置,它们包括 X 线管焦点的尺寸、探测器孔径的大小、扫描层厚、焦点扫描野中心和探测器距离以及采样距离;重建算法主要是指图像重建过程中采用的不同算法,如平滑(软组织)算法、边缘增强(高分辨力)算法。

CT 扫描机的固有分辨力主要取决于探测器孔隙的宽度,其次是 X 线管焦点的尺寸、患者与探测器的相对位置等。CT 尽管采集的是三维信息,但最终的图像显示仍是二维的,它包含的第三维实际上是层厚。若层厚增加,则第三维的信息也增加,在图像中其像素显示的不过是体素所含全部组织的平均值而已。对于既含骨骼又含肌肉软组织的体素而言,其 CT 值不过是所有组织的平均值,具体的数值取决于各组织所占的比例。在 CT 的临床应用中,受人为因素影响的空间分辨力因素如下所述:

1) 射线束的宽度:射线束的宽度对空间分辨力有着举足轻重的影响。通常,射线束的宽度大小首先受 X 线管焦点大小的影响,焦点越大射线束宽度越大;其次与焦点-物体和物体-探测器距离有关,该距离越大射线束宽度越大,较宽的射线束,其扫描成像结果的图像相对较模糊;再次是探测器的孔径大小也与有效射线束宽度相关,即某已知大小的射线束,通过被检查者到达探测器,根据探测器的孔径大小被分解成相对独立的射线束,相对探测器而言,射线束的宽度受探测器孔径大小的影响。

2)扫描层厚:一般认为,层厚越薄空间分辨力越高,密度分辨力越低;反之,层厚越厚空间分辨力越低,密度分辨力越高。改变层厚对于空间分辨力和密度分辨力的影响是矛盾的,因为增加层厚,在扫描条件不变的情况下,X 线的光通量增加,探测器接收到的光子数增加,结果改善了密度分辨力,却降低了空间分辨力。

3)滤波函数:改变图像的滤波函数可影响空间分辨力。如采用高分辨力的算法,其分辨力高于标准和软组织算法,但同时噪声也增加。一般,各部位所用的各种不同的算法互相不能通用。另外,改变算法提高分辨力受机器本身固有分辨力的限制,并不能超过机器本身的固有分辨力。

4)显示矩阵和重建矩阵:通常矩阵有显示矩阵和重建矩阵之分。一般地说,矩阵越大图像的分辨力越高,但并不是矩阵越大图像的质量越好,这是因为矩阵增大像素减小,同时每个像素所得的光子数减少,使像素噪声增加,并且使密度分辨力降低。如使用 320×320 矩阵不能区分脑的灰质和白质,但改用 160×160 矩阵却能将两者明确区分。一般在高对比的部位,如头部的五官、肺和骨骼等,采用大的矩阵效果较好。

2. 密度分辨力

(1)密度分辨力的定义及测试方法:密度分辨力(density resolution)又称低对比分辨力(contrast resolution),是在低对比度情况下($\Delta CT <10HU$)分辨物体微小差别的能力。密度分辨力常以百分单位毫米数表示(%/mm),或以毫米百分单位表示(mm/%)。通常 CT 扫描机密度分辨范围为 0.25%~0.5%/1.5~3mm,大多数 CT 扫描机在头颅扫描时能分辨 0.5%/2mm 的密度差。密度分辨力往往还与测量时所采用的剂量大小有关,在选购 CT 扫描机时,还应注意厂商在测量密度分辨力时所采用的剂量大小。

在常规 X 线摄影中,我们通常无法得到如此高的密度分辨力。常规 X 线摄影只能在骨和软组织之间区分,因为肌肉和脂肪的密度和原子序数太接近,它们的原子序数分别为 13.8 和 7.4,X 线的记录介质只能笼统地把这些组织显示为软组织阴影。而 CT 的低对比度分辨力要大大优于常规 X 线摄影,CT 能对密度差别非常小的组织成像,X 线摄影的低对比度分辨力约为 10%。

密度分辨力的测试通常用一种低对比度分辨力塑料模体,上面分别钻有直径 2~8mm 不等的小孔,孔内注满水或其他液体(酒精或糖水),使 CT 值的差保持在 0.5%。另一种方法是将塑料薄膜(或胶片)中间钻孔置于水模中,利用部分容积效应测试低对比度分辨力。扫描时,X 线大部分通过水,小部分由塑料薄膜吸收,形成模糊的、低对比度图像。根据结果所得的 CT 图像,寻找能看到的最小孔径,必须一整排孔都能看到才有效。能看到的孔径越小,CT 扫描机的密度分辨力越高。在质控测试中,上述两种方法都很难定量,通常的做法是将在正常情况下所测得的结果,作为以后质控测试比较数据来使用。

(2)影响密度分辨力的因素:密度分辨力受扫描层厚、像素噪声、重建算法、光子的数量、物体的大小、物体的对比度和系统 MTF 的影响,其中像素噪声是主要影响因素。像素噪声的定义是匀质水模一限定范围内 CT 值的标准偏差,它是在匀质断面图像中像素的点与点之间 CT 值的随机波动和它的平均值离散的测量。如果没有像素噪声,那么系统 MTF 将足够表述密度分辨力。噪声可通过增加 X 线的光子数量,即增加扫描条件得到改善,日常工作中采用小的层厚须加大扫描剂量,就是因为小的层厚减少了 X 线的光子量。另外,患者的体型也影响射线的衰减,体型越大则到达探测器的光子数量越少,从而影响了密度分辨力。重建算法对密度分辨力和空间分辨力的影响是矛盾的,边缘增强算法使图像的边缘更清晰、锐利,但降低了图像的密度分辨力;而平滑算法提高了密度分辨力,边缘、轮廓表现不及边缘增强算法。

与常规数字 X 线摄影相比,CT 具有更高的密度分辨力,这是因为,CT 图像层面的上下没有重叠,X 线束高度准直,散射线少,采用了高灵敏度的探测器。

1) 光通量:光通量即 X 线通过患者后的光子数量,其数量的多少受曝光条件的影响,即 kVp、mA 和时间。曝光条件越大,X 线的光子数量越多,其中 mA 和时间增加 X 线光子的数量,kVp 增加物体的对比度。光通量还受被扫描物体的厚度、密度和原子序数的影响。

2) 扫描层厚:扫描层厚改变的作用如前所述,增加层厚,光子数增加,密度分辨力提高;反之则降低。

3) 重建算法:重建算法也可影响 CT 的密度分辨力。如将高分辨力重建算法改为软组织平滑算法,则可减少噪声,使图像的密度分辨力提高。

3. 时间分辨力

(1) 时间分辨力的定义:时间分辨力(temporal resolution)指完成两个连续动作的最小间隔时间。在 CT 成像系统中的时间分辨力指扫描完成两次图像重建所需数据的采集时间间隔,单位时间内采集图像的帧数是衡量准确成像和显示运动解剖结构能力的重要参数之一。

CT 扫描机的时间分辨力主要是指机架旋转一周的时间即旋转时间(rotation time),T_R 量纲为 ms,也可表达为机架旋转速度(gantry rotation speed,GRS),量纲为 ms/rot。为达到最高时间分辨力,则需选用最快的机架旋转速度 GRS_{max}。目前采用磁悬浮技术时 GRS 可达 250ms/rot。

(2) 时间分辨力对 CT 成像的影响:提高时间分辨力可以减少运动伪影,但也会牺牲一定的空间分辨力,X 线管等机械运动产生的伪影导致影像模糊或造成解剖结构变形。临床实践中应全面考虑患者和设备的实际情况合理设置参数,以获取满足诊断需要的图像为标准。在以下情况下,时间分辨力比空间分辨力重要:

1) 运动器官成像。

2) 外伤及危重患者。

3) 胸部、腹部检查,但不能屏气的患者。

4) 大范围检查,如多个器官的检查、周围血管检查等。

5) 灌注成像。

6) 动态增强扫描。

7) 不配合检查的患者如婴幼儿、老年患者等。

(3) 运动脏器(冠状动脉成像)提高时间分辨力的方法:用相机照相时,拍摄运动物体需要调节快门,使用短的曝光时间;同样,在 CT 检查中,运动脏器的成像也需要在保证一定图像质量的前提下提高采集速度。

在多层螺旋 CT 中,时间分辨力还与容积扫描覆盖范围和层面图像采集速度有关,这些因素共同决定设备的动态扫描性能。如在心脏成像时,时间分辨力的高低决定了这台 CT 扫描机临床应用的适应性和范围。

心脏是一个运动快速、复杂而有节律的器官,它围绕自己的轴进行舒缩和旋转运动。其运动还与心率及心律有关。在 CT 扫描时,心脏在数据采集期间出现位移,造成运动伪影,影响图像的清晰度。这就对 CT 扫描机的时间分辨力提出了较高的要求。不论是前门控逐层扫描还是后门控螺旋扫描,都需要足够短的旋转时间。心脏 CT 成像有一个摆脱心率限制的"金标准":单扇区时间分辨力小于 100ms。

为了提高冠状动脉 CT 检查的时间分辨力,采用了多扇区重建技术。单扇区和多扇区重建(single sector and multi sector reconstruction)是冠状动脉 CT 检查的专用术语。一般地,图像重建采用 180° 的扫描数据,称为单扇区重建(半重建算法);采用不同心动周期、相同相位两个 90° 的扫描数据合并重建为一幅图像称为双扇区重建;采用不同心动周期、相同相位的 4 个 45° 扫描数据合并重建为一幅图像称为多扇区重建。

这样,单扇区重建技术时间分辨力达到了 $T_R/2$,多(n)扇区重建技术时间分辨力达到 $T_R/(2 \times n)$,这就为心脏扫描提供了条件。

为提高扫描速度,螺旋扫描时最常用的方法是选用较大的螺距,而在冠状动脉成像时则不可采用这个方法,冠状动脉成像常采用最小的螺距,约 0.2~0.4,扫描射线的重叠约为 80%~60%。

六、部分容积效应

在 CT 中,部分容积效应主要有两种现象:部分容积均化和部分容积伪影。CT 成像时 CT 值的形成和计算,是根据被成像组织体素的线性衰减系数计算的,如果某一体素内只包含一种物质,CT 值只对该单一物质进行计算。但是,如果一个体素内包含有三个相近组织,如血液(CT 值为 40)、灰质(CT 值为 43)和白质(CT 值为 46),那么该体素 CT 值的计算是将这三种组织的 CT 值平均,最后上述测量的 CT 值被计算为 43。CT 中的这种现象被称为"部分容积均化"。部分容积现象由于被成像部位组织构成的不同可产生部分容积伪影,如射线束只通过一种组织,得到的 CT 值就是该物质真实的 CT 值;射线束如同时通过衰减差较大的骨骼和软组织,CT 值就要根据这两种物质平均计算,由于该两种组织的衰减差别过大,导致 CT 图像重建时计算产生误差,部分投影于扫描平面并产生伪影称为部分容积伪影。部分容积伪影的形状可因物体的不同而有所不同,一般在重建后水平面图像上可见条形、环形或大片干扰的伪像,部分容积伪影最常见的和典型的现象是在头颅水平面扫描时颞部出现的条纹状伪影,又被称为'Hounds field'氏伪影,这种现象也与射线硬化作用有关。

七、重建和重组

原始扫描数据经计算机采用特定的算法处理,最后得到能用于诊断的一幅水平面图像,该处理方法或过程被称为重建或图像的重建。而重组是不涉及原始数据处理的一种图像处理方法。如多平面图像重组、三维图像处理等。在以往英文文献中,有关图像的重建的概念也有些混淆,三维图像处理有时也采用重建(reconstruction)一词,实际上,目前 CT 的三维图像处理基本都是在水平面图像的基础上,重新组合或构筑形成三维影像。由于重组是使用已形成的水平面图像,因此重组图像的质量与已形成的水平面图像有密切的关系,尤其是层厚的大小和数目。一般,扫描的层厚越薄、图像的数目越多,重组的效果就越好。

八、增强扫描和团注

在 CT 扫描中,当病变组织和器官与正常组织密度接近时,其对 X 线的吸收差就很小,形成的 CT 图像的自然对比度也就很低,使病变组织不易显示。当引入对比剂后,不同的组织结构,不同的病变性质,对比剂吸收的数量(含碘量)和分布(碘分布)都有各自的特点和规律。这样,两种组织对 X 线的吸收差加大,形成的图像对比度增加,使病变组织和正常组织的界线清晰。其密度、形态、大小等显示更为突出,有利于病变的检出和诊断。

单次大量快速注射法,亦称团注法:以每秒 2~5ml 的速度将碘对比剂(根据被检者身高、体重、血管情况等合理设置注射速度,计算对比剂用量)经静脉注射,为目前常用的增强检查方法。

九、伪影

伪影是由于设备或患者所造成的,与被扫描物体不相符的,出现在重建影像中的结构及个别像素或某一区域性的 CT 值的错误。它在图像中表现各异,并可影响诊断的准确性,有时候由于某些原因造成的图像畸变也被归类于伪影。根据造成的原因不同,伪影可以分成两大类:患者造成的伪影和设备引起的伪影。

由患者造成的伪影多数为运动伪影。人体内一些不自主器官如心、肺、肠等的运动和检查时患者的体位移动可形成条状伪影;患者身上携带的金属物可产生放射状伪影;在软组织与骨的边缘也可产生条纹状伪影,这是因为密度突然下降,产生了高的空间频率分量,使空间采样频率不足所致。

由设备系统性能所造成的伪影,影响因素较多。有些伪影是由于设备运行的不稳定所造成的,如由于探测器之间的响应不一致,可造成环状伪影,由于投影数据测量转换的误差,可导致直线状伪影,另外,采样频率较低也可产生直线状伪影,而由于射线硬化,则可产生宽条状伪影。另外,由于患者体位摆放不正确(如未放在扫描范围内),也可产生伪影。

根据形态不同,伪影可划分为条状伪影、阴影状伪影、环状伪影、带状伪影和畸变。

第四节 多层螺旋 CT 的常规扫描参数

一、管电压、管电流和旋转时间

管电压的定义为加在 X 线管的阴极和阳极之间的高电压。管电压决定产生 X 线最大能量的性质。

灯丝加热产生的电子,在阴阳两极高压电场作用下,由阴极向阳极高速运动,形成的电流,称为管电流。

旋转时间即为机架旋转一周的时间,旋转时间越短,单源单扇区时间分辨力越高。

二、准直器宽度和准直层厚

准直器宽度是指 CT 扫描机 X 线管侧和患者侧所采用准直器的宽度,在非螺旋和单层螺旋扫描方式时,所采用的准直器宽度决定了层厚的宽度,即层厚等于准直器宽度。但是,在多层螺旋扫描方式时,情况则不完全一样,因为同样的准直器宽度可由多排探测器接收,此时可根据所采用的不同组合的探测器所采集的原始数据重建出不同层厚的图像。

准直层厚的定义为 X 线扇形束在水平面上的采集厚度,由准直器设定的 X 线束的厚度来决定。

三、螺距

准直螺距和层厚螺距是自 4 层螺旋 CT 出现后对螺距的一些不同计算方法。

准直螺距(或称螺距因子、射线束螺距)的定义是:不管单层还是多层螺旋 CT(与每次旋转产生的层数无关),螺距的计算方法是扫描时准直器打开的宽度除以所使用探测器阵列的总宽度。如 16 层螺旋 CT 每排探测器的宽度为 0.75mm,当准直器宽度打开为 12mm 时,16 排探测器全部使用,则此时多层螺旋扫描的螺距为 1(16×0.75mm = 12mm,12/12 = 1)。4 层螺旋 CT 时,如准直器打开宽度为 10mm,使用两排 5mm 的探测器,此时螺距同样为 1。上述螺距计算的特点是不考虑所使用探测器的排数和宽度,与单层螺旋 CT 螺距的计算基本概念相同,同样由于螺距变化对图像质量的影响也相同。

层厚螺距(或称容积螺距)的定义是:准直器打开的宽度(或扫描机架旋转一周检查床移动的距离)除以扫描时所使用探测器的宽度,如 4 层螺旋 CT 使用 2 排 5mm 的探测器,检查床移动距离 10mm,则层厚螺距为 2(10/5 = 2)。又如检查床移动距离仍为 10mm,使用 4 排 2.5mm 的探测器,则层厚螺距为 4(10/2.5 = 4)。层厚螺距的特点是着重体现了扫描时所使用探测器的排数。

单层螺旋 CT 螺距的定义是:球管旋转一周检查床移动的距离与射线束宽度的比值。该比值是球管旋转一周的时间内,床进距离和层面曝光的百分比。在单层螺旋 CT 扫描中,床运行方向(z 轴)扫描的覆盖率或图像的纵向分辨力与螺距有关。

多层螺旋螺距的定义基本与单层螺旋相同:即扫描旋转架旋转一周检查床运行的距离与全部射线束宽度的比值。但在单层螺旋扫描螺距等于 1 时,只产生一幅图像(不考虑回顾性重建设置因素),而多层螺旋扫描螺距等于 1 时,根据不同的 CT 扫描机,可以同时产生 4 幅、8 幅、16 幅或更多的图像。

四、层厚和层间距

层厚是指扫描层的厚度。在 CT 扫描仪性能检测术语中定义为:扫描野中心处灵敏度分布曲线上的半高宽。而在容积 CT 时代,重建层厚的概念可以理解为重建块的厚度。

层间距为相邻两层图像层厚中心之间的距离。当层间距大于层厚时,相邻层间存在间隙,可能遗漏小病灶;层间距等于层厚,相邻层间无间隙,为连续层面;层间距小于层厚,相邻层面有一定的重叠,称为重叠扫描或重叠重建。

五、扫描模式

逐层扫描(又称序列扫描)和容积扫描(又称螺旋扫描)分别表示两种不同的扫描模式。

逐层扫描是非螺旋 CT 扫描的基本方式。在该扫描方式中,扫描一层图像机架一般需旋转 360°,称为全扫描。部分扫描机架一般旋转 240°采集一层图像。逐层扫描方式的特点是:扫描层厚和层间距设定后,每扫描一层,检查床移动一定的距离,然后进行下一次扫描,如此往复循环直至完成预定的扫描范围。早期电缆式 CT 和现在滑环式 CT 都可采用逐层扫描方式,尤其是滑环式 CT,它既可做逐层扫描也可做容积扫描。螺旋 CT 尤其是多层螺旋 CT 出现后,逐层扫描方式逐渐被螺旋扫描方式替代。目前,仅颅脑、CT 介入穿刺等一些检查中,仍使用逐层扫描方式。螺旋 CT 扫描通常采用容积扫描方式,它通常以人体的一个器官或一个区段为单位进行连续的容积采集。这两种扫描无论是扫描方式上,还是成像的质量方面都有较大的区别。

六、重建算法和重建函数核

算法是针对特定输入和输出的一组规则。算法的主要特征是不能有任何模糊的含义，所以算法规则描述的步骤必须是简单、易操作并且概念明确，而且能够由机器实施。另外，算法只能执行限定数量的步骤。

重建函数核或称重建滤波器、滤波函数、内核。CT 的扫描通常需包含一些必要的参数，有的参数可由操作人员选择，有的则不能。重建函数核是一项重要的内容，它是一种算法函数，决定和影响了图像的分辨力、噪声等。

在 CT 临床检查中，可供 CT 图像处理选择的滤波函数一般可有高分辨力、标准和软组织三种模式，有的 CT 扫描机除这三种模式外，还外加超高分辨力和精细模式等。高分辨力模式实际上是一种强化边缘、轮廓的函数，它能提高分辨力，但同时图像的噪声也相应增加。软组织模式是一种平滑、柔和的函数，采用软组织模式处理后，图像的对比度下降，噪声减少，密度分辨力提高。而标准模式则是没有任何强化和柔和作用的一种运算处理方法。

第五节　多层螺旋 CT 的辐射剂量

一、CT 的辐射测量参数

辐射的剂量是通过一物体后到达另一物体每单位的电离辐射能。根据辐射防护的要求，对剂量又有不同的划分和定义。

（1）局部剂量：是与 X 线管的毫安秒大小有关的人体软组织某一点的剂量当量，单位是 $\mu Sv/100mAs$。

（2）个人剂量：又称皮肤剂量或表面剂量，是与射线曝光量有关的人体表面软组织某一点的剂量当量，单位是 μSv。

（3）全身剂量：是假定全身各处的照射量一致时，各部位和器官剂量当量的平均值，单位是 μSv。

（4）有效剂量当量：是相关器官或组织由一加权数 WT 相乘后，平均剂量当量的总和，单位是 μSv。

局部剂量与测量的条件相关，在规定条件下通常以 100mAs X 线管电流为准值，并且局部剂量的大小与被照射物体的散射大小、扫描层的厚薄、mAs 和 kV 值有关，物体的散射越小、层厚越薄、mAs 和 kV 值越小，局部剂量越低。

剂量单位可分为吸收剂量、照射剂量和剂量当量三种。

（1）吸收剂量：是物质对电离辐射能吸收的物理量，以戈瑞（Gy）表示。它们的换算方式为：$1Gy = 10^3 mGy = 10^6 \mu Gy$。

（2）照射剂量：是电离辐射通过空气后电荷的物理量，以库伦/千克（C/kg）表示。旧单位是伦琴（R），C/kg 和 R 之间的换算关系是：$1C/kg = 3.88 \times 10^3 R$。

（3）剂量当量：吸收剂量被一系数相乘后称作剂量当量，单位是希奥特（Sievert，Sv）。

$$1Sv = 10^3 mSv = 10^6 \mu Sv$$

二、辐射剂量的基本测量方法

CT 检查通常都用较高的扫描条件,如 120~140kVp,200~300mA,所以必须对患者的辐射剂量进行监测,以保证患者射线剂量的安全。有关剂量测量有很多方法,如我们经常使用的热释光射线剂量仪或使用 X 线胶片测量,此处将讨论较为准确和实用的电离室测量法。

(1) 电离室测量法:电离室由一个薄壁、密封的气室组成,薄壁通常是采用几乎不吸收 X 线的材料,它能精确地定量射线的量。测量时,当高能光子 X 线与密封气室内的空气撞击时,气室内的空气分子被电离,即分子中的电子被分离成为自由电子,然后该自由电子被一个导通的电路根据电荷数测量,被测量的电荷数与空气分子电离量、入射 X 线量成正比。由 X 线电离后产生的电子计量单位是库仑(Q),一库仑=$1.6×10^{19}$ 电子。

(2) 射线的平均剂量测量:由电离室测量的射线平均剂量(MSAD)的计算方法如图 1-5-1A 所示。在 CT 扫描时,如前所述一次扫描将得到一个铃形的曲线,然后检查床移动相应的距离,那么全部扫描完成后的曲线相加,得到的则类似于示波器上所看到的是一个连续的波形。此处,所有的曲线都是重叠的,是全部扫描总剂量的和。根据峰值和峰谷的平均值,我们能用数学方法计算出射线的平均剂量(图 1-5-1B)。

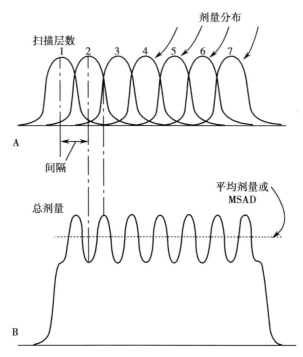

图 1-5-1　射线平均剂量测量计算方法

(3) CT 剂量指数:在计算平均剂量时,我们还必须要引入 CT 剂量指数这一概念。CT 剂量指数(CTDI)根据美国 FDA 所下的定义,是与扫描层厚有关的、一次连续扫描 14 层所测得的局部剂量率 D(z),并由式 1-5-1 表示:

$$CTDI = \frac{1}{SW} \int_{-7SW}^{+7SW} D(z)dz \qquad \text{式 1-5-1}$$

式中 SW 是标称层厚,单位 mm,D(z)是一次扫描射线分配剂量,z 是沿患者纵轴方向的距离。该公式看上去有些复杂,但实际并非如此,积分符号实际是用来计算全部扫描平均剂量的。如图 1-5-2 所示,图中的阴影部分即为积分值,计算结果即为 CT 剂量指数。由此我们可知,当曲线的宽度(层厚)增加,CT 指数增加;射线的强度(曲线的高度)增加,CT 剂量指数也增加,同时患者的射线剂量增加。

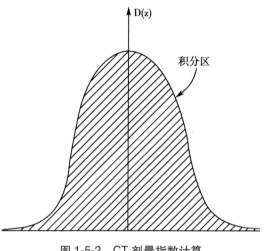

图 1-5-2　CT 剂量指数计算

扫描的平均剂量除与上述有关以外,还与床移动指数(层距)有关。根据数学计算公式则平均射线剂量等于层厚与床移动指数乘以 CT 剂量指数:

$$\mathrm{MSAD} = \mathrm{CTDI}\left(\frac{\mathrm{SW}}{\mathrm{BI}}\right) = \frac{1}{\mathrm{BI}}\int_{-\infty}^{+\infty} \mathrm{D}(z)\,\mathrm{d}z \qquad \text{式 1-5-2}$$

式中 BI 是床移动指数或层距,SW 是层厚。因为床移动指数通常是已知的,所以通过求得射线剂量积分即可得到射线平均剂量。因为现在的剂量测量都采用笔形电离室,可分别测得每次扫描的剂量,故测量的积分计算并不困难。根据上式我们可以看到,床移动指数位于分母位置,所以床移动指数越大,两次扫描间的距离越大,患者所受的射线剂量越少,反之则患者所受的射线剂量越多。当层厚等于床移动指数(层距)时,射线平均剂量等于 CT 剂量指数。严格地说,射线平均剂量测量方法,仅在一组扫描的中间处才是有效的,在扫描的两头略有些高估,但总体而言,射线平均剂量测量方法还是准确的。

(4)CT 剂量指数测量:如已知 CT 剂量指数,也可得到射线平均剂量。CT 剂量指数测量的积分计算,可简单地采用笔形电离室从一次扫描中得到。那么,由于电离量等于入射射线量,则有式 1-5-3:

$$Q = \frac{1}{C_f}\int_{-\infty}^{+\infty} \mathrm{D}(z)\,\mathrm{d}z \qquad \text{式 1-5-3}$$

式中 Q 是一次扫描得到的单位电荷量库仑,C_f 是电离室测量仪的定标系数。电离室的测量方法如图 1-5-3 所示,电离室的放置必须平行于患者的纵轴,与 X 线束垂直。另外,为使测量的结果有参考价值,电离室须放置在专用的模体内测量。图 1-5-4A 为头颅模体(直径

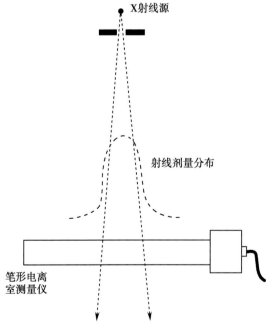

图 1-5-3　电离室射线剂量仪测量原理

16cm),B 为体部模体(直径 32cm),每个模体都有五个插孔,每次需依次分别测量,然后取平均值作为一次扫描的剂量,这是因为在模体或实际扫描中各部位的射线剂量并不相同。

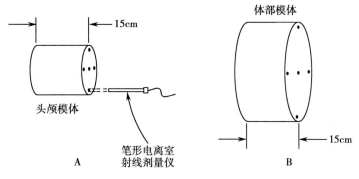

图 1-5-4　射线剂量测量专用模体

（5）辐射剂量的测试步骤

1）选择技术条件和参数,如千伏值(kVp)、毫安秒(mAs)、层厚、层距、X 线管的滤过等。

2）根据所选技术条件和参数选择模体。如头颅扫描条件采用头颅模体,脊柱、腹部等采用体部模体。

3）将模体置于患者扫描位置,调整模体的长轴,使之与患者的长轴平行。头颅模体可放置于头颅扫描架上,体部模体则可放置于检查床上,然后调节床的高低并移动床面,将测量模体送入扫描野中心。

4）根据测量的要求,将电离室放入相应的孔内,其他孔则放入有机玻璃棒,连接电荷测量仪,并选择充电方式。

5）对模体扫描后并记录电荷量,单位为库仑(Q)。由于较早期的 CT 扫描机机架的旋转和扫描有两种方式,一种是机架顺时针旋转,X 线曝光并采集数据,然后机架再逆时针回复到起始位,作第二次顺时针旋转曝光采集数据,逆时针回复旋转不曝光和采集数据;另一种扫描方式顺时针和逆时针旋转都曝光和采集数据。故对于第一种情况而言,只需做一次测量即可,而第二种情况,则需分别做两次测量,并将两次测得的数值相加取平均值。

6）射线平均剂量:

$$MSAD = \frac{C_f \cdot Q \cdot f}{层距}$$

式 1-5-4

式中 f 为伦琴(R)与库仑戈瑞(cGy)的转换系数(CT 扫描的射线能量其转换系数为 0.94cGy/R)。C_f 是电离室测量仪的定标系数,一般由测量仪厂家标定。

7）根据上述方法依次测量模体上的其他测量点,注意电离室在工作时不要随意移动和取下正在充电的电离室。如需要可改变扫描条件或变换不同的模体,以取得完整的数据。

三、影响 CT 辐射剂量的因素

影响辐射剂量的因素有:

（1）千伏值:千伏值决定着原发 X 线束的能量分布。管电压的改变会引起 CT 剂量和噪声、对比度的明显变化。对于儿童和体型较小的成人,降低千伏值可降低剂量,从而获得与高千伏值相当的对比度噪声比。大多数 CT 检查使用 120kVp 或 140kVp,很少使用较低的能量。近来的报道建议在 CT 血管造影和腹部 CT 中使用较低千伏值(80～100kVp)可明显降低剂量。还建议婴儿和儿童的对比增强腹部 MDCT 也使用低千伏值(80～100kVp)。电压降低后,剂量降低,对比度保持不变,而小尺寸模体的影像噪声仅有很小程度的增加。千伏值的降低可以使得影像噪声显著增加,如果患者体型过大或者管电流不够大不足以补偿低电压引起的较低光子流量,影像质量就会受到影响。当千伏值降低,mAs 相应增加以补偿噪声时,剂量有所降低。低千伏值扫描时,必须根据不同的患者尺寸来选择适当的毫安秒。对于体型非常大的患者,需要较高的管电压。

(2) 毫安和毫安秒手动调节:不同于传统 X 线摄影,CT 影像不会因为过度曝光而感觉太黑或太亮。如果对于瘦弱患者而不降低毫安秒,患者将接受不必要的高辐射剂量。CT 操作者一项基本职责是根据患者体型来选择影响辐射剂量的扫描参数,最基本的参数是毫安秒。应该向操作者提供类似于普通摄影和透视时根据患者体型来选择毫安秒的技术表格。管电流、曝光时间和管电压都可以改变患者的照射剂量,管电压和机架旋转时间是最经常规范化的。使用最快的旋转速度可使运动模糊和伪影最小化,适合患者体型的最低管电压可获得最大的影像对比。尽管扫描参数可根据不同的患者进行调节以降低剂量,但要注意一些特定的警告。有些部位比如头颅的尺寸在正常的人群中不会变化很大,扫描参数就没必要变化。胸部 CT 扫描中患者体型、影像噪声和毫安秒之间具有弱相关性。引起这种失常的因素有几个,肺野对 X 线的吸收非常少(与体型无关)、具有复杂的解剖界面和运动方式、特殊的重建算法。如果扫描参数根据患者体型预设,体型与毫安秒之间的弱相关性可能会导致过高的辐射剂量,尤其是体型健壮的患者。大量研究发现,根据患者体型调整毫安的做法应该与感兴趣区解剖部位的整体衰减或整体厚度相关,而不是患者体重,体重与腰围呈正相关。但头部 CT 例外,其衰减程度一般取决于年龄,因为起主要衰减作用的颅骨的结构跟年龄相关。毫安调整影像的临床评估表明,对于体型较小与较大患者的可接受噪声水平,不同放射医生对于体型较小患者倾向于噪声较低的影像,因为器官和组织表面缺乏脂肪组织,以及解剖结构的尺寸较小。对于婴儿的体部 CT 成像,与成人技术相比毫安至 1/5～1/4,仍可以接受;对于肥胖患者,增加两倍比较合适;同样,新生儿头部 CT 的毫安秒至 2/5～1/2 比较合适。在头部成像中,年龄是头颅衰减的首选指标。而体部成像中,当给定具体年龄后,患者体部横径是衰减的首选指标,相同年龄的患者其尺寸和引起的衰减程度有很大不同。

(3) 自动曝光控制(AEC):投影角度和解剖部位会造成 X 线的衰减程度发生很大程度的变化。具有最大噪声的投影会对最终影像的噪声水平起着决定性作用,所以在其他角度的投影可以降低剂量而不增加最终影像的噪声。这一概念在 1981 年被提出,1994 年有一家生产商推出一款商业化自动曝光控制(AEC)系统——毫安调制系统,可在体部扫描时将平均管电流降低 8%～13%。有人报道使用自动毫安调制可在椭圆形体部区域降低 40% 的剂量。多种附加的毫安调制产品在 2001 年末开始出现,当时公众对于剂量更加关心,降低剂量技术成为购置 CT 系统的优先考虑因素。对于所有的 AEC,设计思想都是剂量的降低正比于各扫描部位平均毫安秒的降低。不能准确反映出位于特定解剖位置的某器官的剂量降低,因此,有效剂量可能不与毫安秒的降低呈线性关系。使用 AEC 时,需要理解一些概念,比如噪声指数、参考毫安秒和参考图像以有效发挥 AEC 的作用。6 岁儿童使用成人螺旋扫描方案和 AEC 系统时,相对管电流随时间和身体部位而变化,例如参考有效毫安秒预设为

165,扫描结束后计算出的平均有效毫安秒为 38。

扫描过程中对 X 线管电流的调制是 CT 剂量管理的一个非常有效的方法。调制可发生在患者的不同投影角度,沿患者长轴方向,或者两者同时进行。成像系统必须用多种算法中的一种来自动调整电流以获得想要的影像质量。

(4) 角度调制和纵向调制及其组合调制:角度毫安调制是针对围绕患者不同位置的 X 线衰减程度不同而设计,通过改变围绕患者旋转(比如前后位与侧位方向)的 X 线管电流来保持探测器的光子流量一致。纵向毫安调制是针对沿患者长轴不同解剖区域对 X 线衰减的不同,是沿患者 z 轴不同位置上改变毫安(比如肩部、腹部、骨盆)。

角度和纵向毫安调制的组合在 X 线管旋转和患者纵向穿过 X 线束时改变毫安。操作者必须要预设影像质量水平。这是最全面的 CT 剂量降低的方案,X 线剂量根据患者所有三个平面上的衰减进行调整。这种三个平面的剂量调制方法对于纵向剂量调制来说,患者衰减在一个方向上测量(前后或左右),然后根据一幅 CT 定位像使用数学算法在垂直方向上进行估算。这些衰减轮廓包含了患者尺寸、体型和每一 z 轴位置上的衰减。以此轮廓为基础,计算出扫描架每周旋转的管电流值。管电流的调整根据用户定义的影像质量参考水平,以保持纵轴方向上预期影像质量的稳定。这一点与单纯的纵向调制过程相同。然后,根据患者的角度衰减轮廓(即使用 x,y 调制的算法)来调制 X 线管旋转每周时的 z 轴管电流值。不同的检查类型和默认影像质量下,CTDI 可降低 40%～60%。如果影像质量设定适当,适应临床任务,那么除肥胖患者外均能降低患者剂量。对于肥胖患者,剂量会增加以提高影像质量。

(5) 螺距、线束准直、层厚:螺距、线束准直、层厚都与用于 MSCT 扫描仪的探测器性能相关。一般情况下,较宽的 X 线束可以产生较高的剂量效率,因为超宽线束仅占可探测 X 线束的一小部分。对于小于 16 数据通道的 MSCT 系统来说,较宽的线束宽度会限制最薄的重建层面。这样的系统中,窄线束宽度会由于超宽线束而降低剂量效率,但能够重建出较薄的层厚。线束宽度必须根据特定的临床需求进行仔细选择。在单排探测器 CT 中,增加螺距会降低剂量而不影响图像噪声(尽管螺旋伪影和影像厚度在螺距较大时会增加)。在 MSCT 中,螺距的增加会提高图像噪声。因此,管电流必须进行调整以保持适当的图像噪声。在 MSCT 中增加螺距时不会显著节省剂量,除非使用较低管电流和较高图像噪声水平。绝大多数扫描仪允许用户不使用毫安或毫安秒自动调节。通常,在心脏 MSCT 中使用很小的重叠螺距(0.2～0.35),使得在一个或更多心脏周期中在相对固定的位置重建影像。一些 CT 扫描仪也可根据心率自动调整螺距,可以降低有效辐射剂量达 30%～50%,心率较高时剂量节省的程度越大。

(6) 扫描范围和适应证:MSCT 扫描时间缩短,产生了增加扫描长度以包括多个身体区域的倾向。避免重复性扫描、不正确解剖部位的申请或非医学必需的适应证而产生的额外辐射。超范围射线束在感兴趣区扫描起始和终止产生额外辐射,因此在可能的情况下尽量使用单次连续螺旋扫描,但有些情况下例外,如颈部和胸部、胸部和腹部。

(7) 系统软件:影像重建、降低噪声算法等的影响。

影像空间(即重建影像)和 sinogram 空间(即原始投影数据)的平滑滤波器可以减少影像噪声,使得用户以较低剂量获得较低噪声,但同时会降低空间分辨力。近来,有人报道使用噪声降低同时保持边缘的滤过技术在今后的肝脏 CT 扫描中会降低剂量。同时,影像重建算法领域的持续研究有望降低噪声和剂量。

(8) 扫描采集和重建参数的改变:CT 影像应该总是在最低患者剂量下获得临床检查目

的。多相位检查应该限制在用于必要诊断的最少时相。影像厚度不应该小于必要值,以减少影像噪声,从而避免为补偿增加的噪声水平而增加辐射剂量。对于儿童和体型较小患者,千伏值应该尽可能低,AEC 应该作为常规使用。对于没有配置 AEC 的 CT,应该在有经验物理师的支持下制订一份技术表,并用于所有患者。这一点对于儿科患者 CT 尤为必要。诊断参考水平是患者剂量管理的一个很好工具。CT 成像服务提供者应该将不同患者体型和检查类型的剂量水平和影像质量测量值与诊断参考水平或等同标准进行对照,以确保他们在适当低剂量水平下提供高质量检查。

(9) 检查的正当性:正当性是临床申请医生和放射科医生的一份共同责任。仅有医学从业者才可以提出 CT 检查申请,这一点非常重要。对 MSCT 适用性和功效的知晓有助于正当性的提高。放射医师应该接受 CT 检查患者剂量管理方面的培训和技能训练,应该具有可替代成像方法或实验室技术的相关知识。CT 检查实施前,应该根据临床可能收益对辐射剂量的正当性进行评估。临床医生和放射医生需要建立一份规范,或者采用已经存在的权威部门的规范,以确保 CT 扫描在适当临床指征下进行。临床医生应该遵循这些规范来关心患者,放射医生和物理师应该知晓可替代的非辐射或低辐射成像方法以获得适当的诊断信息。放射医师应该与医学物理师密切合作以确保正确的草案投入使用,辐射剂量的使用应该基于患者年龄、尺寸、临床指征以及先前进行的辐射检查次数。临床规范必须提前准备好,全国性的最为理想,以就 CT 检查的适当性和可接受性向申请医生和放射医生提供建议。如果没有全国性的一致规范,应该制定地方性的规范。此规范有助于放射医生和临床医生区分患者进行超声、MRI,甚至常规摄影检查,能够排除不必要的 CT 检查,同时应该包括 CT 检查的临床指征列表。北美放射学会制定了适当成像方式的建议规范(ACR2000),欧盟和英国皇家放射学院制定了《成像指导规范》(EC,2000b;RCR,2003)。CT 检查的正当性包括给定临床指征的正当性和将临床指征分为所需不同噪声(剂量)水平两个方面。患者行 CT 扫描前对于对比剂和辐射可能危害的知情同意介绍,有助于引起患者、CT 检查申请医生和放射医生对辐射剂量的强烈关注。目前,绝大多数单位不将辐射危害的信息作为患者行 CT 检查前知情同意的内容进行告知。根据美国总统顾问委员会关于卫生保健产业消费者保护和质量方面的权利和职责(USPAC,1997),卫生保健专业人员必须与消费者或患者讨论所有的危害、益处和治疗或非治疗的后果。文中指出,尽管放射诊断检查方式致癌的风险很低,但仍有必要告知患者检查的益处和辐射致癌的风险。例如,使用线性非阈值假设,并对儿童使用成人剂量水平,儿童行腹部 CT 扫描后造成的终生癌症死亡风险估计为 0.18%。另一个近期的调查显示,在美国小于 15% 的放射科向患者通知可能的辐射风险,仅 9% 的放射科通知患者 CT 的替代方案。

(10) 人员培训:近期的调研发现,申请医生对于 CT 辐射剂量的理解严重缺乏。不同 CT 检查中心的扫描草案和辐射剂量具有显著差异。申请医生必须被告知 CT 扫描的最佳适应证、可替代的成像技术以及与 CT 扫描有关的辐射风险,从而使他们可以权衡 CT 检查和可能的健康危害。放射医生和操作者必须接受基于临床指征的 CT 扫描技术的培训(比如肝转移的标准剂量;筛查、儿童和肾结石检查的低剂量),并评估使用不同扫描参数的相关辐射剂量。随着 MSCT 技术的不断更新,熟悉从一台扫描仪向另一台扫描仪的扫描参数的推断或适应非常重要。

(11) 特别 CT 检查的技术和剂量:大多数低剂量 CT 研究聚集在降低管电流的使用上,要么固定管电流要么使用 AEC。这些研究都是在患者尺寸基础上适配管电流(比如体重与固定管电流,衰减轮廓与 AEC 技术),或者基于患者指征(低电流用于筛查、肾结石和胸部 CT)。剂量降低的评估还使用较高的螺距、较低的千伏值、运用特殊技术(比如使用二维或三维非线性噪声降低滤波器)。尽管本节提供的一些剂量降低的草案大多数针对 4~16 层 MSCT,但相同的原理可以运用到 32 层、40 层和 64 层等其他 MSCT 中。这些草案的目的不是提供实际的辐射剂量,而是帮助用户使用这种方法来建立他们所使用 CT 设备的低剂量扫描方案。当前,关于 32~64 层 MSCT 的剂量降低研究的数据很不充分,还不能形成统一的共识。此外,本书中有关特定检查类型的剂量管理方面的结论不能作为 MSCT 的常规应用于临床。

四、降低 CT 辐射剂量的方法

对 X 线辐射防护在于防止发生有害的非随机效应,并将随机效应的发生率降低到最低水平。具体的防护除了 CT 扫描机房固有的防护外,还需注意个人防护。

(1) CT 检查的正当化。因为 X 线对人体有一定的伤害,尽可能避免一些不必要的检查。

(2) 扫描中尽可能取得患者的合作,减少不必要的重复扫描。

(3) 扫描时尽可能让陪伴人员离开,必要时应让陪伴人员穿上铅防护衣并尽可能离 X 线管远一些。

(4) 扫描时,在不影响诊断的情况下,尽可能缩小扫描野,降低扫描剂量。

(5) 对被检查的患者,应做好扫描区以外部位的有效的屏蔽防护。

(6) 定期检测扫描机房的 X 线防护和泄漏等情况。

（张永县　牛延涛）

第二章

CT 血管成像碘对比剂使用技术

第一节　碘对比剂基本知识

一、碘对比剂的基本化学结构

目前临床应用的含碘对比剂的基本结构是三碘苯环衍生物:3-乙酰-2,4,6 三苯甲酸,为含三个碘的苯环(图 2-1-1)。

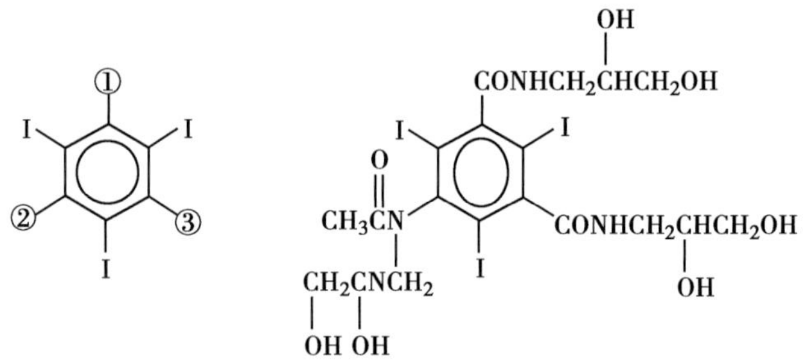

图 2-1-1　含碘对比剂的基本结构
A. 目前临床应用的含碘对比剂的基本结构,其中①位为羧基碱金属或葡甲胺盐或酰胺基结构;②③即 3,5 位侧链为强亲水基团侧链,具有影响产品的亲水性和安全性等特性;B. 碘海醇注射液有效成分的分子结构图

二、碘对比剂的基本物理特性

(1) 碘原子量大,吸收 X 线性能较强。

(2) 碘与苯环键结合,结构非常稳定。

(3) 苯环结构具备多个有效侧链结合点,提供了不断改进整个分子结构、提高亲水性能和降低毒副作用的可能性。

三、碘对比剂的分类

对比剂依照不同性质可以分为单体和二聚体对比剂,离子型和非离子型对比剂,高渗、次高渗和等渗对比剂(表 2-1-1)。

表 2-1-1　常用对比剂的分类和理化性质

分类	结构	通用名	分子量	碘含量/ (mg · ml^{-1})	渗透压/ (mOsm · kg^{-1} H$_2$O)
第一代 （高渗对比剂）	离子型单体	泛影葡胺 (Ditriazoate)	809	306	1 530
第二代 （次高渗对比剂）	非离子型单体	碘海醇 (Iohexol)	821	300 350	680 830
		碘帕醇 (Iopamidol)	777	300 370	680 800
		碘普罗胺 (Iopromide)	791	300 370	590 770
		碘佛醇 (Ioversol)	807	320 350	710 790
		碘美普尔 (Iomeprol)	777	400	726
	离子型二聚体	碘克酸 (Ioxaglate)	1 270	320	600
第三代 （等渗对比剂）	非离子型二聚体	碘克沙醇 (Iodixanol)	1 550	320	290

四、碘对比剂的药物代谢动力学

药物代谢动力学定量描述药物进入体内的吸收（absorption）、分布（distribution）、代谢（metabolism）和排泄（elimination）过程的动态量度状态，简称 A、D、M、E 过程。静脉注射碘对比剂后，血中药物浓度迅速达到峰值，随后迅速下降。

1. 药物在人体内的代谢过程

（1）生物膜对药物的转运：药物的体内过程包括吸收（血管内给药除外）、分布、代谢和排泄四过程。在这些过程中都涉及细胞膜、细胞内器膜等生物膜对药物的转运。从基本结构上讲，生物膜均是由镶嵌有蛋白质的双层流动态类脂质分子构成，其间有直径约 0.6nm 的小孔。生物膜对药物的转运方式根据是否耗能，分为主动转运、易化扩散和被动转运三类。

1）主动转运生物膜可通过其间镶嵌的某些特异性载体蛋白，消耗能量转运某些药物。主动转运的最大特点是可逆浓度差进行，并在经同一载体转运的药物间存在竞争性抑制。在药物转运上，主动转运仅限于极少数本身即为内源性活性物质或与内源性活性物质有极相近结构的药物。

2）被动转运包括所有不消耗能量，仅能顺浓度差进行的跨膜转运。被动转运包括简单扩散和滤过两种。由于不能耗能，被动转运均不能逆浓度差进行，亦不存在竞争性抑制。

（2）吸收：吸收（absorption）是指药物从给药部位进入体循环的过程。血管内给药不存在吸收。血管外注射给药时，药物主要通过毛细血管内皮细胞间隙，以滤过方式迅速进入血液。其吸收速度主要受注射部位血管丰富程度和药物分子大小影响。口服药物的吸收大多通过胃、肠道黏膜以被动扩散方式进行。虽然弱酸性药物在酸性胃液中解离少，可有部分被吸收,但由于吸收面积、血液供应及停留时间等的巨大差异,包括弱酸性药物在内,口服药物的主要吸收部位在小肠。影响口服药物吸收的因素众多,主要为药物本身的脂溶性、分子大小等理化性质、药物制剂的崩解速度及溶解度、胃排空速度、肠蠕动等胃肠道功能状态以及胃肠血流动力学状况等。

某些药物口服后吸收过程中,在通过胃肠道黏膜及第一次随肝门静脉血流经肝脏时,可有部分被胃肠黏膜,更主要是被肝细胞中酶代谢失活,从而使药物进入体循环的量减少。这一现象称"首过消除"(first pass elimination)或"第一关长效应"。首过消除强的药物,由于不同个体对同一药物代谢能力存在较大差异,可对口服药物吸收度(生物利用度)产生明显影响。

(3)分布:分布(distribution)是药物随血液循环输送至各器官、组织,并通过转运进入细胞间液、细胞及细胞器内的过程。必须指出,药物在体内的分布可达到动态平衡,但往往并不是均匀(浓度相等)的。只有分布到靶器官、组织或细胞的药物,才能产生药理效应。而以被动转运方式分布的药物,其靶位浓度与血药浓度往往是呈比例的。药物在体内的分布主要受下列因素影响:

1)药物的分子大小、解离常数(pKa)、脂溶性等理化性质。

2)药物与血浆蛋白的结合:绝大多数药物都可程度不等地和血浆蛋白以弱的Vander-Waals引力、氢键、离子键等迅速形成可逆的结合,并按质量作用定律处于动态平衡。通常弱酸性药主要和白蛋白结合,弱碱性药和α1-酸性糖蛋白或脂蛋白结合。由于蛋白质的大分子性及两性电解质性,与血浆蛋白结合的药物既不能以滤过方式,也不能以被动扩散的方式进行跨血管转运。只有游离的药物才能进行被动转运分布,发挥作用。药物和血浆蛋白的可逆性结合,可视为药物在体内的一种重要的暂时贮存形式及调节方式。药物与血浆蛋白结合可达饱和,此时再加大剂量将会导致游离药物浓度不成比例的升高,甚至中毒。与血浆蛋白同一位点结合的药物间存在竞争性抑制,使游离药物浓度发生改变,这点在高血浆蛋白结合率药物尤其应该引起重视。如抗凝血药双香豆素的血浆蛋白结合率高达99%,若同时服用竞争同一蛋白结合位点的消炎药保泰松,即使仅使双香豆泰血浆蛋白结合率降为98%,但可发挥作用的游离药物浓度却增加了一倍,势必造成自发性出血等毒性反应。此外血浆蛋白浓度的变化,亦将影响药物的血浆蛋白结合率。基于上述原因,理想的治疗药物监测应直接测定血中游离部分的药物浓度。

3)特殊的膜屏障:血脑屏障和血眼屏障都是由该处毛细血管内皮细胞间连接紧密、孔隙小,并在其外包裹有一层神经胶质细胞膜形成的脂质膜屏障。只有高度脂溶性的药物才能以被动扩散的方式进入脑脊液、脑组织和房水。而通常所说的胎盘屏障和一般生物膜没有明显的区别,因此,在药物分布上几乎不存在差异。这也是孕妇用药必须考虑对胎儿影响的原因。

4)生理性体液pH差异:生理情况下细胞外液pH约为7.4,细胞内液为7.0,乳汁更低,约为6.7。由于前述pH对药物解离的影响,弱酸性药将主要分布在血液等细胞外液中,而弱碱性药则在细胞内液和乳汁中分布高。

5)主动转运或特殊亲和力:少数药物可被某些组织细胞主动摄取而形成浓集,如甲状腺滤泡上皮细胞对碘的主动摄取,使甲状腺中I-浓度比血浆高数十倍。另有少数药物对某些组织、细胞成分具特殊亲和力或形成难解难离的共价结合,亦可产生药物在这些部位的高分布。

碘对比剂在人体内的吸收、分布与排泄无显著性差异,进入血管后没有或极少与血浆蛋白结合。由于含碘对比剂分子量小,可迅速通过毛细血管壁分布到全身组织的细胞间液(细胞外液),其浓度与血浆内浓度相等,基本无对比剂进入细胞内。对比剂的注射流率和对比剂浓度可影响注射后血管内对比剂浓度,但对比剂在人体组织内的分布和排泄速度没有影响。

(4) 生物转化:机体对药物进行的化学转化、代谢称生物转化(biotransformation)。不能简单地将生物转化视为药理活性的灭活。事实上,有些药物必须经生物转化才生成具药理活性的代谢物。如可待因需在肝脏脱甲基代谢为吗啡,才能发挥镇咳止痛作用。但生物转化总的结果是使药物极性升高,有利排泄。药物的生物转化主要在肝细胞微粒体混合功能氧化酶(肝药酶)的催化下进行,主要反应类型、该酶系的组成及催化过程,都与肝细胞对内源性物质的生物转化相同。

现已明确,至少有200余种常用药为肝微粒体混合功能氧化酶的诱导剂或抑制剂。这些药物较长期使用,对自身及与其同时使用的其他药物生物转化能力的影响,是TDM工作中必须注意的。但碘对比剂不参与机体代谢,一般不与大分子物质相互作用。不过,离子型对比剂可在体内进行电离分解,而非离子型对比剂即使在体内还是保持原分子形式。

(5) 排泄:排泄(excretion)是药物及其代谢物排出体外的过程。药物的生物转化和排泄统称为消除(elimination)。药物排泄的主要途径为经肾脏随尿排出。游离的原型药和代谢物均可通过肾小球毛细血管壁小孔隙滤入原尿中,也有少数弱酸、弱碱药可在近曲小管上皮细胞,以主动转运方式分泌入原尿中。原尿液中的原型药仍可以被动扩散等方式被肾小管重吸收,此时尿液pH通过对药物解离度的影响,明显改变原尿液中药物被重吸收的量。此亦是弱酸或弱碱性药物中毒时,可通过碱化或酸化尿液,促进药物排泄的原因。而代谢物因极性高,一般不会被重吸收。随原尿逐渐浓缩,其中的药物及代谢浓度均上升,最终可远远超出血中浓度。这种浓集现象是许多药物产生肾毒性(nephrotoxicity)的原因,另一方面对用以治疗泌尿系统疾病的药物,则有其有利于发挥治疗作用的意义。

碘对比剂在肾脏的排泄与肾小球滤过率(GFR)相关,碘对比剂可顺利穿越肾小球滤过膜,主要以原型从肾小球滤过排出,没有经过肾小管分泌或重吸收。碘对比剂在体内的运转和消除流率是与其血药浓度成正比的,即单位时间内以恒定比例转运或消除。这符合一级动力学特征,也被称为恒比例转运或消除。在单位时间内碘对比剂的消除量与血药浓度成正比,$dC/dt = -kc$。其中 k 是一级动力学消除常数。这样,对比剂静脉团注后其血药浓度 $C(t)$ 随时间变化的计算公式可以表示如下:

$$C(t) = D(Ae^{-tk_{12}} + Be^{-tk_{21}})$$

式中,D 为碘对比剂的剂量,A 和 B 为常数,k_{12} 和 k_{21} 分别为分布相和消除相流率常数。血浆半衰期($t_{1/2}$)为对比剂血药浓度下降一半所需时间。血浆半衰期可从消除流率常数推算出来:

$$t_{1/2} = \ln2/k_{21} = 0.63/k_{21}$$

如果肾功能正常,注射对比剂 60 分钟后,对比剂经尿路排泄 35%~40%,8 小时排泄 80%~90%。据报道,通过静脉注射到体内的碘海醇,于 24 小时内以原状在尿液中排出的近乎百分之百,尿液中碘海醇浓度最高的情况,出现在注射的一小时后,没有代谢物产生。

2. 药效学模型　药效学(pharmacodynamics)模型是为了定量研究药物体内过程的速度规律而建立的模拟数学模型,常用的有房室模型和消除动力学模型。对比剂适用于房室模型。

　　房室(compartment)是由具有相近的药物转运流率的器官、组织组合而成。同一房室内各部分的药物处于动态平衡。房室仅是按药物转运动力学特征划分的抽象模型,并不代表解剖或生理上的固定结构或成分。同一房室可由不同的器官、组织组成,而同一器官的不同结构或组织,可能分属不同的房室。此外,不同的药物,其房室模型及组成均可不同。运用房室模型,可将机体视为由一或多个房室组成的系统,从而将复杂的分布过程模型化。

　　若某药在体内各部位间均有较高及相近的转运流率,可在体内迅速达到分布平衡,则该药属单房室模型。属于单房室模型的药物,在体内达分布平衡后,其血药浓度将只受吸收和消除的影响。而某药在体内不同部位间转运流率存在较大差异的话,则将血液及其他血液供应丰富、并具有较高转运流率的部分,称为中央室,而把其余部分划归周边室,并可依次再分为第一周边室、第二周边室等,此即多室模型。根据划分的房室数,相应称为二室模型、三室模型等。属于多室模型的药物,其首先在中央室范围内达分布平衡,然后再和周边室间达到分布平衡,因此其血药浓度除受吸收和消除的影响外,在室间未达分布平衡前,还受分布的影响。

　　对比剂常规采用单剂静脉注射,可在体内迅速达到分布平衡,属单房室模型,下面做简单介绍:

　　单室模式图及药-时关系:单室模型的药物可迅速在体内达到分布平衡,故可不考虑分布的影响。静脉注射用药时,药物直接迅速进入血液,因此也不受吸收的影响。此时体内药量将仅受包括生物转化和排泄在内的消除影响,可建立模式图(图2-1-2)。

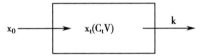

图 2-1-2　单室模型单剂静脉注射模式图

　　图2-1-2中 x_0 为剂量,x_t 为 t 时体内药量,C_t 表示 t 时的血药浓度,V 为表观分布容积,k 为消除流率常数。当按一级动力学方式消除时,体内药量随时间变化的微分方程为:

$$dx/dt = -kX \text{ 式}$$
$$积分得 X = X_0 e^{-kt} \text{ 式}$$

　　因体内药量不可能直接测定,故引入比例常数:表观分布容积 V,以便用血药浓度表示,即 V = X/C,所以 X = VC。代入 $X = X_0 e^{-kt}$ 可得

$$C = C_0 e^{-kt}$$
$$取对数得 IgC = IgC_0 - kt/2.303$$

此即为单室模型单剂静脉注射给药时的药-时关系表达式。

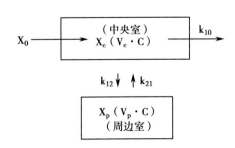

图 2-1-3　二室分布静脉注射模式图

　　二室模型一级消除动力学:多室模型和前面讨论的单室模型不同,此时存在着由包括血液在内的中央室向周边室分布达到平衡的过程,影响血药浓度的因素更为复杂,本文以单剂静脉注射为例,简介有关药动学知识。

　　二室模式图和药-时关系:静脉注射时,不存在吸收过程,中央室中的药量或血药浓度受中央室与周边室间双向分布,以及自中央室消除的影响。其模式如图2-1-3所示。

图 2-1-3 中：

Xc 中央室药量

Xp 周边室药量

Vc 中央室分布容积

Vp 周边室分布容积

k_{10} 中央室向周边室转运流率常数

k_{21} 周边室向中央室转运流率常数

中央室药量变化的流率微分方程为：$dkc/dt = k_{21} \cdot Xp - k_{21} \cdot Xc - k_{10} \cdot Xc$

对上式积分并引入中央室分布容积 Vc，可得中央室（血）药物浓度随时间变化的基本表达式：

$$C = A \cdot e + B \cdot e^{-\beta} t$$

式中 α 为分布流率常数，β 为消除流率常数，A、B 为经验常数。四者都是由模式参数 k_{10}、k_{12}、k_{21} 组成的混杂参数（hybridparameters）。存在：

$$\alpha \cdot \beta = k_{21} \cdot k_{10} \quad \alpha + \beta = k_{10} + k_{12} + k_{21}$$

$$A = \frac{X_0(\alpha - k_{21})}{V_t(\alpha - \beta)} \quad B = \frac{X_c(k_{21} - \beta)}{V_c(\alpha - \beta)}$$

3. 药物代谢动力学参数及计算

（1）药-时关系表达式：从式 $lgC = lgC_0 - kt/2.303$ 可看出，当血药浓度以对数表示时，与时间 t 的关系为简单的直线关系。因此，在静脉注射药物后不同时间取血，测定血药浓度。根据血药浓度对数值及相应时间，以图解法或线性回归法（最小二乘方法），即可求得直线方程（图 2-1-4）。

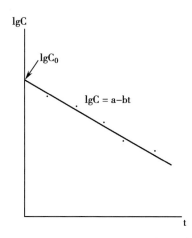

图 2-1-4　$lgC = a - bt$ 单剂静脉注射血药浓度-时间关系示意图

此直线方程与纵轴的截距 $a = lgC_0$，故 $C_0 = lg^{-1}a$；而斜率 $b = k/2.303$，可计算出消除流率常数：

$$k = 2.303b$$

（2）消除流率常数：消除流率常数（eliminationrate-constant,k）表示单位时间内机体能消除药物的固定分数或百分比，单位为时间的倒数。如某药的 $k = 0.2h^{-1}$，表示机体每小时可消除该小时起点时体内药量的 20%，此即一级消除动力学的恒比消除特点。此时虽然单位时间消除的百分比不变，但随着时间的推移，体内药量逐渐减少，单位时间内消除的药量也逐渐减少，而不是恒定不变的，消除流率常数是反映体内药物消除快慢的一个重要参数。必须指出，一个药物的消除流率常数在不同的个体间存在差异，但对同一个体来说，若无明显的影响药物体内过程的生理化、病理性变化，则是恒定的，并与该药的剂型、给药途径、剂量（只要在一级动力学范围内）无关。

（3）半衰期：药动学中的半衰期（half life,$t_{1/2}$）通常是指血浆消除半衰期，即血浆中药物浓度下降一半所需要的时间。根据这一定义，当 $t = t_{1/2}$ 时，$C_0 = 2C$，可得

$$t_{1/2} = 0.693/k$$

可见,由于一级消除动力学时,k 为一常数,半衰期亦为一常数。半衰期恒定不变,是一级消除动力学的又一特征。和消除流率常数一样,半衰期也是衡量药物消除快慢的又一临床常用参数。在药物的临床药动学参数资料中,常告知半衰期,只要知道半衰期,即可求得消除流率常数 k 值。

（4）表观分布容积:如前所述,表观分布容积(apparent volume of distribution, V)是为了用血药浓度计算体内药量而引入的比例常数,表示假设体内药物按血药浓度均匀分布所需要的容积。前已谈到药物在体内分布可达动态平衡,但并非均匀一致,因此表观分布容积仅是一理论容积,并不代表真实的解剖或生理空间。但只要知道某药的表观分布容积 V,应用测定的血药浓度,即可根据 $X_t = C_t \cdot V$,计算得实际工作中无法测定的任一时刻体内的药量,并可按上式计算出欲达某一血药浓度 C 所需使用的剂量 $X = CV$。此外,表观分布容积还可用于评估药物在体内的分布特点。人的总体液量约 0.6L/kg 体重,若某药的 V 远远大于 0.6L/kg 体重,提示该药主要分布于细胞内,被某组织、脏器主动摄取或对某些组织成分有特殊亲和力,致使包括血浆在内的细胞外液中浓度低。大多数弱碱性药由于细胞内液比细胞外液偏酸而存在这一情况,如奎尼丁的表观分布容积可超出 2L/kg 体重。反之,若某药表观分布容积远远低于 0.6L/kg 体重,则其主要分布于血浆等细胞外液中。多数弱酸性药便是如此,如水杨酸的表观分布容积仅 0.2L/kg 体重。

单室模型静脉注射用药时 V 的求算可采用外推法,即根据前面介绍的药-时关系表达式求得 t=0 时的 C_0 值及注射剂量 X_0,按 $V = X_0/C_0$ 而计算出。其单位最常采用容积单位每千克体重(如 L/kg)。同前述药动学参数一样,V 也是仅取决于药物本身的理化性质、体内分布特点,而与该药剂型、用药方式、并在一级消除动力学范围内与剂量都无关。在所有药动学参数中,V 和 k 是两个最基本的参数。

（5）清除率:药物清除率(clearance, Cl)是指单位时间内机体从血浆中消除某种药物的总能力,其数值即等于该时间内机体能将多少体积血浆中的该药完全消除。与 k 和 $t_{1/2}$ 相同,Cl 也是衡量体内药物消除快慢的一个药动学参数,但与 k 和 $t_{1/2}$ 不同,Cl 以具体的解剖生理学概念来表示,可更直观形象地反映机体对药物的消除能力。由于药物在体内按血浆浓度分布的总体积为 V,而 k 表示单位时间内药物被消除的分数,故代表单位时间内机体能消除多少体积血浆药物的清除率可按 $Cl = Vk$ 计算,单位为体积单位/时间单位。

4. 碘对比剂药动学例证　通常,碘对比剂的药动学特征大同小异,无显著性差异。现以碘浓度 400mg/ml 的非离子型对比剂碘美普尔为例做简单介绍。

如同其他对比剂,碘美普尔具有生理惰性。其药动学特征包括:只分布在血管和细胞间液,不进入细胞内;不与血浆蛋白结合,不发生生物学活性;快速而完全地从肾脏排泄。

静脉团注后,碘美普尔表现为剂量相关性,在十几秒内迅速达峰血药浓度,随后,由于对比剂向周边室快速弥散和肾脏排泄,血药浓度迅速下降,其分布半衰期 $t_{1/2\alpha}$ 为 (0.37 ± 0.24) h,$t_{1/2\beta}$ 为 (1.83 ± 0.33) h,中央室表观分布容积为 (160 ± 30) ml/kg,周边室表观分布容积为 (280 ± 50) ml/kg。碘美普尔在体内不发生代谢,原药通过肾小球过滤排泄。50% 的注射剂量在注射后 2h 后排出体外,87% 的剂量在注射 12h 排泄,约 90% 的注射剂量在注射 24h 通过肾脏排泄,血浆清除率为 (1.67 ± 0.16) ml/(min·kg)（图 2-1-5、图 2-1-6）。

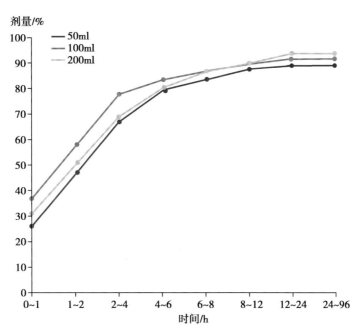

图 2-1-5　消除百分比-时间曲线图

分别注射 50ml、100ml 和 200ml 碘美普尔(400mgI/ml)后的消除百分比(消除量占注射总剂量的百分比)-时间曲线

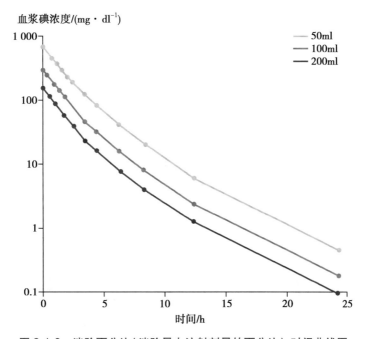

图 2-1-6　消除百分比(消除量占注射剂量的百分比)-时间曲线图

分别注射 50ml、100ml 和 200ml 碘美普尔(400mgI/ml)后的消除百分比(消除量占注射剂量的百分比)-时间曲线

五、多层螺旋CT碘对比剂应用理论

临床CT检查过程中,使用对比剂可提高病变的显示率、反映病变的血流灌注情况及血脑屏障的完整性等,因此,对比剂的应用在CT检查中相当普遍。增强扫描时,增强效果取决于所用碘对比剂的量、浓度、注射流速以及注射方式等,影响因素较多。因此,正确理解对比剂的增强原理非常重要。另一方面,有关含碘对比剂引起的不良反应,特别是对比剂肾病,已经引起临床医生及放射学医生的关注和重视。如何预防对比剂肾病和危及生命的不良反应,更是值得重视和必须妥善处理的迫切问题。本节重点讨论碘对比剂增强理论,安全方面请参照其他相关章节。

1. 体重的影响 在CT临床应用中,要获得最佳增强效果,必须考虑患者体型方面如身高、体重甚至去脂体重等因素。一般来说,体重越重,达到同样强化效果所需的总碘量越大。如图2-1-7所示:

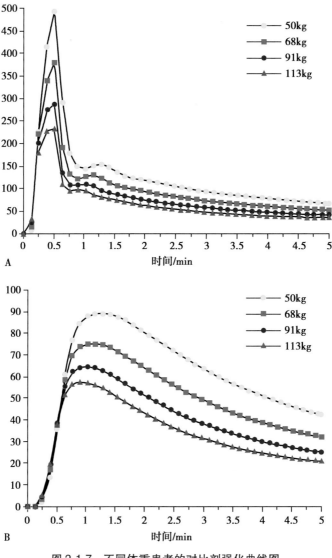

图2-1-7 不同体重患者的对比剂强化曲线图

以5ml/s速度分别对4位受试者注射等量对比剂,得到主动脉(A)和肝脏(B)强化曲线,可见强化的程度与体重负相关

2. **心排血量的影响**　心排血量降低时,由于循环缓慢,导致对比剂到达延迟,所以增强延迟;对比剂在血管内停留时间延长,增强程度更高,强化时间延长(图 2-1-8)。

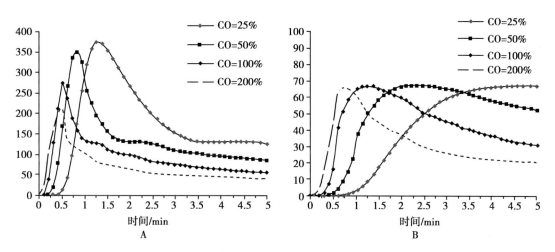

图 2-1-8　心排血量(CO)降低时对比剂强化曲线图

以 4ml/s 的速度注射相同浓度等量对比剂得到主动脉(A)和肝脏(B)强化曲线。包括基础心排血量(100%)及其 25%、50%、200%

3. **对比剂浓度、注射速度与碘注射率的关系**　对比剂浓度相同,提高注射速度,碘注射率增加;注射速度相同,使用高浓度对比剂浓度,碘注射率增加(图 2-1-9)。

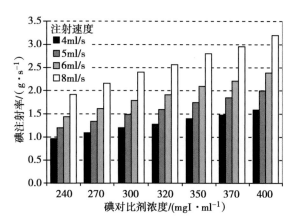

图 2-1-9　对比剂浓度、注射速度与碘注射率的关系对比

随着对比剂浓度和注射速度增加,碘注射率增加

4. **对比剂剂量的影响**　保持碘对比剂浓度和注射速度不变,增加对比剂剂量将导致强化达峰时间延迟,强化程度增加。如果对比剂剂量足够达到强化的平台期,较多的对比剂剂量将使得平台期延长,将为扫描提供更长的时间窗(图 2-1-10)。

5. **生理盐水冲洗**　使用双筒注射器可在注射对比剂前后注射生理盐水。其优点如下:将对比剂从导管和周围静脉推入,减少对比剂的浪费;减少对比剂静脉路径内高浓度对比剂污染。

6. **对比剂黏度与加热**　相同温度时,对比剂浓度越高,黏度越高。相同浓度时,温度越

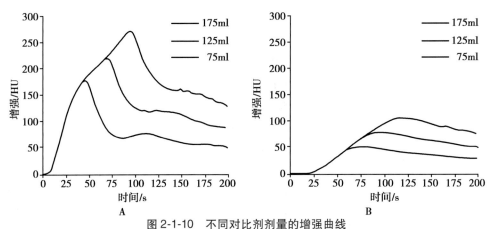

图 2-1-10 不同对比剂剂量的增强曲线

以相同速度和相同浓度分别注射对比剂 75ml、125ml、175ml,得到主动脉(A)和肝脏(B)的强化曲线,可见随着对比剂剂量的增加,达峰时间增加,强化峰值增加

高,黏度越低。有条件时建议使用前加热到 37℃,以降低黏度,便于推注,并能增高人体可承受的注射流率,提高患者耐受度。

第二节 CT 血管成像静脉注射碘对比剂增强检查方法

一、碘对比剂给药方案

碘对比剂给药方案应根据患者因素、注射因素、扫描部位、检查目的及扫描参数等合理设置,详见本书第五~二十章内容。

二、高压注射器的分类

按性能可分为压力型注射器和流率型注射器两类。压力型注射器是以调节压力来控制对比剂注入的速度,缺点是不能显示对比剂的流率,也无流率保护装置。流率型注射器通过调节流率来控制对比剂注射速度,具有压力限度保护装置。但注射对比剂时不能显示压力,如果流率选配不当,注射压力可超过最大限度,有击穿心壁或血管的危险。

按传动方式分为两种基本类型:气压式和电动式高压注射器。目前多用程控电动式高压注射器,它是以电动泵为动力,设有电动抽液、分级注射。驱动电机经离合器、减速器带动传动效率极高的滚珠丝杆推动注射活塞进行注射,调节电机转速就可以改变注射压力,因此控制电机的转速和动作时间,就可控制注射率和注射量。同步曝光、超压和定量保护剂报警系统,直接控制注射速度,是理想的高压注射器。

按输出分单头高压注射器和双头高压注射器。

按储存方式分单筒高压注射器和双筒高压注射器。

新型的高压注射器采用微机处理技术,借助计算机自由编制注射程序,自动调节压力保证单位时间内的流速,使用时只需定出每秒的流速和流量即可。适用于各种型号的导管,可以满足心血管造影的各种要求。

三、影响增强效果的因素

（一）患者因素

1. **体重**　在增强 CT 检查的临床应用中,要获得最佳增强效果,必须根据体重来确定用碘量。一般来说,体重越重,达到同样强化程度所需的总碘量越大。另外,还要考虑的其他相关因素如去脂体重、身高等多方面因素。

2. **血管入路**　大管径静脉(如肘前静脉)可以使用高流速(注射速度)注射对比剂;而血管入路受限时,即使患者体重较大,安全起见还是应该选择较低流速注射,此时增强效果可能欠佳。

（二）对比剂注射因素

1. **流速**　假如对比剂剂量和碘浓度不变,提高注射速度后,动脉强化程度更高,对比剂达峰时间缩短,动脉峰值平台期宽度变窄,扫描动脉期所需的延迟时间缩短。

2. **碘浓度**　假如对比剂剂量和流速不变,使用高浓度对比剂,感兴趣区强化效果更明显但达峰时间不变。

四、对比剂注射方案的设计与优化

1. **团注时间和延迟时间**　由于团注是单次大量快速注射,所以团注时间一般较短。延迟时间为从注射对比剂到开始扫描的时间。

2. **设置延迟时间的方法**　CT 强化一般确定动脉期延迟时间有以下两种方式:

（1）使用小剂量团注测试到达时间技术:首先注射 10ml 左右对比剂,采集目标动脉的时间-密度曲线来确定扫描开始时间。

（2）实时增强(自动触发技术):追踪靶血管 CT 值,达到预设的阈值后经适当延迟时间后触发扫描。

第三节　碘对比剂应用的注意事项及安全性

一、对比剂肾病

（一）对比剂肾病概念

对比剂肾病(contrast-induced nephropathy,CIN)是指排除其他原因的情况下,血管内途径应用碘对比剂后 2~3 天内血清肌酐升高至少 $44\mu mol/L(0.5mg/dl)$ 或超过基础值 25%。

（二）CIN 的病理生理学

1. 碘对比剂肾毒性包括化学毒性(离子性、含碘物质)、渗透毒性、组分中与黏滞度相关毒性。

2. 关于对肾毒性的相关机制,目前尚无足够证据达成共识。

（三）基础肾功能评估

肾功能不全者,在使用碘对比剂前,建议采用 MDRD 公式(肾脏病饮食调整研究公式)计算 eGFR(估算的肾小球滤过率)

1. MDRD 公式(适合中国人的改良形式):

$$GFR[ml/(min \cdot 1.73m^2)] = 175 \times Scr(mg/dl)^{-1.154} \times 年龄^{-0.203} \times (0.79\ 女性)$$

2. 紧急情况时,可在没有评估肾功能情况下使用碘对比剂。

(四) 对比剂肾病的危险分层

1. 危险因子 ①高龄(≥75岁);②原有肾功能不全;③糖尿病;④血容量不足;⑤心力衰竭;⑥使用肾毒性药物:非甾体类药物和血管紧张素转换酶抑制剂类药物;⑦低蛋白血症、低血红蛋白血症;⑧低钾血症;⑨单克隆免疫球蛋白病;⑩大剂量使用碘对比剂;⑪不完全水化。

2. 危险因子积分预测

危险因子	评分
高血压	5
主动脉内球囊	5
充血性心力衰竭	5
年龄≥75岁	4
贫血	3
糖尿病	3
对比剂用量	每100ml/L
血肌酐浓度>1.5mg/dl	4
40≤GFR<60 20≤GFR<40 GFR<20	2 4 6

风险评分	CIN风险	透析风险
≤5	7.5%	0.04%
6~10	14.0%	0.12%
11~16	26.1%	1.09%
≥16	57.3%	12.6%

(五) 渗透压及黏滞度在 CIN 发生发展过程中的作用

目前多数观点认为,两者在对比剂肾病的发生发展过程中均起作用。

1. 渗透压 渗透压高于血液的对比剂会导致肾血管收缩、渗透性利尿、肾性贫血。

2. 黏滞度 黏滞度较高的对比剂与血液混合,可引起通过微循环的血流一过性减慢,肾小管阻力增加引起肾间质压力增加,导致髓质血流降低。

(六) 最大对比剂用量公式

$$推荐最大对比剂用量 = 5ml×体重(kg)/基础血清肌酐(mg/dl)。$$

(七) 给药方式

1. 动脉内给予碘对比剂比静脉内给予有更高的 CIN 危险。

2. 经肾动脉和腹主动脉注射对比剂,使肾脏损伤可能性更大。

(八) 对比剂使用的时间间隔

1. 重复使用碘对比剂造影,每次给予诊断剂量,是 CIN 发生的危险因素。

2. 72 小时内重复应用诊断剂量对比剂是发生 CIN 的独立预测因子。

建议:两次对比剂应用间隔时间最好为 14 天。

(九) 对比剂肾病的预防

1. 询问病史 包括肾脏疾病;肾脏手术;糖尿病;高血压;痛风;近期应用肾毒性药物或其他影响肾小球滤过率(GFR)的药物。

2. 水化 建议在使用碘对比剂前 4 小时至使用后 24 小时内,对患者给予水化。

3. **关于药物** 没有足够证据证实使用药物可以降低 CIN 发生率;目前没有任何一种药物经过权威机构验证可以降低 CIN 发生率。

4. **血液滤过** 血液滤过预防 CIN 的作用有待进一步证明;临床实验中,血液滤过本身影响研究的终点。

(十) 对比剂肾病的预后

1. 通常为一过性,血清肌酐在给药后 3 天达峰值,10 天左右回到基线水平。

2. 如果给药后 24 小时内血清肌酐水平增加不超过 0.5mg/100ml,则不倾向发生可察觉的 CIN。

3. 转归与肾功能减退及患者的状况有关,肾功能严重障碍者可造成不可逆性结果。

二、对比剂外渗及处理

(一) 碘对比剂血管外渗的原因

1. **与技术相关的原因** 使用高压注射器;注射流率过高。

2. **与患者有关的原因** 不能进行有效沟通配合;被穿刺血管情况不佳,如下肢和远端小静脉,或化疗、老年、糖尿病患者血管硬化等;淋巴和/或静脉引流受损。

(二) 预防对比剂血管外渗的措施

1. 静脉穿刺选择合适的血管,细致操作。

2. 使用高压注射器时,选用与注射流率匹配的穿刺针头和导管。

3. 对穿刺针头进行恰当固定。

4. 与患者沟通,取得配合。

(三) 碘对比剂血管外渗的处理

1. **轻度外渗** 多数损伤轻微,无需处理。

(1) 嘱咐患者注意观察,如外渗加重,应及时就诊。

(2) 对个别疼痛明显者,局部给予普通冷湿敷。

2. **中、重度外渗** 这可能造成外渗局部组织肿胀、皮肤溃疡、软组织坏死和间隔综合征。

3. **中、重度外渗患者的处理措施**

(1) 抬高患肢,促进血液回流。

(2) 早期使用 50% 硫酸镁保湿冷敷,24 小时后改硫酸镁保湿热敷;用黏多糖软膏等外敷;或者用 0.05% 的地塞米松局部湿敷。

(3) 碘对比剂外渗严重者,在外用药物基础上口服地塞米松 5mg/次,3 次/d,连用 3 天。

(4) 必要时,咨询临床医师用药。

三、对比剂不良反应的预防

(一) 全身不良反应的危险因素

1. 既往有使用碘对比剂全身不良反应病史,症状包括荨麻疹、支气管痉挛、明显的血压降低、抽搐、肺水肿等。

2. 哮喘。

3. 与治疗现疾病有关药物引起的过敏反应。

（二）使用对比剂检查室必须常备的抢救用品

1. 检查室中必须准备的器械

（1）装有复苏药物（必须定期更换）和器械的抢救车。

（2）必须备有医用氧气管道、氧气瓶或氧气袋。

（3）血压计、吸痰设备、简易呼吸器等。

2. 检查室中必须备有的紧急用药

（1）1∶1 000 肾上腺素。

（2）组胺 H1 受体拮抗剂（抗组胺药，如异丙嗪、苯海拉明）。

（3）地塞米松。

（4）阿托品。

（5）生理盐水或林格液。

（6）抗惊厥药（如地西泮等）。

（三）预防碘对比剂不良反应

1. 一般性预防

（1）建议使用非离子型碘对比剂。

（2）不推荐预防性用药。

（3）对比剂使用前加温到 37℃。

（4）患者注射对比剂后需留观 30 分钟才能离开检查室。

2. 建立抢救应急通道 建议建立与急诊室或其他临床相关科室针对碘对比剂不良反应抢救的应急快速增援机制，确保不良反应发生后，需要的情况下，临床医师能够及时赶到抢救现场进行抢救。

四、不良反应的处理措施

（一）急性不良反应

定义：对比剂注射后 1 小时内出现的不良反应。

1. 恶心/呕吐

（1）一过性的：支持疗法。

（2）重度的、持续时间长的：应考虑适当的使用止吐药物。

2. 荨麻疹

（1）散发的、一过性的：包括观察在内的支持性治疗。

（2）散发的、持续时间长的：应考虑适当的组胺 H_1 受体拮抗剂肌肉内或静脉内注射。可能会发生嗜睡和/或低血压。

（3）严重的：考虑使用肾上腺素（1∶1 000），成人 0.1~0.3ml（0.1~0.3mg）肌内注射；6~12 岁儿童注射成人剂量的一半（50%），6 岁以下儿童注射成人剂量的四分之一（25%）。必要时重复给药。

3. 支气管痉挛

（1）氧气面罩吸氧（6~10L/min）。

（2）β_2 受体激动剂定量吸入剂（深吸 2~3 次）。

（3）肾上腺素

血压正常时：肌内注射 1∶1 000，0.1~0.3ml（0.1~0.3mg）（对有冠状动脉疾病的患者或老年患者使用较小的剂量);儿童患者:0.01mg/kg,最多不超过 0.3mg。

血压降低时:肌内注射 1∶1 000,0.5ml(0.5mg);儿童患者:6~12 岁:0.3ml(0.3mg)肌内注射;6 岁以下:0.15ml(0.15mg)肌内注射。

4. **喉头水肿**

(1) 氧气面罩吸氧(6~10L/min)。

(2) 肌内注射肾上腺素(1∶1 000),成人 0.5ml(0.5mg),必要时重复给药。

(3) 儿童患者:6~12 岁:0.3ml(0.3mg)肌内注射;6 岁以下:0.15ml(0.15mg)肌内注射。

5. **低血压**

(1) 单纯性低血压:抬高患者的双腿;氧气面罩吸氧(6~10L/min);静脉补液:快速,普通生理盐水或乳酸盐林格液;如果无效:肌内注射 1∶1 000 肾上腺素,0.5ml(0.5mg),必要时重复给药;儿童患者:6~12 岁:0.3ml(0.3mg)肌内注射;6 岁以下:0.15ml(0.15mg)肌内注射。

(2) 迷走神经反应(低血压和心动过缓):抬高患者的双腿;氧气面罩吸氧(6~10L/min);静脉注射阿托品 0.6~1.0mg,必要时于 3~5 分钟后重复给药,成人总剂量可达 3mg(0.04mg/kg);儿童患者静脉注射 0.02mg/kg(每次最大剂量 0.6mg),必要时重复给药,总量可达 2mg;静脉内补液:快速,普通生理盐水或乳酸盐林格液。

6. **全身过敏样反应**

(1) 求助复苏小组。

(2) 必要时,气道吸引。

(3) 出现低血压时抬高患者的双腿。

(4) 氧气面罩吸氧(6~10L/min)。

(5) 肌内注射肾上腺素(1∶1 000),成人 0.5ml(0.5mg),必要时重复给药。6~12 岁儿童患者:0.3ml(0.3mg)肌内注射;6 岁以下:0.15ml(0.15mg)肌内注射。

(6) 静脉补液(如:普通生理盐水,乳酸盐林格液)。

(7) H_1 受体拮抗剂,如:苯海拉明 25~50mg 静脉给药。

(二) **迟发性不良反应**

1. **定义**　对比剂注射后 1 小时至 1 周内出现的不良反应。

(1) 对比剂给药后可出现各种迟发性症状(例如恶心、呕吐、头痛、骨骼肌肌肉疼痛、发热),但许多症状与对比剂应用无关,临床须注意鉴别。

(2) 与其他药疹类似的皮肤反应是真正的迟发性不良反应,它们通常为轻度至中度,并且为自限性。

2. **迟发性不良反应处理措施**　对症治疗,与其他药物引起的皮肤反应的治疗相似。

(三) **晚迟发性不良反应**

1. **定义**　通常在对比剂注射 1 周后出现的不良反应。

2. 晚迟发性不良反应类型或可引起甲状腺功能亢进,偶见于未经治疗的格雷夫斯(Graves)病或结节性甲状腺肿患者(年老和/或缺碘者)。

五、对比剂使用的禁忌证

(一) **绝对禁忌证**

甲状腺功能亢进未治愈患者不能使用含碘对比剂。

1. 使用碘对比剂前,一定要明确患者是否有甲状腺功能亢进。

2. 甲状腺功能亢进正在治疗康复的患者,应咨询内分泌科医师是否可以使用含碘对比剂。如果内分泌科医师确认可以使用碘对比剂,建议使用能满足诊断需要的最小剂量,并且在使用碘对比剂后仍然需要密切观察患者的情况。

3. 注射含碘对比剂后 2 个月内应当避免甲状腺核素碘成像检查。

（二）应慎用碘对比剂的情况

1. **肺及心脏疾病**　如肺动脉高压,支气管哮喘,心力衰竭。

2. **妊娠和哺乳期妇女**　孕妇可以使用含碘对比剂;妊娠期间母亲使用对比剂,胎儿出生后应注意其甲状腺功能;目前资料显示碘对比剂极少分泌到乳汁中,因此使用对比剂不影响哺乳。

3. **骨髓瘤和副球蛋白血症**　此类患者使用碘对比剂后容易发生肾功能不全。

4. **高胱氨酸尿**　碘对比剂可引发高胱氨酸尿患者血栓形成和栓塞。

（张永县　牛延涛）

第三章

CT 血管成像图像后处理技术

人体的血管系统为运输物质的细小管道系统,广泛分布于全身各脏器,走行多迂曲复杂。因此 CT 血管成像检查不同于其他脏器的检查,可以"即扫即得"、所得图像直接用于疾病诊断,而是需要对扫描所得的原始横断图像进行各种或简或繁的后处理操作。譬如,利用二维或三维重组技术显示血管,根据血管显露需要进行组织分割或减影,必要时予以数据测量,以求得到立体直观和充分细致的影像信息,更好地用于各类血管性疾病的诊治。

第一节　图像显示技术

众所周知,CT 扫描机自 20 世纪 70 年代发明后就不断地更新换代,期间更是历经了从非螺旋扫描到螺旋扫描,从单排探测器到多排探测器的两次里程碑式的技术革新。这些飞速发展的技术进步,带来了薄层快速大范围采集图像数据的"量变",但并没有改变 CT 只能得到断层图像信息的本质属性。细小的血管在断层图像上通常表现为点状或条状影像,往往不够直观,有时甚至无法辨认和分析。因此,有必要对断层图像进行更直观地可视化处理和立体化显示。目前临床上,CT 血管成像后处理中常用的图像显示技术包括多平面重组、最大密度投影、容积再现、表面遮盖显示以及仿真内镜等。

一、多平面重组技术

多平面重组(multi-planar reformation,MPR)技术是将一组以像素为单元的断层图像通过插值运算,重构为以体素为单元的三维体数据,再根据诊断需要截取得到其他平面的二维重组图像(图 3-1-1)。MPR 后处理的层面厚度、层间距、层数以及截取角度等参数均可由用户自行设定和调整。CT 血管后处理中,MPR 常用于显示血管壁的斑块、腔内栓子、撕裂的内膜、漏口以及观察血管与病变的关系等(图 3-1-2)。其缺点是,不能显示迂曲走行的血管全程,且缺乏空间立体感。

曲面重组(curved planar reformation,CPR)技术,为 MPR 技术的一种特殊形式,对于弯曲走行的结构可以沿一条既定中心线从三维体数据中截取曲面数据,展开后即得到显示该弯曲结构全程的平面图像。标定的中心线可以是手动绘制(图 3-1-3),也可以由计算机通过阈值检测弯曲物体边界后,自动绘出与物体边界等距的中心线(图 3-1-4)。操作者还可以取一定的厚度、从不同的角度沿这条中心线 360°展示 CPR 图像。自动 CPR 常见于高级血管分析软件中,为全程显示迂曲血管的最佳平面成像技术,能避开骨性结构的遮挡,评价管腔狭窄可靠。其缺点是,一次重组只可显示单条血管,血管以外的结构出现扭曲变形,且手动 CPR 的准确性受操作者的人为因素影响较大。

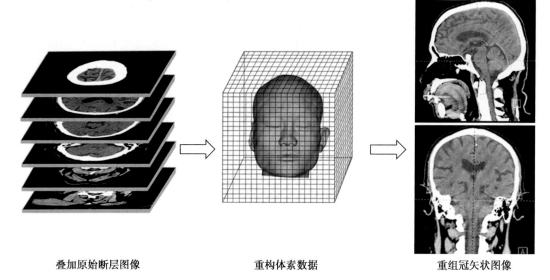

叠加原始断层图像 　　　　重构体素数据 　　　　重组冠矢状图像

图 3-1-1　多平面重组技术原理示意图

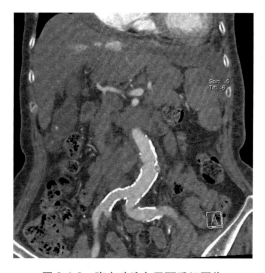

图 3-1-2　腹主动脉多平面重组图像

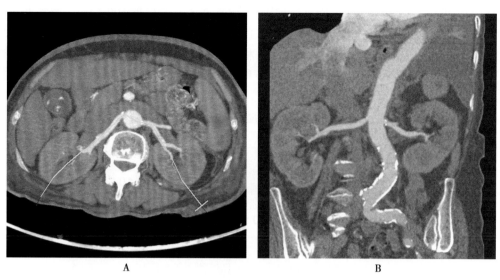

图 3-1-3　肾动脉的手动曲面重组技术
A. 在水平面图像上沿肾动脉走行绘制中心线;B. 双侧肾动脉同时显示的冠状曲面成像

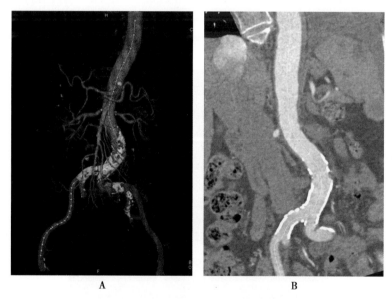

图 3-1-4　腹主动脉的自动曲面重组技术
A. 沿血管走行自动绘制中心线;B. 腹主动脉至髂外动脉全程显示的曲面成像

　　MPR 和 CPR 图像中保留了物体的 X 线衰减特性,反映的是实际的 CT 值信息,其提供的血管平面图像可准确地反映血管壁的情况,显示血管与周围组织的毗邻关系,并可用于 CT 值和径线的测量。因此二者通常作为评价血管性疾病的不可缺少的基本显示方法,也是从这个特点上弥补了数字减影血管造影(digital subtraction angiography,DSA)技术不能显示血管壁与周围组织的缺陷,体现出 CT 血管成像(computed tomography angiography,CTA)的独特优势。

二、最大密度投影技术

　　最大密度投影(maximum intensity projection,MIP)是利用投影成像原理,将由若干源图像组成的三维体数据朝向任意方向进行投影,设想有许多条平行投影线穿过三维体数据,取每条投影线经过的所有体素中最大的一个体素值作为投影结果图像的像素值(图3-1-5)。MIP图像是对三维信息进行的二维投影显示,相近密度的组织结构在同一投影方向,会产生前后物体影像的重叠,可通过选择不同的投影角度,对组织结构进行多方位观察。MIP技术在血管后处理中的优势在于,可显示更多的细小分支血管和管壁钙化,也用于强化不佳的血管成像(图3-1-6)。其缺点是,空间立体感不强,易与骨骼等高密度结构重叠显示等。

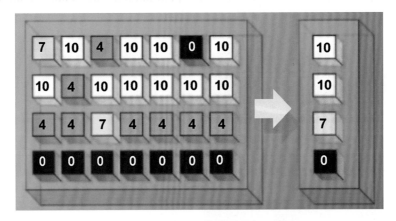

图3-1-5　最大密度投影技术原理示意图

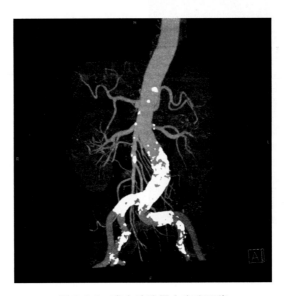

图3-1-6　腹主动脉最大密度图像

三、表面阴影显示技术

表面阴影显示(surface shaded display,SSD)是指通过相应的算法和选定的阈值,获取三维体数据中物体的轮廓表面几何信息,并用虚拟光源加上明暗阴影,呈现出立体感较强的三维效果。SSD又称作表面再现或表面绘制,利用中心投影原理,判断投影线上的体素值是否第一次达到或超过阈值,超过者被保留下来,低于阈值的体素CT值被舍弃。因为SSD技术仅处理物体表面信息,运算量较小、绘制速度较快,在计算机能力有限的早期阶段,用于显示血管开口、分支的空间位置关系(图 3-1-7)。其缺点是,结果图像显示准确性受图像分割参数(即阈值)的影响较大,可能过高或过低估计血管狭窄;且不能显示物体内部结构,无法区分内膜钙化和腔内的对比剂。故目前高级 CT 中,SSD 已经逐渐被容积再现技术取代,但仍可用在多对象组合成像、组织器官的体积测量软件和虚拟内镜显示技术中。

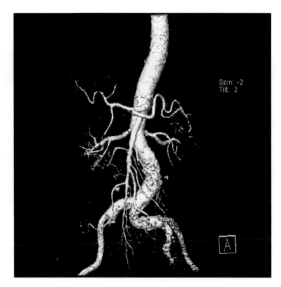

图 3-1-7 腹主动脉表面阴影显示图像

四、容积再现技术

容积再现(volume rendering, VR)技术利用投影成像原理,将穿过三维体数据后每条投影线上的所有体素值,经传递函数加权运算后,以不同的阻光度和颜色表示各 CT 值区间,绘制在结果图像中。VR 又称作体积再现或体绘制,无论是从显示原理还是从性能效果方面都比前述的 MIP 和 SSD 具有优势,它保留了所有体素中的大量细节信息,最大限度地再现了组织结构的空间关系,立体效果逼真。

VR 的主要特点就是阻光度的调节。阻光度又称不透明度,反映体素不透明的程度,取值范围从 0~1,0 代表完全透明,1 代表完全不透明。体素的密度值与阻光度之间的对应关系可由用户指定,通常用一个可以调节斜边的梯形来表示(图 3-1-8)。斜边表示随着体素值的增高,阻光度逐渐变化,而不像阈值那样截然的分开,这种调节方法又称为模糊阈值。它保留了源图像中的模糊信息,譬如,较薄的面颅骨在 SSD 显示为骨缺损的假空洞,在 VR 中则呈现为半透明的状态。体素的颜色也用类似的方法调节。一般厂家 VR 软件中都预设了各种已经调整好阻光度和颜色等参数的参考模式图(通常所称的模板),用户可以根据不同解剖部位和组织显示需要选用厂家模板图,也可自行调整参数并保存为模板图(图 3-1-9)。

VR 技术已经成为临床上最为常用的一种血管后处理显示方法,可立体逼真地显示血管形态、走行及其与周围组织复杂的空间关系(图 3-1-10)。其缺点是,不能观察血管壁的情况,血管显露受阈值调节的影响,且无法区分密度相近的邻近结构。

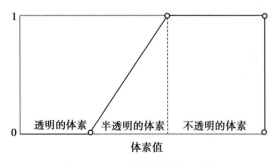

图 3-1-8 阻光度的调节示意图

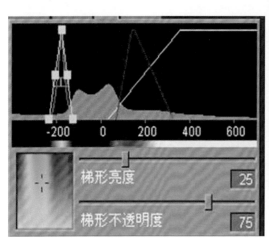

图 3-1-9　伪彩色与阻光度的参数图

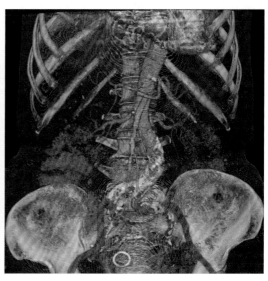

图 3-1-10　腹主动脉容积再现图像

五、CT 仿真内镜技术

仿真内镜(virtual endoscopy,VE)技术利用源图像生成的体数据,通过 SSD 或 VR 重组得到管道结构内表面的三维成像,再运用计算机空腔导航技术模拟光学纤维内镜进行腔内观察。仿真内镜主要用于呼吸道、充气的肠道、鼻窦以及增强血管等管状结构内壁表面的立体观察,显示管腔内异物、新生物、钙化及管腔狭窄较好。还可用于有创检查或外科手术的模拟导航和教学演示。操作时,将视点置入结构内部,调整视角、景深,旋转视向,自动或手动进行视点漫游,对视点前方结构进行动态实时显示(图 3-1-11)。血管后处理时,利用 VE 技术可从血管腔内立体观察血管分支开口、管壁钙化、支架以及管腔狭窄或闭塞等。其缺点是,血管腔外结构无法显示,且同样受阈值影响,测量不可靠(图 3-1-12)。

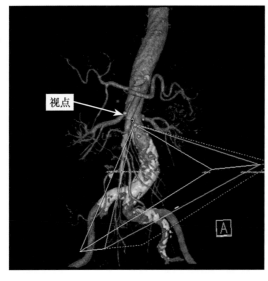

图 3-1-11　仿真内镜路径示意图

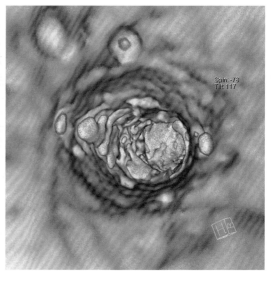

图 3-1-12　腹主动脉仿真内镜图像

综上所述,各种图像显示技术均有其优势和不足。在 CT 血管成像后处理的实际运用中,操作者应根据其各自技术特点,结合具体情况,灵活把握,联合运用这几种图像显示技术,既有平面展示又有立体显示。而实际上,大多数厂家的图像工作站也都具备对同一三维体数据,通过一键式操作在几种不同的图像显示技术间即时切换显示的功能。

（陈　伟）

第二节　分割技术

临床工作中,直接利用前述的三维图像显示技术有时仍然难以清晰、完整地显露目标血管。譬如,强化的血管与骨性结构,血管与强化的实质脏器之间的重叠,全颅容积扫描后无论是 MIP 还是 VR 技术都只能显示颅骨而无法显露血管等。此时,需要操作者对源图像进行编辑,将血管从周围组织中单独提取出来,也可以直接在三维显示中裁剪不需要显示的结构,这就是图像处理中的分割技术。分割技术包括手动分割法和自动分割法。CT 血管后处理中,常用的分割技术有阈值法、裁剪法、区域种子生长法等。

一、阈值法

阈值分割为最常用的自动分割方法,由用户给定一对阈值上下限,分离出灰度(CT 值)差异明显的不同物体。譬如,通过选定阈值,同为高密度的强化动脉和骨骼可以显示,而低密度的未强化腹腔脏器则不显示(图 3-2-1)。阈值分割法简单、快速,但无法分离密度相近的不同结构。在用阈值初步分割物体后,用户还可以对其进行一些数学形态学操作,如膨胀和腐蚀等处理,以改变目标结构的联通性。

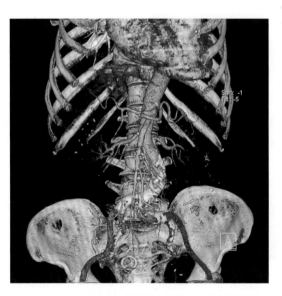

图 3-2-1　腹主动脉、骨骼与皮肤软组织阈值分割

二、裁剪法

裁剪法是一种手动分割方法,在二维或三维图像上使用工具绘制规则或自由形状的感兴趣区封闭空间范围,并将该感兴趣区从原始图像中删除或保留(图 3-2-2)。也可以使用裁

剪平面,自由滑动和倾斜平面,以去除干扰目标显示的结构,保留需要观察的兴趣结构(图3-2-3)。在MIP、VR等显示技术中使用不同厚度的层块限定显露区域的方法,实质上也属于平面裁剪法。与阈值分割法基于密度的分割不同,裁剪法是基于空间的分割方法,选择性更强,具有良好的交互性。但是,裁剪法比较费时费力,对于间隔太近的毗邻结构进行精确分离存在一定的难度。

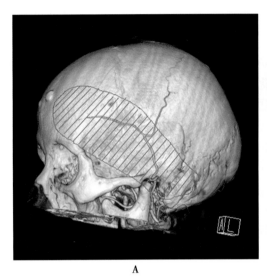 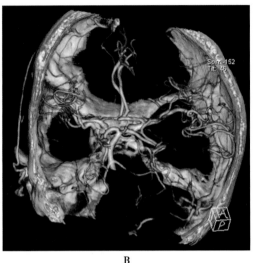

图3-2-2 感兴趣区裁剪法显示颅底动脉
A.手动绘制裁剪感兴趣区;B.保留感兴趣区内结构的VR图像

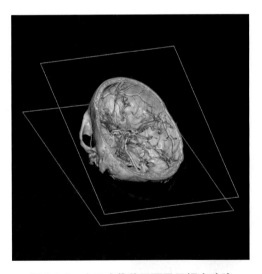

图3-2-3 交互式裁剪平面显示颅底动脉

三、区域种子生长法

区域种子生长法,为一种半自动的分割方法,其目的是将成组的像素或区域发展成更大区域的过程,从用户在感兴趣区内指定的一个像素作为种子点开始,将与种子点有相似灰度属性(CT值)的相邻像素合并到此区域,"生长"止于阈值边界(图3-2-4)。如果能通过某一算法找到待分割区域内的点,并以该点为种子,该分割过程则可通过计算自动完成。区域种子生长法能将具有相同特征的联通区域分割出来,可提供很好的边界信息和分割结果。但是那些空间结构上邻近,且密度相近的不同物体会连通在一起,无法分离。例如,强化的颈内动脉岩段和海绵窦段就很难与颅底骨质完全分离。

理想的分割方法,是既要自动完成,又能正确无误。由于物体形状差异大或组织密度相近等因素,分割效果有时难尽人意。当然,自动分割做不到的,仍然可以使用人工分割,手工操作尽管费时繁复,但有时也可充分发挥人的主观能动性和专业知识的优势。因此,自动和人工分割的方法常可以联合运用。

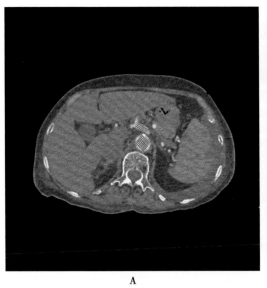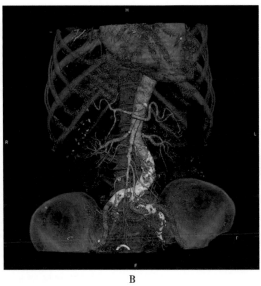

A 　　　　　　　　　　　　　　　　B

图 3-2-4　区域种子生长法分离腹主动脉与骨骼
A. 腹主动脉上种子点的延伸扩大；B. 骨性结构分离后标记为蓝色

当然，三维成像中分割出来的组织结构，不一定都被当作去除的结构，也可根据用户需求保留下来，而将未被分割的组织去除。也可以在三维体数据中，逐个分割组织，分别保存，然后再进行图像融合，各组织赋以不同颜色和透明度，从而实现多对象的组合绘制（图 3-2-5）。

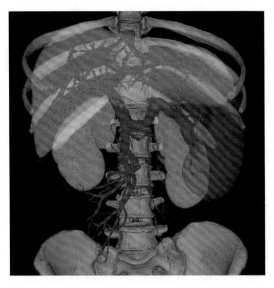

图 3-2-5　腹部血管与脏器的多对象组合绘制

（陈　伟）

第三节　减 影 技 术

对于与骨性结构紧密相贴的血管成像,如颈内动脉虹吸部、椎动脉等,无论利用自动还是手动分割方法都很难将血管从骨性管道中提取出来单独显示。有学者提出在 CT 血管成像中利用数字减影血管造影(DSA)的原理将增强 CT 图像中的骨性结构去除,只留下含对比剂的血管像,这种方式称为减影。目前,CT 血管减影技术包括时间减影和能量减影两种方式。

一、时间减影法

时间减影法的原理是先行一次平扫作为"蒙片",注射碘对比剂后再行增强扫描,将前后两次扫描所得数据匹配后进行数字化减影,从而获得去除骨性结构的血管影像(图 3-3-1)。CT 扫描时,除了为降低患者辐射剂量平扫采用低剂量条件外,前后两次其余的扫描和重建参数应完全一致,且扫描过程中被检者体位应保持一致。这种时间减影方法,自动化程度高,去骨效果较好。但也存在辐射剂量增加、患者位移导致匹配失败等问题。此外,在减影去骨的同时,也减去了钙化、动脉瘤夹等在平扫就已经存在的钙化、动脉瘤夹及支架等高密度结构,可能会引起诊断上的误判。

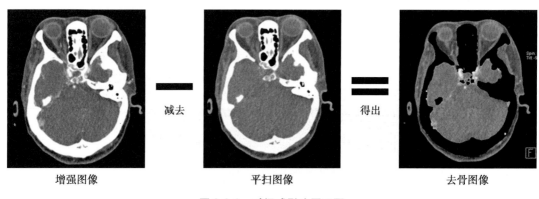

增强图像　　　　　　　　　平扫图像　　　　　　　　　去骨图像

减去　　　　　　　得出

图 3-3-1　时间减影法原理图

对于较宽探测器的 CT 设备,注射碘对比剂后,采用不移床的连续轴扫或检查床来回穿梭的螺旋扫描,从而可以获得该探测器 z 轴覆盖范围内从动脉至静脉的多期相血管影像,各期图像分别与平扫减影后,得到去骨的血管动态影像,更类似于 DSA 时间减影技术中的脉冲方式。这种 CTA 技术,不仅可以得到纯动脉期、纯静脉期的血管形态学信息,而且还可以提供血流动力学和局部组织灌注参数等功能性信息,也就是通常所说的 CT 血管动态成像或 CT 容积灌注成像。

二、能量减影法

能量减影是基于物质在不同 X 线能量下的衰减系数不同的原理,在注射碘对比剂后利用两种不同管电压(如低压 80kVp 和高压 140kVp)进行扫描,通过探测物质衰减值的变化差异(图 3-3-2),特异地识别出在单能量时同为高密度的碘和钙,并自动分离含钙的骨骼与含碘的血管,最终得到去骨的血管影像(图 3-3-3),因此又称为双能量减影技术。目前,实现 CT 双能量成像方法主要有两种:一种是双 X 线管分别利用高低电压同时扫描,另一种单 X

线管瞬时切换高低电压扫描。与时间减影法相比,CT 血管成像中利用双能量减影技术的优势为:患者辐射剂量减少,对患者位移相对不敏感,精确去钙化斑块等。但也存在去骨效果相对稍差的问题。

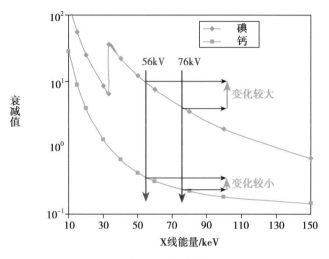

图 3-3-2　碘与钙的物质衰减曲线图

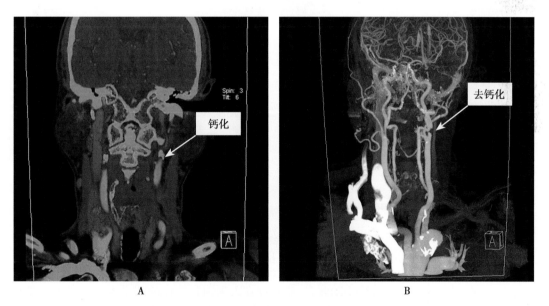

图 3-3-3　双能量减影血管成像

A. 含钙的骨骼与斑块识别为粉红色,含碘的血管识别为蓝色;B. 弓上动脉双能量减影成像

此前两节所述血管成像的分割和减影技术,目的是去除不相关的组织结构,凸显感兴趣的靶血管,重点在于如何消除同为高密度的骨性结构对血管显示的干扰。但实际运用中,并不是去骨越彻底越好,有时也需要保留骨骼,作为空间定位的解剖标志。有时甚至将原始的平面图像融入立体的血管图像中,相互作为参考定位。因此,各种分割和减影技术应相互结合,灵活运用。

(陈　伟)

第四节　数据测量分析

在 CT 数字图像上进行距离、角度、面积、体积的几何学测量,以及感兴趣区 CT 值的测量,这些都属于简单的图像后处理功能,通常由电子测量软件实现,精度高,不需要参照物,不受图像放大倍数的影响。但是在血管成像检查中,由于血管管径细小且走行迂曲的原因,上述几何学测量因而有其特别的地方。最重要的是,相对于非血管性病变,血管病变的诊断往往对几何学测量的需求比较多,常用于血管的管腔狭窄或扩张的量化评价、动脉瘤的大小形态评价以及血管外科手术计划等。

首先,径线距离和 CT 值的测量应在不改变 CT 值属性的平面图像上进行,如在原始水平面图像、MPR 图像或 CPR 图像上测量才可靠。而 MIP 图像舍弃了许多真实的体素信息,VR 图像则受阈值影响,在后两者图像上进行的测量均可能会不准确(图 3-4-1)。因血管在原始水平面上,多为点条状的斜面影像,临床上多是在交互式的 MPR 或 CPR 图像上先找到迂曲血管真正的长轴和正交的短轴图像,再进行其长径和短径的测量(图 3-4-2)。

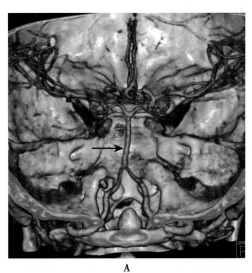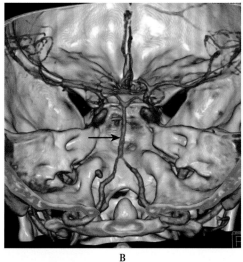

图 3-4-1　VR 血管显示受阈值影响

同一 VR 图像,A. 阈值调高,基底动脉较粗(箭);B. 阈值调低,基底动脉变细(箭)

但是,在细小的血管上进行手动测量,难免存在人为因素造成的测量误差。推荐采用自动化测量,其数值相对要精确些,可重复性要好。譬如对冠状动脉狭窄的评价,自动化测量可以找到血管最狭窄处的真正横截面,通过设定近端和远端参考点,机器就会自动计算出狭窄的程度与长度,并可换算出截面积,最终自动生成评价报告,为进一步支架植入治疗提供有用的信息(图 3-4-3)。

最后,对血管测量的方法与要求以及所需提供的数据,根据发生部位、病变性质和评价目的而有所不同。例如,腹主动脉瘤的支架植入术前,常用 CTA 作为评估手段(图 3-4-4)。其内径测量包括近端锚定区内径、动脉瘤最大直径、腹主动脉远端内径、髂总动脉内径、髂外动脉内径、股动脉内径。长径测量包括近端锚定区长度、瘤体上下缘的长度、瘤体下缘至主动脉分叉的长度、主动脉分叉至髂总动脉分叉的长度等。在内径测量时,既要有强化血管腔

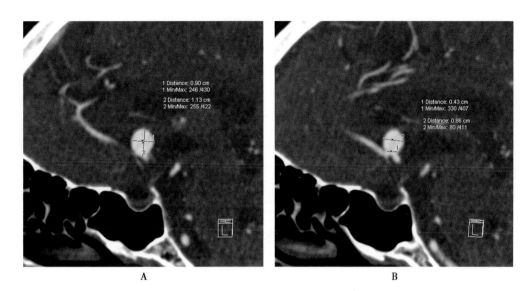

图 3-4-2 MPR 图像上的手动径线测量

A. 大脑前交通动脉瘤大小测量;B. 瘤体-瘤颈比的测量

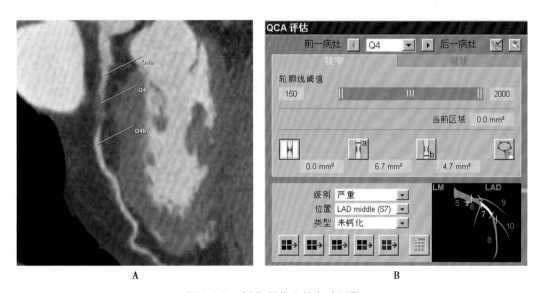

图 3-4-3 CPR 图像上的自动测量

A. 冠状动脉狭窄程度和长度的测量;B. 自动生成的血管数据测量分析报告

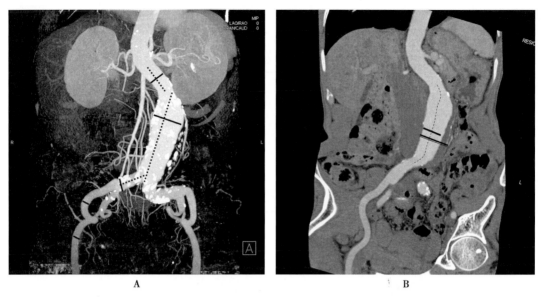

图 3-4-4 腹主动脉瘤支架植入术前计划数据测量示意图
A. 实线为内径测量,虚线为长径测量;B. 双横线示动脉瘤内径,弯曲虚线示动脉瘤自然长度

的内径,又要有包括附壁血栓在内的动脉瘤的内径。在长径测量时,既要有血管的垂直长度,又要考虑弯曲血管的自然长度。

目前,与高端 CT 扫描机配套的图像后处理工作站中,一般都针对不同的检查器官和特殊的诊断任务,装置了多种专门的后处理软件包,允许在 VR、MIP、MPR 等多种图像显示方法间即时切换,并根据医师的诊断思路将减影、分割、组合以及数据测量等步骤串起来,编制成流程化的操作,组合在一个专门任务的模块内,通常只需一键操控或几次调整动作,就可完成某部位的血管后处理任务,显著提高了工作效率和诊断效能。这些专门的血管后处理软件,主要用于冠状动脉、脑血管、颈动脉、肺动脉、主动脉以及四肢动脉等 CT 成像。

(陈 伟)

第四章

多层螺旋 CT 血管成像临床应用概述

CT 血管成像（CT angiography，CTA）是指在血管内注射碘对比剂后，在对比剂到达靶血管的高峰时相进行扫描，并运用多种后处理技术显示血管的检查方法。根据对比剂引入血管内途径不同，将其分为两类，一种是经插管法通过导管直接注射碘对比剂到达动脉或静脉后行 CT 扫描，另一种是经外周静脉注射碘对比剂后对靶血管进行 CT 扫描。插管法 CT 血管造影，因操作复杂、具有创伤性，存在一定的并发症，故临床上应用不多。静脉内注射碘对比剂进行 CTA 检查为目前临床上最为常用的方法。根据要求显像的靶血管不同，CTA 又可以分为 CT 动脉成像和 CT 静脉成像。

尽管从 CT 进入临床并使用碘对比剂后，CTA 检查就开始应用于临床。但早期的 CTA 图像质量较差，仅仅用于观察主动脉等大血管。那时，CTA 应用受限的主要原因在于：①CT 扫描速度很慢，无法在血管内碘聚集浓度高峰期完成图像采集；②扫描层厚太厚，图像纵轴上分辨力不及平面内分辨力，不能满足三维成像质量需求，阶梯状伪像明显；③受限于计算机的运算处理能力，且缺乏有效的算法，从一组源图像得到三维图像需要花费较长的时间。

到了 20 世纪 90 年代后，上述情况得到改善，螺旋 CT 特别是多层螺旋 CT 投入临床使用，扫描速度越来越快，采集层厚越来越薄，计算机的功能也越来越强大，CTA 检查也从此迅速推广开来，其应用范围也不断地拓展。

第一节　适应证、禁忌证和注意事项

除了心血管系统本身的病变，人类其他系统的各种疾病都或多或少与血管有着关联，但并不是任何疾病都适合进行 CTA 检查。此外，因为 CT 检查导致的辐射危害和对比剂不良反应等问题的存在，CTA 检查具有特定的适应证和禁忌证，以及应遵循的注意事项。

一、适应证

目前临床上，CTA 主要用于显示心血管的发育变异、检出血管性疾病以及了解肿瘤与血管的关系等，还用于多种血管性疾病的术前计划和术后随访。具体到全身各部位，可应用 CTA 检查的常见疾病和情况如下：

1. **颅脑**　脑动脉硬化（狭窄或闭塞）、颅内动脉瘤、脑动静脉畸形、硬膜动静脉瘘、烟雾病、颈内动脉海绵窦瘘、脑静脉血栓、静脉性血管畸形等。

2. **头颈部**　颈动脉粥样硬化性狭窄、椎动脉狭窄、颈动脉及椎动脉夹层、颈动脉假性动脉瘤、动静脉瘘、颈静脉栓子形成、颈动脉体瘤以及头颈各部位的血管畸形等。

3. **肺部**   肺动脉栓塞、肺动静脉畸形、支气管扩张、肺隔离症等。

4. **主动脉**   主动脉粥样硬化、主动脉夹层、主动脉壁内血肿、主动脉穿透性溃疡、主动脉真性与假性动脉瘤、大动脉炎、马方综合征、主动脉缩窄与离断以及主动脉损伤等。

5. **心脏大血管**   纵隔大血管变异、先天性心脏病、心包疾病、心脏肿瘤等。

6. **冠状动脉**   冠状动脉狭窄、冠状动脉变异和畸形、冠状动脉瘤、冠状动脉夹层以及冠状动脉支架植入或搭桥术后随访等。

7. **腹部**   肝脏动脉瘤、肝癌、门静脉高压症、门静脉栓塞与海绵样变性、Budd-Chiari 综合征、肝肾移植、脾动脉瘤、脾梗死、脾静脉瘤、脾静脉血栓、胰腺癌、腹腔干动脉瘤、腹腔干狭窄、急性肠系膜动脉缺血、肠系膜上动脉压迫综合征、肠系膜上静脉血栓、左肾静脉压迫综合征、肾动脉狭窄、肾动脉栓塞与梗死、肾动脉瘤、肾静脉栓子形成、胃肠血管畸形以及肠扭转等。

8. **四肢**   肢体动脉粥样硬化、肢体动脉狭窄与闭塞性疾病、肢体动脉瘤、肢体假性动脉瘤、肢体动静脉畸形与动静脉瘘、肢体血管瘤、肢体静脉瘤、腘动脉压迫综合征、髂静脉压迫综合征、肢体动脉损伤、肢体深静脉血栓及下肢静脉曲张等。

与其他常规 CT 检查不同,CTA 检查的适应证受设备性能的限制,如冠状动脉 CT 成像推荐使用 64 层以上螺旋 CT,且受患者心率和呼吸配合的限制。随着临床医学和 CT 技术的发展,CT 检查的适应证范围也在不断变化和拓展。

二、禁忌证

首先,CTA 检查要求注射对比剂后在靶血管碘浓度高峰时相进行采集数据,存在躁动不安、精神失常、呼吸急促、心律失常等情况的患者经预先处置后仍不能满足相应检查的要求时,不宜行 CTA 检查。因为一旦错过了靶血管碘浓度高峰时相,就意味着 CTA 检查可能失败,而随即进行的重复检查难免受到前次体内残存碘对比剂的干扰。

其次,CTA 检查需要使用碘对比剂,因此存在使用碘对比剂的禁忌证:有明确严重甲状腺功能亢进的患者绝对不能使用含碘对比剂;应慎用的情况包括严重的肾功能不全、支气管哮喘、肺动脉高压、心力衰竭、嗜铬细胞瘤、骨髓瘤、副球蛋白血症、重症肌无力、高胱氨酸尿及碘对比剂严重全身不良反应既往史等。

此外,CT 检查被认为是一种辐射剂量相对较高的放射学检查,因其电离辐射对胚胎和胎儿产生致死、致畸及致癌效应,一般不建议怀孕 3 个月以内的妇女行 CTA 检查,尤其是腹盆部 CTA 检查。

三、注意事项

充分细致的检查前准备和严格遵循检查的各项注意事项,是确保 CTA 检查成功的前提。

1. 接待登记

(1) 审核检查申请单是否填写完整,检查项目是否符合要求。

(2) 告知患者检查注意事项、电离辐射危害以及使用碘对比剂的风险等,并会同患者签署检查知情同意书。

(3) 阅读患者以往的影像资料(如 X 线片、CT、MRI 和 B 超等)及其他重要检查结果。

2. 患者的准备

（1）扫描检查前原则上要求禁食 3~4 小时,体质虚弱、低血糖以及急诊患者等特殊患者可不禁饮食。

（2）先行消化道钡餐、钡灌肠或尿路造影者,2~7 天后待对比剂排空时才能进行腹部 CTA 检查。

（3）腹部 CTA 检查不可使用碘对比剂水溶液,可服清水充盈胃肠道,必要时行清洁灌肠和注射山莨菪碱。

（4）对于年幼、意识改变、精神异常等不配合的患者,请有关科室给予镇静、催眠或麻醉。

（5）危重患者由临床科室的医护人员陪同检查。

（6）去除检查部位的所有金属饰物和高密度异物。

（7）胸腹部 CTA 检查需进行严格的呼吸训练,冠状动脉检查还要求心率符合要求。

3. 设备和药品的准备

（1）每天一次进行 CT 扫描机的空气校准,以修正探测器增益失调、数据获取系统暗电流等导致的零点漂移,保证 CTA 图像的质量。

（2）检查并测试高压注射器,确保检查时处于完好备用状态。

（3）备有较高浓度的碘对比剂,最好预先加热至体温,以降低其黏滞度。

（4）保证检查室内抢救用品齐全,呼救和支援途径畅通。

（陈 伟）

第二节 基本扫描方法

通过 CT 扫描获得用于血管成像的横断图像,是 CTA 检查首要的任务。这些横断图像,通常被称为三维成像的源图像,源图像质量的优劣决定了后续血管后处理时三维成像质量的好坏。CT 扫描不成功,采集到的源图像不合格,就是 CTA 检查的失败。

CTA 扫描方法的选用,原则上应满足两个条件:一是能精确跟踪靶血管碘对比剂浓度,并在其高峰时相完成扫描;二是可获得伪影少干扰少的薄层容积源图像用于重组优质三维图像。临床上,CTA 检查常用的扫描方法有:普通 CTA 扫描、时间减影 CTA 扫描、能量减影 CTA 扫描、动态 CTA 扫描及心电门控 CTA 扫描。

一、普通 CTA 扫描

经静脉注射碘对比剂后,在靶血管对比剂浓度高峰时相对靶血管行径范围进行薄层快速的单次 CT 螺旋扫描。多用于胸腹部和下肢的 CTA 检查。

二、时间减影 CTA 扫描

在碘对比剂充盈靶血管之前进行一次薄层快速的 CT 螺旋扫描,获得图像作为"蒙片",在靶血管对比剂通过高峰时相再进行一次螺旋扫描,获得图像作为"充盈相",将前后两次图像进行匹配后减影,得到类似于 DSA 的去骨血管成像。"蒙片"扫描可以在碘对比剂注射之前进行,也可以在碘对比剂注射之后立即进行,此时对比剂尚未到达靶血管。后种方法缩短了前后两次扫描的时间间隔,有利于降低两次扫描间隔期患者体位移动的可能性。时间减影 CTA 扫描多用于头颈部血管成像,可去除颅底与椎骨对血管显示的干扰。但相对普通

CTA检查的单次扫描,患者接受的辐射剂量成倍增加,因此,作为"蒙片"的平扫,一般采用较低的曝光条件。

三、能量减影CTA扫描

在经静脉注射碘对比剂后,在靶血管对比剂浓度高峰时相,利用80kVp和140kVp高低两种不同管电压对靶血管行径范围进行薄层快速的单次CT螺旋扫描,获得图像经过专门的能量减影软件进行计算处理,得到去骨的血管影像。多用于头颈部和四肢CTA检查,可达到去骨干扰的效果。也可用于肺动脉和冠状动脉成像检查,同时还可获得局部组织的血流灌注信息。

四、动态CTA扫描

在经静脉注射碘对比剂后,以一定周期时间对靶血管进行连续的多次扫描,可以获得从动脉开始充盈至静脉流出廓清的动态血管影像。对于较宽探测器的CT设备(如320层CT),一般采用不移床的非螺旋扫描方式;对探测器宽度不够覆盖靶血管行径范围的CT设备(如双源CT),一般采用检查床来回穿梭的快速螺旋扫描方式。可用于动态观察靶血管的血流情况,提取纯动脉或纯静脉的CTA图像以及获得局部组织灌注功能参数。

五、心电门控CTA扫描

多用于搏动明显的心脏、冠状动脉以及升主动脉成像。在经静脉注射碘对比剂后,使用与心电图信号同步的CT扫描装置,对心血管进行快速的螺旋或非螺旋扫描,可以在搏动幅度相对较小的时相进行扫描或在搏动幅度较小的时相进行重建,从而获得无或较轻运动伪影的心血管影像。根据扫描模式的不同,心电门控CTA扫描又可分为回顾性心电门控螺旋扫描、前瞻性心电门控非螺旋扫描和前瞻性心电门控大螺距螺旋扫描。相对于回顾性心电门控技术,采用前瞻性心电门控技术进行的心脏CTA,患者接受的辐射剂量要低得多,但对适宜检查患者的选择也相对要严格些。

具体在CTA扫描方案中,各种技术参数的优选原则难以一言概之。要获得满意的血管强化效果,首先是了解检查预期目的、目标血管的生理及病理状况以及患者个体的心功能等情况,还要结合使用设备的档次和性能,全面分析、综合考量,最终在扫描速度、延迟时间及对比剂注射方案上合理抉择。仅就扫描速度来看,它是由探测器z轴有效通道排数、采集层厚、螺距、机架旋转时间等多个技术参数共同决定。但扫描速度也不是越快越好,根据欲观察的靶血管不同而有不同的要求,譬如脑动脉成像要求扫描速度较快,应尽量5~10秒内完成扫描,而下肢动脉成像的扫描速度则不能太快,应在30~40秒内完成扫描。因此,上述各种因素的关系错综复杂,相互影响、相互制约。这就要求操作者应具备扎实的理论基础和丰富的临床经验,才能保证每一例CTA扫描的成功。

除捕捉血管强化最佳时相外,CTA扫描还要求获得的原始横断图像能用于生成优质的三维血管图像。因此,CTA扫描的技术参数应满足以下条件:①层厚薄,尽可能达到各向同性空间分辨力;②层间距等于或小于层厚,即无间距或最好是相互重叠的重建;③卷积核选择恰当,源图像没有明显伪像;④源图像的技术参数一致,且在同一容积扫描范围内。

(陈　伟)

第三节　CT血管成像图像质量评价

在医学影像学的诊断过程中,图像质量与诊断准确性密切相关,CT血管造影的图像也是如此。一幅优秀的CT图像应能客观准确地反映被测物的断面几何特征。图像质量要求:①均匀的物质在图像上要有良好的均匀度;②不同吸收系数物质的图像灰度级应有明确的分界线,不应模糊或图像灰度有缓慢过渡;③对于足够小的细微特征,系统应有足够的空间分辨力(高对比度分辨力);④对吸收系数差别细微的物质,系统还应有足够的组织差异分辨力(低对比度分辨力);⑤足够高的时间分辨力,系统应具有足够好的时间响应性能;⑥物体吸收系数的正确比例映射(例如客观吸收系数间的线性关系在图像灰度级上也应具有等同的线性关系);⑦客观组织的几何形状应正确显示,不应扭曲。

图像质量评价从方法上可分为客观评价方法和主观评价方法,前者依据模型给出的量化指标,模拟人类视觉系统感知机制衡量图像质量,后者凭借实验人员的主观感知来评价对象的质量。临床实际工作中,既要使影像图像满足临床诊断要求,还应尽量减少患者的辐射剂量以及减少对比剂的使用,并且注重患者在检查中的耐受性和舒适度。

一、图像质量的客观评价

影响图像质量的客观评价主要包括五个方面:图像均匀度、空间分辨力、密度分辨力、z轴分辨力和噪声。其中空间分辨力、密度分辨力和z轴分辨力是影响图像质量的主要因素,三者相互影响,相互制约。

在实际应用中,不同患者的图像千变万化,为简化而有效性地测试系统的上述性能,通常各CT生产厂家使用不同的体模(phantom)来测试系统的不同性能指标。比如用水模测试系统图像的均匀度,用线性模测试吸收系数的正确比例映射等。随着CT设备的深入开发应用,出现了为减少患者辐射剂量而采用的自动毫安(auto-mA)等专用技术,因此也带来了专用的图像评价技术。目前,不同的生产厂家常常有各自独到的评价体系。

(一) 常用评价指标

1. 图像均匀度　均匀的图像是指无论选择什么样的感兴趣区(region of interested,ROI)图像也应是均匀的,也就是采用不同窗宽(window width,WW)或窗位(window level,WL)的图像不应有肉眼能看得见的各种伪影(如环状伪影、带状伪影、Smudge伪影、Dot伪影、波束硬化、Streak伪影、运动伪影、After-Glow伪影等)。即使肉眼观察不出明显的不均匀性,为了消除不同评价者间的主观差异,还需要进行量化评价。例如,在评价第三代CT图像的均匀性时,如果以扫描旋转中心作为重建中心,在图像相同区域半径内,图像就应具有相同或相似的分辨力、噪声水平以及环状伪影等。在临床应用过程中,应识别伪影的特征,找出产生伪影的原因,及时消除或抑制伪影,从而提高图像质量。

2. 空间分辨力　空间分辨力(spatial resolution)又称高对比度分辨力(high contrast resolution),作为检测图像质量的量化指标,是指系统不存在噪声的情况下,区分二维平面内物体结构的能力,测试体模通常包括不同间隔的相邻孔或线条。实际应用中是指在密度分辨力大于10%的情况下显示图像中最小体积病灶或结构的能力,当两种物质的CT值相差≥100HU时,能分辨最小的圆形孔径或密度相同的黑白相交的线对数,通用单位是每厘米线对数(LP/cm)。目前常用空间分辨力的检测方法包括调制传递函数的截止频率法、分辨成排圆孔大小法和分辨线对数法。空间分辨力的影响因素包括①探测器孔径的宽度:孔径宽度与孔径转移函数的宽度成反比,孔径越窄,孔径转移函数越宽,空间分辨力越高。②焦点尺寸与空间分辨力成反比,焦点小的 X 线管产生较窄的 X 线,获得较高的空间分辨力。③探测器之间的距离与空间分辨力成反比,探测器之间的距离越小,采样间隔越小,空间分辨力越高。④在图像重建过程中,重建卷积函数的选择是空间分辨力影响的重要因素。选择函数的截止频率越高,空间分辨力越高。⑤扫描矩阵像素大小影响空间分辨力,扫描野越小,扫描矩阵像素越小,空间分辨力越高。⑥X 线计量及层厚均对空间分辨力有影响,扫描层厚越薄,空间分辨力越高,但会降低密度分辨力。

　　近年来,随着多层螺旋 CT 的高速发展,探测器的覆盖越来越宽,图像采集速度明显提高,采集方式的多样化,和扫描范围的扩大,使得 CT 血管成像的空间分辨力明显提高,满足了不同部位血管病变的临床诊断。

　　3. **密度分辨力**　密度分辨力(density resolution)又称低对比分辨力(low contrast resolution),是指当所要显示的细微结构与背景之间具有低对比度时,从背景中鉴别出一定大小的细微结构的能力,是分辨两种低密度差的物质(一般 CT 值相差 3.5HU)所构成的圆孔的最小孔径大小,即可分辨的最小密度值。密度分辨力对 X 线剂量有很高的依赖性,即大剂量 X 线可提高密度分辨力,所以在评价密度分辨力时一定要注意 X 线的使用剂量,并且要和测量 CT 剂量指数(CTDI)时的值保持高度一致。目前常用的密度分辨力的测量方法是通过分辨不同直径、深度的内充低密度溶液的圆孔进行测量。以密度差(%)和孔径(毫米)表示。CT 有较高的密度分辨力,其经典值为 0.5%~1.0%。密度分辨力主要受以下因素的影响:①通道分辨力,通道分辨力越高,密度分辨力越高。②监视器的分辨频率,调节合适的窗宽和窗位可使得图像的亮度和对比度更佳,从而更加清晰显示病变部位细微结构。③信噪比,信噪比与密度分辨力呈正比例关系,信噪比越高,密度分辨力越高。增大信噪比有两种方式,一种是增大千伏值或毫安秒使信噪比增大;另一种是改变扫描角度,使之成为过扫描,过扫描的角度为 379.2°,过扫描比普通扫描(360°)多 19.2°,由于这一角度,使得投影可以消除部分噪声从而提高密度分辨力。④重建卷积函数,如使用平滑函数可以得到频率低的数字滤波器,其可过滤掉高频噪声,使得密度分辨力提高,但由于同时过滤掉高频数据,从而减低了空间分辨力。

　　4. **z 轴分辨力**　z 轴分辨力(z-axis resolution)即与 CT 水平面垂直轴的分辨力,近年来,随着二维和三维后处理图像的广泛应用于临床,为保证重建图像的质量,高 z 轴分辨力越来越成为影像工作者追求的重要目标。由于 CT 血管成像多在重建后进行诊断,保证较高的 z 轴分辨力显得尤为重要。z 轴分辨力受以下因素影响较大:①螺距被认为是影响 z 轴分辨力的重要因素。在 4 层以下的螺旋 CT 中,认为减小螺距可以增加 z 轴分辨力,在 16 层螺旋 CT 中,合适的算法和螺距可以提高 z 轴分辨力,而在 64 层及以上的螺旋 CT 中,螺距大小对 z 轴分辨力的影响可以忽略不计。②重建有效层厚越小,z 轴分辨力越高。③在扫描野中心左右 10cm 范围内 z 轴分辨力高于扫描范围之外,所以建议在扫描时尽量将扫描点放置于中心点左右 10cm 范围内。

　　5. **噪声**　噪声(image noise)是影响 CT 图像质量的重要因素,其对密度分辨力的影响尤为严重。在临床工作中,减低噪声是保证图像质量的有效手段。在 CT 扫描中,层厚、曝光量及像素尺寸与噪声成反比。重建卷积算法对噪声同样有影响,平滑过滤算法噪声水平低,高分辨力算法噪声水平高。CT 扫描时可通过 360°线性内插方式降低噪声。扫描范围较大时,可通过增大层厚降低噪声。

（二）其他影响 CT 图像质量的因素

1. 扫描技术与重建参数的选择 扫描技术与重建参数选择对于图像质量的评价有重要的意义,在 CT 扫描中应有以下规律可以遵循:

（1）扫描层厚增加,剂量增加,图像噪声减小;扫描时间延长,剂量增加,图像噪声减小。

（2）扫描电流增大,剂量增加,图像噪声减小;扫描电压增大,剂量增加,图像噪声减小。

（3）使用增强卷积核,图像细节增强,图像噪声加大。

（4）使用不同的图像重建技术,如滤波反投影重建、迭代重建等,针对同一原始数据得到的图像质量也有较大的区别。反投影法重建时,越趋向于软组织算法,噪声越低,组织间平滑程度越高,密度分辨力越高。传统的滤波反投影法重建因不能很好地处理空间分辨力与图像噪声之间的平衡关系,而使得其在降低辐射剂量方面的应用受到了限制;迭代算法的主要优势是在消除噪声的能力上明显优于反投影法,它很好地解决了空间分辨力与辐射剂量之间的关系,也是提高密度分辨力很好的方法。

另外,在同一机器扫描野(field of view,FOV)内,系统不同部位的分辨力也不一样,以旋转中心为图像重建中心生成的图像,中心区域比边缘区域具有更好的分辨力。

2. 窗宽(WW)/窗位(WL)的选择 窗宽/窗位的选择直接影响图像对密度差别的显示。CT 具有很高的分辨力,可以把人体的信息量化得很精细。常用的 CT 值量化范围为 2 000HU,通常空气的 CT 值量化为 -1 000,水的 CT 值量化为 0,骨骼的 CT 值量化为 1 000,一幅常规的 CT 图像通常包括从空气到骨骼所有的信号范围。而人眼一般只能分辨 16 个灰阶,如果两种组织间的 CT 值差别小于 125HU 时,则人眼不能分辨。为了使 CT 值差别小的组织也能被分辨,必须采用窗技术,即不同的窗宽和窗位。窗位决定了观察者所想观察的组织,窗宽决定了观察者所能观察到的精细程度。加大窗宽,图像层次增多,但组织对比减小,缩小窗宽图像层次减少,对比增加。当正常组织与病变组织间的密度差异较大时,用宽窗宽即能显示病变;当两者密度差异较小时,应采用窄窗宽才能显示病变。

二、图像质量的主观评价

主观质量评价是凭感知者主观感受来评价被测试图像的质量,通常采用连续双激励质量度量法,即对观测者连续给出原始图像和处理过的失真图像,由观测者根据主观感知给出打分值,分值越高,质量越好。ITU-T 已发布了相关标准 BT-510,对主观质量评价过程中的测试图像、人员、观测距离以及实验环境等进行了详细规定。目前,有学者就主观质量评价体系的组成环节进行改进研究,Richardson 通过在主观评价过程中引入测试者反馈信息加快主观质量评价过程。主观质量评价方法需针对多个测试图像进行多次重复实验,耗时多、费用高,难以操作。例如在对冠状动脉 CTA 进行主观评价中,需有两位及以上观测者在水平面、三维容积再现(volume rendered technique,VRT)、多平面重组(multi-planar reformation,MPR)以及曲面重组(curved planar reformation,CPR)上图像中依据国际心血管 CT 划分的 18 节段法对图像质量进行评估。18 节段具体定义为:1~4 节段及 16 节段为右冠状动脉,5 节段为左主干,6~10 节段为前降支,11~15 及 18 节段为回旋支,如果有中间支,即定义其为第 17 节段。图像质量的评分采用 5 分法:1 分,严重的运动伪影及模糊的血管壁,图像不能诊断;2 分,有较多运动伪影,图像不能完全诊断;3 分,少量运动伪影但图像质量尚可诊断;4 分,局部少许运动伪影,图像质量良好;5 分,没有运动伪影,图像质量优秀。

三、CT 血管成像的特点及图像质量影响因素

CT 血管成像的目的是突出血管与周围组织的对比,而不是为了显示周围组织。因此,CT 血管成像的主要目标是如何提高血管的 CT 值。依据 X 线的物理特性,降低管电压可以提高碘剂与软组织之间的对比度,明显提高 CT 值。所以降低管电压不仅在保持高质量血管成像的同时减少了对比剂的用量,而且可以大幅降低辐射剂量。虽然降低管电压会造成噪声的增加,但由于血管和周围组织密度差别较大,因此并不会影响血管的观察。所以在 CT 血管成像中,不能单纯以物理标准作为图像质量的评判标准,应该以最大程度地检出病灶,提高不同组织间的解剖差异作为血管 CT 图像质量评价标准。

除了上述图像质量评价的影响因素外,由于 CT 血管图像的特殊性,以下因素对图像质量也有很大的影响。

(1)静脉内对比剂团注的选择:①对比剂浓度,一般选择 350mgI/ml 或 370mgI/ml;②对比剂注射流率选择;③注射对比剂后扫描时间的选择,颅脑动脉:18~21 秒,颈动脉 15~20 秒,主动脉 20~25 秒,门静脉 50~55 秒,下腔静脉 60~70 秒,或采用对比剂跟踪触发扫描技术;④患者个体差异及技师经验差异对图像质量有一定的影响。

(2)扫描参数的选择:①采用螺旋扫描;②采集层厚选择 2~3mm,螺距为 1 或 1.5;③尽量缩小扫描野,以免影响分辨力;④重建间隔选择 1mm 或 0.5mm。

(3)后处理技术:根据诊断的需要,选择不同的后处理方式,后处理重建方式包括多平面重组(MPR)、最大密度投影(MIP)、最小密度投影(MinP)、容积再现重组(VR)、表面遮盖技术(SSD)及仿真内镜(VE)。

(朱 凯)

第四节 CT 血管成像临床价值评价

随着医学影像学的飞速发展,CT 血管成像在临床上的应用显得尤为重要。本节通过 CTA 与 DSA、磁共振血管成像(magnetic resonance angiography,MRA)及多普勒超声的比较,明确 CTA 在各个部位血管检查中的优缺点,评价 CTA 的临床价值。

一、CTA 与 DSA 比较

数字减影血管造影(DSA)的检查是经过动脉或者静脉插管,在目标血管内经导管注入对比剂,同时利用 X 光机对目标血管进行连续曝光,靶血管成像由数字的方式获取。利用数字减影成像快速短脉冲进行采集图像,从而达到实时成像。利用计算机的处理能力,使得其在血管影像检查中有"金标准"称号。

随着影像技术的高速发展,DSA 技术在以下几个方面有了很大的成功:①高压注射器的利用,使得注入对比剂的流率和剂量能够精确调节,获得图像的时间也能够精确控制;②连续采集图像,使得一次注射对比剂可获得动脉期、毛细血管期和静脉期图像;③同时获得不同角度的图像,减少对比剂和 X 线剂量对患者及医护人员的损伤;④后处理系统可调节图像的窗宽、窗位,获得良好的亮度和对比度,提高血管的密度分辨力;⑤数字化图像更利于网络化传输,图像资料便于存储和检索;⑥3D-DSA 的应用,将 DSA 造影技术与计算机三维图像处理相结合,得到 VR、MPR 及 MIP 图像;⑦DynaCT:经过旋转采集图像利用 MPR 重建,获得

类似 CT 轴位断面图像,显示颅内出血及血肿。

在临床应用中,DSA 良好的空间分辨力得到肯定,如颅脑 DSA 可以显示直径为 0.5mm 的脑血管,能清晰显示脑动脉各级分支大小、形态、走行以及是否变异。CTA 能清晰显示的血管直径>0.5mm,清晰显示大脑动脉环,显示前循环的 1~3 级血管,后循环的 1~2 级血管。对于前交通及后交通动脉显示率,文献报道差异较大。随着 4D-CTA 最近应用于临床,其重组出的全脑灌注图像可以评价脑血流动力学的情况。

DSA 为脑动脉瘤诊断的"金标准",尤其 3D-DSA 的应用,对瘤体直径小于 3mm 的动脉瘤检出率明显提高,对动脉瘤夹闭术后残存小的动脉瘤有较高的灵敏度和特异度,并且不受金属伪影限制。文献报道,当其最长径≥3mm 时,CTA 与 DSA 之间检出率无明显差别,当最长径<3mm 时,3D-DSA 明显优于 CTA。DSA 动脉瘤所致间接征象如脑血管痉挛、脑内血肿、脑水肿及脑梗死后的血管征象显示清晰,DynaCT 还可以显示颅内出血和血肿情况。根据参阅的文献,DSA 对颅内动脉瘤的诊断准确率 90% 左右,3D-DSA 更是提高了颅内小动脉瘤诊断的灵敏度和特异度,DSA 作为"金标准"有着无可替代的作用,但 CTA 对于急诊蛛网膜下腔出血排除血管瘤是首选。

在颅脑动静脉畸形(anteriovenous malformadons,AVM)的研究中,DSA 仍是"金标准",其能定性诊断 AVM,能够准确判断血流方向,超选择性插管造影能了解血管分隔的特点,同时能够进行栓塞治疗。随着 3D-DSA 的广泛应用,克服了常规 DSA 不能三维重建的缺点,在观察 AVM 血管团与周围血管的关系方面有很高的优势。CTA 与 DSA 比较,对直径较大的 AVM 两者诊断准确性一致,而对直径较小的 AVM 检出率 CTA 明显较低,并且 CTA 对 AVM 的检出容易受到病变位置的影响。

与 DSA 相比,CTA 是一种创伤较小的检查,其后处理图像可清晰显示颅脑动脉表层及深部结构,结合多角度观察,使得图像有很好三维立体感。其优势有以下几个方面:①检查时间短,对操作者的技术依赖较低;②微创、经济;③并发症少;④接受射线剂量少于 DSA。

在临床应用中,DSA 与 CTA 在颅内血管病变检查时各有优缺点,CTA 作为无创、有效、快捷、安全的检查,成为更多疾病的首选检查,并在临床诊断中逐渐替代 DSA。

随着多排螺旋 CT 技术的发展,16 层以上 CT 能够采集像素各向同性的数据,可以在任意角度观察相似空间分辨力的图像,不但能够明确管腔狭窄的程度、范围,还可以显示血管壁的钙化。CTA 逐渐取代了 DSA 在颈动脉、胸主动脉、腹主动脉及周围血管阻塞和狭窄的诊断功能,而 DSA 逐渐成为治疗时定位的一种技术。CT 肺动脉成像(CTPA)能够准确对亚段以上肺动脉是否栓塞做出诊断,满足临床诊断的需求,所以其取代了肺通气灌注扫描。在腹部器官病变检查中,高分辨力 CT 不但能够显示病变的血供特点,还能评价病变与周围组织的关系,为手术计划提供有效的血管影像。

64 层螺旋 CT 问世后,由于具有较高的空间分辨力、密度分辨力,能够快速扫描,可以一次屏气完成冠状动脉 CTA 图像采集。其强大的后处理软件,最大密度投影(MIP)和容积再现重组(VR)等后处理技术,可以多角度观察冠状动脉,有很强的立体感,对冠状动脉起源、走行、管腔病变及管壁病变可明确诊断。可以对斑块进行成分分析,并对可能发生的软斑块脱落引起急性冠脉综合征及冠脉破裂进行预判,还可以显示闭塞冠脉的远端管腔情况。据有关文献表述,64 层 CTA 对直径 1.5mm 冠脉狭窄诊断灵敏度为 93%,特异度为 97%。当冠状动脉狭窄≥70% 时,CTA 检测的灵敏度 91%,特异度为 84%,在狭窄≥50% 时,检出灵敏度和特异度分别为 85% 和 76%;在狭窄小于 50% 时,灵敏度及特异度有所减低。冠脉 CTA 在中、重度冠脉狭窄的检出中有很好的特异度和灵敏度,能够满足临床介入治疗的筛选要求,所以冠脉 CTA 作为无创、安全、经济的检查方法成为临床的首选。但目前冠脉 CTA 还无法摆脱重度钙化及冠脉支架的影响,对频繁发生期前收缩及窦性心律不齐所致的血管错层还没有找到很好的解决办法,所以,此类患者可根据临床需要选择 DSA 检查。

二、CTA 与 MRA 比较

时间飞跃法磁共振血管成像(time of flight MRA,TOF-MRA)技术的原理是基于饱和效应和流入增强技术应用,并将预饱和带置于 3D 层块的头端以饱和静脉血流,反向流动的动脉血液进入 3D 层块,因未被饱和而产生 MR 信号。在一个较厚的扫描容积中,将其分隔成多发薄层激发,用减少激发的原理降低流入饱和效应,并且能保证容积采集范围,获得多层相邻层面的薄层图像,使得血管图像显示清晰,血管细微结构显示良好。

相位对比法(phase contrast)是基于 MR 信号不受纵向磁场的影响,而受相位影响的特点,使血管中流动的质子失相位,而静止的质子与固定磁场中相位保持一致,血管信号与周围组织信号形成鲜明对比而成像的原理。

对比增强磁共振血管成像(CE-MRA)是在通过静脉注射顺磁性对比剂(Gd-DTPA),明显缩短血管中血流的 T1 时间,使得血管比周围组织的 T1 时间形成明显反差而成像。CE-MRA 与血流方向没有关系,与扫描时靶血管内对比剂浓度有关,所以对不同的靶血管要清楚其在循环过程中对比剂达到最高浓度时间,选择合适注射时间与扫描时间成为检查成功的关键。

临床应用中,颅内动脉由于细小和迂曲,一般选择 3D-TOF-MRA 技术,可以旋转不同角度显示和观察脑动脉,利用选择饱和性技术可以判断不同来源的血管,判断血流来源和方向。在颅内动脉瘤的诊断中,3D-TOF-MRA 技术可以清晰显示出动脉瘤的瘤体、瘤颈、载瘤动脉和周围血管的关系,对于发现大血管下遮盖及颅底骨质性结构伪影下的动脉瘤有一定优势。

与 CTA 和 DSA 相比,MRA 对动脉瘤检出的灵敏度、特异度相对较低。由于 MRA 空间分辨力不如 DSA,三维空间形态显示不如 CTA,对载瘤血管的血流速度、血流量以及瘤体周围环境依赖性较强。对于非垂直走行于扫描层面的血管、扭曲的血管、血管分叉、局部狭窄或扩张的血管及动脉瘤较大时显示欠佳或过度。MRA 对前、后交通动脉显示特异度及灵敏度较低,对瘤体钙化反应差,对直径小于 3mm 动脉瘤容易漏诊。当瘤体内血流速度过慢或形成湍流时,信号缺失导致 MRA 对动脉瘤检出易漏诊。由于检查时间较长、扫描过程中需要患者充分配合、不方便观察病情等原因,并不适宜急性破裂的颅内动脉瘤患者。因此,MRA 在颅内动脉瘤检查的主要临床价值在于筛选。

CTA 可以准确显示颅内动脉瘤的形态、大小、位置及瘤体与载瘤动脉的关系,很好地显示直径大于 3mm 的脑动脉瘤及其瘤颈,并能较好地显示大脑动脉环(Willis 环)周围的动脉瘤。CTA 结合 CT 检查能在明确出血程度和范围的同时明确动脉瘤的诊断,更适合动脉瘤破裂后急性期患者的检查。

3D-TOF-MRA 技术在 AVM 诊断中的应用得到了较高的肯定,能清晰显示供血动脉、异常血管团及引流静脉,与 DSA 相比,有较高的符合率。CTA 显示细小血管较差,对发生较小的 AVM 检出率较低,容易漏诊,CTA 对 AVM 诊断部位依赖性较大,对于发生在颅底受骨伪影影响较大的 AVM 容易漏诊。而 MRA 对颅底 AVM 的诊断明显优于 CTA,不但能够显示病变的部位、形态、大小、内部结构及与周围重要神经的关系,还可以显示由于盗血效应而引起周围脑组织的缺血、梗死及脑软化征象。

相位对比法磁共振血管成像(phase contrast MRA,PC-MRA)采取使血管内运动质子失相位的原理,对血管内血流速度快慢依赖度不大,所以 PC-MRA 对血流速度较慢的动脉瘤较敏感。对静脉瘤及静脉曲张显示较 TOF-MRA 良好,能显示曲张静脉形态及范围。PC-MRA 在颅内主要用于静脉窦病变的诊断,是静脉狭窄及静脉窦血栓等病变首选检查方法。PC-MRA 成像机制复杂,常受成像技术、成像参数及成像设备等因素的影响。

CE-MRA 能够快速成像,消除了 TOF-MRA 与血流方向相关的缺陷,经过静脉注射,可以达到目标血管的成像,且对比剂无肾毒性。由于其扫描时间短,消除了运动伪影对图像质量的影响。经过 3D 后处理,可以消除血凝块及短 T1 背景信号的影响,得到清晰动脉图像。文献报道,CE-MRA 对动脉瘤检出的灵敏度为 95%~96%,特异度为 73%~100%,与 DSA 检出一致性较高。与 DSA 相比,CE-MRA 分辨力较低,在血管重叠时难以观察。在颅脑动脉瘤的诊断中,由于受脑循环时间窗的限制,设置矩阵较小,导致分辨力较低,对直径小于 3mm 的动脉瘤漏诊率较高。

在颅颈部血管狭窄的诊断中,3D-TOF-MRA 对血管闭塞的诊断与 DSA 相比准确性较高,而对于血管狭窄的评价效能较低。3D-TOF-MRA 测得血管平均直径及截面较 CTA 小,使得 MRA 测得颅颈动脉狭窄比例较高,所以在实际临床中,MRA 高估血管狭窄的程度。CE-MRA 血管的显示与 CTA 较一致,但由于动脉及静脉同时显影,重叠干扰较严重。CTA 能够显示血管斑块钙化情况,对斑块的稳定性进行预评价,在同一个层面同时显示增强血流、钙化斑块和附壁血栓。

在脊髓血管畸形病变的临床诊断中,由于脊髓前动脉直径只有 0.5~1.0mm,CTA 扫描要求血管内对比剂达到一定浓度时血管显示清晰,而 CE-MRA 只需少量对比剂进入血管引起局部磁场的变化即能使得血管显示清晰,所以在脊髓血管畸形检查中,CE-MRA 明显优于 CTA。

TOF-MRA 及 PC-MRA 作为无创、无辐射的检查,越来越在临床应用中受到重视。CE-MRA 对动脉血管的成像和 CTA 相媲美,其对比剂无肾脏毒性及血管成像对比剂浓度依赖性低的特点,在肾功能较差的患者中更占有优势。与 CTA 相比,TOF-MRA 及 PC-MRA 成像时间长,成像范围小,对操作人员技术要求高及图像成像的不稳定因素多等缺点,使得在临床应用中受到限制。CE-MRA 扫描覆盖范围小,使得其不能在临床检查中大量应用。在临床应用中,要根据患者的情况、病变的部位、性质决定选择 CTA、TOF-MRA、CE-MRA 或 DSA 检查,达到检查方法的最优化。

三、CTA 与彩色多普勒超声比较

彩色多普勒超声(color Doppler flow image,CDFI)有着无创、实时、经济及方便的特点,在临床应用中,筛选及随诊成为首选。随着三维能量多普勒超声的问世,在血管的检查中,图像能够反映血管腔容积、斑块体积、管腔狭窄率、腔余量、病灶钙化长度及破裂长度等信息。由于其实时性,为介入手术提供引导,可以在手术中显示球囊的位置、内膜撕裂的程度信息,确定目标血管的深度、大小,为支架类型、大小的选择提供准确的信息。

CDFI 在静脉血管检查中,可以观察静脉隔膜及静脉瓣形态及功能情况。CDFI 敏感性受探头频率与分辨力的影响,常规探头无法观察直径<100μm 微小血管,超声在肿瘤血管检

测中的应用受到限制。随着超声技术的提高及超声对比剂的使用,增加了肿瘤内细小血管检出的灵敏度,对比剂使得肿瘤内血池信号增加,提高了 CDFI 对肿瘤细小血管的显示能力。文献报道,3D-CDFI 对肿瘤血管显示的图像与 DSA 动脉期显示血管一致性较高,对病变周围血管的情况也能清晰观察。

在颈部动脉的应用中,CDFI 可以对颈部动脉直径、血流动力学信息进行描述。对于颈部动脉狭窄,可以测量血管的狭窄程度,同时准确测量管壁内-中膜的厚度,对斑块的形态及病理类型全面评估。在颈部动脉≥50%狭窄的病例中,CDFI 检出率与 DSA 高度一致,但对于血管狭窄<50%的病例,CDFI 检出效能较低。近年来,经颅彩色多普勒(TCCS)被大量应用在颈内动脉颅内段狭窄病变筛选检查中,据文献报道,TCCS 对血管的狭窄主要依靠血流速度变化诊断,在血管狭窄程度>50%时,血流速度变化较明显,所以对于颈内动脉颅内段血管狭窄>50%病例 TCCS 检出率与 DSA 对照一致性较高。但是,由于 CDFI 超声探头角度及不同操作者的差异,使得结果差异较大,重复性较低。CDFI 无法显示侧支循环以及供血区的灌注情况。临床应用中,CDFI 成为颈部血管病变粗略筛选的检查方法。CTA 凭借其在颈部动脉检查对血管狭窄程度评价与 DSA 的高度一致性成为颈部动脉狭窄的首选检查。

CDFI 对下肢动脉形态显示良好,并且能检测血流速度,通过对流速的测定,对动脉瘤的确认及动静脉瘘口位置定位提供帮助。根据文献,在下肢动脉狭窄及闭塞的病例中,CDFI 检查的敏感度及特异度为:股腘动脉 97.4%和 99.0%,膝关节以下动脉 98.3%及 99.8%,对血管狭窄程度、长度及血管受损情况与 DSA 一致。多数文献结论表明,CTA 在股动脉、腘动脉检出病变的灵敏度、特异度及准确度较 CDFI 高,在胫动脉、腓动脉病变的检出中 CDFI 优于 CTA。

在临床怀疑下肢静脉血栓的病例中,CDFI、直接 CTA、间接 CTA 及 DSA 均是可选择的检查方法。有学者认为有 5%血管由于对比剂充盈欠佳而不能明确诊断,10%的病例由于诊断者经验的差异而使得诊断结果不一致。因此,除了有创、复杂的缺点外,DSA 仍被认为下肢静脉血栓检查的"金标准"。目前,CDFI 被广泛应用于下肢静脉血栓的筛选检查,文献报道,CDFI 对有临床症状的下肢静脉血栓诊断灵敏度及特异度均大于 95%,但对于无临床症状的下肢静脉血栓检出灵敏度下降到 26%～40%,并且超声对腘静脉及胫后静脉等分支判断较差。一部分文献对 CDFI 对下肢静脉血栓检出的高灵敏度保持怀疑,认为尤其对远端静脉血栓及无症状血栓的检出 CDFI 较差。

肺栓塞是临床中常见的病例,而下肢静脉内栓子脱落被认为是肺栓塞的主要原因。间接 CTA 是当对比剂经过二次循环进入靶静脉后采集数据得到静脉形态图像,在临床工作中,经常用于肺动脉及下肢静脉的联合成像。这种联合扫描的最大优点是一次注射对比剂后能同时对肺动脉及下肢静脉是否存在血栓进行诊断。间接 CTA 对髂外静脉、股静脉和腘静脉内血栓的检出灵敏度为 100%,但对小腿的浅静脉和深静脉内血栓的检出准确度明显减低。间接 CTA 对静脉的选择性较差,诊断常受到显影动脉的影响。

直接 CTA 由于对比剂直接充盈下肢静脉,在静脉血管内维持较高的对比剂浓度,由于下腔静脉内对比剂浓度峰值维持时间较长,所以对股静脉及腘静脉内的血栓显示较好。直接 CTA 静脉选择性较高,细小静脉内对比剂浓度较高等优点,解决了 DSA 和 CDFI 不能解决的问题。但在大静脉汇合处,由于静脉压力低和流速慢等因素,导致血管成像出现"边流效应",这种效应引起较高的假阳性率。直接 CTA 检查过程中,由于对比剂从静脉内直接注入,存在引起下肢静脉内栓子脱落的风险。

经颅彩色多普勒(TCCS)和经颅超声造影(CE-TCCS)近年来被应用于颅脑动脉瘤的诊断中。研究显示,TCCS 对发生于大脑中动脉 M1 段动脉瘤检出率较高,对直径大于 1.0cm 动脉瘤诊断效能较高。TCCS 对颅内动脉瘤的诊断还处于探索阶段,其诊断效能较 CTA 相差很多,因此,在临床疑似动脉瘤的病例中,首选 CTA 检查。

四、CTA 的局限性

(一) 在颅内血管病变诊断中的局限性

1. CTA 在颅脑血管瘤病例检查时,对直径<3mm 小血管瘤容易漏诊。

2. 由于 CT 容积效应及颅底伪影,使得 CTA 难以发现邻近颅骨的小血管瘤。

3. CTA 时间分辨力较低,在颅内血管畸形时区分动脉和静脉困难,并且无法动态显示血管。

4. CTA 对颅脑静脉窦成像困难。

5. CTA 对发生于后交通动脉的动脉瘤检出率较低。

6. 颅内出血引起血管痉挛时,CTA 血管检查不易成功。

(二) 在大血管病变诊断中的局限性

1. 因不同个体循环时间的差异,对比剂团注流率及延迟扫描的时间影响了血管中对比剂浓度,使血管充盈欠佳,可以形成血管狭窄的假象,或使得检查无法成功。

2. CT 阈值范围过宽可致干扰信号增加,范围过窄使得信息丢失。在 CT 重建时,由于 CT 阈值的调节存在人为因素,致使血管狭窄程度客观判断出现不一致性。

(三) 在静脉血管病变诊断中的局限性

1. 直接 CTA 及间接 CTA 无法显示静脉隔膜及静脉瓣的形态及功能。

2. 静脉中对比剂充盈欠佳,使得血管中无对比剂和有对比剂血流共同存在,造成血管内栓塞的假象。

(朱 凯)

第五章

颅脑 CT 血管成像

第一节　颅脑血管解剖

一、颅内动脉系统

（一）正常解剖

颅内动脉（intracranial artery）来源于左、右颈内动脉和左、右椎动脉。颈内动脉及其发出的大脑前、中动脉等各级分支称为颈内动脉系，两侧椎动脉和由其合成的基底动脉及其各级分支称为椎-基底动脉系。以小脑幕为界，幕上部分接受颈内动脉系和大脑后动脉的血液供应，幕下小脑和脑干等结构由椎-基底动脉系供血。

1. **颈内动脉系（system of internal carotid artery）**　颈内动脉（internal carotid artery，ICA）平甲状软骨上缘起自颈总动脉，按其行程以颅底的颈动脉管外口为界分为颅外段和颅内段。根据 Bouthillier 分段法将颈内动脉分为 $C_1 \sim C_7$ 七段（图 5-1-1）：C_1（cervical segment，颈段）从颈总动脉分叉处起至颈动脉管外口为止，是颈内动脉各段中最长的一段，该段无分支，起始部有颈动脉窦，为压力感受器；C_2（petrous segment，岩段）全程均走行在颞骨岩部的颈动脉管内，分为两个亚段，垂直段（亦称升段）向上走行，水平段弯曲向前内走行，两段交界处为膝部；C_3（lacerum segment，破裂孔段）起自颈动脉管内口，沿蝶骨底的颈动脉沟上升，止于岩舌韧带，通过一薄骨板或纤维板与三叉神经节相隔；C_4（cavernous segment，海绵窦段）位于海绵窦内，向上穿过海绵窦顶的硬脑膜环，由前床突内侧出海绵窦；C_5（clinoidal segment，床突段）是颈内动脉各段中最短的一段，完全位于硬脑膜内，始于近侧硬脑膜环，止于远侧硬脑膜环；C_6（ophthalmic segment，眼段）起自远侧硬脑膜环，止于后交通动脉起始处；C_7（communicating segment，交通段）起自后交通动脉起始处近侧，于视神经及动眼神经之间穿过，终于大脑侧裂内端的前穿质，然后分成大脑前动脉和大脑中动脉。

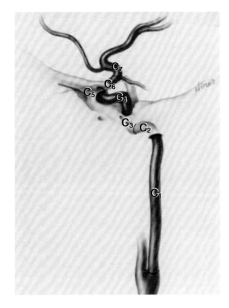

图 5-1-1　颈内动脉的 Bouthillier 七分段
颈内动脉颅内段的主要分支

（1）眼动脉（ophthalmic artery）：由 C_6 段发出，经视神经入眼眶，供应眶内结构。

（2）后交通动脉（posterior communicating artery, PComA）：由 C_7 段发出，在距基底动脉分叉约 10mm 处连接大脑后动脉前壁，与大脑后动脉吻合，是构成 Willis 环的重要动脉之一。后交通动脉沿途发出一些中央支动脉，供应下丘脑、丘脑、视束前部、内囊后肢、灰结节等，各中央支之间没有吻合，任意一支闭塞，将出现供血区梗死。

（3）脉络膜前动脉（choroidal artery）：由 C_7 段发出，是颈内动脉末端前的最后一个细小动脉分支，多数在后交通动脉起始处外侧 1.5~4.5mm 处发出，为视束、内囊后肢、外侧膝状体、苍白内侧部、尾状核尾部、侧脑室下角脉络丛等供血。脉络膜前动脉较细，直径 0.6~1.0mm，在蛛网膜下腔内行程较长，较易发生闭塞。

（4）大脑前动脉（anterior cerebral artery, ACA）：是颈内动脉较小的终支，在视交叉外侧由颈内动脉分出，向前内经视交叉的背面，沿终板的前方转向上，进入大脑纵裂。继而沿胼胝体嘴向前上，绕胼胝体膝向后可达顶枕裂的前方。左右大脑前动脉进入大脑纵裂前有横支相连，称为前交通动脉。大脑前动脉是大脑半球内侧面的主要供血动脉。

（5）前交通动脉（anterior communicating artery, AComA）：是连接左右大脑前动脉的短干，为最短的脑动脉，前交通动脉变异很多，可为单支或多支型，少数出现缺如，是动脉瘤的好发部位。前交通动脉中部发出纤细的穿支动脉，穿支动脉极其重要，供应垂体漏斗、视交叉、丘脑下部视前区等。

（6）大脑中动脉（middle cerebral artery, MCA）：是颈内动脉发出大脑前动脉后的直接延续，是颈内动脉分支中最粗大的一支，是颅内循环中供血区域最广的动脉，也是最易发生血液循环障碍的动脉，其供血范围包括大脑半球外侧面广泛区域、基底节、额叶等。

2. 椎-基底动脉系（system of vertebral and basilar artery） 椎动脉及其分支、两侧椎动脉合成的基底动脉及其分支构成椎-基底动脉系，或称后循环。椎动脉（vertebral artery）一般起自锁骨下动脉，椎动脉是椎-基底动脉系的主干动脉，左右各一，通常左侧椎动脉为优势血管（达 60%）。

（1）椎动脉颅内段的主要分支

1）脊髓前正中动脉：左、右椎动脉汇合前各发出一分支，沿延髓的腹侧面，向内下行，至延髓下缘，左右两支汇合成脊髓前正中动脉，走行在脊髓前正中裂的内下，贯穿脊髓全长，主要为脊髓前部供血。

2）小脑后下动脉：椎动脉在未汇合前，在延髓的两侧各发出一条小脑下后动脉，各自进入延髓及小脑，并为其供血。

3）脊髓后动脉：由左、右椎动脉发出，亦有些由小脑下后动脉发出，其转向延髓的背外侧向下走行，称脊髓后动脉，分别沿脊髓的后外侧下行，主要为脊髓后部供血。

（2）基底动脉的主要分支

1）脑桥动脉：包括脑桥旁中央动脉、脑桥短周边动脉及脑桥长周边动脉，这一动脉组属于皮层动脉，通常所指的脑桥出血系脑桥旁中央动脉破裂所致。

2）迷路动脉：又名内听动脉，可自基底动脉下段发出，但 80% 以上经由小脑前下动脉发出，迷路动脉有两个终支，耳蜗支和前庭支，主要为内耳供血，半规管感觉非常敏感，血流量或血压稍有下降就可以引起平衡障碍，出现眩晕、恶心与呕吐，所以迷路动脉是椎基底动脉病变的一个信号。

3）小脑前下动脉：小脑前下动脉向后外方斜行横过听神经和面神经，分为内侧支和外侧支。

4）小脑上动脉:分为蚓支和半球支,蚓支终于小脑上蚓部,主要供应小脑上蚓部脑组织,半球支终于小脑后叶。

5）大脑后动脉:是基底动脉的终末支,与颈内动脉发出的后交通动脉吻合,组成大脑动脉环。

3. 大脑动脉环(Willis circle)　　Willis 环位于脑底下方、蝶鞍上方,环绕视交叉、灰结节和乳头体周围,此环使两侧颈内动脉系和椎-基底动脉系相交通。由成对的两侧大脑前动脉起始段、颈内动脉终段、大脑后动脉交通前段及不成对的前交通动脉围成的环。该环个体变异大,国人约 48% 的大脑动脉环发育不全或异常。动脉瘤好发生于动脉环,特别是血管连接处。

（二）解剖变异

颅内动脉变异的发生率极高,其中以脑底动脉环变异最为多见,大脑后动脉及大脑前动脉 A1 段发生率尤为多见。颈内动脉与椎-基底动脉的变异极少见,主要为永存三叉动脉;大脑前动脉变异包括大脑前动脉 A1 段缺如或发育不良、大脑前动脉 A2 段共干等;大脑中动脉的变异主要为大脑中动脉 M1 段双支;大脑后动脉变异包括胚胎型大脑后动脉、典型胚胎型大脑后动脉、由基底动脉发出的大脑后动脉 P1 段缺如或发育不良、双大脑后动脉等。

二、颅内静脉系统

1. 正常解剖　　脑静脉系统由脑静脉和硬脑膜窦两部分组成,脑静脉系统有以下几个特点:脑静脉与脑动脉不伴行;静脉壁菲薄、缺乏平滑肌;硬脑膜窦结构独特,与颅骨关系密切,有蛛网膜颗粒长入部分区域;脑静脉与硬脑膜窦内无瓣膜。

脑静脉系统分为浅静脉系统、深静脉系统和静脉窦。浅静脉系统主要收集大脑半球的皮质和皮质下髓质的静脉血,汇成许多浅静脉后分别注入顶部的上矢状窦、颅底部的海绵窦、横窦、岩上窦和岩下窦。深静脉系统主要收集大脑半球深部的髓质、间脑、基底动脉节、内囊以及脑室脉络丛等处的静脉血,最后汇成一条大脑大静脉,在胼胝体压部的后方注入直窦。大脑浅、深静脉之间有大量吻合支存在。静脉窦是体内独特的静脉,位于颅骨下硬膜的骨膜层与脑膜层之间,内面为一层内皮细胞。静脉窦收集颅内所有的静脉血,主要由上矢状窦、直窦、横窦、乙状窦、海绵窦及其他颅底诸窦组成,最后穿出颈静脉孔,续为颈内静脉。

2. 解剖变异　　正常人颅内静脉窦存在较大的变异,尤其是横窦和窦汇。一般情况下,右侧横窦多连接于上矢状窦,而左侧横窦与直窦相连接,但也可共同起于窦汇,或由上矢状窦与直窦分叉分别形成左、右横窦。右侧横窦偏粗者多见,左侧横窦缺如,约 24% 的正常人横窦流动间隙或窦腔发育不全。

第二节　颅脑血管检查技术

一、扫描技术

1. 检查前准备

（1）签署 CT 增强检查知情同意书,询问过敏史和肾功能。

（2）去除患者头部头绳、发卡、耳环及其他金属物品。

（3）向患者讲解检查流程及注意事项，并嘱其检查过程中保持不动、不吞咽、不咳嗽。

（4）肘正中静脉建立静脉通道，根据患者情况选择适当的对比剂注射流量及总量，同时备齐抢救药物及相关器械。

2. 扫描方法及扫描参数 患者取仰卧体位，将患者头部固定于检查架内，双手自然置于身体两侧。扫描参数：管电压 80~120kV，管电流 100~400mA/rot 或采用自动管电流调制，最薄探测器宽度 0.5~0.75mm，重建层厚/层间距 1~1.5/0.5~0.75mm，重建算法（卷积核）选取软组织/标准算法，图像后处理技术可选取 MIP、MPR、CPR、VR，序列扫描范围从颅底至颅顶。注射对比剂之前扫描蒙片（mask），采用对比剂团注跟踪法，将 ROI 放置于颈动脉管腔内，阈值设置为 100HU，自动或手动触发扫描，获取脑动脉期和脑静脉期图像。

二、对比剂使用技术

对比剂用量按照 1.0ml/kg 计算，成人用量 50~60ml，对比剂浓度 300~370mgI/ml，注射流速 3~5ml/s。一般在患者右肘静脉给药，建议使用双筒高压注射器注射对比剂后追加 30~50ml 生理盐水，这样既可以增强对比剂的团注效果，也可以减少对比剂注射总量。

第三节 图像后处理技术

1. **MPR 技术** 多平面重组技术可以多平面、多角度的观察脑血管解剖形态及其与周围组织关系，能清晰显示脑动脉瘤、硬化、钙化、狭窄、脑动静脉畸形等，但 MPR 是二维重组图像，难以完整显示血管的解剖学全貌。

2. **CPR 技术** 曲面重组技术是多平面重组的一种特殊形式，可以将原本迂曲走行的脑血管拉直展开，将血管全程展现在同一个层面上，使得脑动脉、静脉的走行、分支清晰显示，可应用于测量分析脑动脉狭窄程度。

3. **MIP 技术** 最大密度投影能清晰显示脑动脉、静脉的解剖学形态，细节显示良好，即使细小的血管分支也可准确显示，真实反映脑血管的密度变化，能区分脑血管壁钙化与充盈对比剂的血管腔，能清晰显示病灶部位、范围、大小。

4. **VR 技术** 容积再现将扫描容积内全部像素总和的投影以不同的伪彩色编码和透明度的形式显示，图像三维立体感强烈，可以显示病灶与周围血管结构间的三维空间关系，缺点是不能显示血管腔内的情况。

5. **VE 技术** 仿真内镜采用仿真技术模拟三维立体环境，能够重建出脑动脉血管内表面的解剖结构，可以动态行进于管腔中显示血管腔内的情况，不足之处在于仿真内镜不能观察病灶的真实颜色。

6. **三维全脑灌注血容量技术** 脑 CT 灌注成像（CTPI）是将碘对比剂经静脉团注后，随血流到达感兴趣区的量随着时间变化而变化，得到一系列图像反映对比剂首次通过组织的情况及供血动脉与引流静脉的状态，经计算得到一系列血流参数，如脑血流量、脑血容量、平均通过时间、达峰时间等，从而评价局部脑组织的血流灌注情况。

第四节　临床应用

一、颅内动脉瘤

1. **临床表现**　颅内动脉瘤是一种高发、高危的疾病，一旦破裂则有很高的致残率和致死率。颅内动脉瘤的临床表现因破裂与否，以及破裂出血程度轻重而差异较大。相当一部分瘤体稳定、未破裂的颅内动脉瘤可终身无临床表现，仅在尸体解剖时才发现。颅内动脉瘤破裂以突然发作性头痛、恶心、呕吐，继头痛后可出现单侧眼睑下垂、上睑下垂、单侧瞳孔扩大、意识障碍、嗜睡、昏迷等症状，CT 检查多以自发性蛛网膜下腔出血起病。

2. **病理生理**　颅内动脉瘤是由于颅内动脉管壁局部的缺陷和腔内压力的增高导致缺陷的局部管壁高度扩张，形成一个向外膨出的囊状物，在形态学上可分为囊状动脉瘤和梭状动脉瘤。动脉瘤的大小一般只有绿豆至黄豆大，直径超过 2.5cm 者称为巨大动脉瘤。颅内动脉瘤发病原因不十分清楚，概括有以下几种：先天性因素、动脉硬化、高血压、感染、创伤、肿瘤等。先天性动脉瘤好发于脑底动脉环分叉处及其主要分支，约 85% 的先天性动脉瘤位于 Willis 动脉环前半环颈内动脉系统，即大脑前动脉、前交通动脉、大脑中动脉、后交通动脉的后半部，其中以颈内动脉的虹吸部发生最多，大脑前动脉及前交通动脉次之，大脑中动脉再次之，两侧半球发病率相近，右侧稍多于左侧。

3. **诊断要点**

（1）CTA 表现：CTA 可以显示 2mm 以上的颅内动脉瘤，但是必须与血管襻或血管扩张相鉴别。非血栓性动脉瘤平扫呈圆形或椭圆形稍高密度影、边缘光滑、明显均匀强化；部分或完全栓塞的动脉瘤，边缘常见壳状或弧形高密度钙化影、平扫局部呈不均匀高密度环状、残腔明显强化、可见边缘瘤壁环形强化、有占位效应。动脉瘤破裂时 CT 可显示相应区域的蛛网膜下腔出血、脑内血肿等，CTA 可显示瘤体的位置、形态、大小、数目、瘤颈宽度，明确动脉瘤及与载瘤动脉的位置关系，并可通过 MPR、MIP、VR 等后处理方式对瘤体进行多方位及三维显示，显示管壁钙化与瘤体血栓、瘤体与周围结构解剖关系、结合减影技术可以避免海绵窦和颅骨对瘤体的观察（图 5-4-1）。

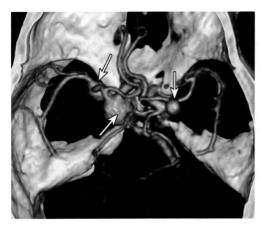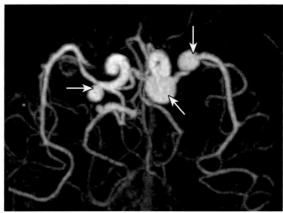

图 5-4-1　VR 和 MIP 显示动脉瘤（箭）

（2）鉴别诊断：较小的动脉瘤需与正常的脑动脉结构如血管袢、动脉圆锥鉴别。巨大动脉瘤有时需与脑膜瘤、实质性颅咽管瘤或垂体瘤相鉴别。

二、脑动脉硬化

1. **临床表现**　脑动脉硬化（cerebral artery atherosclerosis，CAS）发病年龄多在 40~50 岁以后，多无明显诱因，是一个长期的发生、发展过程，早期并无临床症状，逐渐出现类似神经衰弱的症状，可有失眠、头痛、视物昏花、肢体麻木、情绪不稳、记忆力减退、注意力不集中等症状，还可发生动脉性脑呆，出现理解和判断障碍、计算困难、二便障碍、生活无法自理等表现。疾病发展缓慢，症状时轻时重，具有明显的波动性。

2. **病理生理**　脑动脉硬化几乎可以发生在全脑的任何血管，包括大、中、小动脉及微动脉和毛细血管，不同血管的病因和发病机制略有不同。脑动脉硬化病理学上分为三型：动脉粥样硬化；弥漫性小动脉硬化；玻璃样变和纤维化。三种不同病理类型所致动脉管壁变性统称为脑动脉硬化。脑动脉硬化是全身动脉硬化的一部分，同时也是急性脑血液循环尤其是脑缺血发作的主要发病基础，随着脑动脉硬化的逐渐进展，长期慢性缺血会导致脑细胞变性，出现不同程度的认知功能障碍、脑萎缩、脑动脉硬化痴呆、脑血管狭窄等。因此，脑动脉硬化除了容易并发各种脑血管病急性发作外，严重而广泛的血管硬化和狭窄可引起局部或全脑血流量减少，使脑组织表现为缺血、出血、萎缩及脑部弥漫性损害。

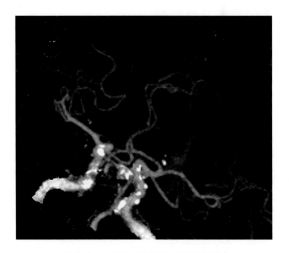

图 5-4-2　MIP 显示动脉钙化斑块

3. **诊断要点**

（1）CTA 表现：脑底部动脉钙化、扩张、迂曲（图 5-4-2）；脑萎缩（非特异性）；脑白质病；多发基底节区腔隙性脑梗死或大片脑梗死灶；脑梗死后改变，脑软化灶、钙化；脑出血后改变，脑软化灶、囊腔、钙化等。

（2）鉴别诊断：脑动脉硬化需与神经衰弱、高血压病的精神障碍及老年性痴呆和早老性痴呆相鉴别。

三、脑动静脉畸形

1. **临床表现**　脑动静脉畸形（arteriovenous malformation，AVM）是一种因先天性局部脑血管发育上变异的血管团，并引起一系列脑血流动力学上的紊乱。AVM 可发生于任何年龄，约 72% 在 40 岁前起病，男性略多于女性，多发生于幕上，病变多位于脑组织内。主要临床表现为发作性头痛、呕吐、癫痫反复发作、颅内出血和/或缺血等，以及进行性局灶性神经功能障碍。

2. **病理生理**　AVM 是一种先天性疾病，病理表现为迂曲扩张的供血动脉与引流静脉之间无正常的毛细血管床，而是通过畸形的血管袢直接相通，形成许多动脉与静脉纠结在一起形成的异常血管团。畸形血管易破裂出血导致蛛网膜下腔出血或脑出血，由于动脉静脉"短路"，周围脑组织可因缺血而发生萎缩。

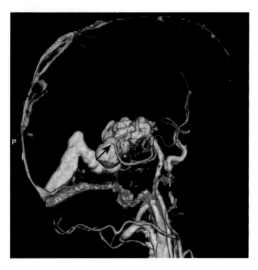

图 5-4-3　AVM（箭）

3. 诊断要点

（1）CT 表现：平扫呈不规则的高低混杂密度，大小不一，内可见点状、管状或小片钙化；病灶周围无明显水肿，占位效应不明显，可有脑萎缩改变；病灶较小时可呈阴性表现；CTA 呈团状或结节状的畸形血管团，并可显示病灶周围的增多、增粗的供血动脉及动脉期早显、扭曲、扩张粗大的引流静脉；合并血肿时可有不同时期出血的表现；全脑 CTA 可显示多支供血动脉和引流静脉，并能完整地显示 AVM 的各个组成部分（图 5-4-3）。

（2）鉴别诊断：AVM 需与脑挫裂伤、颅内动脉瘤、海绵状血管瘤及大脑大静脉畸形相鉴别。

四、硬脑膜动静脉瘘

1. 临床表现　硬脑膜动静脉瘘（dural arteriovenous fistula，DAVF）是硬脑膜的动静脉异常沟通，临床表现比较复杂，总体分为重型和轻型，轻型可无症状或仅表现为颅内杂音，重型症状主要有头痛、头晕、耳鸣、突眼、癫痫、蛛网膜下腔出血、行走不稳、精神障碍甚至意识不清、昏迷等症状。

2. 病理生理　硬脑膜动静脉瘘是一种获得性的颅内血管畸形，是发生于硬脑膜动脉与硬脑膜静脉、脑静脉窦和皮层静脉间的异常吻合，动脉血液直接流入静脉窦导致静脉窦内血液动脉化及静脉窦内压力增高，从而使得脑血流障碍甚至逆流，出现脑水肿、颅内压增高、脑代谢障碍、静脉窦血栓、血管破裂出血等病理改变。DAVF 属于颅内血管畸形，与脑动静脉畸形不同。DAVF 不是局限性病变，可能发生在沿硬脑膜的任何地方，多在颅底静脉窦上或其附近的硬脑膜上，最常见的区域是横窦、乙状窦和海绵窦。硬脑膜动静脉瘘多为单发，多发者少见。

3. 诊断要点

（1）CT 表现：DAVF 的 CT 表现与引流静脉类型有关，多数无皮质静脉引流者 CT 无异常表现，而有皮质静脉引流者往往有阳性发现，平扫可有以下表现：①脑白质中有异常的低密度影，系静脉压增高所致的脑水肿；②交通性或阻塞性脑积水；③出血者可见蛛网膜下腔出血、颅内血肿或硬膜下血肿；④骨窗有时可见颅骨内板血管沟的扩大，系增粗的脑膜动脉；⑤大静脉窦的扩张。CTA 可见：①斑块状或蠕虫样的血管影，系扩张的引流静脉，有时可见引流静脉的动脉瘤样扩张；②脑膜异常增强。这些改变大多为静脉压升高后的继发性改变。

（2）鉴别诊断：DAVF 主要与脑内动静脉畸形鉴别，DAVF 病变主要发生在硬膜，脑内没有原发血管病变，仅为继发增粗的供血动脉或引流静脉，供血动脉与引流静脉之间有瘘口存在，而动静脉畸形供血动脉与引流静脉之间存在畸形血管团。

五、烟雾病

1. 临床表现　烟雾病（Moyamoya disease，MMD）是一种少见的慢性进行性脑血管闭塞性疾病，病程较长，此病临床好发年龄呈双峰状分布，分别为 10 岁以下及 40 岁左右。临床症状和体征由脑血管意外所致,主要为缺血性和出血性两组症状。儿童患者以缺血型为主,缺血型表现为反复发生的短暂性脑缺血发作或脑梗死,疾病早期脑底主干动脉狭窄或闭塞,代偿血管尚未形成可出现运动、意识、语言和感觉障碍,部分可有明显头痛、视力障碍。成人患者尤其是女性患者以出血型为主,较儿童患者更容易发生脑内、蛛网膜下腔和脑室出血。所有患者都可伴有癫痫发作,但多见于 10 岁以下儿童患者。

2. **病理生理** 烟雾病病因不明,其病理解剖基础为颈内动脉末端或其分支大脑前、中动脉起始段进行性狭窄或闭塞,伴大脑基底异常纤细的新生血管网形成,以及广泛的颅内动脉之间和颅内外动脉之间形成的血管吻合。

3. **诊断要点**

(1) CT 表现:①多发性脑梗死;②继发性脑萎缩,多为局限性脑萎缩,颞叶、额叶、枕叶多发;③脑室扩大,约半数以上的患者出现脑室扩大,扩大的脑室与病变同侧或双侧扩大;④颅内出血,以蛛网膜下腔出血最多见,脑室内出血亦较常见,脑室内出血多合并蛛网膜下腔出血;⑤CTA 可见基底动脉环附近的血管变细,显影不良或不显影,狭窄或闭塞的血管附近出现异常脑血管网,椎-基底动脉系统可出现广泛的代偿血管网。

(2) 鉴别诊断:烟雾病需与烟雾综合征(类烟雾病)和血管畸形包括动脉瘤、动静脉畸形、静脉畸形及毛细血管扩张症鉴别(图 5-4-4)。

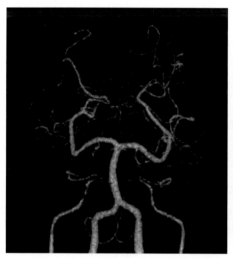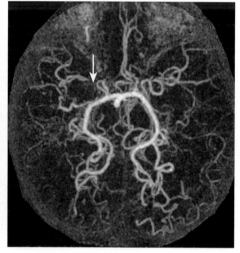

图 5-4-4 CTA 显示大脑中动脉闭塞(箭)和代偿血管网

六、颈内动脉海绵窦瘘

1. **临床表现** 颈内动脉海绵窦瘘(carotid-cavernous fistula,CCF)是常见的动静脉瘘之一,可分为外伤性和自发性两种,外伤引起的多见,且常合并颅底骨折。自发性以中年女性多见,临床表现较外伤性轻。颈内动脉海绵窦瘘常见临床表现有颅内杂音、眼球突出、眼球搏动、眼球运动障碍、进行性视力障碍、结膜充血水肿、眼睑充血肿胀、下睑外翻、额部和角膜感觉减退、头痛、颅内出血和鼻出血、神经功能障碍等。

2. **病理生理** 颈内动脉由破裂孔至前床突段的骨性结构及硬膜固定,颅底骨折的剪切力可使颈内动脉海绵窦段在两个固定处之间撕裂,严重者可使颈内动脉完全断裂。动脉的远、近两断端都有出血,动脉血经海绵窦进入静脉系统,呈现动脉系统盗血情况。如果损伤是在颈内动脉海绵窦段的分支动脉,由于这些分支多与对侧的同名动脉吻合,故也都有破裂动脉远、近两端的共同出血,但属于低流量型。由于动脉壁病变或动脉瘤破裂以及医源性颈动脉损伤造成的多属于高流量型 CCF。

3. **诊断要点**

(1) CT 表现:颈内动脉海绵窦瘘 CT 可显示眼球突出、眶内肌群弥漫性增厚、眼球边缘模糊、眼球肿胀、球结膜水肿,CTA 可见迂曲、扩张的眼静脉。

(2) 鉴别诊断:颈内动脉海绵窦瘘需与海绵窦段动脉瘤、眶内动静脉畸形、海绵窦血栓性静脉炎和先天性眶板缺失相鉴别。

七、脑静脉血栓形成

1. **临床表现**   脑静脉血栓(cerebral venous thrombosis,CVT)的临床症状和体征因脑静脉血栓发生的部位、范围和速度、发病年龄、原发病等因素的影响,临床表现各异,常不典型。常见的症状有头痛、呕吐、视盘水肿、癫痫发作、局限性神经功能缺损和进行性反应迟钝等,少见症状有精神异常、无动性缄默、共济失调、眩晕等。

2. **病理生理**   脑静脉血栓因为脑循环受阻、脑静脉回流障碍、颅内压增高,静脉压力变化,脑脊液吸收障碍继发的脑水肿、梗死、出血所致。

3. **诊断要点**

(1) CT 表现:脑静脉血栓 CT 直接征象有索带征、高密度三角征、空三角征,皮层静脉窦及上矢状窦内新鲜血栓表现为索带征及三角形高密度影,静脉窦血栓本身水平面征象被称为空三角征,具体表现为硬膜窦壁及其周围呈高密度而腔内血栓呈低密度的空心三角形;间接征象主要指脑实质水肿、静脉性脑梗死。

(2) 鉴别诊断:脑静脉血栓需与蛛网膜颗粒压迹鉴别。

八、颅内肿瘤与血管

1. **临床表现**   颅内肿瘤由于肿瘤大小、发生部位、组织学类型、生物学行为等各不相同,其临床表现也不尽相同,颅脑肿瘤共有的临床表现有:①颅内压增高,如头痛、呕吐及视盘水肿等;②肿瘤侵及局部神经组织,可产生相应的临床定位体征。

2. **诊断要点**

(1) CTA 表现:①富血供肿瘤的供血动脉可增多、增粗,反映肿瘤的血供增加,但是脑肿瘤血管的改变不如动静脉畸形或动静脉瘘明显。②瘤体内形成新生血管、静脉扩张在CTA 上表现为簇状血管聚集及不规则和奇形怪状的血管,亦可见类似 DSA 表现的肿瘤染色。高度恶性的原发脑肿瘤、富血供的转移瘤及间变型脑膜瘤常可见上述表现。③动静脉分流,多形性胶质母细胞瘤、富血供的转移瘤及间变型脑膜瘤常见,CTA 表现为瘤周异常早期静脉显示,可见高流量的动脉化的引流静脉。④血管受压、推移、包绕、闭塞,较大的颅底肿瘤可引起颈内动脉及椎基底动脉包绕甚至完全闭塞,副鼻窦旁脑膜瘤可侵犯上矢状窦引起慢性静脉窦闭塞,CTA 能无创性评价静脉窦受侵的部位、范围、残留窦腔是否开放,皮层静脉是否侵犯以及代偿侧支引流静脉。弥漫浸润的脑实质肿瘤可以表现正常,肿瘤较小、乏血供肿瘤也可不产生可以辨识的脑血管变化,较大的脑实质肿瘤和脑膜瘤会引起邻近动脉血管分支的移位。⑤大脑镰下疝。⑥天幕裂孔疝。⑦蝶骨翼疝,蝶骨翼上疝由较大的颞叶肿块引起。

（2）鉴别诊断：脑肿瘤需要鉴别的疾病有①脑脓肿，具有占位效应及水肿，容易与恶性胶质瘤及转移瘤相混淆；②脑结核，很难与肿瘤鉴别，结核感染史或全身其他部位发生结核病灶有助于鉴别诊断；③脑囊虫病，主要临床表现为颅内压增高及癫痫，局灶性体征少见；④脑血管病，脑出血和脑梗死在发病三周前后 CT 表现为混杂密度影像，增强或 CTA 扫描出现高密度环影容易与脑肿瘤混淆。

第五节　颅脑血管成像技术优选

1. **CTA 在脑血管疾病应用中的优势**　①检查时间短，数秒即可完成一期扫描。②费用不高，不受钛夹、弹簧圈等植入物的限制，适合患者复查随访。③一般无损伤，经静脉注入非离子型对比剂，无需血管内的操作，不会导致血管痉挛和出血。④可以同时显示颈内动脉系和椎基底动脉系，全面显示病变的位置，便于整体观察。⑤通过减影去骨，获得血管图像。可以多方位、多角度观察病变，结合多种图像重组方法可以充分显示病变的特征及与周围结构的解剖关系。⑥精确显示血管壁有无钙化或血栓形成。⑦三维立体结构感强，可用于模拟手术入路的选择，避开重要的组织结构和危险部位，降低手术风险。

2. **诊断价值与局限性**　CTA 对动脉瘤的检出率接近 DSA，漏诊率很低，可作为 DSA 检查的补充，甚至可部分代替 DSA 检查。急诊行 CTA 检查可明确诊断，为手术提供可靠依据。CT 硬件设备的更新换代及后处理技术的发展为 CTA 检查提供了可靠的技术保障，CTA 有望成为脑动脉瘤筛查和手术指导的最佳手段。CTA 对脑动静脉畸形的诊断准确率与 DSA 基本一致，对供血动脉、畸形血管团及引流静脉的分布情况与 DSA 及术中观察结果一致。在烟雾病的诊断中，CTA 可以同时显示双侧颈内动脉、基底动脉及其分支，可清晰地显示颅底异常烟雾血管的情况。CTA 能清楚地显示颈内动脉系和椎基底动脉系的 1~4 级分支。能很好地评估颅内动脉有无狭窄、狭窄程度，显示血管内有无斑块、斑块的性质和大小等。CTA 可以清楚地显示动脉粥样硬化所致的血管狭窄或闭塞，

研究结果显示 CTA 对颅内动脉狭窄的诊断灵敏度和特异度均可达 90% 以上。CTA 在脑血管疾病中的应用十分广泛，对于脑损伤伴随脑血管损伤、颈动脉海绵窦瘘、硬脑膜动静脉畸形、脑静脉血栓、富血供颅内肿瘤等病变的诊断，CTA 也有其临床价值，对疾病的治疗及外科手术方案的制订，都有很好的指导意义。

CTA 的局限性：①CTA 只能得到静态图像，无法评价血流动力学特征，不能确定血流方向和速度；②图像质量易受颅骨骨质的干扰，尤其是颅底区域，易产生硬化伪影，可能造成颅底小病变的漏诊；③需使用对比剂，对比剂过敏者或肾功能不全者检查受到限制；④血管内金属植入物如钛夹或弹簧圈的伪影大，影响术后复诊患者的颅内血管评价；⑤时间分辨力不及 DSA，扫描期相不佳时动静脉相互干扰，易导致误诊和漏诊；⑥对运动敏感，轻微的活动可导致明显的运动伪影；⑦不能进行血管内治疗性操作，只能作为检查手段，如果需要行血管内治疗，仍需行 DSA 检查。

（成　兰　雷子乔）

第六章

颈部 CT 血管成像

第一节　颈部血管解剖

一、颈动脉系统

1. **正常解剖**　颈部动脉始发于主动脉弓,左颈总动脉及左锁骨下动脉为直接起源,右颈总动脉及右锁骨下动脉则通过头臂干和主动脉弓相连。左颈总动脉在主动脉弓的起源较头臂动脉稍远,双侧颈总动脉约在甲状软骨上缘处分为颈内动脉与颈外动脉,该分叉处管径稍膨大,解剖学上称为颈动脉窦。颈外动脉在颈动脉鞘内上行时,先位于颈内动脉的前内,而后转到后外,位于颈内静脉的前方。颈外动脉的分支有甲状腺上动脉、咽升动脉、舌动脉、面动脉、枕动脉、耳后动脉、颞浅动脉和上颌动脉。

2. **解剖变异**　主要是起源变异,包括左颈总动脉起源于头臂干或与左锁骨下动脉共干起于主动脉弓;右侧颈总动脉及右侧锁骨下动脉自主动脉弓分别发出;颈内动脉及颈外动脉自主动脉弓单独发出,这种变异可伴有颈内动脉岩骨段异位变异;迷走右锁骨下动脉;右位主动脉弓伴迷走左锁骨下动脉;先天性单侧颈内动脉缺如;颈动脉-基底动脉吻合,永存原始三叉动脉、永存耳动脉、永存舌下动脉及寰前节间动脉。

二、椎动脉系统

1. **正常解剖**　椎动脉起源于锁骨下动脉第一段,颈段走行于前斜角肌内侧,椎段自下而上穿行 6 个颈椎横突孔,在枕骨大孔处进入颅腔。在脑桥下端,左、右椎动脉汇合成基底动脉。

2. **解剖变异**　双侧椎动脉的相对大小常有变异,左侧椎动脉较粗者多见;椎动脉直接起自主动脉弓;椎动脉起源变异,呈双叉型、重复型及有孔型,重复型指一支血管有两个起点,二者平行走行一段距离,有孔型指起点和位置正常,但其部分行程具有双腔。

三、颈静脉系统

1. **正常解剖**　颈部静脉分为浅静脉、深静脉两个系统。浅静脉血流回流至颈外静脉,颈外静脉位置表浅,是颈部最大的浅静脉,沿胸锁乳突肌浅表下行至该肌起始端外缘处汇入锁骨下静脉。颈内静脉是颈部最粗的静脉,颅内的矢状窦与其他静脉窦汇合后向两侧形成乙状窦(双侧颈内静脉借助乙状窦相互沟通),经颅底颈静脉孔与颈内静脉延续,收集颈总及椎动脉供血区的静脉回流血液。颈内静脉位于颈内动脉和颈总动脉的外侧,向下与锁骨下静脉汇合成头臂静脉,然后注入上腔静脉,两侧颈内静脉与锁骨下静脉的汇合处称作静脉角,是左、右淋巴导管注入的部位。颈外静脉是颈部最大的浅静脉,在耳垂下方,由下颌后静脉后支、耳后静脉和枕静脉汇合而成。主要收集头皮、面部及部分深层组织的静脉血液,垂直注入锁骨下静脉。

2. **解剖变异** 双侧颈静脉不对称较为常见,解剖变异有两侧颈静脉粗细不等、双颈外静脉、颈静脉球高位等。

第二节 颈部血管检查技术

一、扫描技术

1. **检查前准备**

(1) 签署 CT 增强检查知情同意书,询问过敏史和肾功能。

(2) 去除患者头颈部金属物品,以及头绳、发卡、耳环及其他金属物品。

(3) 向患者讲解检查流程及注意事项,并嘱其检查过程中保持不动、不吞咽、不咳嗽,向患者讲解注射对比剂后身体的一些正常反应,如全身发热、一过性地感觉恶心。

(4) 肘正中静脉建立静脉通道,根据患者情况选择适当的对比剂注射流量及总量,同时备齐抢救药物及相关器械。

2. **扫描方法及扫描参数** 患者取仰卧体位,横断位螺旋扫描,将患者头部固定于检查架内,颈部过伸,头不枕物,颈部尽量与床面平行,双手自然置于身体两侧双肩尽量下垂,紧贴检查床。扫描参数:管电压 80~120kV,管电流 100~400mA/rot 或采用自动管电流调制,最薄探测器宽度 0.5~0.75mm,重建层厚/层间距 1~1.5/0.5~0.75mm,重建算法(卷积核)选取软组织/标准算法,必要时加骨算法。图像后处理技术可选取 MIP、MPR、CPR、VR,序列扫描范围从主动脉气管分叉水平至颞骨上缘水平。注射对比剂之前扫描蒙片(mask),采用对比剂团注跟踪法,将 ROI 放置于升主动脉管腔内,阈值设置为 100HU,自动或手动触发扫描,获取颈动脉期和颈静脉期图像。

二、对比剂使用技术

对比剂用量按照 1.0ml/kg 计算,成人用量 50~60ml,对比剂浓度 300~370mgI/ml,注射流速 3~5ml/s。一般在患者右肘静脉给药,建议使用双筒高压注射器注射对比剂后追加30~50ml 生理盐水,既可以增强对比剂的团注效果,也可以减少对比剂注射总量。

第三节 图像后处理技术

1. **MPR 技术** 多平面重组技术可以多平面、多角度的观察颈部血管解剖形态、血管与周围组织或病变的关系,能清晰显示颈部动脉狭窄、闭塞、钙化、颈部占位病变与血管的关系等,MPR 亦有其不足,是二维重组影像,难以完整显示血管的解剖学全貌。

2. **CPR 技术** 曲面重组技术可以将迂曲走行的颈血管拉直展开,将血管全程展现在同一个层面上,使得颈动脉、静脉的走行、分支清晰显示,可应用于测量分析颈动脉狭窄程度。

3. **MIP 技术** 最大密度投影可以清晰显示颈动脉、静脉的解剖学形态,细节显示良好,即使细小的血管分支也可准确显示,真实反映颈血管的密度变化,区分颈部血管壁钙化与充盈对比剂的血管腔,能清晰显示病灶部位、范围和大小。

4. VR 技术 容积再现显示图像三维立体感强烈,可以显示病灶与周围血管结构间的三维空间关系,缺点是不能显示血管腔内的情况。

5. VE 技术 仿真内镜在颈部血管后处理中使用不多,其采用仿真技术模拟三维立体环境,能够重建出颈动脉血管内表面的解剖结构,可以动态行进于管腔中显示血管腔内的情况,仿真内镜不足之处在于不能观察病灶的真实颜色。

第四节 临 床 应 用

一、颈动脉系统病变

(一) 颈动脉体瘤

1. 临床表现 颈动脉体瘤是位于颈动脉分叉处的化学感受器肿瘤,又称为颈动脉体副神经节瘤。患者常以颈部肿块就诊,肿块多位于下颌角前下方和胸锁乳突肌前面,界限清楚,与皮肤无粘连,有时瘤体可触及搏动,可伴喑哑、呛咳等症状。

2. 病理生理 颈动脉窦为副神经节瘤的常见部位之一,是发生于颈动脉体化学感受器的肿瘤,常位于颈动脉分叉部后上方。一般呈椭圆形,有包膜,表面光滑,大部由颈外动脉供血,有丰富的血管和神经网,镜下为富含细胞和血管的肿瘤。

3. 诊断要点

(1) CT 表现:颈动脉体瘤 CT 平扫表现为颈动脉分叉处圆形境界清晰中等密度的肿块,肿块压迫周围组织移位,颈内外动脉分叉角度增大,两动脉之间距离增大。增强呈均匀或不均匀明显强化,接近动脉血管的密度。CTA 三维重组图像上可见颈总动脉上方颈内、外动脉之间呈杯状扩张(图 6-4-1)。

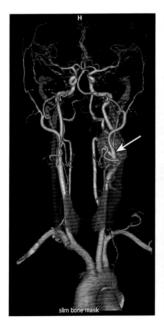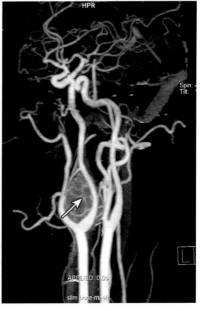

图 6-4-1 颈动脉体瘤(箭)

（2）鉴别诊断：颈动脉体瘤需与神经纤维瘤、神经鞘瘤、淋巴结肿大等鉴别，鉴别要点：神经纤维瘤较少见于咽旁间隙，咽旁神经鞘瘤较多见，但内部囊变坏死明显，增强扫描强化不如颈动脉体瘤；淋巴结肿大可引起颈动静脉受压移位，但病变弥漫于颈深淋巴链上，强化程度不如颈动脉体瘤明显。

（二）颈动脉粥样硬化

1. 临床表现　颈动脉粥样硬化是颈动脉狭窄或闭塞的主要原因，作为主要的脑供血动脉，颈动脉狭窄或闭塞可引起缺血性脑卒中，严重者还可以导致死亡。颈动脉粥样硬化最易发生在血流缓慢，易产生湍流，脂质成分易于沉积的部位，如颈动脉分叉和颈内动脉起始段。好发于男性患者，与患者年龄明显相关。

2. 病理生理　动脉粥样硬化是一类以动脉壁内膜增生、变硬及弹性降低的过程。由于机体衰老、血压、氧化应激、自由基、慢性炎症、吸烟及外界其他有害因素对血管壁的长期作用，使得弹力纤维丢失、胶原纤维和弹力纤维降解，动脉壁逐渐失去弹性，出现血管壁增厚、脆性增加、血管壁重构和功能改变、血管腔狭窄等一系列的继发改变。颈动脉粥样硬化是以颈动脉内膜进行性脂质、平滑肌细胞、炎细胞和结缔组织积聚，形成纤维炎性脂质斑块为特征的动脉疾病。颈动脉粥样硬化是缺血性脑血管病变的重要危险因素之一，其机制主要是斑块破裂、脱落造成远端脑组织缺血梗死，或颈动脉局限性狭窄引起脑组织灌注减低。

3. 诊断要点　颈动脉粥样硬化斑块成分的确定；稳定性斑块和不稳定斑块的鉴别诊断；粥样硬化所致管腔狭窄的程度；血管重构的方式。

（三）颈动脉狭窄

1. 临床表现　颈动脉狭窄90%以上因动脉粥样硬化引起，多见于中、老年人，常伴存多种心血管危险因素。根据其是否引起脑缺血症状分为有症状型和无症状型两大类。有症状型颈动脉狭窄临床表现可有脑缺血症状、短暂性脑缺血发作和缺血性脑卒中。脑部缺血可有头昏、头痛、眩晕、耳鸣、失眠、记忆力减退、嗜睡等症状；短暂性脑出血发作一般仅持续数分钟，发病后24小时内会完全恢复，临床表现为一侧肢体感觉或运动功能短暂障碍，一过性单眼失明或失语等；缺血性脑卒中常见临床症状有一侧肢体感觉障碍、偏瘫、失语、脑神经损伤，严重者出现昏迷等，且有相应的神经系统体征和影像学特征。颈动脉狭窄最常见的部位为颈总动脉分叉处，其次为颈总动脉起始段。颈动脉狭窄最主要的病因为动脉粥样硬化，少见原因有大动脉炎、外伤和放射性损伤。

2. 病理生理　动脉粥样硬化即动脉内粥样斑块形成，是一种缓慢进展的多因素疾病，可长期无症状。约20%的缺血性脑卒中是由动脉粥样硬化引起，这是由不稳定斑块破裂引起血管闭塞及血栓形成所致，颈动脉分叉处是粥样硬化好发部位。美国心脏病学会将动脉粥样硬化分为六种类型：①起始病变，泡沫细胞形成；②脂质条纹，主要为成层的巨噬泡沫细胞；③粥样瘤前期，平滑肌细胞被大量的细胞外脂质所形成的脂小池包围，但仍未形成脂质核心；④粥样斑块或粥样瘤：脂质核心（脂核）形成，此型易发生斑块破裂；⑤纤维粥样斑块：纤维帽形成；⑥复合病变：由斑块出血、溃疡、钙化和附壁血栓等形成。粥样斑块可破溃进入血流形成栓子，堵塞血管。绝大部分导致缺血性脑卒中发生的原因为斑块脱落而引起的脑栓塞或脑梗死。临床定义的易损斑块特点包括炎症活动、血小板的聚集、斑块溃疡以及血管严重狭窄等。

3. CTA 诊断要点　清楚显示颈动脉狭窄的部位和程度（图6-4-2）；狭窄的原因。

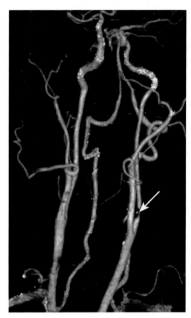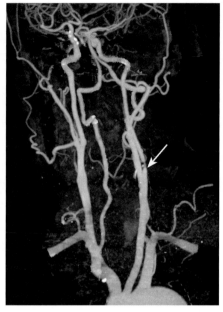

图 6-4-2　CTA 示颈部动脉粥样硬化斑块及左侧颈内动脉 C_1 段局限性狭窄(箭)

(四) 颈动脉闭塞

1. 临床表现　颈动脉闭塞可无临床症状,症状性闭塞可出现单眼一过性黑矇,偶见永久性失明或霍纳(Horner)综合征,伴对侧偏瘫、偏身感觉障碍或同向性偏盲,亦可出现晕厥发作或痴呆。查体颈动脉搏动减弱或有血管杂音。

2. 病理生理　颈动脉闭塞性疾病多由动脉粥样硬化引起。

3. 诊断要点　颈动脉闭塞的部位及远端供血区域的缺血征象。

(五) 颈动脉夹层

1. 临床表现　颈动脉夹层多与外伤、牵拉等受力有关,亦可见自发性颈动脉夹层。临床上颈动脉夹层较为少见,一般起源于主动脉弓并延伸至颈动脉分叉处,也可延伸至颈内动脉。颅外段颈动脉夹层多数患者以缺血性脑血管病为首发症状,临床表现多为缺血部位的神经功能缺失,少见出血发生,伴随有头痛和颈部疼痛等非特异性症状,其第二大临床表现为眼部的症状,一半以上的患者合并完全性或不完全性 Horner 综合征。颅外段颈动脉夹层更为少见,但颅内段颈动脉夹层缺乏组织支撑,发生夹层破裂、蛛网膜下腔出血的风险较颅外段颈动脉夹层高。

2. 病理生理　颈动脉夹层起初可能源于颈动脉中膜的撕裂,伴或不伴内膜的撕裂。血液流入血管壁内导致血管内膜及中膜从近心端向远心端纵向撕裂,夹层撕裂内膜亦可能形成夹层动脉瘤,形成血管壁内血肿时可以压迫血管真腔导致真腔的狭窄。夹层进展程度取决于动脉真腔与假腔的压力关系及内膜破口的情况。

3. 诊断要点　颈动脉夹层 CTA 的常见影像学表现为血管内腔的狭窄或闭塞,经常表现为不规则狭窄,呈现为“火焰征”“鼠尾征”或“双腔征”,颈动脉夹层引起的狭窄部位及形态有别于颈动脉粥样硬化性狭窄。

二、椎动脉系统病变

1. 临床表现　椎动脉狭窄是指先天性或后天性的因素导致椎动脉管腔变细,血流显著减少并引起相关症状。椎动脉狭窄可发生在颅内或颅外的任何部位。椎动脉粥样硬化性狭窄多见于 50 岁以上男性,病变导致椎-基底动脉系供血不足,临床表现为短暂性脑缺血发作,主要症状有头昏、眼花、耳鸣、复视、发作性眩晕、行走不稳等。

2. 病理生理　动脉粥样硬化性椎动脉狭窄多见于 50 岁以上,大动脉炎所致的椎动脉狭窄以青年人多见。

3. CTA 诊断要点　椎动脉粥样硬化和大动脉炎的 CTA 表现为动脉钙化、串珠样改变、血管闭塞、椎动脉不规则的局限性或长段向心性狭窄、远近端比例失调。

三、颈静脉系统病变

1. 临床表现　颈静脉系统常见病变有颈静脉血栓、动静脉瘘、颈静脉扩张等。颈静脉血栓临床表现通常有颈部肿胀疼痛、头晕、呕吐、吞咽困难、声音嘶哑等;颈动静脉瘘分先天型和后天型,先天型少见,后天型较为多见,多为创伤引起,临床表现颈部有局限性隆起、皮肤温度增高、搏动性耳鸣等;颈静脉扩张主要表现为局部囊性膨隆,闭气、哭泣、打喷嚏、弯腰时膨隆明显,放松时膨隆可消失。

2. 病理生理　颈静脉血栓病因主要有颈内静脉导管的置入、药物滥用、恶性肿瘤、复杂颈部手术、头颈深部感染等;先天性颈动静脉瘘是胚胎发育过程中,动静脉之间保留不正常通道所致,后天性颈动静脉瘘多由钝器、子弹,或医源性因素引起。颈静脉扩张尚无明确的病因。

3. CTA 诊断要点　颈静脉血栓 CTA 诊断要点:静脉管腔内充盈缺损;颈动静脉瘘 CTA 诊断要点:异常的动静脉通道;颈静脉扩张 CTA 诊断要点:颈静脉管腔局限性增宽,扩大。

第五节　颈部血管成像技术优选

1. CT 血管成像的诊断价值　CT 颈部血管成像技术是一种相对无创、安全可靠的检查技术,可以直观地、立体地显示血管情况,并能运用各种后处理技术进行多角度、多方法分析,对于颈部血管疾病的诊断、术前风险评估、术后疗效评估均有很高的价值。

2. 准确率与局限性　CTA 诊断颈部血管狭窄、评估狭窄程度准确率高,亦能准确地诊断颈动脉体瘤、颈动脉夹层、颈静脉血栓等颈部血管疾病。其局限性在于对小血管的显影、静脉的显影、动静脉的连续动态显示效果欠佳。

（成　兰　雷子乔）

第七章

肺部 CT 血管成像

第一节 肺部血管解剖

肺组织有肺循环和支气管循环双重血液供应,其血管结构远较其他器官复杂。根据血管的功能和来源不同,肺血管可以分为肺动脉、肺静脉系统和支气管动脉、支气管静脉系统。肺循环包括肺动脉和肺静脉,是肺的功能血管;支气管循环包括支气管动脉和支气管静脉,属于体循环,是肺的营养血管。

一、肺动脉

1. **正常解剖** 正常的肺动脉起自右心室,从右心室的肺动脉口发出,向后上方斜行至主动脉弓的下方,分为左、右肺动脉,分别进入左肺和右肺。右肺动脉经升主动脉和上腔静脉的后方分为上、下两支。上支较小进入右肺上叶,下支较大,又称叶间动脉,发出分支分别进入右中叶和右下叶。左肺动脉位置稍高,横跨降主动脉前方,经左主支气管的上方,分为两支分别进入左肺的上叶和下叶。肺动脉入肺后与同名支气管伴行,最后形成包绕于肺泡壁上的毛细血管网。(图 7-1-1)

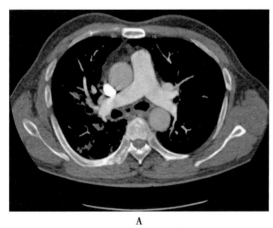
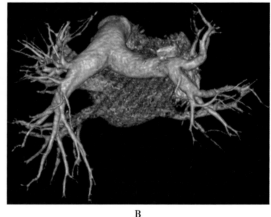

A   B

图 7-1-1 正常肺动脉解剖 CTA 示意图

2. **解剖变异** 右肺上叶动脉以 2 支最多见(74%),左肺上叶 1~5 支不等,以 3~4 支最多见(78%)。双肺上叶尖、前段基本上只接受单支血管供应,后段动脉分裂多见(左 29%、右 26%),右中叶和左舌叶均以单支动脉最多见,分别占 87% 和 92%。舌叶动脉开口变异很大,它不仅可作为左上肺动脉第 1~5 支中任何一支,也可起自基底段动脉,但主要起自叶间部。双肺下叶背段均以单支动脉供血多见(左 86%,右 94%)。(图 7-1-2)

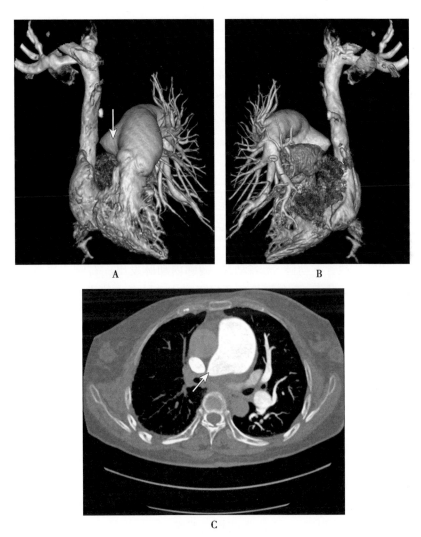

图 7-1-2　先天性单侧肺动脉缺如
右肺动脉(未见明显分支,箭示右肺动脉盲端)

二、肺静脉

1. **正常解剖**　肺静脉起源于肺泡管、肺泡、胸膜、大支气管壁,由肺泡上的毛细血管网逐步汇合成小静脉,经小叶间静脉、次肺段间静脉、肺段间静脉,最后汇合成左、右上肺静脉和左、右下肺静脉,行向内侧注入左心房后部。在肺根处,左、右肺静脉的上支位于肺动脉的前下方,两侧肺静脉下支的位置较低且靠近背侧。

2. **解剖变异**　肺静脉从心脏后部分别汇入左心房,即右上肺静脉干、右下肺静脉干、左上肺静脉干及左下肺静脉干。肺静脉的变异分为肺静脉数目的变异和肺静脉汇入点的变异。同侧肺静脉常见的变异可以归纳为肺静脉共干,可单独发生于左侧、右侧或双侧同时发生,多见于左侧;独立肺静脉,常发生在右侧,但有时会发生在左侧、左心房上壁或者由左心房上壁单独发出。

三、支气管动脉与静脉

1. 正常解剖   支气管动脉是肺的营养血管,支气管动脉发自胸主动脉,右侧支气管动脉则有半数来自右侧 3~5 肋间动脉。支气管动脉进入肺后不断分支并与支气管伴行。大部分由支气管动脉来的血液(全身血液的 1%~2%)引流入肺静脉系统而进入左心房;另一小部分毛细血管则汇集成支气管静脉出肺门。

支气管静脉收集来自各级支气管的大部分静脉(少部分静脉血注入肺静脉的属支),最后经上腔静脉回右心房。右侧支气管静脉汇入奇静脉而左侧则流入高位肋间静脉或副半奇静脉或无名静脉,最后进入右心房。

2. 解剖变异   成人支气管动脉的数目、起始部位和走行存在较大差异。支气管动脉 20% 异位起源于锁骨下动脉、胸廓内动脉、无名动脉、腹主动脉、心包膈动脉或甲状颈干动脉。一般左右支气管动脉各 1~2 支,少数人左右共有 4~5 支支气管动脉。临床上,比较多见的是所谓标准型,即右侧 1 支,左侧 2 支。支气管动脉多数从降主动脉发出,单独或与肋间动脉共干,少数则从锁骨下动脉、无名动脉、胸廓内动脉发出。右侧支气管动脉大多与同侧,特别是第 3 肋间动脉共干,而左侧单独开口于降主动脉者占绝大多数。支气管动脉的开口多位于胸椎第 5~6 水平,相当于左支气管与降主动脉交叉的上方,并且左侧开口平面略低于右侧。右支气管动脉常呈直角开口于降主动脉的右侧壁。

第二节   肺部血管检查技术

一、扫描技术

1. 检查前准备

(1)耐心向患者做好解释,消除紧张心理,配合检查。

(2)详细询问患者有无过敏史及其他不能使用对比剂的相关疾病。

(3)制订完善的抢救程序,备齐抢救药物及器械。

(4)严格掌握适应证与禁忌证。

(5)仔细询问患者病史,选择适当的对比剂注射部位及流率,实现个体化扫描。

(6)对患者进行屏气训练,并告知检查程序,要求患者每次的呼吸幅度尽量一致。

(7)去除检查部位的金属物品。

2. 扫描方法及扫描参数

(1)肺动脉扫描参数:管电压 100~120kV,管电流 180~250mA/rot 或采用自动管电流调制,准直宽度 0.5~0.75mm,重建层厚/层间距 1~1.5/0.5~0.75mm,重建算法(卷积核)选取软组织/标准算法,图像后处理技术可选取 MIP、MPR、CPR、VR,扫描范围为肺尖至肺底。(图 7-2-1)。

肺静脉扫描参数:管电压 100~120kV,管电流 200~330mA/rot 或采用自动管电流调制,最薄探测器宽度 0.5~0.75mm,重建层厚/层间距 1~1.5/0.5~0.75mm,重建算法(卷积核)选取软组织/标准算法,图像后处理技术可选取 MIP、MPR、CPR、VR,扫描范围为从气管分叉

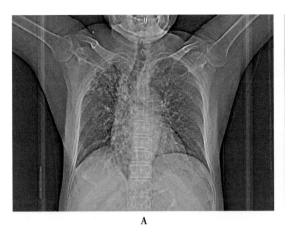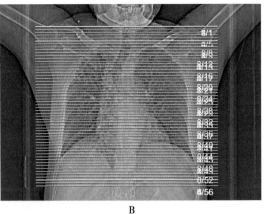

图 7-2-1　肺动脉 CTA 扫描范围示意图

至心脏膈面,包括整个心脏和肺静脉。

管电压可以根据体重指数(body mass index,BMI)选择,BMI<25 时,用 100kV;BMI≥25 时,用 120kV。

(2)患者体位:仰卧位,双手向头侧平伸,扫描方向头侧向足侧扫描,吸气后屏气扫描。

二、对比剂使用技术

1. 采用浓度为 300~370mgI/ml 的对比剂,高压注射器对比剂的注射流速为 3~5ml/s。

2. 肺动脉扫描时,对比剂总量为 45~55ml,给药方式为生理盐水 20ml+对比剂 45~55ml +生理盐水 20ml,采用团注示踪技术(bolus-tracking)扫描方式,感兴趣区设于肺动脉干,触发阈值 80HU。

3. 肺静脉扫描时,对比剂总量为 60ml 左右,给药方式为生理盐水 20ml+对比剂 60ml+生理盐水 20ml,采用团注示踪技术扫描方式,感兴趣区设于肺静脉或左心房,触发阈值 100HU。

4. 在扫描前,要先询问患者是否有药物过敏史,以及碘对比剂的使用禁忌证。检查过程中及检查结束后,注意观察患者是否不适,或出现过敏情况。

第三节　图像后处理技术

肺血管 CT 成像的后处理一般采用 MIP、VR、MPR 等方法,根据疾病及临床需要,将兴趣血管的二维、三维图像显示出来。

1. **MPR 技术**　多平面重组技术在肺血管的运用上,能够很好地显示肺血管的解剖结构,以及一些复杂的病变结构,在肺动脉、肺静脉以及支气管动静脉的显示上都能很好地运用,如肺栓塞的栓子位置以及栓塞范围(图 7-3-1)。在进行肺栓塞检查时,可首选 MPR 技术,在轴位像上以血栓所在位置为中心,顺着肺动脉走行进行多方位、多角度地旋转,从而得到较为完整的栓子分布情况。

2. **CPR 技术**　曲面重组在肺部血管上,主要是针对一些结构复杂,或者存在病变的血

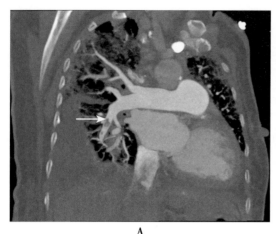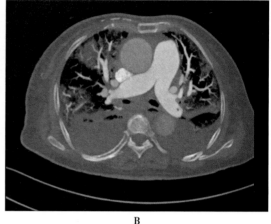

A　　　　　　　　　　　　　　　B

图 7-3-1　CTA 显示肺动脉栓塞（箭）

管,通过将其展开,更好地显示它的内部结构以及整体情况。MPR 和 CPR 更容易显示肿块与邻近组织的关系,但其空间立体感不强。

3. **MIP 技术**　最大密度投影能够显示血管的钙化灶,手术支架,或者是一些明显强化的病灶等。MIP 能够显示更多的次级血管分支,但其周围高密度的结构可能会对肺动脉的观察产生影响。

4. **VR 技术**　容积再现技术在肺血管方面,能够很好地显示肺血管的三维立体结构,直观形象,能够将各支血管,以及组织结构的毗邻关系显示清楚(图 7-3-2)。

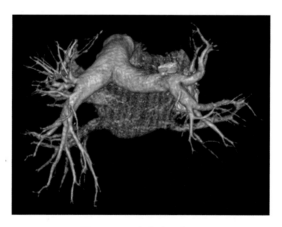

图 7-3-2　肺动脉 VR 图

5. **VE 技术**　仿真内镜技术对于肺部血管,可显示血管腔内的情况,用于发现管腔狭窄、闭塞或血栓等改变。

在肺血管的图像后处理上,优先选择 MIP 和 VR,肺动脉主要显示肺动脉的开口、肺动脉干以及左右肺动脉的图像。肺静脉主要显示左心房和四支肺静脉的开口,最大直径的情况。当支气管动静脉存在病变及变异时,需要将病变或变异的血管以及周围的组织器官的关系显示清楚。

第四节　临 床 应 用

一、肺栓塞

肺栓塞(pulmonary embolism,PE)是指以各种栓子阻塞肺动脉系统,引起相应的肺组织发生供血障碍的一组疾病或临床综合征的总称。肺栓塞的栓子来自于血栓、脂肪栓塞、羊水栓塞、空气栓塞等。以肺血栓栓塞为例,常见的栓子是下肢深静脉的血栓(deep venous thrombosis,DVT),占90%~95%,特别是从腘静脉上端到髂静脉段的下肢近端深静脉。久病卧床、妊娠、大手术后和心功能不全可发生深静脉血栓,是发生肺栓塞的病因。原发在肺动脉的血栓也可引起此症。

1. **临床表现**　多数肺栓塞患者无明显临床症状,或仅有轻微的不适。肺动脉单个较小分支栓塞多无临床症状或症状轻微,仅在回顾性分析时才认为有肺栓塞的发生。有的患者出现突发的呼吸困难和胸痛。中小型栓子主要表现为呼吸困难、胸痛、胸闷、心率增快与头晕等;合并肺梗死者出现咳血痰、胸膜刺激症状等;大块栓子引起的肺栓塞则以急性循环功能不全为主要表现,如低血压、休克及昏厥等。肺动脉大分支或主干栓塞或广泛的小分支栓塞可出现严重的呼吸困难、发绀、休克或死亡。

2. **病理生理**　肺动脉栓塞多发生在肺叶、肺段动脉及分支,多为双侧发病及多支血管发病。血栓可部分或完全阻塞血管腔。较大的血管以不完全性阻塞多见。肺栓塞的病理改变取决于肺血液循环状态和栓子大小及数目。栓子较小未能使血管完全堵塞时肺组织不易发生供血障碍,多数小栓子进入肺循环可引起肺动脉小分支多发性栓塞。较大的栓子堵塞肺动脉大分支或主干,肺循环的阻力增加,肺动脉高压,右心室的后负荷增高,右心室扩大,可出现右心功能不全,严重时可引起急性右心衰竭或心肌梗死而致死亡。肺栓塞在有些情况下可引起肺组织水肿和出血,短期内肺水肿和出血可完全吸收。发生肺栓塞后,栓塞部位的肺血流减少,肺内血流重新分布,由于肺组织有肺动脉、支气管动脉和肺泡内气体弥散等多重氧供,故而很少出现肺梗死。

急性肺栓塞2~3周后,血栓发生机化,机化的血栓与动脉管壁紧密相连,可使血管狭窄,管壁纤维化增厚,血管阻塞。由于机化的血栓内小血管形成,使血栓再通,再通的管腔变细,或呈双腔状、筛孔状或网眼状。

3. **诊断要点**

(1) CTA 表现

1) 急性肺栓塞:直接征象为肺动脉内低密度充盈缺损及血管阻塞。血栓未完全阻塞肺动脉分支时,可见血管内有被对比剂围绕的充盈缺损,可引起管腔狭窄。血管内充盈缺损可分为位于管腔内的中心性充盈缺损和与管壁相连的附壁性充盈缺损。血栓完全阻塞血管腔时,使血管腔截断,阻塞端可呈"杯口"状或"隆起"状等多种形态,远端血管不显影。血栓多位于左、右肺动脉及叶、段肺动脉,也可位于段以下外周肺动脉,或二者兼有。新鲜的血栓可游离于管腔内而呈现"漂浮征""蜂窝征",血栓与管壁呈锐角,提示为新鲜血栓;呈钝角或环壁附着则提示为陈旧性血栓。(图7-4-1)

间接征象有"韦斯特马克(Westmark)"征,即肺叶或肺段动脉栓塞时,相应区域内肺血管纹理减少或消失,透亮度升高,其他间接征象还有肺体积缩小、右心增大和心包积液等。

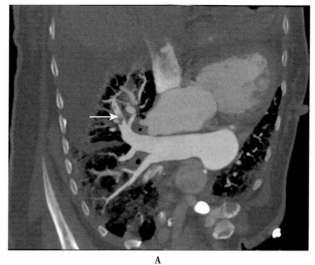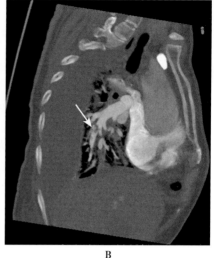

图 7-4-1　肺动脉栓塞(箭)

2) 慢性肺栓塞:直接征象有血管充盈缺损或完全阻塞,栓子呈偏心位置,与血管壁延续,栓子表面为凹面,可见血管狭窄或血栓蹼形成,血栓有钙化等。间接征象有血管腔狭窄,血管壁不规则,肺动脉突然截断。有中心肺动脉增宽等肺动脉高压表现,常合并支气管动脉扩张。

(2) 鉴别诊断:需与有呼吸困难、胸痛反复发作类似症状的疾病鉴别,CT 血管成像是常用的鉴别诊断检查技术,可直接显示血栓,也可与其他疾病鉴别。

1) 原发性肺动脉肿瘤:发生于主肺动脉和/或中心肺动脉,一般单侧发病,多为腔内完全性充盈缺损,CT 增强扫描有强化,可向腔外侵犯。

2) 贝赫切特综合征:具有典型的临床综合征表现,临床表现为复发性口腔溃疡及外阴溃疡,皮肤结节红斑、毛囊炎、眼葡萄膜炎。呼吸系统常为咯血、呼吸困难、咳嗽等。肺血管受累占 5%,CTA 表现为肺动脉瘤,强化程度与血管强化程度一致,血栓呈相对低密度。

二、肺隔离症

肺隔离症(pulmonary sequestration)又称支气管肺隔离症,是指一部分肺组织与正常肺分隔,并且不接受肺动脉分支的血液,仅接受体循环异常血管的供血。

1. 临床表现　肺隔离症可分为肺叶内型和肺叶外型。

肺叶内型肺隔离症是指隔离肺与邻近的正常肺位于同一个脏层胸膜内。供血动脉来自主动脉或其分支,以胸主动脉多见,少数为腹主动脉或其分支。静脉回流多数通过肺静脉系统,引起左向右的分流,少数静脉引流到下腔静脉或奇静脉系统。约 2/3 的患者隔离肺位于脊柱旁沟,多位于左下叶后段,少数位于右下叶后段,上叶少见。可合并支气管与食管或胃连通畸形。此型多见于成人,因体检或急性肺炎检查时偶然发现。病变为单发或多个囊状、充满黏液,感染后为脓性液体。异常血管一般从肺韧带下部进入病变。患者可无症状,合并感染时有发热、胸痛、脓痰、咯血等。

肺叶外型肺隔离症与正常肺不在同一个脏层胸膜内,具有独立的、完整的脏层胸膜,约90% 病变位于左下叶后段,也可位于膈下或纵隔内。供血动脉来自腹主动脉,静脉回流通过下腔静脉、门静脉、奇静脉或半奇静脉回流至体循环系统。多在新生儿尸检时发现,常合并其他畸形。由于肺叶外型肺隔离症封闭于独自的胸膜内,如不与胃肠道相通不易发生感染。

2. **病理生理**　胚胎发生第 3 周时,肺芽呈袋状从前肠发出,与前肠共同接受来自腹主动脉的腹腔血管丛的供血。当第 6 对鳃弓动脉发育成肺动脉后,其分支进入到肺脏原基,此时腹腔血管丛演变为支气管动脉。如果此段过程发育障碍,腹腔血管丛对某一部分肺脏的供血状况保持不变,则此部分肺脏始终接受体循环的供血,并与正常肺脏分隔,形成囊状畸形而失去正常功能。

3. **诊断要点**

(1) CTA 表现:表现为多种形态,如囊状空腔、实性肿块,或囊实性病变,边缘光滑。囊性病变可有液平。病变范围多在一个肺段左右。病变周围可有斑片及条索影,可合并肺气肿。CT 平扫有时可见来自主动脉的血管分支,呈带状影像。CTA 扫描容易发现供血血管,并且实性病变可有强化。薄层重建图像后处理可全面显示异常血管的解剖形态和走行。

(2) 鉴别诊断:鉴别诊断的关键在于 CTA 检查,肺隔离症在 CTA 图像上可以显示异常的供应血管。

1) 肺肿瘤:分为原发性肿瘤和转移性肿瘤,原发性恶性肿瘤以支气管肺癌常见,原发性良性肿瘤少见,以错构瘤较多。肺肿瘤表现为各种不同的软组织阴影,边缘可光滑,也可不规则,CT 增强检查多数可见肿块强化,且多有周围组织侵犯表现。

2) 肺囊肿:囊腔或囊腔内可见液平。增强 CT 可见囊腔内无强化。

3) 支气管扩张:是指支气管内径的异常增宽,少数患者为先天性,多数患者为后天获得性。患者病史较长,可追溯到儿童时期,临床表现为咳嗽、咳脓痰,约半数患者咯血,多为成人。柱状支气管扩张时支气管内腔增宽,管壁增厚。与 CT 扫描层面平行走行的支气管可表现为“轨道征”,与 CT 扫描层面垂直的支气管显示环形的支气管断面。HRCT 可显示合并的细支气管炎,还可显示细支气管扩张形成的“树芽征”及小叶间质增厚。

4) 肺脓肿:病原菌经呼吸道或经血行进入肺内,都可引起肺脓肿,经呼吸道感染的多为单发,血源性肺脓肿常为多发。可分为急性和慢性两种。急性肺脓肿为急性起病,临床上以发热、咳嗽、胸痛、咳脓臭痰为主要表现,有时咯血,白细胞总数明显增加。慢性肺脓肿可以由急性发展而来,也可无急性过程,临床上以咳嗽、咯血、胸痛为主要表现,白细胞总数可无明显变化。CT 影像上可呈结节或团块状,病灶中央为液化坏死区,若脓腔与支气管相通,脓液排出可形成空洞,其内可有液平。空洞壁内、外缘不光滑,CT 增强可见空洞壁强化。

三、肺动静脉瘘

肺动静脉瘘(arterio-venous fistula of the lung)又称肺动静脉畸形,病因多为先天性,由终末毛细血管网先天发育缺陷所致。

1. **临床表现**　主要为活动后呼吸困难,胸痛,常伴有咯血。引起红细胞增多症后可发生脑血栓,合并毛细血管扩张症时有鼻出血、便血和血尿,颜面、口唇、耳部和甲床有血管扩张。

2. **病理生理**　肺动静脉瘘动脉和静脉之间的异常交通为单房或多房的血管囊,或者是迂曲扩张的异常血管。输入血管一般是肺动脉,有的病例是体循环的分支如支气管动脉、肋间动脉等。输出血管是肺静脉。在输入动脉的压力下,血管囊及异常扩张血管逐渐扩大,分为单纯型和复杂型。单纯型输入、输出血管各一条,交通血管瘤样扩张。复杂型输入、输出血管各为多条,交通血管可能瘤样扩张,常有分隔,也可能为迂曲的扩张血管,还可能为互相交通的多支小血管。可合并毛细血管扩张症,继发引起红细胞增多症。

3. **诊断要点**

（1）CT 表现:CT 平扫呈肺内结节影,边缘清楚,可呈分叶状,输入动脉及输出静脉表现为从结节向肺门走行的条状影。CTA 检查可见明显强化的血管团或血管池,供血动脉和输出静脉强化,CT 值与肺动脉相似,且异常血管与肺动脉增强时相一致。

（2）鉴别诊断

1）周围型肺癌:肺癌发生于较小支气管,在肺的外周部形成肿块,肿瘤各部分生长速度不同,边缘凹凸相间,可呈类圆形,也可形成空洞。CT 上早期为 2cm 以下结节影像,密度可分为实性密度、磨玻璃密度及部分磨玻璃密度,肿瘤内有空泡征和细支气管气象。多数边缘模糊毛糙,分叶之间凹陷处可有血管影像,常伴有胸膜凹陷征。增强 CT 可见明显强化。

2）结核球:肺结核是呼吸系统常见病。其中,继发性肺结核中 2cm 以上干酪病灶被纤维组织包裹称为结核球,大多数结核球 2~3cm,个别在 4cm 以上,好发于上叶尖后段与下叶背段。单发病灶较常见。结核球密度较高且较均匀,其内有时可见钙化或空洞,部分病灶内可见支气管气象,周围常见大小不等的结节性卫星灶。增强 CT 上结核球无强化或环状强化。诊断一般以临床症状和体征、痰菌检查和痰培养以及胸部影像检查资料为依据。

四、肺静脉高压

肺静脉高压为肺毛细血管-肺静脉压超过 1.3kPa（10mmHg）。引起肺静脉高压的原因主要有:左心房阻力增加（如二尖瓣狭窄、左心房内肿瘤等）、左心室阻力增加（如主动脉瓣狭窄、原发性高血压、各种病因所致的左心功能衰竭）、肺静脉阻力增加（如各种先天性或后天性疾病所致的肺静脉狭窄阻塞等）。

1. **临床表现**   主要为活动后气短,运动耐量显著受限,低氧血症,心功能下降,后期可致右心衰竭。

2. **病理生理**   如果肺静脉压超过 3.3kPa（25mmHg）,血浆外渗可引起间质性肺水肿,压力如果严重升高到 6.0kPa（35~45mmHg）可引起肺泡性肺水肿。长期肺静脉高压还可逐渐引起肺动脉高压,造成肺功能损害。

3. **诊断要点**

（1）CT 表现:肺淤血征象,上肺静脉扩张,下肺静脉正常或变细;肺血管纹理普遍增多、轻度增粗、边缘模糊,间质性肺水肿征象。肺泡性肺水肿,双肺广泛分布斑片影,边缘模糊,密度较低,内部可见含气支气管影像,病灶主要位于中央部位。

（2）鉴别诊断

1）肺动脉高压:肺动脉段显著凸出,肺门动脉扩张,搏动增强,肺动脉外围分支纤细、稀疏,右心室增大。

2）肺静脉阻塞性疾病:同时具有肺动脉高压和肺静脉高压的表现。既有中心肺动脉扩张、外围肺动脉分支细小等肺动脉高压的表现,又有间质性肺水肿等肺静脉高压的征象。

五、肺静脉阻塞性疾病

肺静脉阻塞性疾病比较少见,病因及发病机制尚未完全阐明。一般认为是肺内静脉的先天异常或发育异常,目前尚无有效治疗方法,预后不佳。

1. **临床表现** 与一般的肺动脉高压的临床表现类似,早期慢性咳嗽、咳痰、气促,活动后心悸。呼吸困难、乏力和劳动耐力下降。随疾病进展,出现呼吸衰竭,有或无心力衰竭。但是与肺动脉高压不同之处在于病程进展迅速。

2. **病理生理** 肺静脉小分支及肺小静脉的内膜纤维性增厚、阻塞,常伴有静脉内血栓栓塞和再通现象,以及肺小动脉的中膜肥厚、灶性内膜增生、毛细血管扩张等。由于广泛的肺静脉病变,导致毛细血管后静脉系统的阻力增加,继发肺静脉高压以致肺动脉高压,从而形成混合型肺循环高压。

3. **诊断要点**

(1) CT 表现:右心室增大,肺动脉段凸出,中心肺动脉扩张,外围肺动脉分支细小等肺动脉高压表现,此外,还有间质性肺水肿等肺静脉高压的征象。

(2) 鉴别诊断

1) 肺动脉高压:只有右心室增大、肺动脉扩张等肺动脉高压的征象,没有间质性肺水肿等肺静脉高压的影像表现。

2) 混合型肺循环高压:又称为肺动-静脉高压,通常先出现肺静脉压升高,为了维持肺循环的血流量,肺动脉压随之升高。一般认为肺静脉高压超过 2.7~3.3kPa(20~25mmHg),由于肺小动脉痉挛收缩,肺动脉压可持续升高,至病变晚期时,肺小动脉产生器质性狭窄及阻塞,加剧肺动脉高压。CT 表现同时出现肺动、静脉高压的征象,多见于重度二尖瓣狭窄或缩窄性心包炎的患者。

第五节 肺部血管成像技术优选

1. **CT 血管成像的诊断价值** CT 肺血管成像可以对肺栓塞的程度做出客观的评价,同时也可以在一定程度上反映右心功能的改变。肺静脉的显示能够为房颤患者的射频消融术提供详细的解剖细节,对于手术的指导有较大的意义。对于支气管动静脉的显示,在肺癌的介入治疗中有着较大的作用。

肺部血管的 CT 成像技术已经作为一种无创、便捷、高效的检查手段被广泛应用于临床,其优势在于具有很高的时间和空间分辨力,一次注射对比剂即能同时清晰显示胸部各脉管系统,绝大部分患者可以在单次屏气状态下完成胸廓入口至肺底的扫描。此外综合运用各种后处理技术,可以对感兴趣区域信息进行重组,并可以对病变进行多角度、全方位观察,将传统的断层图像转换为三维立体结构及其他形式的图像,可以从不同的角度精细、直观、全面地显示肺血管的空间解剖结构、病变特征以及其解剖变异信息。通过对肺部血管的后处理显示,可以为临床手术以及治疗方案提供详细的解剖细节。同时,CTA 对于一些血管疾病,如肺栓塞的早期诊断和筛查也具有重要意义。

2. **准确率与局限性** CT 血管成像在肺血管的成像方面有很大的应用价值,也有较高的准确性,但由于患者的配合情况以及技术局限性,成像的准确性不可能达到百分之百,所以,对于个别患者或病例,还需要多种检查共同配合进行。

（李真林）

第八章

主动脉 CT 血管成像

第一节　主动脉解剖

一、升主动脉

升主动脉起自左心室的主动脉口,行向右上方,至右侧第 2 胸肋关节高度移行为主动脉弓。

二、主动脉弓

接续升主动脉,在胸骨柄后方弓行弯向左后下方,至第 4 胸椎体下缘左侧向下移行为降主动脉。主动脉弓的凸侧发出三条较大的动脉,自右向左依次为头臂干、左颈总动脉和左锁骨下动脉。头臂干短而粗,向右上方斜行,至右侧胸锁关节后方分为右颈总动脉和右锁骨下动脉。

三、降主动脉

沿脊柱的左前方下行,至第 4 腰椎体下缘分为左、右髂总动脉。降主动脉以主动脉裂孔为界,分为以上的胸主动脉和以下的腹主动脉。

四、腹主动脉

腹主动脉(abdominal aorta)由胸主动脉在第 12 胸椎平面穿膈的主动脉裂孔延续而成,紧贴脊柱左侧下行,至第 4 腰椎下缘,分为左、右髂总动脉。腹主动脉的分支有脏支和壁支两类。成对的脏支有肾动脉、肾上腺中动脉和生殖腺动脉,不成对的脏支有腹腔干、肠系膜上动脉和肠系膜下动脉。壁支包括膈下动脉、腰动脉和骶正中动脉。(图 8-1-1、图 8-1-2)

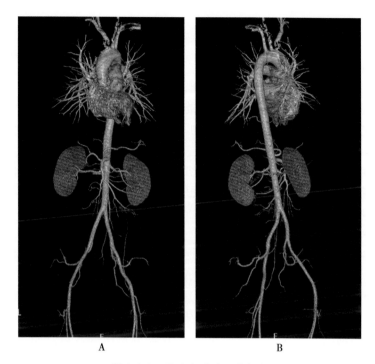

图 8-1-1 胸腹主动脉正常解剖

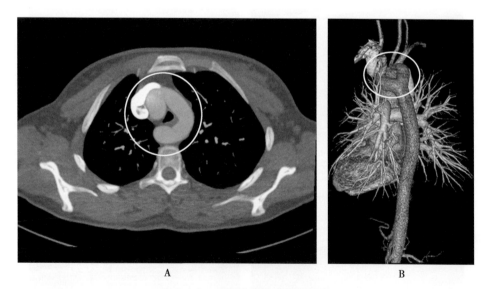

图 8-1-2 主动脉双弓畸形（椭圆）

第二节　主动脉检查技术

■ 一、扫描技术

1. 检查前准备

（1）耐心向患者作好解释，消除紧张心理，配合检查。

（2）详细询问患者有无过敏史及其他不能使用对比剂的相关疾病。

（3）制订完善的抢救程序，备齐抢救药物及器械。

（4）严格掌握适应证与禁忌证。

（5）仔细询问患者病史，选择适当的对比剂注射部位及流率，实现个体化扫描。

（6）对患者进行屏气训练，并告知检查程序，要求患者每次的呼吸幅度尽量一致。

（7）去除检查部位的金属物品。

2. 扫描方法及扫描参数

（1）扫描参数：管电压 100~120kV（BMI 小于 25 用 100kV，BMI 大于 25 用 120kV），管电流 200~250mA/rot 或采用自动管电流调制，最薄探测器宽度 0.5~0.75mm，重建层厚/层间距 1~1.5/0.5~0.75mm，重建算法（卷积核）选取软组织/标准算法，图像后处理技术可选取 MIP、MPR、CPR、VR。扫描范围，胸主动脉从胸廓入口开始至膈肌下 2cm；腹主动脉从肝脏上缘开始至腹主动脉分叉为左右髂总动脉；夹层动脉从胸廓入口开始到耻骨联合结束。（图 8-2-1）

（2）患者体位：仰卧位，双手向头侧平伸，扫描方向，第一期从头侧向足侧扫描，第二期

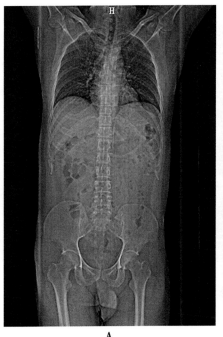
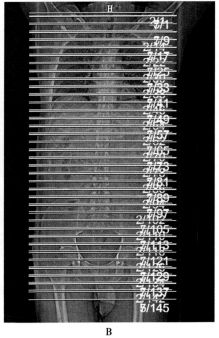

图 8-2-1　主动脉 CTA 扫描范围示意图

从足侧到头侧。吸气后屏气扫描。

二、对比剂使用技术

1. 采用浓度为 300~370mgI/ml 的对比剂,高压注射器对比剂的注射流速为 3~5ml/s。

2. 对比剂总量为 80~100ml,给药方式为生理盐水 20ml+对比剂 80~100ml+生理盐水 20ml,采用团注示踪技术扫描方式,感兴趣区设于升主动脉或者降主动脉中心;夹层时,感兴趣区放置于真腔内;动脉瘤时,感兴趣区放置于瘤体内。触发的阈值为 100HU。

3. 在扫描前,要先询问患者是否有药物过敏史,以及碘对比剂的使用禁忌证。检查过程中及检查结束后,注意观察患者是否不适,或出现过敏情况。

第三节 图像后处理技术

主动脉的图像后处理需要将主动脉的全程以及各个分支显示,如主动脉弓的头臂干、左颈总动脉、左锁骨下动脉、左右肾动脉、脾动脉、肠系膜上动脉等。对于存在病变的血管,如血栓、夹层和动脉瘤也是后处理时关注的重点。

1. **MPR 技术** MPR 技术在主动脉血管的后处理上,主要优势为测量动脉瘤瘤体以及正常血管的直径,显示夹层的起始位置以及累及范围,测量夹层的破口直径;但 MPR 在显示夹层瓣膜撕脱存在扭转时,以及夹层或者动脉瘤与周围组织器官的关系时存在局限性,需要结合其他的处理方式。

2. **CPR 技术** CPR 技术在主动脉成像方面,主要是对于一些结构相对复杂的血管进行处理,拉直后以显示血管的全程。

3. **MIP 技术** MIP 技术在主动脉血管成像方面,优势在于能够很好地显示血管壁的钙化,术后支架的情况,动脉瘤瘤体与分支血管的关系,动脉瘤壁及瘤体血栓内钙化,邻近器官的受累情况。在后处理时也需要结合其他的后处理方式一同来显示主动脉的情况(图 8-3-1、图 8-3-2)。

4. **VR 技术** VR 技术在主动脉血管成像方面的运用,VR 对 CT 扫描得到的图像的像素利用最多,它能够很好地显示血管以及血管周围组织器官的关系,因而在主动脉的显示上面,能够很好地显示主动脉的全程走行以及主动脉与周围组织的关系,对于动脉瘤的立体结构显示也比较清晰,对于夹层,VR 可能很好地显示夹层累及的全程,VR 需要结合其他的后处理方式来共同显示主动脉的情况(图 8-3-3)。

5. **VE 技术** VE 技术在主动脉成像方面主要运用在显示主动脉夹层的真腔假腔以及内膜瓣三者的关系。

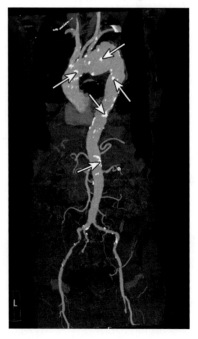

图 8-3-1 三维 MIP 显示主动脉壁钙化(箭)

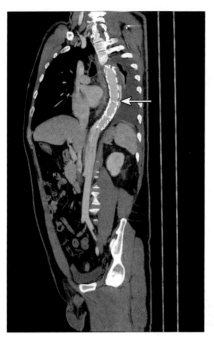

图 8-3-2　二维 MIP 显示主动脉术后支架(箭)

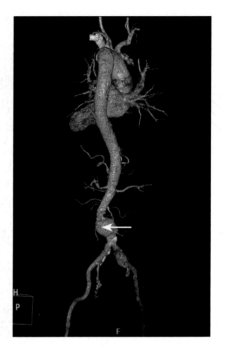

图 8-3-3　VR 显示腹主动脉瘤(箭)

第四节　临 床 应 用

一、主动脉粥样硬化

动脉管壁增厚变硬、失去弹性和管腔缩小,受累的动脉病变从内膜开始,先后有多种病变合并存在,包括局部有脂质和复合糖类聚集、纤维组织增生和钙质沉着形成斑块,并有动脉中层的逐渐退变,继发性病变尚有斑块内出血、斑块破裂及局部血栓形成。

1. **临床表现**　主动脉粥样硬化大多数无特异性症状。主动脉广泛粥样硬化病变,可出现主动脉弹性降低的相关表现,如收缩期血压升高、脉压增宽、桡动脉触诊可似促脉等。

2. **病理生理**　正常动脉壁由内膜、中膜和外膜 3 层构成。动脉粥样硬化时相继出现脂质点和条纹、粥样和纤维粥样斑块、复合 3 类变化。从动脉粥样硬化的慢性经过来看,受累动脉弹性减弱,脆性增加,其管腔逐渐变窄甚至完全闭塞,也可扩张而形成动脉瘤。视受累的动脉和侧支循环的建立情况不同,可引起整个循环系统或个别器官的功能紊乱。

3. **诊断要点**

(1) CTA 表现:CT 平扫可见主动脉相应部位增大,增强 CTA 显示主动脉内呈弧形或新月形的低密度影、管壁偏心性增厚、壁内血肿、主动脉内的软斑块、钙化管腔狭窄,粥样斑块破裂可形成溃疡,溃疡的 CTA 直接征象为"龛影"样改变,龛影可呈乳头状、手指状、蘑菇状、半圆形及不规则状,形态多样,口部可大可小,可无颈或窄颈,体部可呈圆形或沿长轴分布的椭圆形,底部可光滑或不规则,周边有时可见钙化灶。主动脉粥样硬化可形成主动脉瘤,最常发生在肾动脉开口以下的腹主动脉,其次发生在主动脉弓和降主动脉,CTA 显示主动脉呈梭形或囊样扩张。(图 8-4-1)

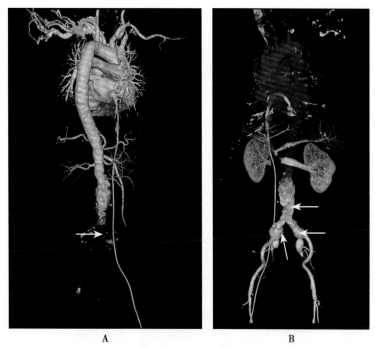

图 8-4-1　主动脉粥样硬化导致血管及血流的变化
A. 主动脉粥样硬化导致髂总动脉血流缓慢；B. 腹主动脉和双侧髂总动脉粥样硬化

（2）鉴别诊断

1）主动脉瘤：是由于主动脉壁的薄弱所引起的主动脉局限性管腔显著扩张或膨胀。CT 表现为主动脉管径增宽，超过正常主动脉管径的 50% 以上或大于 4cm。管壁常不规则增厚，可有钙化及附壁血栓形成。梭形、柱状瘤与主动脉腔相延续，囊状动脉瘤位于主动脉一侧，由瘤颈和瘤体构成。

2）纵隔肿瘤：为纵隔内出现的占位病变。纵隔肿瘤自纵隔向肺凸入，肿块的基底部和边缘与纵隔连贯不能分隔，与周围结构关系紧密，随呼吸运动，肿瘤移动幅度较小或无移动。增强 CT 显示肿块不同程度强化，但强化程度不及主动脉，CTA 显示肿瘤与主动脉没有直接相通。

主动脉夹层

主动脉夹层是心血管疾病的灾难性危重急症，是主动脉内的血液经内膜撕裂口流入囊样变性的中层，形成夹层血肿，随血流压力的驱动，逐渐在主动脉中层内扩展，是主动脉中层的解离过程。

1. **临床表现**　急性起病，好发于 40 岁以上的中老年男性，突发剧烈胸痛（刀割或撕裂样），向背部、腹部放射，严重可发生休克。若夹层向血管外破裂，可发生猝死。主动脉分支受累时，可出现脏器缺血症状、肢体血压、脉搏不对称，甚至脊髓缺血症状。根据起病后存活时间的不同，可分为两周以内的急性期和两周以上的慢性期。

2. **病理生理**　目前认为本病的基础病理变化是遗传或代谢性异常导致主动脉中层囊样退行性变，部分患者为伴有结缔组织异常的遗传性先天性心血管病，但大多数患者基本病因并不清楚。

DcBakey 等根据其内膜破裂位置和血肿范围将主动脉夹层动脉瘤分为 3 型：Ⅰ型，破口在升主动脉,病变累及升主动脉、主动脉弓及降主动脉;Ⅱ型,破口在升主动脉,病变仅累及升主动脉;Ⅲ型,破口位于动脉韧带附近,病变仅累及降主动脉。Stanford 分型法较简单,A 型夹层累及升主动脉,相当于 DcBakey 分型的Ⅰ型和Ⅱ型,B 型不累及升主动脉,即 De-Bakey 分型的Ⅲ型。国外资料显示 DcBakey Ⅰ型主动脉夹层占所有主动脉夹层的 70%左右,而国内报道 DeBakey Ⅲ型占 60%。

3. 诊断要点

(1) CTA 表现:普通 CT 平扫显示主动脉增宽、内膜钙化内移等直接征象,以及心包积液、胸腔积液等间接征象。增强 CTA 可显示双腔主动脉和内膜片,内膜片将真假腔分开,呈薄的条状充盈缺损。真腔通常受压、变窄,对比剂充盈快,与无夹层的主动脉相延续;假腔的断面区域较大,对比剂充盈慢,假腔内可见附壁血栓和喙状征即扩展假腔内的血肿呈楔状改变。主动脉双腔的显示是诊断主动脉夹层的重要征象。薄层图像可显示内膜破裂口,是诊断主动脉夹层的基础。当存在两处以上内膜撕裂时则高度提示破裂的可能。常见的撕裂部位即入口点在主动脉瓣上方近主动脉 4cm 以内或主动脉峡部。在远端有一个继发撕裂,即再入口点,形成真假两腔。夹层管道趋向于螺旋形。(图 8-4-2)

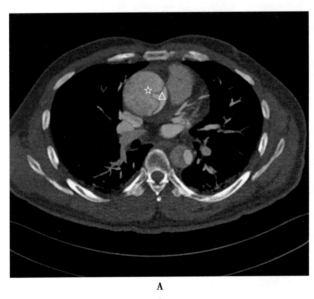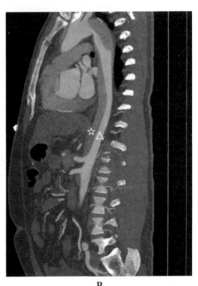

A   B

图 8-4-2 主动脉夹层
☆.假腔;△.真腔

(2) 鉴别诊断

1) 胸主动脉迂曲、扩张:增强 CTA 可显示胸主动脉迂曲、扩张,腔内无内膜片及真、假双腔。

2) 主动脉壁内血肿:动脉中层滋养血管破裂形成主动脉壁内血肿,CTA 显示主动脉壁新月形或环形无明显强化的低密度区,内表面光滑,无内膜片存在,血肿与主动脉真腔之间没有直接的血流交通。

3) 穿透性主动脉粥样硬化性溃疡:因内膜弹力板崩裂,主动脉粥样硬化斑块破裂则形成穿透性主动脉粥样硬化性溃疡。增强 CTA 显示主动脉内呈弧形或新月形的低密度影、管壁偏心性增厚、壁内血肿、主动脉内的软斑块、钙化、管腔狭窄。粥样斑块破裂形成溃疡,

CTA 显示为"龛影"样改变,形态多样,口部可大可小,可无颈或窄颈,体部可呈圆形或沿长轴分布的椭圆形,底部可光滑或不规则,周边有时可见钙化灶。

三、主动脉壁内血肿

主动脉壁内血肿(aortic intramural hematoma)为主动脉滋养血管破裂,血液进入血管壁间形成血肿,无内膜片破损,无"真、假腔"交通。

1. **临床表现**　好发于老年男性,大部分有高血压病史。主动脉壁内血肿的位置分类依照 Stanford 分类,A 型占 57%,B 型占 43%。临床症状以突然发生的剧烈胸痛或背痛为主,胸闷、气促、大汗淋漓、恶心、呕吐,常出现低血压、心包积液、缺血性周围神经改变及脊髓损害等临床征象。

2. **病理生理**　主动脉壁内血肿位于主动脉外-中膜之间,发病机制有炎症反应、局部缺血、基质金属蛋白酶的表达及主动脉中层增厚等。主动脉壁内血肿发生后,血液持续在主动脉中层蓄积,导致内膜薄弱、破损,可进一步发展为"外膜下血肿"。在主动脉壁内血肿患者中有相当一部分存在隐匿性内膜破口,并最终进展为主动脉夹层,主动脉壁内血肿可能为主动脉夹层的早期阶段、前身或"不典型"表现,而非独立的疾病本体。

3. **诊断要点**

(1) CTA 表现:急性主动脉壁内血肿的 CTA 表现为主动脉壁呈新月形或环形增厚,厚度>5.0mm,增强扫描血肿无强化,呈新月形或环形低密度区,内表面光滑,无内膜片存在。与强化主动脉腔对比明显,主动脉腔一般正常或有轻度受压改变,这是诊断主动脉壁内血肿最重要的征象。急性期壁内血肿平扫时呈高密度,CT 值为 60~80HU。内膜钙化斑块内移。由于壁内血肿的存在,使内膜钙化与主动脉外缘距离增宽。(图 8-4-3)

(2) 鉴别诊断

1) 主动脉夹层:CTA 显示游离于主动脉管腔内的撕裂内膜片影,将主动脉分成真、假两

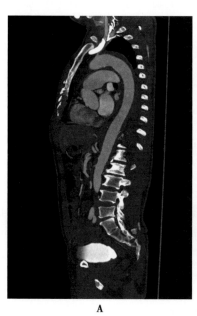
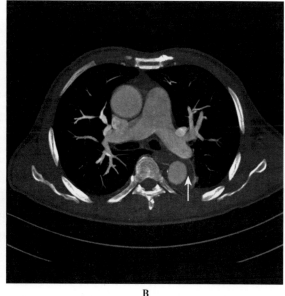

图 8-4-3　主动脉壁内血肿(箭)

腔,且见内膜破裂口,分离两腔的内膜片沿主动脉纵轴常呈螺旋形走行。而主动脉壁内血肿形态多为新月形或环形。如果主动脉夹层假腔内急性血栓形成,则与主动脉壁内血肿较难鉴别。

2) 大动脉炎:大动脉炎表现为动脉壁的向心性增厚,呈节段性受累,中间可以存在正常主动脉,而主动脉壁内血肿的血管壁增厚是连续的。

3) 主动脉粥样硬化:主动脉粥样硬化极少发生在升主动脉,CT 表现为主动脉壁不规则增厚,可引起管腔狭窄,钙化斑块内移一般<5mm。而主动脉壁内血肿可累及主动脉的任何部位,血肿的内缘多较光滑,钙化斑块内移一般>5mm,容易出现胸腔积液、心包积液等并发症,急性期血肿 CT 值一般在 60~80HU,高于粥样硬化斑块。主动脉壁内血肿临床上多有突发胸背部疼痛等症状,而主动脉粥样硬化患者一般无临床症状。

四、主动脉穿透性溃疡

主动脉穿透性溃疡(penetrating aortic ulcer,PAU)是指主动脉粥样硬化斑块穿透内弹力板,破入中膜,其周围常伴有局限或广泛的壁内血肿。此病以降主动脉多见,90%的主动脉穿透性溃疡位于胸主动脉中段,多伴有高血压及弥漫性动脉粥样硬化和广泛钙化。临床上常与典型主动脉夹层(dissection of aorta,AD)和主动脉壁内血肿(intramural hematoma,IMH)统称为急性主动脉综合征(acute aortic syndromes,AAS)。

1. 临床表现 主动脉穿透性溃疡大多数患者无临床症状,部分表现为间歇性或持续性胸痛、腹痛症状。急性发作表现为突发胸背部剧烈疼痛,疼痛多有波动性和迁移性的特点,也可见纵隔积液、心包积液及胸腔积液、晕厥、声音嘶哑等症状。

2. 病理生理 主动脉穿透性溃疡的发生主要与高血压及动脉粥样硬化有关。主动脉粥样硬化斑块破溃脱落形成溃疡,通常累及主动脉中层弹力纤维组织,常见于进展期的主动脉粥样硬化病变,病变多数位于胸降主动脉,溃疡的侵犯可能导致主动脉破裂、夹层或动脉瘤形成。高血压且血压控制不佳的高龄人群,因为主动脉穿透性溃疡管壁血压波动度较大时"板块移动"剧烈加快病程进展。主动脉穿透性溃疡为主动脉滋养血管及中膜营养血管的自发破裂、动脉粥样硬化斑块破裂形成溃疡造成内膜断裂使血液渗入血管壁中层造成。

3. 诊断要点

(1) CTA 表现:主动脉穿透性溃疡的影像学改变,最主要表现是主动脉广泛粥样硬化和突出于主动脉腔的溃疡,而没有内膜片和夹层。CT 表现为主动脉管壁不规则增厚、钙化和突出于主动脉腔的龛影,龛影与主动脉腔相连,根据其形态把龛影分为乳突状、楔形、手指状、蘑菇状、半圆形、不规则形。(图 8-4-4、图 8-4-5)

(2) 鉴别诊断

1) 主动脉夹层:CTA 显示游离于主动脉管腔内的撕裂内膜片影,将主动脉分成真、假两腔,且见内膜破裂口,分离两腔的内膜片沿主动脉纵轴常呈螺旋形走行。而主动脉穿透性溃疡的影像学改变,最主要表现是主动脉广泛粥样硬化和突出于主动脉腔的溃疡,而没有内膜片和夹层。

2) 主动脉瘤:是由于主动脉壁的薄弱所引起的主动脉局限性管腔显著扩张或膨胀。CT 表现为主动脉管径增宽,超过正常主动脉管径的 50%以上或大于 4cm。管壁常不规则增厚,可有钙化及附壁血栓形成,但是没有溃疡的"龛影"征象。

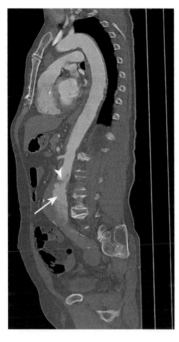

图 8-4-4 腹主动脉瘤(箭)伴溃疡(箭头)

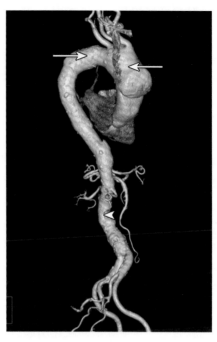

图 8-4-5 升主动脉瘤样扩张(箭)伴夹层、降主动脉溃疡(箭头)

五、主动脉瘤

主动脉瘤(aortic aneurysm)是由于主动脉壁的薄弱所引起的主动脉局限性管腔显著扩张或膨胀。发生在主动脉中层受破坏时,如果病变只累及外膜或内膜,则不会引起动脉瘤形成。主动脉瘤的病因可为动脉粥样硬化性、梅毒性、先天性、外伤性和真菌性等,腹主动脉瘤的病因几乎全是动脉粥样硬化。胸主动脉瘤的发生率与腹主动脉瘤之比为 10:1。

按主动脉壁病变层次和范围可分为真性动脉瘤、假性动脉瘤及主动脉夹层。真性主动脉瘤是血管局部的病理性扩张,累及动脉壁全层。按其形态可分为囊状、梭形、柱状或混合型。

1. **临床表现** 发病缓慢,早期多无症状和体征,后期由于动脉瘤压迫周围组织而产生症状。临床表现由于动脉瘤的大小、形状、部位和生长方向的区别而有不同。如果主动脉瘤压迫气管和支气管可引起咳嗽、气紧、肺炎和肺不张;压迫食管可引起吞咽困难;压迫喉返神经可引起声嘶;压迫膈神经可引起膈肌麻痹;压迫上腔静脉和头臂静脉可引起上肢及颈部、面部、上胸部水肿;压迫胸骨可引起胸痛。

外伤性动脉瘤因动脉瘤内血肿机化,下肢血供受阻,可发生类似主动脉缩窄的症状。

腹主动脉瘤 90%~95% 由动脉粥样硬化症引起,多见于老年人,发病年龄为 65~80 岁。一般无明显症状,动脉瘤压迫脊椎神经或腹腔神经丛及破裂出血时,可产生剧烈腹痛、便秘和腹部胀气。大的动脉瘤可在腹部靠近中线偏左侧扪及搏动性肿块,并闻及收缩期杂音。

2. **病理生理** 由于主动脉中层的薄弱或破坏后为纤维组织所替代,使主动脉壁变薄,弹力逐渐消失,不能承受血压的急剧升高,突然的紧张或特殊用力可使动脉壁膨出,逐渐形成动脉瘤。

主动脉瘤可为梭形、囊状或混合型,可为单个或多个,小者直径仅数厘米,大者可达 20cm 以上。少见病例中可见较小的子瘤。囊状动脉瘤的基底部较窄,等于或小于凸出瘤体的直径,形成动脉瘤的蒂。瘤体与正常主动脉的分界清楚。囊状动脉瘤的瘤体可较大,扩展时对邻近骨质的破坏侵蚀较强。另外,囊状动脉瘤内往往有或多或少的血栓,血栓有时可发生钙化,也可剥脱成碎块引起体循环栓塞。梭形动脉瘤的基底较宽,凸出度较小,与正常动脉瘤的分界不太明确。混合型则是在梭形瘤的基础上再有囊状扩张。

外伤性动脉瘤起自胸部外伤所引起的主动脉壁的破裂。大部分病例因主动脉壁完全撕裂,大量出血即刻死亡。部分患者撕裂仅累及内膜和中膜,而外膜保持完整,就形成了外伤性主动脉瘤。如果不及时治疗,一般在几周时间内破裂。少数患者有局部血栓形成、纤维化及机化,经久可引起动脉瘤壁钙化。主动脉壁的薄弱处在峡部动脉韧带附近和升主动脉的瓣上部位,故破裂常发生在这两处。由于撕裂口血栓的厚薄不同,外伤性动脉瘤可有或没有膨胀性搏动,但外伤性动脉瘤大多有较厚的血栓和纤维组织包绕,膨胀性搏动多不明显,很少产生压迫性骨质破坏。

先天性主动脉瘤多发生在主动脉窦和主动脉弓的峡部,多伴有主动脉先天性畸形,如主动脉狭窄或血管环,也可见于马方综合征(Marfan's 综合征,一种先天性弹性组织疾病)。

主动脉瘤主要是动脉粥样硬化引起,还可见于先天性病变、大动脉炎及感染等原因。

3. 诊断要点

(1) CTA 表现:主动脉管径增宽,在胸主动脉,直径大于 4cm 或大于其近心端正常血管管径的 1/3。管壁常不规则增厚,可见钙化及附壁血栓形成。瘤体内附壁血栓表现为半月形或环形充盈缺损,个别动脉瘤内充满血栓呈中-低密度。梭形、柱状瘤与主动脉腔相延续,囊状动脉瘤位于主动脉一侧,由瘤颈和瘤体构成。(图 8-4-6)

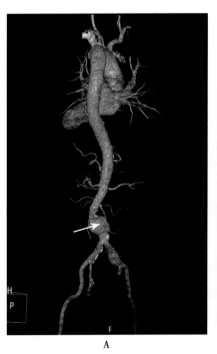
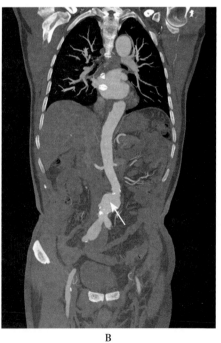

A   B

图 8-4-6 腹主动脉瘤(箭)

（2）鉴别诊断：本病需与主动脉粥样硬化鉴别，主动脉粥样硬化时增强 CTA 显示主动脉内呈弧形或新月形的低密度影、管壁偏心性增厚、壁内血肿、主动脉内的软斑块、钙化管腔狭窄，粥样斑块破裂可形成溃疡，CTA 直接征象为"龛影"样改变，而主动脉瘤没有"龛影"征象。

六、主动脉损伤

急性外伤性主动脉损伤为严重的胸部钝挫伤所致，是外伤患者主要的致死致残原因之一。急性外伤性主动脉损伤后最初的存活率仅为 10%～20%。大多数胸主动脉壁破裂后导致大出血。只有大约 15% 引起破裂处暂时填塞，致假性动脉瘤形成。如不能及时发现与治疗，30% 的患者在 6 小时内死亡，40% 的患者在 24 小时内死亡，少数患者的假性动脉瘤可存在多年，外伤史可追溯到几十年前。

1. **临床表现**　主动脉损伤的临床表现通常不甚明显，缺乏特异征象，往往合并其他脏器的严重损伤而掩盖主动脉损伤。提示有胸主动脉损伤的症状有心搏停止伴持续性休克，两侧脉搏差异，上肢高血压，声音嘶哑，呼吸困难，胸部或颈部杂音，主动脉瓣区杂音等。

2. **病理生理**　主动脉损伤继发于减速或加速性暴力，多半与交通事故有关。急性胸主动脉损伤几均为主动脉横向撕裂，可累及主动脉壁的一层或多层结构，以透壁性撕裂（主动脉破裂或横断）最严重，主动脉外膜完整者占 60%。主动脉撕裂范围可为不足 1mm 至环周性撕裂，大多接近环周性撕裂。到目前为止，主动脉壁的哪个部位较脆弱而容易损伤尚不清楚，但非环周性撕裂通常位于主动脉后壁。

3. **诊断要点**

（1）CTA 表现：急性外伤性主动脉损伤的直接征象包括血管形态异常伴假性动脉瘤形成。管壁局部破裂，血管腔内破裂的内膜片，管腔内充盈缺损和活动性血液外渗，间接征象包括主动脉周围血肿形成和主动脉形态异常不伴假性动脉瘤形成或血管破裂和其他的直接征象。

（2）鉴别诊断

1）主动脉瘤：主动脉管径增宽，在胸主动脉，直径大于 4cm 或大于其近心端正常血管管径的 1/3。管壁常不规则增厚，可见钙化及附壁血栓形成。瘤体内附壁血栓表现为半月形或环形充盈缺损，梭形、柱状瘤与主动脉腔相延续，囊状动脉瘤位于主动脉一侧，由瘤颈和瘤体构成。而主动脉损伤常有严重的外伤史，同时存在血管形态异常和边缘模糊等征象。

2）主动脉夹层：CTA 显示游离于主动脉管腔内的撕裂内膜片影，将主动脉分成真、假两腔，且见内膜破裂口，分离两腔的内膜片沿主动脉纵轴常呈螺旋形走行。而主动脉损伤常有严重的外伤史，同时存在血管形态异常和边缘模糊等征象。

七、主动脉缩窄和主动脉弓离断

主动脉缩窄（coarctation of aorta，CoA）和主动脉弓离断（interruption of aortic arch，IAA）是少见的先天性心血管畸形，多可于婴幼儿时期被发现。主动脉缩窄和主动脉弓离断均是与左第 4 和第 6 对主动脉弓发育障碍有关的少见先天性主动脉畸形，多合并如动脉导管未闭（patent ductus arteriosus，PDA）、室间隔缺损（ventricular septal defect，VSD）、主动脉瓣二瓣化等多种心内、外畸形。主动脉缩窄是指主动脉峡部区域的孤立性狭窄，根据与动脉导管的位置关系可以分为导管前型和导管后型，占所有先天性心脏病的 5.1%～8.1%，男女比例为 4～5∶1；主动脉弓离断大约占所有先天性心脏病的 1%，其定义为升主动脉和降主动脉之间管腔或解剖结构连续性的完全中断。

1. **临床表现**　婴儿型主动脉缩窄常合并心内畸形,患儿病情危重,常并发肺炎、心力衰竭等而导致死亡;成人型主动脉缩窄很少有临床症状,因下半身低血压,出现活动能力低,运动时常感下肢酸痛无力。多在查体时发现高血压或背部肩胛区连续血管杂音而就诊。

2. **病理生理**　主动脉缩窄是指主动脉弓降部动脉导管或导管韧带附着处附近的狭窄。主要病理改变是动脉内膜增厚及中膜变形,呈膜状或嵴状向腔内局限性突出。根据主动脉缩窄部位,常分为 2 型:①导管后型,多见于成人(约 90%),缩窄部位位于导管开口之后,缩窄范围较局限,动脉导管大多闭合,很少合并心内畸形,症状出现晚。②导管前型,缩窄部位位于动脉导管开口之前,缩窄范围较广泛,常合并心内畸形,症状出现早。主动脉离断为升主动脉和降主动脉之间管腔或解剖连续性完全中断。合并 VSD 和 PDA 称为 IAA 三联症;一般分为 3 型:A 型,离断位于峡部,即左锁骨下动脉远端,约占 44%;B 型,离断位于左颈总动脉和左锁骨下动脉之间,约占 50%;C 型,离断位于左颈总动脉与头臂干之间,约占 5%。

3. **诊断要点**

(1) CTA 表现:主动脉弓离断表现为升主动脉、降主动脉连续性的完全中断。主动脉缩窄表现为主动脉管腔的局限性或管状狭窄,缩窄段内仍有对比剂充盈。

(2) 鉴别诊断:主动脉弓离断有时需与重度狭窄的主动脉缩窄鉴别。主动脉弓离断时,往往升主动脉发育差,内径细,垂直走行,且位置内移,降主动脉向上垂直走行与左颈总动脉相连。主动脉缩窄时,升主动脉发育好,且缩窄后的主动脉扩张,若动脉导管细小,往往可见大量增粗的侧支血管。而主动脉弓离断常常合并异常粗大的动脉导管,向上隆起连接肺动脉与降主动脉,形成"假主动脉弓"。

八、马方综合征

马方综合征(Marfan's syndrome,MFS)是一种常染色体显性遗传性结缔组织疾病,其临床表现主要累及心血管系统、骨骼系统、眼和神经系统。该病在临床上较少见,但致残率很高,可发生猝死。其家族遗传率 80%,在人群中发病率为 0.04‰~0.10‰。

1. **临床表现**　眼晶状体脱位、升主动脉扩张、主动脉夹层动脉瘤和硬脊膜膨出为四项主要表现,但是临床上认为:凡具备眼部病变、骨骼病变、心血管病变、家族史四项中任意两项者,可以确立诊断。临床可表现为四肢骨细长,高度近视眼,主动脉根部扩张。

2. **病理生理**　常染色体显性遗传性结缔组织疾病。马方综合征心血管系统病理改变早期为主动脉中层囊性坏死,晚期为弹力纤维纤细、断裂,导致主动脉壁薄弱、扩张,形成主动脉瘤,最常见于升主动脉;相应瓣环扩张引起主动脉瓣关闭不全,病变侵及二尖瓣装置时亦可引起二尖瓣关闭不全,动脉内膜部分撕裂。

3. **诊断要点**

(1) CTA 表现:主动脉 CTA 显示升主动脉根部和/或主动脉窦扩张,多数患者主动脉窦扩张明显,左心房受压变扁,矢状位或冠状位图像上,升主动脉外观呈大蒜头状,左心室扩大,室壁增厚。还能显示合并的主动脉夹层、心包积液和胸腔积液等征象。(图 8-4-7)

(2) 鉴别诊断

1) 高血压:主动脉病理改变累及范围广泛,而马方综合征病变主要涉及主动脉根部,且扩张的主动脉窦和升主动脉根部呈大蒜头状外观。

2) 先天性主动脉窦瘤:为孤立一窦,较小,而马方综合征病变涉及全部窦,并且可以相

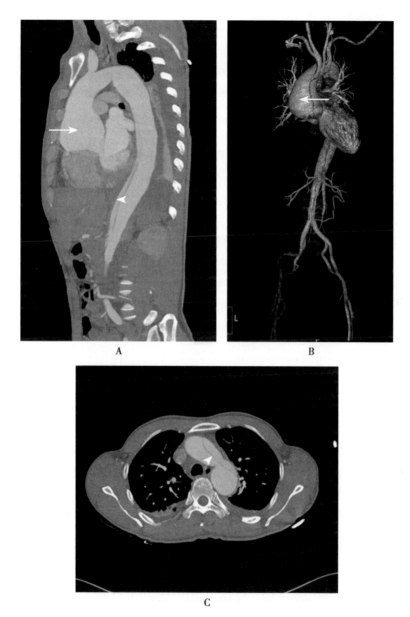

图 8-4-7　马方综合征

升主动脉根部扩张(箭),箭头示主动脉夹层

当大,扩张的主动脉窦和升主动脉根部呈大蒜头状外观。

九、大动脉炎

大动脉炎(aortitis)是主动脉及其分支和肺动脉的慢性非特异性炎性疾病。常呈多发性,根据病变部位的不同而临床表现不同。

1. **临床表现**　根据疾病受累的部位而有所区别,头臂动脉型,由于颈动脉、锁骨下动脉、椎动脉的狭窄和闭塞导致脑部缺血出现头晕、头痛、记忆力减退、视力减退等。胸主、腹主动脉型,头颈、上肢高血压及下肢供血不足,表现为头晕、下肢乏力、间歇性跛行等。主、肾动脉型,临床表现主要为高血压。

2. 病理生理 大动脉炎是一种以中膜损害为主的非特异性全层动脉炎,中膜损害以弹力纤维和平滑肌细胞为主,继发内膜和外膜广泛性纤维增厚。在病变早期,动脉中膜基质黏液性变,胶原纤维肿胀、变性及纤维素性坏死。随后弹力纤维和平滑肌细胞变性、肿胀和坏死。同时出现炎性细胞浸润和肉芽组织增生,以单核、淋巴和上皮样细胞为主。晚期主要为动脉全层的弥漫性或不规则增厚和纤维化。增厚的内膜向腔内膨出,引起动脉狭窄和闭塞。

3. 诊断要点

(1) CTA 表现:CT 平扫显示主动脉及其主要分支的狭窄或扩张,显示受累动脉壁的高密度线样钙化。增强 CTA 显示主动脉及其分支动脉壁的向心性增厚,呈节段性受累,中间可以存在正常主动脉,腔内附壁血栓呈低密度。

(2) 鉴别诊断

1) 动脉粥样硬化:增强 CTA 显示主动脉内呈弧形或新月形的低密度影、管壁偏心性增厚、壁内血肿、主动脉内的软斑块、钙化管腔狭窄,粥样斑块破裂可形成溃疡,CTA 直接征象为“龛影”样改变。而大动脉炎没有“龛影”征象。

2) 先天性主动脉缩窄:主动脉缩窄时,升主动脉发育好,且缩窄后的主动脉扩张,若动脉导管细小,往往可见大量增粗的侧支血管。而大动脉炎缩窄呈节段性受累,中间可以存在正常主动脉。

第五节 主动脉成像技术优选

1. CT 血管成像的诊断价值 CT 血管成像技术在诊断主动脉壁内血肿中存在明显优势,使成像时间缩短,空间分辨力升高,能够对主动脉及其分支血管情况进行清晰显示,并且能够对并发症和继发病变予以仔细观察,为诊断主动脉壁内血肿的理想手段。

多层螺旋 CT 结合重组技术对主动脉穿透性溃疡诊断准确、直观、快捷,具有重要应用价值,不仅能显示溃疡的位置、范围,而且还能同时显示壁内血肿、心包及胸腔积液等并发症,对临床治疗方案选择有极其重要指导意义,因此 CT 血管成像是诊断主动脉穿透性溃疡的首选方法。

CTA 已越来越广泛地应用于临床,由于其扫描速度快,一次屏气完成一个较大部位的容积数据采集,减少了呼吸及运动伪影。与 DSA 相比,MSCTA 检查过程简便、迅速、无创,一次扫描后完成的 3D 图像可以全方位任意角度旋转观察,详尽了解病变的解剖关系,且能显示血管与周围脏器的毗邻关系以及血管内有无附壁血栓形成、斑块、钙化等情况。

CTA 可提供清晰且利于外科医生观察和理解的图像,并用多种方式显示先天性主动脉畸形,图像立体、直观、全面,应用心电门控技术对诊断合并的心内畸形有帮助,对外科手术、介入治疗方案的制订有重要参考价值。

2. 准确率 主动脉 CT 血管造影检查对主动脉壁内血肿的诊断敏感性在 77%~88%。CT 诊断腹主动脉瘤的特异度、敏感度均可达 100%。

(李真林)

第九章

心脏大血管 CT 血管成像

第一节 心脏大血管解剖

一、心房

（一）正常解剖

1. 右心房 右心房（right atrium）位于心的右上部，壁薄而腔大。右心房可分为前、后两部，前部由原始心房衍变而来，称固有心房，其前上部呈锥体形突出的盲囊部分，称右心耳，遮盖升主动脉根部的右侧面；后部为腔静脉窦，由原始静脉窦右角发育而成。

（1）固有心房构成右心房的前部，其内面有许多大致平行排列的肌束，称为梳状肌，起自界嵴，向前外方走行，止于右房室口。在心耳处，肌束交错成网，似海绵状。当心功能发生障碍时，心耳处血流更为缓慢，易在此瘀积形成血栓。下腔静脉瓣的前下方常有一袋状突出，称后心耳。

（2）腔静脉窦位于右心房的后部，内壁光滑，无肌性隆起。内有上、下腔静脉口和冠状窦。上腔静脉口开口于腔静脉窦的上部，在上腔静脉与右心耳交界处，即界沟上 1/3 的心外膜下有窦房结，在手术剥离上腔静脉根部时，应避免损伤窦房结及其血管。下腔静脉口开口于腔静脉窦的下部。

（3）右心房内侧壁的后部主要由房间隔形成。房间隔右侧面中下部有一卵圆形凹陷，名卵圆窝，为胚胎时期卵圆孔闭会后的遗迹，此处薄弱，是房间隔缺损的好发部位。卵圆窝前上缘明显隆起，称卵圆窝缘，分为上、下缘支。

（4）右心房的冠状窦口前内缘、三尖瓣隔侧尖附着缘和 Todaro 腱之间的三角区，称科赫三角（Koch triangle）（图 9-1-1）。

2. 左心房 左心房（left atrium）位于右心房的左后方，构成心底的大部，是 4 个心腔中最靠后的一个。前方有升主动脉和肺动脉，后方与食管相毗邻。左心房因病扩大时，可压迫后方的食管，X 线钡餐造影，可依此诊断左心房有无扩大。根据胚胎发育来源，左心房亦可分为前部的左心耳和后部的左心房窦。

（1）左心耳（left auricle）较右心耳狭长，壁厚，边缘有几个深陷的切迹。突向左前方，覆盖于肺动脉干根部左侧及左冠状沟前部，因与二尖瓣邻近，为心外科常用手术入路之一。左心耳腔面结构与右心耳相似，其内壁因有梳状肌而凹凸不平，似海绵状。梳状肌没有右心耳发达而且分布不匀。由于左心耳腔面凹凸不平，当心功能障碍时，心内血流缓慢，容易导致血栓形成。

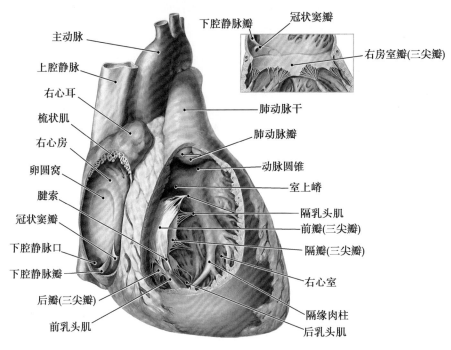

图 9-1-1 右心房和右心室内腔解剖示意图

（2）左心房窦又称固有心房。腔面光滑，其后壁两侧有左、右各一对肺静脉开口，开口处无静脉瓣，但心房肌可围绕肺静脉延伸 10~20mm，具有括约肌样作用。左心房窦前下部借左房室口通左心室（图 9-1-2）。

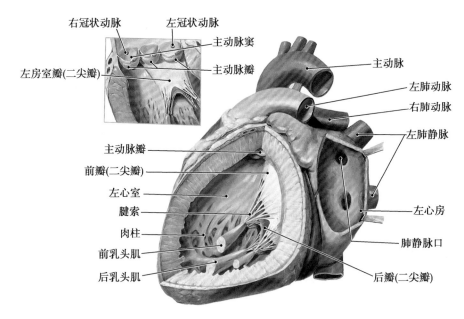

图 9-1-2 左心房和左心室内腔解剖示意图

（二）解剖变异

心房的解剖变异近年来随着心内科电生理行射频消融手术进行了大量的研究,借助于多层螺旋 CT 的心脏成像,可以帮助射频消融手术在术前评价心房的解剖变异,为手术方案提供依据,并且通过多层螺旋 CT 的三维数据采集可以在术中进行导航。

左心房顶部是近年来线性消融的位置之一,但其形态个体差异较大,可分为凸起型、凹陷型、平坦型。另外有 12.5% 的研究对象发现心房壁上有向外的局部凹陷,大小形态各异(图 9-1-3)。

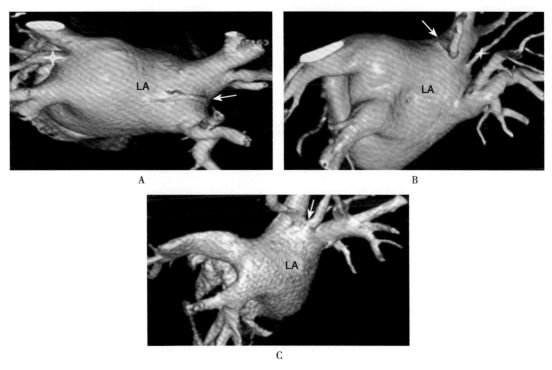

图 9-1-3　左心房顶部形态分型
A. 凸起型;B. 凹陷型;C. 平坦型

房间隔缺损:房间隔缺损(ASD)为临床上常见的先天性心脏畸形,是原始房间隔在胚胎发育过程中出现异常,致左、右心房之间遗留孔隙。房间隔缺损可单独发生,也可与其他类型的心血管畸形并存,女性多见,男女之比约 1∶3。由于心房水平存在分流,可引起相应的血流动力学异常。通过 CT 心脏成像也可以观察房间隔缺损(图 9-1-4)。

三、心室

（一）正常解剖

1. 右心室(right ventricle)　右心室位于右心房的前下方,直接位于胸骨左缘第 4、5 肋软骨的后方,在胸骨旁第 4 肋间隙进行心内注射多注入右心室。右心室前壁与胸廓相邻,介于右冠状沟、前室间沟、心右缘以及肺动脉口平面之间,构成胸肋面的大部,此壁较薄仅及左心室壁厚度的 1/3,供应血管相对较少,因切开前壁后可使右心室腔充分显露,通常是右心室手术的切口部位。

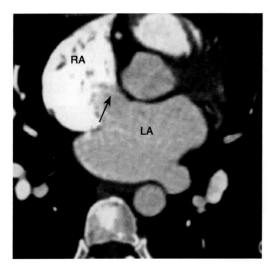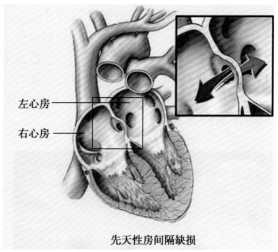

先天性房间隔缺损

图 9-1-4　轴位增强图像可见房间隔缺损

右房(RA)增强的衰减值高于左房(LA),并可见缺损处(箭)右房对比剂被稀释,为左向右分流所致,右图示常见的先天房间隔缺损

　　右心室腔被一弓形肌性隆起,即室上嵴分成后下方右心室流入道(窦部)和前上方的流出道(漏斗部)。

　　(1) 右心室流入道:又称固有心腔,从右房室口延伸至右心室尖。心室腔的锥体形肌隆起,称乳头肌。右心室流入道的入口为右房室口,呈卵圆形,其周围由致密结缔组织构成的三尖瓣环围绕。三尖瓣基底附着于该环上,瓣膜游离缘垂入室腔。瓣膜被 3 个深陷的切迹分为 3 片近似三角形的瓣叶,按其位置分别称前尖、后尖和隔侧尖。

　　(2) 右心室流出道:又称动脉圆锥或漏斗部,位于右心室前上方,内壁光滑无肉柱,呈锥体状,其上端借肺动脉口通肺动脉干。肺动脉口周缘有 3 个彼此相连的半月形纤维环为肺动脉环,环上附有 3 个半月形的肺动脉瓣,动脉圆锥的下界为室上嵴,前壁为右心室前壁,内侧壁为室间隔。

　　2. 左心室　左心室(left ventricle)位于右心室的左后方,呈圆锥形,锥底被左房室口和主动脉口所占据。左室壁厚 9~12mm,是右室壁厚度的 3 倍。左心室腔以二尖瓣前尖为界,分为左后方的左心室流入道和右前方的流出道两部分。

　　(1) 左心室流入道:又称为左心室窦部,位于二尖瓣前尖的左后方,其主要结构为二尖瓣复合体。左心室流入道的入口为左房室口,口周围的致密结缔组织环为二尖瓣环,二尖瓣基底附于二尖瓣环,游离缘垂入室腔。

　　(2) 左心室流出道:又称主动脉前庭、主动脉圆锥或主动脉下窦,为左心室的前内侧部分,由室间隔上部和二尖瓣前尖组成,室间隔构成流出道的前内侧壁,二尖瓣前尖构成后外侧壁。此部室壁光滑无肉柱,缺乏伸展性和收缩性。流出道的上界为主动脉口,位于左房室口的右前方,口周围的纤维环上附有 3 个半月形的瓣膜,称主动脉瓣。每个瓣膜相对的主动脉壁向外膨出,半月瓣与主动脉壁之间的袋状间隙为主动脉窦。

　　(二) 解剖变异

　　心室的变异主要是心室壁的变异,先天性室间隔缺损为最常见的先天性心脏病之一,主要分为膜周型缺损、干下型缺损、肌部缺损、混合型缺损。随着对解剖的更深入的认识,又有人提出将室间隔缺损分为膜周型、圆锥隔心室型、房室通道型、肺动脉瓣下或圆锥隔型和肌部型更有意义(图 9-1-5)。

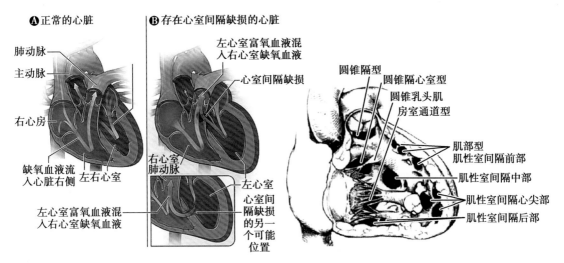

图 9-1-5　心室解剖变异
右侧图示心室内部的结构

三、心脏大血管及连接

(一) 正常解剖

与心脏连接的大血管主要有肺动脉、肺静脉、主动脉以及上腔和下腔静脉,通过瓣膜与心脏的心室和心房腔隔离开,并将循环系统的肺循环和体循环通过心脏连接起来。

1. **肺动脉**　肺动脉起于右心室,在主动脉之前向左上后方斜行,在主动脉弓下方分为左、右肺动脉,经肺门入肺,肺动脉与右室之间通过肺动脉瓣隔开。

2. **肺静脉**　肺静脉分为左右两支,通过肺静脉口与左心房相连,通常是左右各两条肺静脉,有时可见 3~6 条肺静脉的变异。

3. **主动脉**　主动脉通常通过动脉窦与左心室相连,是体循环运送动脉血的主要血管。连接主动脉和左心室的是动脉窦,分为左窦、右窦和后窦。并通过主动脉瓣将主动脉与左室隔开。

4. **上下腔静脉**　上腔静脉为一粗大的静脉干,在右侧第一胸肋关节后方由左右头臂静脉汇合而成,注入右心房。下腔静脉是人体最大的静脉,收集下肢、盆部和腹部的静脉血。

5. **心包**　心包是包裹心和出入心大血管根部的纤维浆膜囊,分内、外两层。外层为纤维性心包,内层为浆膜性心包。

纤维性心包由坚韧的结缔组织构成,上方与大血管外膜相续,下方附着于膈的中心腱。可防止心过度扩张,以保持血容量的相对恒定,还可起屏障保护作用,有效防止邻近部位的感染波及心脏。

浆膜性心包薄而光滑,分脏、壁两层。脏层即心外膜。壁层衬于纤维心包内面,与纤维心包紧密相贴。脏、壁两层在大血管根部相互移行,形成潜在的腔隙称心包腔,内含少量浆液,起润滑作用,可减少心跳动时的摩擦。

心包腔在升主动脉、肺动脉干后壁与上腔静脉、左心房前壁之间的间隙称心包横窦;在左心房后壁、左右肺静脉、下腔静脉与心包后壁之间的间隙称心包斜窦。两窦均为心包腔的一部分。

(二) 解剖变异

1. 动脉变异

(1) 左位主动脉弓:头臂动脉起源异常。

(2) 右位主动脉弓:右位主动脉弓系胚胎时期第四对动脉弓的左弓退化而右弓发育所致。结合头臂动脉分支情况,右位主动脉可分为镜面右位主动脉弓,右位主动脉弓合并迷走左锁骨下动脉,右位主动脉弓与左锁骨下动脉分离。

2. 静脉变异
左上腔静脉及双上腔静脉,异常左头臂静脉,下腔静脉肝段缺如,奇静脉异常走行和奇叶。

第二节 心脏大血管检查技术

一、扫描技术

(一) 检查前准备

1. **心理干预** 由于患者的心率高会影响图像质量,消除患者的紧张情绪十分重要,检查前需要和患者简单介绍检查的过程和可能出现的正常反应,例如对比剂注药后可能会出现发热的症状等,以及呼吸屏气的重要性和需要屏气的次数以及检查大体时间,消除患者的畏惧心理,有利于对心率的控制。10 岁以下不能合作的患儿给予 10% 水合氯醛(0.6～0.8ml/kg)口服镇静。

2. **心率控制** 通常 64 层 CT 以上的机型心率需要控制在低于 70 次/min,16 层 CT 需要控制到 65 次/min 以下。由于是心脏大血管检查,对于心率的要求没有冠状动脉严格,特别是儿童无法控制心率的可以不用控制,对于成年人可对于基础心率过快的患者使用 β 受体拮抗剂,如倍他乐克等,服用方法:于检查前 10～20min 口服 12.5～50mg,建议视情况酌情逐渐加量服用,并对低血压患者时刻监测血压,测量心率下降后再进行检查。

3. **呼吸训练** 检查前训练患者做深吸气、屏气及呼气动作。呼吸训练时需要确定检查者是否能屏住气,可通过观察腹部的运动或者用手放到检查者胸前确定。一般经过训练,患者的屏气时间可以明显延长,可在扫描过程中保持屏气不动。

4. **安装心电图电极** 冠状动脉 CT 扫描需与心电门控相结合,这样可获得清晰可靠的冠状动脉图像。心电极的安装见图 9-2-1,使用三个导联,RA 和 LA 电极分别置于右侧和左侧的锁骨陷凹处,LL 电极置于左侧肋下缘肋间隙上。电极片需要在上臂上举后粘贴,并且需要避开骨头,否则会降低心电波形或得到不稳定的信号。

(二) 扫描方法及扫描参数

1. **扫描体位** 患者仰卧,足先进,两臂上举抱头,身体置于床面正中,侧面定位像对准人体正中冠状面,水平线定位于腋前线。

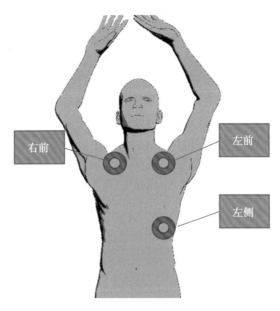

图 9-2-1 心脏大血管 CTA 的电极位置体表图

2. **定位像** 常规扫描胸部前后定位像和侧位定位像,双定位有利于将心脏图像定位到显示野中心。

3. **扫描范围** 根据检查的需要扫描的范围有所不同。常规心脏大血管扫描从气管隆凸下到心底,包括整个心脏。对于先心病等复杂大血管扫描需要从主动脉向下到心底,包括整个心脏大血管(图 9-2-2)。

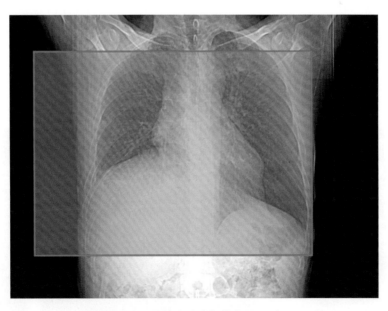

图 9-2-2 心脏大动脉扫描范围(绿框)

4. **扫描参数**

(1)平扫小于或等于 2.5mm 层厚,2.5mm 间距,显示野 25cm,BMI<25kg/m² 可以选择 100kVp,BMI≥25kg/m²,选择 120kVp,螺旋扫描或者 ECG 前瞻门控扫描。平扫可以观察扫

描范围是否合适,如果不合适,可在增强扫描时适当调整。

（2）团注示踪技术,监测层面通常选择气管隆凸下 1cm 肺动脉层面进行监测,监测感兴趣区（ROI）选择降主动脉,触发阈值选择 150HU（绝对值）或者 100HU（相对值）。

（3）对于复杂先天性心脏病扫描,可以使用小剂量预试验技术（test-bolus）进行肺动脉和主动脉的时间密度曲线的绘制,便于分析先天性心脏病的类型,监测启动时间延迟 6 秒左右,采集层面可以通过平扫层面设定为肺动脉和主动脉同时可见的层面。

（4）心脏大血管造影,最薄探测器宽度 0.5~0.75mm,重建层厚/层间距 0.5~1.0/0.5~0.75mm。使用回顾性 ECG 门控扫描方式进行扫描。重建时相选择 40%~50% 和 70%~80% 两个时相进行重建,如果是先天性心脏病的患者需要再延时 7~8 秒扫描一次。

二、对比剂使用技术

对比剂通常选用 370~400mg/ml 的碘对比剂,双期相注射方案（先注射基础量对比剂,后以 40ml 生理盐水冲洗）,基础量对比剂按 1.0ml/kg 计算,注射流速均为 4.0~5.0ml/s。

第三节   图像后处理技术

1. **MPR 技术**   MPR 技术是心脏大血管成像的主要显示技术,由于扫描图像为横断位图像,所以对于心脏短轴位和四腔心的显示需要进行 MPR 重组显示。

2. **CPR 技术**   CPR 技术可以将空间迂曲的血管或者结构显示到一幅图像上,对于大动脉的成像非常有帮助。

3. **MIP 技术**   使用薄层 MIP 技术可以突出显示动脉导管的连接以及室间隔缺损。

4. **VR 技术**   可以全方位立体观察先心病的各个变异血管的空间关系,利用遮盖技术可以显示遮挡血管后的病变。

5. **VE 技术**   可以显示血管内或者心腔内的病变,例如室间隔或者房间隔缺损。（图 9-3-1）

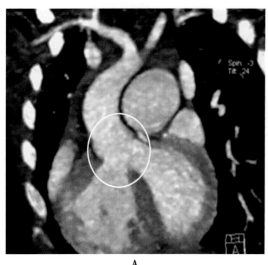
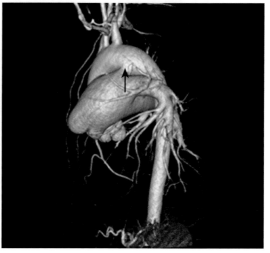

A   B

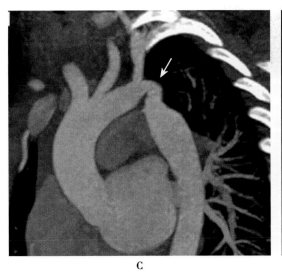
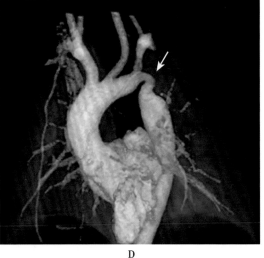

图 9-3-1 心脏大血管 CTA 图像后处理技术

A. MPR 技术,显示主动脉骑跨(椭圆);B. VR 技术显示动脉导管未闭(箭);C. 薄层 MIP 技术显示主动脉缩窄(箭);D. VR 技术显示主动脉缩窄(箭)

第四节 临床应用

一、先天性心脏病

先天性心脏病是先天性畸形中最常见的一类,约占各种先天畸形的 28%,是指在胚胎发育时期由于心脏及大血管的形成障碍或发育异常而引起的解剖结构异常,或出生后应自动关闭的通道未能闭合(在胎儿属正常)的情形。

（一）临床表现

先天性心脏病的种类很多,其临床表现主要取决于畸形的大小和复杂程度。复杂而严重的畸形在出生后不久即可出现严重症状,甚至危及生命。需要注意的是一些简单的畸形如室间隔缺损、动脉导管未闭等,早期可以没有明显症状,但疾病仍然会潜在地发展加重,需要及时诊治,以免失去手术机会。主要症状有:①经常感冒、反复呼吸道感染,易患肺炎;②生长发育差、消瘦、多汗;③吃奶时吸吮无力、喂奶困难,或婴儿拒食、呛咳,平时呼吸急促;④儿童诉说易疲乏、体力差;⑤口唇、指甲青紫、哭闹或活动后青紫,杵状指趾(甲床如锤子一样隆起);⑥喜欢蹲踞、晕厥、咯血;⑦听诊发现心脏有杂音。

（二）病理生理

常见先天性心脏病主要是由遗传因素、环境因素和药物因素等三个方面导致胎儿心脏循环系统的发育异常,常见有房间隔缺损(ASD)、室间隔缺损(VSD)、动脉导管未闭(PDA)、法洛四联症(TOF)等类型的心脏变异。ASD 导致房水平的左向右分流,肺循环的容量增大,引起肺动脉高压,导致右心负荷活动后增加。

（三）诊断要点

1. CTA 表现

（1）ASD:表现在房间隔的连续性中断,两个层面以上显示房间隔连续性中断,间接征象是右心房、室增大。中心肺动脉增宽，如果有肺动脉高压，主肺动脉横径超过同水平主动脉径，右心室壁增厚，右室腔扩大，也有可能出现单心房畸形的可能。（图9-4-1）

（2）VSD：直接征象是室间隔中断，不连续。可以确定不同的扫描类型，第一期的增强扫描由于左右室的增强程度不一样可以观察左右室分流的情况。室间隔缺损的分类：①膜部室间隔缺损一般在主动脉瓣水平下一个层面可见室间隔中断。隔瓣后型间隔缺损则多在二、三尖瓣均显示的层面，与隔瓣后见两心室间交通。②嵴上型间隔缺损显示主动脉根部与右心室流出道之间的圆锥部间隔消失，位置高于主动脉瓣下的膜部间隔缺损。对仅位于肺动脉

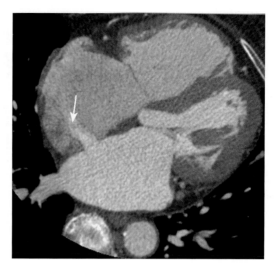

图 9-4-1　由于第一期的增强没有循环，心室间的增强强度不一致，可以明显看出左心房向右心房分流的影像（箭）

瓣下者，又称为干下型缺损。位于室上嵴，漏斗部间隔内，但与肺动脉瓣有一定距离者，又称嵴上型，其间隔征象，分流量小的，余心肺所见可无异常；分流量大者可见肺野密度增高，肺血管纹理增多增粗，如有肺动脉高压，主肺动脉及左右肺动脉可有不同程度的增粗，动脉分支的扭曲，可有心室增大等表现。③肌部间隔缺损常较小，但易于显示，多靠近心尖部。

（3）PDA：直接征象，增强扫描可见主动脉弓下层面一条增强的血管与主肺动脉的左、右分叉部相连；间接征象，小的分流无明确心肺改变，大的动脉导管，可见左室增大。

（4）TOF：可见肺动脉狭窄，可见主肺动脉发育情况，分支等。室间隔缺损，主动脉骑跨可见升主动脉内径较粗，于主动脉根部层面显示，主动脉不同程度骑跨于室间隔之上。

2. 鉴别诊断

（1）法洛四联症、大动脉转位肺动脉瓣闭锁：由于部分或全部静脉血直接分流入动脉，属于右向左分流型。因此患儿出生后就有发绀。

（2）肺动脉狭窄、主动脉狭窄、主动脉缩窄：尽管存在心脏畸形，但左右两侧之间无异常通道，属于无分流型。因此终身不出现发绀。

（3）动脉导管未闭、室间隔缺损、房间隔缺损：在疾病早期由于是动脉的血分流到静脉属于左向右分流型因此无发绀；但到了晚期心脏右侧的压力超过了左侧就出现了发绀。

二、心包疾病

1. 临床表现　心包积液和缩窄性心包炎是主要的心包疾病，心包内可扩张适应 2 000～3 000ml 的容量，当容量过大，可引起心包内压力持续升高，最终导致心包填塞。这一方面心室舒张受限，心搏出量下降；另一方面体静脉血向右心回流受阻，体静脉压力升高。由于心包增厚、粘连、钙化，限制了心脏舒张功能，出现体（肺）静脉压增高者，称为缩窄性心包炎。

2. 病理生理　心包炎分为干性以及湿性（渗出性）两种。如果心包的肥厚和粘连限制了心脏舒张活动，导致心脏舒张功能受限，出现体（肺）静脉压增高，即为缩窄性心包炎。

3. 诊断要点

（1）CTA 表现：心包积液表现为心包腔内的液性密度区，为心包积液的直接征象。

（2）鉴别诊断：如果仅有心包粘连而无由于心包缩窄而导致的心脏舒张功能改变者，仅可称为心包粘连或者粘连性心包炎，需与缩窄性心包炎鉴别。

三、心脏肿瘤

1. 临床表现 黏液瘤是最常见的心脏肿瘤，任何年龄都可以发病，但最常见于 30~60 岁。女性患者稍多于男性患者。临床表现取决于肿瘤的部位、大小、形状以及运动等情况。对心腔、房室瓣口的阻塞和心室流出道的梗阻，可导致严重的症状，甚至有猝死的可能，需及时手术。

2. 病理生理 黏液瘤可发生于任何心腔的心内膜表面，以左房最常见，约占 70%，其次为右房，另有少数可位于左、右心室内。大部分单发，少数可多发。这些多发的黏液瘤既可位于同一个心腔内，也可分别位于不同的心腔内。黏液瘤一般不会累及到心瓣膜、心包及心肌。外观色浅，质软，呈半透明胶冻状，可有出血及钙化。

3. 诊断要点

（1）CTA 表现：CT 增强图像上可见房室腔内占位病变，绝大多数单发。瘤体大小不等。水平面上肿瘤形态不一，多呈分叶状及息肉状，部分可呈不规则形，少数也可比较光滑。肿瘤内部 CT 值多不均匀，可伴有出血及钙化。伴有蒂，在心脏收缩的不同时相内可以动态显示肿瘤随心脏的运动而运动，活动度良好。并可见不同程度的二尖瓣或三尖瓣的瓣口阻塞。肿瘤与周围组织界限清晰，对房壁及瓣膜均无侵犯。

（2）鉴别诊断：左房黏液瘤需与左房血栓鉴别。血栓多位于心耳部或房后壁，紧贴房壁，固定无蒂，不活动，可有钙化。在对于黏液瘤的诊断中，不同时相的动态观察显示肿瘤的活动情况对于诊断与鉴别诊断十分重要。

第五节　心脏大血管成像技术优选

1. 心脏大血管成像的优势 随着 CT 设备成像技术的发展，极大提高了时间分辨力和空间分辨力，特别是可以利用 ECG 对运动的心脏进行成像，成为研究心脏疾病的有力工具。

（1）CT 心脏大血管成像技术与彩色多普勒超声检查比较，可以进行三维重组，对于复杂先心病的诊断更加直观，同彩色多普勒超声检查比较也可以观察瓣膜的运动以及分流情况，但是由于时间分辨力的限制，某个结构的实时观察彩色多普勒超声检查更有优势，并且彩色多普勒超声检查可以观察血流的方向和速度。CT 需要使用对比剂并且对于屏气的要求较高。

（2）CT 心脏大血管成像技术与常规血管造影比较，属于无创或者微创检查，三维立体结果图像质量以及各种位置剖面观察要优于常规血管造影，节约对比剂，在一定范围内可代替常规血管造影。但是 CT 最大的局限是部分容积效应和空间分辨力比常规血管造影差。

（3）CT 心脏大血管成像技术与 MR 心脏大血管成像技术比较，后者依赖于质子自旋相位的流动产生信号，在血管分叉处的涡流会产生伪影，MR 的扫描时间长，易产生呼吸伪影，对钙化不敏感，金属支架无法检查等都影响 MR 检查的成功率，优点是与 CT 比较没有辐射损伤的风险。

（4）对于先天性心脏病，首选彩色多普勒超声检查，因为其价格低廉、检查方便、无辐射、对心内畸形分辨力高；临床怀疑合并心外畸形者，推荐 MSCTA 检查，因为 CT 可多方位及多种后处理方法观察心脏结构及与大血管的解剖关系。最终确诊需 DSA。

（5）对于合并心外大血管异常的患者，如大动脉转位、主动脉病变等，或需要了解的心外血管侧支循环情况的病例，应该常规行 MSCTA；对于不能配合长时间检查或有创检查的患者、或是其他检查不能明确诊断的患者，MSCTA 可作为补充的检查方法。对于复杂先天性心脏病（CCHD）术后的患者可以根据病情和临床诊疗需要有选择地使用。

2. 心脏大血管成像的局限性   CT 可以准确诊断心脏肿瘤位置大小形态以及心包积液等器质性病变，对于先心病的诊断需要配合其他检查来制订扫描方案，对于不能正常屏气的患者，容易出现节段伪影或其他运动伪影。使用对比剂对于肾功能不好的患者会增加其肾功能损伤的风险，碘过敏的患者也无法进行增强检查。CT 诊断局限性还包括：①无实时动态血流动力学征象（多相位重建可部分弥补）；②心率和心律对影像干扰较大，易致检查影像质量下降而影响诊断准确性；③影像后处理费时，心内小缺损等畸形的显示不如 DSA 理想；④放射剂量需有效控制。

（綦维维）

第十章

冠状动脉和静脉的 CT 血管成像

第一节　冠状动脉及静脉解剖

心脏的动脉供血来自左、右冠状动脉,而回流的静脉,大部分经冠状窦口汇入右心房,只有极少部分直接流入左心房或左、右心室。

一、冠状动脉

(一) 正常解剖

1. 右冠状动脉(right coronary artery)　起于主动脉右窦,在右心耳与肺动脉干根之间入冠状沟,向右行绕过心右缘,至房室交点处分为后室间支和左室后支。右冠状动脉的其他分支有动脉圆锥支、右缘支、窦房结支、右室前支等。

(1) 后室间支:是主干的延续、较粗,沿后室间沟走行分支分布于后室间沟两侧的心室壁和室间隔后 1/3 部。

(2) 左室后支:较细,自房室交点处向左下分布于左心室后壁。

(3) 窦房结支:约 60% 起于右冠状动脉近侧段,分布于窦房结和心房壁。

(4) 动脉圆锥支:分布于动脉圆锥上部,与前室间支的动脉圆锥支吻合。

(5) 右缘支:沿心下缘向心尖走行,分布于附近心壁。

(6) 右室前支:分布于右心室前壁。

2. 左冠状动脉(left coronary artery)　起于主动脉左窦,在左心耳与肺动脉干根部之间穿出沿冠状沟向左行,随即分为前室间支和旋支。

(1) 前室间支:沿前室间沟下行,绕过心迹切迹终于后室间沟下部,并与右冠状动脉的后室间支吻合。分布于左心室前壁、右心室前壁和室间隔前 2/3。其主要分支有:动脉圆锥支、左室前支、右室前支和室间隔支。如前室间支发生阻塞,可发生左心室前壁和室间隔前部心肌梗死,并可发生束支传导阻滞。

(2) 旋支:沿冠状沟向后行至心的膈面。分支分布于左心房、左心室左侧面和膈面及窦房结(40%)。其主要分支有:左缘支、左室后支和窦房结支。旋支闭塞常引起左室侧壁及膈面心肌梗死。(图 10-1-1)

(二) 解剖变异

冠状动脉的变异在于其血管分布的不同,根据右冠状动脉和左冠状动脉供给心肌的范围分为左冠状动脉优势型、右冠状动脉优势型、平衡优势型(图 10-1-2)。

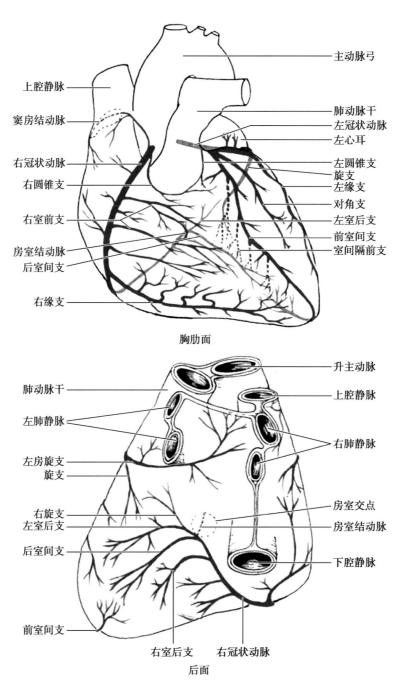

图 10-1-1 冠状动脉的解剖图

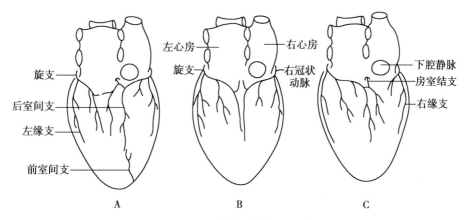

图 10-1-2　冠状动脉优势型分布图

A. 右冠状动脉优势型,后室间支发自右冠状动脉;B. 平衡优势型,后室间支分别由回旋支和右冠状动脉发出;C. 左冠状动脉优势型,后室间支由左回旋支发出

　　冠状动脉的起源通常为右冠状动脉起源于右动脉窦,左冠状动脉起源于左动脉窦。左冠状动脉在左主干发出回旋支和前降支。解剖的变异可能出现单冠状动脉变异,整个心脏的血供来自于右冠状动脉或者左冠状动脉一只血管。

二、冠状静脉

　　心壁的静脉经 3 条途径回心(图 10-1-3)。

　　1. **冠状窦**(coronary sinus)　接收绝大部分静脉回流。位于冠状沟后部,左心房和左心室之间,其右端开口于右心房。主要属支有:

　　(1) 心大静脉:在前室间沟内与前室间支伴行,注入冠状窦左端。

　　(2) 心中静脉:与后室间支伴行,注入冠状窦右端。

　　(3) 心小静脉:在冠状沟内与右冠状动脉伴行,向左注入冠状窦右端。

　　2. **心前静脉**　起于右心室前壁跨过冠状沟注入右心房。

　　3. **心最小静脉**　是位于心壁内的小静脉,直接开口于各心腔(主要是右心房)。

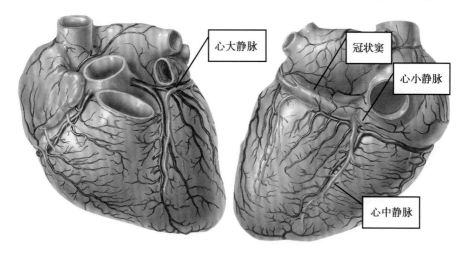

图 10-1-3　冠状静脉的解剖图

第二节　冠状动脉和静脉检查技术

一、适应证与相关准备

1. 检查前准备

（1）心理干预：由于患者的心率高会影响图像质量，消除患者的紧张情绪十分重要，检查前需要和患者简单介绍检查的过程和可能出现的正常反应，例如对比剂注药后可能会出现发热的症状等，以及呼吸屏气的重要性和需要屏气的次数及检查大体时间，消除患者的畏惧心理，有利于对心率的控制。

（2）心率控制：通常 64 层 CT 以上的机型心率需要控制在低于 70 次/min，16 层 CT 需要控制到 65 次/min 以下，对于后 64 层 CT 设备，由于时间分辨力的提高，可以进行高心率的冠脉清晰成像，可适当放宽对心率控制的要求，甚至心率在 90 次/min 左右都可以获得清晰的冠脉成像。对于基础心率过快的患者可使用 β 受体拮抗药，如倍他乐克等，服用方法：于检查前 10~20min 口服 12.5~50mg，建议酌情根据心率逐渐加量服用，并对低血压患者时刻监测血压，测量心率下降后再进行检查。

（3）呼吸训练：检查前训练患者做深吸气、屏气及呼气动作。呼吸训练时需要确定检查者是否能屏住气，可通过观察腹部的运动或者用手放到检查者胸前感知是否有胸廓运动来确定。一般经过训练，患者的屏气时间可以明显延长，可在扫描过程中保持屏气不动。

（4）安装心电图电极：冠状动脉 CT 扫描需与心电门控相结合，这样可获得清晰可靠的冠状动脉图像。心电极的安装见图 9-2-1，使用三个导联，RA 和 LA 电极分别置于右侧和左侧的锁骨陷凹处，LL 电极置于左侧肋下缘肋间隙上。电极片需要在上臂上举后粘贴，并且需要避开骨头，否则会降低心电波形或得到不稳定的信号。

2. 扫描方法及扫描参数

（1）扫描体位与参数设置

1）扫描体位：患者仰卧，足先进，两臂上举抱头，身体置于床面正中，侧面定位像对准人体正中冠状面。

2）定位像：常规扫描胸部前后定位像和侧位定位像，双定位有利于将心脏图像定位到显示野中心。

3）扫描范围：根据检查的需要扫描的范围有所不同。①常规冠状动脉 CTA 扫描从气管隆凸下到心底，包括整个心脏。②冠状动脉搭桥术（coronary artery bypass graft，CABG）术后复查，搭静脉桥的，扫描范围从主动脉向下到心底，包括整个心脏大血管。③CABG 术后复查有动脉桥的，扫描范围需要从锁骨向下到心底，包括整个胸骨，心脏大血管。（图 10-2-1）

4）扫描参数：①平扫小于等于 2.5mm 层厚，2.5mm 层间距，管电压 120kVp，选择 ECG 前瞻门控扫描。平扫可以解决三个问题：第一，观察扫描范围是否合适，如果不合适，可在增强扫描时适当调整；第二，进行钙化积分的计算或者进行冠状动脉钙化的观察和评价；第三，观察检查者是否能配合屏气。②冠状动脉 CT 血管造影，0.5~1mm 层厚，0.5~0.75mm 重建间距。使用 ECG 门控扫描方式进行扫描。

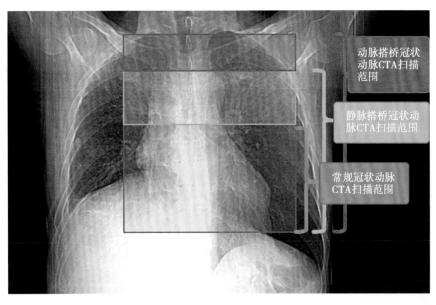

图 10-2-1　冠状动脉扫描的不同计划线设置

（2）ECG 门控扫描方式：冠状动脉 CTA 检查由于需要扫描不停运动中的心脏，所以需要较高时间分辨力来"冻结"运动的心脏和冠状动脉，由于心脏是根据 ECG 进行的有节律的重复运动，所以根据 ECG 可以选择有效相对静止的心脏时相来进行扫描。常规扫描方式有两种，ECG 前瞻门控扫描（序列扫描）和 ECG 回顾门控扫描（螺旋扫描）技术来完成检查。

1）ECG 前瞻门控扫描：系统根据前 3~5 个心动周期的搏动，可以预测下一个心动周期 R 波的位置，并在相应的时相触发扫描。由于探测器宽度的限制，所以需要在下一个心动周期进行移动，扫描方式为步进式床移动（轴扫）。心脏容积通过"踩点触发"技术采集，患者的 ECG 信号用来启动序列扫描。由于 ECG 触发序列扫描需采用先前 RR 间隔的平均值对患者下一个 RR 间隔作出可靠的预测，因此该方法不应用于心律失常或心律不齐的患者。通常选择 70% 时相为触发扫描时相。

2）ECG 回顾门控扫描：采用螺旋扫描方式，ECG 信号和原始数据被同时记录下来，根据心电图信号采用回顾式图像重建。CT 图像重建通常至少需要 180° 扫描数据，即单扇区扫描，时间分辨力为 200ms 以下，当心率较高时，心脏舒张期变短，多层螺旋 CT 180° 的时间分辨力较长，采集时间长，图像会出现运动伪影。为了提高多层螺旋 CT 的时间分辨力，缩短采集时间，可将 2 个心动周期的采集数据重组为一幅图像，即双扇区重建，时间分辨力可提高 1 倍。如果将 2 个以上的心动周期的数据重组为一幅图像，即多扇区重建，时间分辨力可提高 n 倍。对于 64 层螺旋 CT，心率超过 70 次/min，使用双扇区或多扇区重建的图像质量要好于单扇区重建。

3）冠状动脉钙化积分扫描：通常冠状动脉钙化积分扫描方案同 ECG 前瞻门控扫描，为了获得清晰的没有运动伪影的钙化积分图像，有的设备可以使用电影采集的方式采集相差 50ms 的图像数据。对于管电压的选择通常固定为 120kV，因为不同的管电压会影响钙化的 CT 值，有的 CT 设备对于扫描的 FOV 还有限制，例如钙化积分的 FOV 必须 25cm，否则会有钙化积分计算偏差提示。图像的层厚通常选择小于 3mm，图像越薄，积分变异越大。钙化积分的量化也分为不同的测量方法:①Agotston 积分法(AS),把 CT 值≥130HU,钙化面积>1mm² 定为钙化,根据不同的钙化密度给出不同的评分,将评分加起来就是钙化积分;②Callister 积分(CS)是在 Agoston 积分基础上进行的体积积分,测量值变异较少;③钙质量积分(MS)是根据钙化斑块 CT 值进行校正并换算出等效钙浓度,目前认为质量积分变异性最小。

二、对比剂使用技术

冠状动脉的增强效果随着对于冠状动脉 CTA 检查认识的深入而不断发生着变化,如图 10-2-2 所示,随着 CT 设备的发展,人们对冠状动脉 CTA 检查的认识不断深化,对于对比剂增强效果的认识也在不断发生改变,早期 4 层螺旋 CT 由于扫描时间长,需要有一个长时间对比剂的团注,在扫描时右心有大量的对比剂影响右冠状动脉的观察。随着 CT 扫描层数的增加,冠状动脉 CTA 检查的时间不断减少,使用盐水推注可以消除右心伪影,但是却忽略了室间隔的显示,理想的冠状动脉 CTA 的增强效果如图 10-2-2 所示。同时冠状动脉的增强值也由最初的越高越好,转变为 300~350HU 的理想状态最好,既可以有效观察钙化又可以有效观察软斑块。

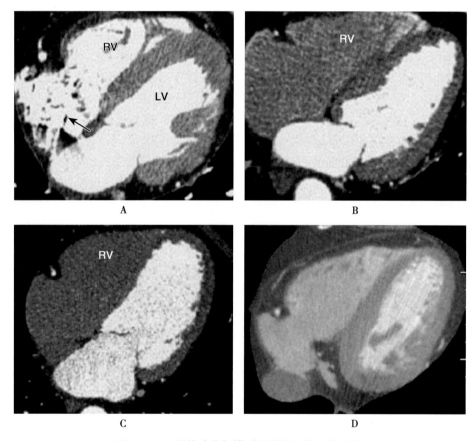

图 10-2-2   冠状动脉扫描对比剂增强效果的演变

A.4 层螺旋 CT 检查时对比剂的增强效果,右心房和心室内有大量对比剂的高衰减伪影;B.16 层螺旋 CT 扫描的心脏,由于使用了盐水推注,右心的高衰减伪影明显减少;C.早期 64 层螺旋 CT 的心脏图像,由于使用的对比剂更少,扫描时间更短,右心被盐水冲刷的更明显;D.现在认为的理想的心脏图像,左心强化明显,右心有适当强化,室间隔显示良好,肺动脉强化不明显

1. **生理盐水的使用**　盐水的推注使用可以增加冠脉的增强值以及增强持续的时间,同时可以减少肺动脉增强时间并减少上腔静脉的高衰减伪影,盐水推注可以代替部分对比剂的效果,减少对比剂总量。

2. **对比剂注射方案设定**　对比剂的浓度通常使用 350~370mg/ml,要达到理想的冠状动脉 CTA 检查的增强效果,需要使用双筒高压注射器,配合盐水的使用,有单流速三期和双流速两种对比剂注射方案。

（1）单流速三期:单流速 4~5ml/s 的流速,第一期,对比剂 50~60ml,第二期,盐水 16~20ml,第三期,使用对比剂-盐水混合物(混合比为 60%:40%)。

（2）双流速:双流速第一期,4~5ml/s 的流速,注射 50~60ml 的对比剂,加盐水推注 16~20ml;第二期,使用 2.5~3.5ml/s 的流速,注射 5~7ml 对比剂加 25ml 盐水推注。总的来看,增强根据扫描时间需要 10 秒的对比剂团注,但是随后的肺循环可以用盐水代替并且使肺动脉的增强效果降低,最后需要强化右心并且盐水冲刷上腔静脉,单流速使用盐水和对比剂混合注射,将对比剂在针管中稀释,而双流速是将对比剂流速减少让对比剂在血管中稀释,方法不同但效果一致。

3. **根据体重确定对比剂流速**　由于冠状动脉的强化保持在 300~350HU 为最好的观察效果,可根据体重来选择对比剂注射流速。体重小于 60kg,流速选择 3.5ml/s,并适当减少对比剂的总量,可以减少对比剂渗漏,过敏以及肾功能损伤的风险;体重大于 60kg 且小于 75kg,流速选择 4ml/s;体重超过 75kg,流速为 5ml/s。

4. **扫描延迟时间**　冠状动脉 CTA 扫描延迟时间的确定非常重要,经验时间是延迟 25~30 秒启动扫描。如果要进行 CABG 术后复查,扫描范围增大时,需要提前计算好延迟时间 2~3 秒启动扫描。冠状静脉 CTA 扫描延迟时间可以设为 6~8 秒后进行扫描,可以在冠状动脉 CTA 检查后再进行一次冠状静脉扫描,方法同动脉扫描。如果考虑到辐射问题或排除冠心病,可以直接延迟 8 秒进行冠状静脉 CT 扫描。通常选择测定靶血管内对比剂峰值变化来选择适当的扫描启动时间,有两种方式。

（1）小剂量预试验技术:用 10~20ml 对比剂使用心脏增强的流速进行肘静脉注射,注药后延时 8~12 秒开始在升主动脉层面连续扫描,测量升主动脉作为感兴趣区随时间变化的密度值。此时靶血管内对比剂的浓度由低向高迅速增加,连续扫描至目标血管的对比剂浓度下降到接近正常浓度时中止扫描。将所获得的连续图像用软件进行分析,得到靶血管的时间密度曲线及平均峰值时间。根据平均峰值时间适当增加 3~4 秒,设定为扫描开始的延迟时间。

（2）团注示踪技术:设定升主动脉根部层面(气管隆凸下 1cm)作为连续曝光层面,并选择升主动脉作为观察感兴趣区,注射对比剂 8~10 秒后,连续曝光采集实时观察感兴趣区对比剂 CT 值上升情况,当 CT 值达 150HU 预定值后,自动或手动触发扫描。

这两种方法都可以达到较好的增强效果,相比较,Test-Bolus 检查时间长,还需要计算,但是优点是比较可靠和准确,同时小剂量的注射可以观察检查者是否能配合增强检查,是否会出现副反应。Bolus-Tracking 简单,省时,但是只有一次机会,检查容易失败。

第三节　冠状动脉 CTA 图像后处理技术

冠状动脉钙化积分的后处理就是选择最少伪影的图像中的钙化部分进行统计分析的过

程。通常首先将钙化积分扫描图像载入到软件中,然后根据每一层采集的时相进行排列,选择出每层运动伪影最少的图像,然后进入钙化划分的步骤,根据冠脉的分支划分钙化组(图 10-3-1)。

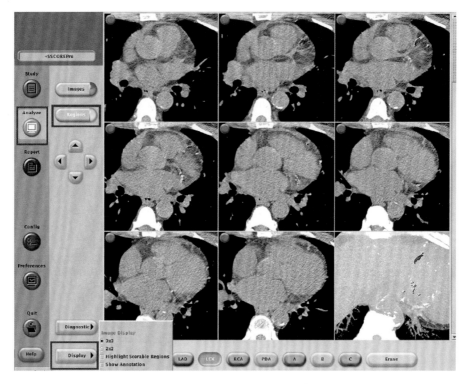

图 10-3-1　冠状动脉钙化积分报告结果

1. **冠状动脉重建时相的选择**　心率决定冠状动脉的重建时相,一般情况,对于 64 层螺旋 CT,由于时间分辨力有限,心率小于 65 次/min 时,在舒张末期即 75%~80% 时相,右冠状动脉和左冠状动脉都可以得到很好地显示,但当心率在 70~80 次/min 时,右冠状动脉显示的最好时相为 45%~50%,而左冠状动脉为 75%。

2. **心电图编辑**　ECG 回顾门控扫描由于记录了 ECG 信号和原始数据,所以当 ECG 信号不理想时,可通过对 ECG 信号进行编辑来补救一些图像质量较差的扫描。多层螺旋 CT 心电图编辑方法有消除(delete)、忽略(disable)、插入(insert)、R 波偏移(shift R-peak)等,对于有严重心律不齐的患者,可联合使用多种心电图编辑技巧,最终可获得较理想的冠状动脉图像。(图 10-3-2)

3. **图像的显示和摄影**　平扫的窗宽为 250~350HU,窗位为 35~45HU,增强扫描的窗宽 600~800HU,窗位 300~400HU。总之,将增强的冠状动脉的 CT 值作为窗位,适当调整窗宽,冠状动脉为灰色,钙化为白色,软斑块为黑色。

4. **三维重组后处理**　由于冠状动脉走行不规律,所以三维重组对于冠状动脉的诊断非常重要。常规三维重组的方法有①整个心脏冠状动脉的 VRT 重组:用于显示冠状动脉的开口、起源和大体解剖并帮助对冠状动脉进行命名;②冠脉树的 VRT 和 MIP:观察冠状动脉的走行狭窄以及钙化,也可使用薄层 MIP 来进行重组;③曲面重组(CPR):这是观察冠状动脉狭窄情况的主要方法,配合横断位以及长轴位可以较准确地评估狭窄的程度,特别是对于大于 50% 的狭窄,与 DSA 相比,其准确性达到 98%(图 10-3-3)。

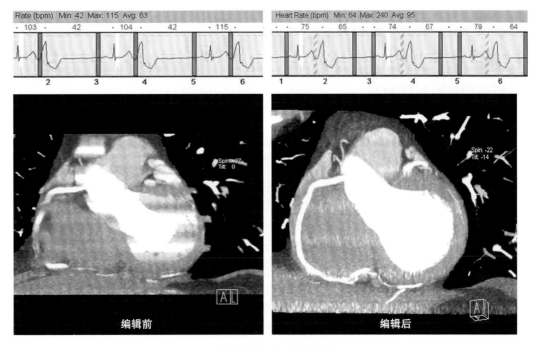

图 10-3-2 心电图编辑

编辑前,由于心电图二联律,无法获得足够的数据重建图像,经过删除添加新的起搏点获得足够重建的数据,图像质量明显改善

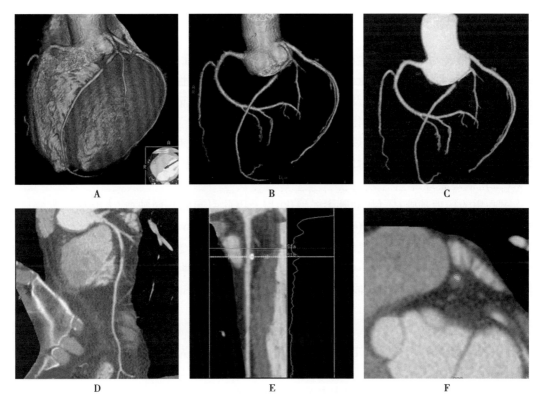

图 10-3-3 冠状动脉 CTA 图像后处理

A. 显示整个心肌和冠脉 VRT;B. 显示冠脉树 VRT;C. 显示冠脉树 MIP;D. 显示前降支 CPR;E、F. 显示冠脉狭窄处的横断位测量

第四节　临 床 应 用

一、冠状动脉阻塞性病变

（一）临床表现

1. 心律失常和心力衰竭型　部分患者心绞痛发作后由于心肌广泛纤维化,病变广泛,心绞痛逐渐减弱到消失,但是却出现心力衰竭的表现,如水肿、乏力、气紧等,还有各种心律失常可表现为心悸。还有部分患者是没有心绞痛,直接表现为心律失常和心力衰竭。

2. 无症状心肌缺血型　很多患者有广泛的冠状动脉阻塞但没有感到过心绞痛,甚至有些患者在心肌梗死时也没感到心绞痛。部分患者由于心电图有缺血表现,发生了心律失常,或因为运动试验阳性而做冠脉造影才发现。部分患者在发生了心源性猝死,或常规体检时发现心肌梗死后才被发现。

3. 心绞痛型　主要表现为胸骨后的闷胀感、压榨感,并且有明显的焦虑,持续 3~5 分钟,常常扩散到背部、左侧臂部、下颌、咽喉部、肩部和右臂。有时可累及这些部位但是不影响胸骨后区。在情绪激动、饱餐、受寒、用力等增加心肌耗氧情况下发作时被称为劳力性心绞痛,含化硝酸甘油或休息后可缓解。有时候心绞痛不典型,可表现为晕厥、虚弱、嗳气、呼吸困难,尤其在老年人。

4. 猝死型　指由于冠心病引起的不可预测的突然死亡,在急性症状出现以后 6 小时内发生心脏骤停所致。主要是由于缺血造成心肌细胞电生理活动异常,而发生严重心律失常导致。

5. 心肌梗死型　梗死发生前一周左右,经常会有前驱症状,如静息和轻微体力活动时发作的心绞痛,伴有明显的疲惫和不适。梗死时表现为持续性剧烈闷塞感、压迫感、甚至有刀割样疼痛,位于胸骨后,常波及整个前胸,以左侧为重。疼痛部位与以前心绞痛部位一致,但持续时间更久,疼痛更重,含化硝酸甘油和休息不能缓解。有时候表现为上腹部疼痛,容易与腹部疾病混淆。并且伴有烦躁不安、呕吐、多汗、冷汗、低热、头晕、极度乏力、濒死感、呼吸困难、心悸、恶心,持续半小时以上,常达数小时。如果发现这样的情况应立即送往医院。

（二）病理生理

冠心病的病理基础是冠状动脉粥样硬化,以及因此引起的心肌缺血、大的病理改变。美国心脏病学会根据动脉粥样硬化病变的发展过程,将其分为 6 型:即 1 型,脂质点;2 型,脂质纹;3 型,斑块前期;4 型,粥样斑块;5 型,纤维粥样斑块;6 型,复合病变。近年来临床研究表明,冠心病患者的病程进展并不像前述病理分型那样,从 1 型病变逐渐演变至 6 型病变,而是在粥样硬化病变的任一个阶段都可能并发斑块破裂、出血和血栓形成,这正是急性冠脉综合征的病理生理机制。

（三）诊断要点

1. CTA 表现　冠状动脉 CTA 的阻塞性病变的主要表现为血管腔的充盈缺损,缺损的原因主要是由冠心病引起的粥样硬化斑块造成的管腔狭窄。斑块按照稳定性可分为稳定性斑块和不稳定性斑块,稳定性斑块临床多为稳定性心绞痛;不稳定性斑块(又称为易损斑块),根据成分和 CT 值可分为软斑块、纤维斑块、钙化斑块和混合斑块。根据对血管的影响可分为偏心性斑块、同心性斑块、血管正性重构和负性重构。如果将冠状动脉造影显示的冠状动脉狭窄程度分为 6 级：1 级：正常，无冠状动脉狭窄；2 级：轻度狭窄，狭窄小于 30%；3 级：中度狭窄，狭窄程度 30%~50%；4 级：重度狭窄，狭窄程度 50%~90%；5 级：次全堵塞，狭窄程度大于 90%；6 级：管腔完全闭塞。（图 10-4-1）

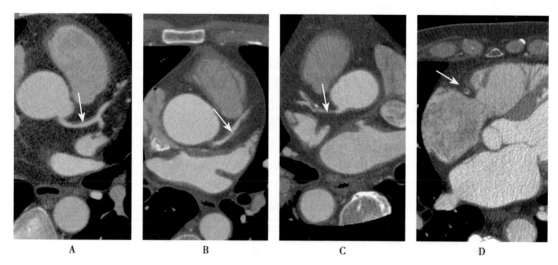

图 10-4-1　冠状动脉的狭窄程度
A. 轻度狭窄；B. 中度狭窄；C. 重度狭窄；D. 完全闭塞（箭）

2. 鉴别诊断

（1）壁冠状动脉：正常情况下，冠状动脉及其分支走行于心外膜表面的脂肪组织中，若冠状动脉的某一段穿行于心肌纤维中，则这段被心肌纤维覆盖的血管称为壁冠状动脉。影像学多表现为局部冠状动脉穿过心肌，收缩受限，以 4D 电影模式重组和回放，示壁冠状动脉于心脏收缩期出现短暂的闭塞-收缩期狭窄或挤牛奶样现象。

（2）肺栓塞：肺栓塞的临床症状和冠心病的症状很相似，容易因为考虑心脏原因而进行冠状动脉 CTA 检查，冠状动脉 CTA 影像学表现通常阴性，但如果放大 FOV 可看到肺动脉有明显的充盈缺损表现。

二、冠状动脉瘤或瘤样扩张

冠状动脉发生局部性或弥漫性扩张，超过局部原来直径的 2 倍以上呈单发性或多发性的瘤样改变称之为冠状动脉瘤。通常将冠状动脉管径扩大达正常值的 1.5~2 倍，称为冠状动脉瘤样变；将冠状动脉扩张管径超过正常 2 倍，则称为冠状动脉瘤，先天性和获得性的情况均可形成冠状动脉瘤。先天性冠状动脉瘤最常见于右冠状动脉，在血管瘤内血流异常而导致血栓形成，继而血管阻塞远处呈血栓栓塞化和心肌梗死。

（一）临床表现

1. 这主要取决于动脉瘤本身的病理改变，以及是否有合并症，冠状动脉瘤本身不引起症状，有时动脉瘤很大也没有任何症状，只有在尸检或行冠状动脉造影时偶然发现，其临床表现可为心绞痛或急性心肌梗死的症状和体征，瘘口大也可以发生心力衰竭。

2. 破入心包腔则发生急性心包填塞而死亡，巨大的冠状动脉瘤也可出现右室流出道受阻的症状和体征。

（二）病理生理

1. 先天性冠状动脉瘤　动脉壁中层呈节段性缺如，肌纤维发育不良，组织排列异常。病变血管不断扩张、变薄而形成动脉瘤，或因病因尚不清楚的，使动脉壁呈囊性坏死及变性，中层侵犯尤为明显，弹力纤维严重破坏使动脉壁变薄弱而形成动脉瘤，另外就是由冠状动脉瘘形成的动脉瘤。

2. 后天性冠状动脉瘤

（1）冠状动脉粥样硬化：是冠状动脉瘤的最常见原因，占动脉瘤的 52%，多发生在 50 岁以上，主要是由于脂肪代谢紊乱高脂血症，特别是低密度脂蛋白异常增高，使脂质首先沉积于血管壁的内皮层，引起内皮细胞破坏及纤维化，进而累及中层弹力纤维以及血管全层，使血管的营养受到障碍，结果造成管壁内膜撕裂，管壁变性，局部萎缩脆弱形成动脉瘤。

（2）川崎病：这种病主要侵及 6 岁以下儿童，但也可累及青年人，其中 60% 的患者累及心脏。如冠状动脉瘤、冠状动脉狭窄、心肌炎或心肌梗死，也可引起乳头肌功能紊乱而发生二尖瓣反流。

（3）其他病因：除上述常见的病因外冠状动脉瘤还可见于晚期梅毒、心内膜感染后脓毒栓塞，创伤新生物，硬皮症等。同时也可继发于冠状动脉成形术后或心内手术后，如：心内膜活检、冠状动脉搭桥和心脏移植后。

（三）诊断要点

1. CTA 表现　CTA 可见冠状动脉在某一节段出现膨大或扩张，远端可伴有斑块或者钙化造成的狭窄。通过后处理软件分析可以很清晰地显示扩张的血管断面，CPR 重组可以显示同正常血管相比扩张的程度。

2. 鉴别诊断　先天性冠状动脉瘘：冠状动脉瘘是指左右冠状动脉主干或其分支与任何一心腔或冠状静脉及其分支，或与近心大血管如肺动脉肺静脉及上腔静脉之间，存在异常通道，常瘘入右心系统，可形成单瘘口或多瘘口，以单瘘口最常见。冠状动脉瘘是一种少见的、引起心肌缺血的先天性畸形。但亦有少数病例发生于心脏、冠状动脉等的有创检查、手术或外伤并发症。常表现为异常的冠状动脉及其分支增粗、迂曲，严重者可以呈瘤样扩张，通过异常的通道，血流可分流入右心房、右心室、左心房、心脏大静脉及冠状静脉。是否有异常血管与其他心腔相通是其与瘤样扩张的主要鉴别点。（图 10-4-2）

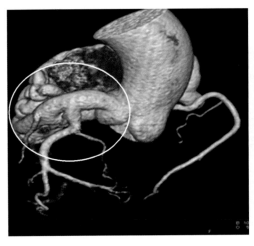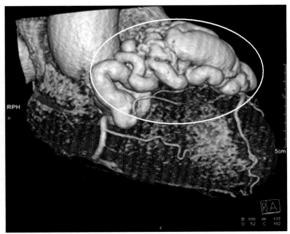

图 10-4-2　先天性冠状动脉-肺动脉瘘伴冠状动脉瘤

图示右冠状动脉发出一个粗大分支与肺动脉连接并伴有瘤样扩张（椭圆）

三、冠状动脉变异和畸形

冠状动脉变异和畸形主要指冠状动脉的起源和分支异常,包括:①冠状动脉起源于高位升主动脉,使冠状动脉造影插管困难;②左冠状动脉回旋支起源于右冠状动脉窦或右冠状动脉;③左冠状动脉前降支起源于右冠脉窦或右冠状动脉;④左冠状动脉主干起源于右冠脉窦;⑤右冠状动脉起源于左冠脉窦。

(一) 临床表现

绝大多数变异并不引起明显临床症状,但少部分被认为是具有潜在危险的冠状动脉异常,可引起不同程度的心肌缺血症状,甚至发生猝死,因此,对于此类冠状动脉异常需早期明确诊断。其中主肺动脉间型与心源性猝死相关性最高,有报道青少年猝死患者多为此种变异类型。

(二) 病理生理

先天性冠状动脉变异为少见病变,其开口、走行分布及终止均可发生异常,发生率占总人群 0.2%~1.2%。绝大多数变异并不引起明显临床症状,但少部分被认为是具有潜在危险的冠状动脉异常,可引起不同程度的心肌缺血症状,甚至发生猝死,因此对于此类冠状动脉异常的早期诊断具有重要的临床意义。总体研究对象中,男、女分别占 67% 和 33%。此外,心血管手术临床经验表明,欲行心导管术、瓣膜置换术、心脏移植及旁路血管移植手术时,术前明确冠状动脉的起源、走行异常及其具体类型,可指导术者顺利寻找冠脉开口、避免操作当中压迫、阻塞变异的冠状动脉,部分病例变异血管开口及行程中未见受压及异常狭窄改变,不引起明显异常血流动力学改变,亦无临床症状,属于无症状性或良性冠状动脉变异。副冠状动脉是指右冠状动脉的圆锥支直接开口于右冠窦的起始异常,此变异本身并不引起异常血流动力学改变,了解其解剖变异的意义在于避免心导管手术过程中可能会造成的插管损伤,起源异常的血管走行于主动脉与肺动脉间,在剧烈运动后扩张的主动脉可能会压迫异常走行的冠脉血管,可引起一过性的管腔狭窄或闭塞而导致缺血;此外,血管自律性或内分泌功能障碍亦有可能诱发异常走行的冠状动脉痉挛而导致心肌急性缺血而引发临床症状,甚至造成心源性猝死。

据国外文献报道,右冠状动脉起源异常,以回旋支起源于右冠状动脉窦或者右冠状动脉最为常见。造成差异的原因考虑与种族、地域因素有关。该研究结果中包括较少见的冠状动脉起源变异(CAOA):右冠状动脉、左前降支和回旋支分别起源于左冠状动脉窦;左主干和右冠状动脉开口于左冠状动脉窦上方;回旋支起源于第一对角支,合并回旋支近段肌桥;回旋支缺如;左主干起源于肺动脉(成人型)。但未涉及文献报道的左冠状动脉开口于右窦、回旋支起源于右冠状动脉和少见的单一冠状动脉等,分析原因可能是由于样本数量较少,或者遗传学差异。(图 10-4-3)

(三) 诊断要点

1. CTA 表现　VR 图像可直观、准确地显示冠状动脉开口于主动脉窦的位置及其周围血管的关系,亦可准确测量管径大小,为术前准备提供依据。CTA 各重建方式均明确显示异常沟通的血管,准确诊断冠状动脉瘘,可清晰显示冠状动脉瘘的类型、交通血管的走行以及瘘口部位及直径大小,对制订临床治疗方案有重要的临床指导价值。

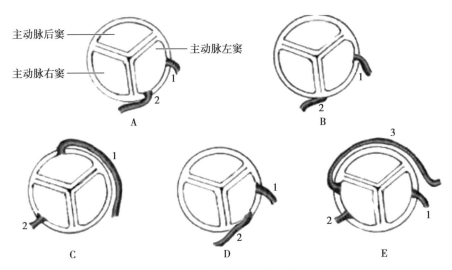

图 10-4-3 冠状动脉开口异常的显示

A. 右冠状动脉开口于左窦;B. 右冠状动脉开口于左冠状窦与右冠状窦之间;C. 左冠状动脉开口于后窦;D. 右冠状动脉开口于左窦的上方并斜穿左窦动脉壁;E. 左冠状动脉前降支直接开口于左窦,左冠状动脉回旋支开口于右窦并从后窦绕到回旋支的位置

1:左冠状动脉;2:右冠状动脉;3:左冠状动脉回旋支

    VR、MIP 和 CPR 显示冠状动脉开口及分布,包括主要冠状动脉和细小分支的起源异常,通过上述成像均可做出诊断。VR 属三维图像,将冠状动脉开口、走行及分布通过三维成像以任意角度显示,图像立体、直观;CPR 属二维图像,不仅显示冠状动脉开口位置与解剖关系,而且显示冠状动脉自身情况,如病变部位、性质、程度和范围。横轴面 MIP 因受运动伪影影响最小,最易判定冠状动脉开口异常。(图 10-4-4)

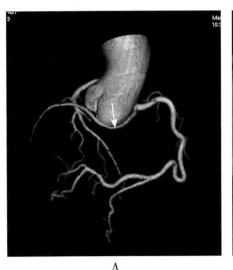

A

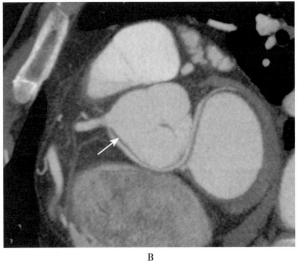

B

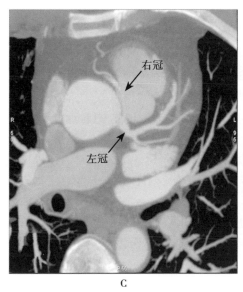
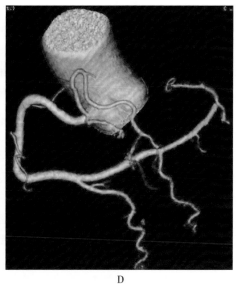

图 10-4-4　冠状动脉变异与开口异常的病例

A、B. 分别为 VR 和 CPR 显示左回旋支(箭)单独起源于右冠状动脉,绕过左冠窦和左房之间走行,发育细小;C. 薄层 MIP 显示右冠直接起自左冠脉根部,发育细小;D. 单只右冠状动脉给整个心脏供血,未见左冠状动脉的显示

2. **鉴别诊断**　主要与先天性心脏病鉴别,ASD 表现在两个层面以上显示房间隔连续性中断,间接征象是右心房、室增大。中心肺动脉增宽,如果有肺动脉高压,主肺动脉横径超过同水平主动脉径,右心室壁增厚,右室腔扩大,也有可能出现单心房畸形的可能。VSD 直接征象是室间隔中断,不连续。可以确定不同的扫描类型,第一期的增强扫描由于左右室的增强程度不一样可以观察左右室分流的情况。

四、冠状动脉术前和术后评估

1. **冠状动脉疾病的筛选**　对临床症状表现为不典型胸痛,或典型缺血性心绞痛症状,或心电图异常的患者,可先进行 CT 冠状动脉造影进行筛选。

2. **血管重建术术前定位**　如经皮腔内血管成形术(PTCA)及冠状动脉搭桥术(CABG)前,利用本技术可明确病变位置和范围,观察其与周围结构的关系。

3. **血管重建术术后复查**　用于 PTCA 及 CABG 等术后复查,创伤小,易耐受,检查方便。

五、冠状动脉 CTA 心外异常的检出和处理

冠状动脉扫描由于对时间分辨力和空间分辨力的要求较高,所以通常使用的扫描范围仅包括冠状动脉扫描野,也在有限的 25cm 之内,但冠状动脉 CTA 经常会出现心外异常病变的检出,例如,纵隔肿瘤,肺内病变,特别是肺栓塞病变。

对于心外异常病变的处理,如果在扫描时发现心外异常病变,患者不再进一步检查,可以在冠状动脉 CTA 检查后,立即补充一期静脉期扫描,扫描方案选择螺旋扫描但不使用ECG 门控。如果检查结束后才发现心外异常,可以尝试扩大显示野(DFOV)尽量显示病变的范围。

第五节　冠状动脉和静脉成像技术优选

1. CT 血管成像的诊断价值　冠状动脉 CTA 成像技术能够较好地显示心脏的解剖情况,有效地观察心脏血管狭窄程度,正确选择动脉旁路移植术的手术方式,有效评估患者的心肌桥。作为一种无创、简易、准确、可靠的心脏冠状动脉检查方法,冠状动脉 CTA 技术在临床上具有广阔的应用空间。

2. 准确率与局限性　64 层螺旋 CT 冠状动脉 CTA 诊断冠状动脉狭窄的准确度及灵敏度都较高,对早期轻度狭窄诊断灵敏度优于传统动脉造影,对于辅助患者治疗具有重要作用,值得在临床推广应用。

64 层螺旋 CT 诊断具有多层选择性,能多层次、不同厚度进行扫描,且能对血管壁的病理形态及心脏性能进行评价,同时还不会对患者的血管造成创伤,短期内能进行重复检查,且准确度好、安全性较高,对患者的危害较小。根据研究结果显示,与冠状动脉造影比较,就冠状动脉狭窄诊断出的中度及中度以上的准确性均比较高,对比差异较小。有研究显示冠状动脉 CTA 对冠心病左主干及前降支病变诊断具有灵敏度、特异度、准确度高的特点;这可能与冠状动脉解剖结构有关,左主干及前降支相对较粗且走行较直,在 CT 成像中易于辨别。

有研究显示,相对左主干及前降支病变,冠状动脉 CTA 对回旋支及右冠状动脉病变的灵敏度较高,而特异度及准确度相对较低。若冠状动脉 CTA 提示回旋支及右冠状动脉病变时,则需排除有无钙化或扭曲转折等干扰因素,同时结合临床症状及心电图进一步判定是否存在真正病变,必要时需结合冠状动脉造影。当冠状动脉 CTA 得出阴性结果时,临床中基本可排除冠心病。除诊断冠心病外,冠状动脉 CTA 在判断斑块成分及稳定性中还具有巨大的潜力。

但由于冠状动脉 CTA 在检查及成像过程中,易受患者心率、心律、呼吸、心功能等多种因素的影响,易出现假阳性及假阴性或狭窄程度误判。因此对于怀疑冠心病高危人群,还需结合冠状动脉造影或血管内超声检查进一步明确。

应用 64 层螺旋 CT 进行研究,提示能清楚显示冠状窦口和大属支的结构和走行,但对静脉远端的显示仍然存在局限,上述研究许多都是针对心脏结构正常的患者,事实上,心力衰竭患者中静脉解剖结构存在许多的变异和畸形,特别是在有心肌梗死病史的患者中,但是,对一些远端静脉的显示仍有一定的局限性,和顺向性冠状静脉造影和传统的逆向性冠状静脉造影相比,它有一定的优势,特别是无创性的特点更容易为患者接受,并能术前优化指导左心室导线的选择性植入。

随着 CT 检查技术和成像设备的进步,时间分辨力的提高将有助于增加心脏检查的适应性,双源 CT 对于心率 100 次/min 的患者可以成功进行检查。256～320 排探测器宽度可以有效减少心脏检查的节段伪影并保证了房颤检查的成功率,各种迭代算法的开发有效减少了辐射剂量并保证了图像的成像质量。能谱成像和灌注成像也使得心脏以及冠状动脉检查不局限于解剖结构的成像,让功能成像成为可能。

（綦维维）

第十一章

肝 CT 血管成像

第一节　肝血管解剖

一、肝动脉

（一）正常解剖

肝动脉起自腹腔干,依次延续为肝总动脉、肝固有动脉、肝左动脉及肝右动脉。

1. **肝总动脉**　起自腹腔干,右行至十二指肠上缘进入肝十二指肠韧带内,分为肝固有动脉和胃十二指肠动脉。

2. **肝固有动脉**　为肝总动脉的直接延续,行于肝十二指肠韧带内,在门静脉前方、胆总管左侧上行至肝门,分为左右两支。肝右动脉在入肝门前还发出一支胆囊动脉。胆囊动脉经胆囊三角至胆囊颈后上方,发出分支分布于胆囊。肝固有动脉起始处还发出胃右动脉。胃右动脉在小网膜内行至幽门上缘,再沿胃小弯左行,与胃左动脉在胃小弯相吻合。胃右动脉沿途发出分支分布于十二指肠上部和胃小弯附近的胃壁。

3. **肝左动脉**　多行于胆道左侧、门静脉前方,入肝后发出左内叶及左外叶动脉,并发出分支供应尾叶左半。左外叶再分为上、下段动脉。

4. **肝右动脉**　多经胆总管后方进入胆囊三角,进入肝门发出小支供应尾叶右部,分出右前叶动脉和右后叶动脉,后者再分为上、下段动脉。

（二）解剖变异及分型

胚胎时期肝由三条动脉供血,分别为胃左动脉、腹腔干、肠系膜上动脉。出生后一般仅保留腹腔干,并由此分出肝左、右动脉入肝。肝动脉偶尔可起自胃左或肠系膜上动脉,或者两者动脉并存的肝动脉变异。

1. **替代肝动脉**　即替代了同名正常肝动脉供血的变异肝动脉;肝叶的血供不是由起自肝固有动脉的肝左或肝右动脉供应,而是仅由起自其他动脉的分支血管供应。

2. **副肝动脉**　为两支或两支以上肝动脉进入左半肝或右半肝,其中起自肝固有动脉以外的附加支称为副肝动脉。副肝左动脉较多见,出现率约为25%,多起自胃左动脉,少数可起自肝右动脉、肝总动脉、胃右动脉、胃十二指肠动脉、腹腔干等。副肝右动脉出现率约为8.9%,多起自肝左动脉,也可起自肠系膜上动脉(图11-1-1)。

关于肝动脉变异,国内外有多种分型,其中最经典的是 Michels 分型(表11-1-1),1994年 Hitta 将 Michels 分型简化为6型(表11-1-2),这两种分型被学术界视为研究肝动脉解剖及变异的主要标准。

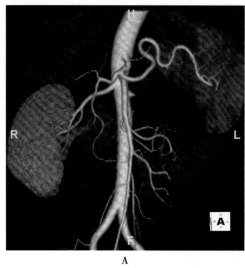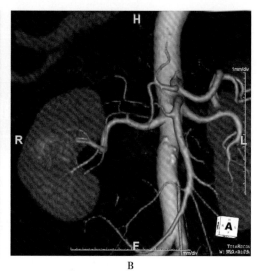

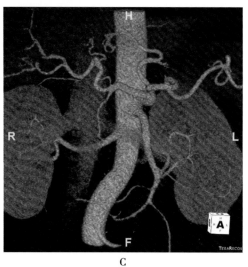

图 11-1-1　副肝动脉

A.肝动脉典型解剖;B.肝动脉变异Ⅲ型或 3 型替代肝右动脉起自肠系膜上动脉;C.肝动脉变异Ⅴ型或 2 型副肝左动脉起自胃左动脉

表 11-1-1　肝动脉的解剖及变异(Michels 分型)

类型	解 剖 特 点
Ⅰ 型	典型解剖,即肝总动脉由腹腔干发出,分为肝固有动脉及胃十二指肠动脉
Ⅱ 型	替代肝左动脉起自胃左动脉
Ⅲ 型	替代肝右动脉起自肠系膜上动脉
Ⅳ 型	替代肝左动脉及肝右动脉同时存在
Ⅴ 型	副肝左动脉起自胃左动脉
Ⅵ 型	存在副肝右动脉
Ⅶ 型	副肝左动脉及副肝右动脉同时存在
Ⅷ 型	同时存在替代肝左动脉及副肝右动脉或者替代肝右动脉及肝左动脉
Ⅸ 型	肝总动脉起自肠系膜上动脉
Ⅹ 型	肝总动脉起自胃左动脉

表 11-1-2　肝动脉的解剖及变异（Hitta 分型）

类型	解 剖 特 点
1 型	正常解剖结构,肝总动脉起源于腹腔干,分成肝固有动脉及胃十二指肠动脉,前者向远端分为肝左、右动脉
2 型	替代或副肝左动脉起源于胃左动脉
3 型	替代或副肝右动脉起源于肠系膜上动脉
4 型	双替代型,肝右动脉起源于肠系膜上动脉+肝左动脉起源于胃左动脉
5 型	肝总动脉起源于肠系膜上动脉
6 型	肝总动脉起源于腹主动脉

二、门静脉

（一）门静脉解剖与变异

门静脉（肝门静脉）主干由肠系膜上静脉、肠系膜下静脉和脾静脉在胰头与胰体交界处后方合成,起自第 2 腰椎水平,长约 8cm。它在肝十二指肠韧带内,沿胆总管和肝固有动脉的后方向右上方斜行,至肝门分为左、右两支进入肝左、右叶。门静脉主要输送来自消化系统脏器的富含营养的血液入肝,在肝内反复分支,汇入肝血窦,再经中央静脉合成肝静脉出肝,最后汇入下腔静脉。

门静脉合成形式有 3 种类型:①由肠系膜上静脉和脾静脉合成,而肠系膜下静脉注入脾静脉,占 52%;②由脾静脉、肠系膜上静脉和肠系膜下静脉共同合成,占 15%;③由脾静脉和肠系膜上静脉合成,肠系膜下静脉注入肠系膜上静脉,占 33%。

门静脉解剖变异并不常见,发生率为 4.8%～20%。但门静脉的某些变异是活体部分肝移植供体的禁忌证,应予重视。门静脉解剖变异多发生在门静脉右支,分为五型（表 11-1-3）,部分解剖及变异见图 11-1-2。

（二）门静脉属支及侧支循环

门静脉接受很多属支,包括脾静脉、肠系膜上静脉、胃左静脉、胃右静脉、附脐静脉和胆囊静脉。门静脉系与上、下腔静脉系之间存在多处潜在吻合。正常情况下,这些吻合支几乎处于关闭状态,当门静脉压力升高时,吻合支开放而形成流过血液的通道,有助于降低门静脉压力。门静脉系统血管本身无瓣膜,其与腔静脉系之间的主要交通支包括:食管胃底静脉交通支、肛管和直肠下段交通支、前腹壁附脐静脉交通支、腹膜后 Retzius 静脉丛。门静脉系统的长期高压可导致门静脉及其分支的毛细血管后压增加而相应扩张,通常不可见的小静脉充盈并扩张,这些静脉可与体循环的静脉形成吻合,因两个系统的压力差而发生反流,门静脉血液可直接流入体循环,而不经过肝组织。常见的门-体侧支循环包括:

表 11-1-3　门静脉解剖分型

类型	解 剖 特 点
A 型	典型解剖,门静脉主干在肝门处分为左支和右支,右支分为前支和后支
B 型	三分叉型,门静脉主干直接分为左支、右前支和右后支
C 型	门静脉右后支起自门静脉主干
D 型	门静脉右前支起自门静脉左支
E 型	缺乏门静脉左支,门静脉主干在进入肝实质分出肝右叶的分支后,再转向左侧,跨过脐裂,在肝实质内作为门静脉左支为左半肝供血

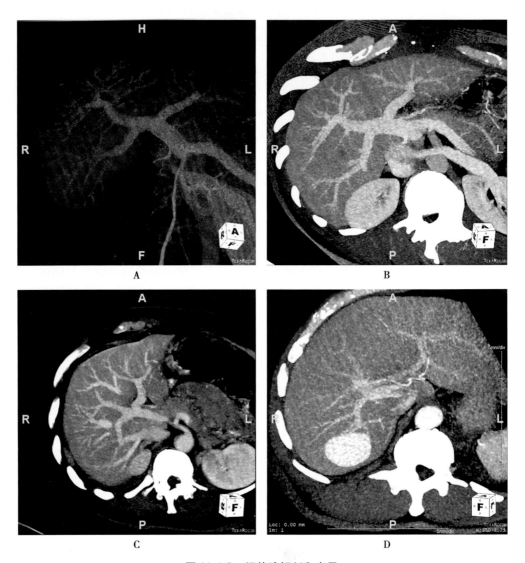

图 11-1-2 门静脉解剖和变异

A. 门静脉 A 型 VR 像;B. 门静脉 A 型斜轴位 MIP 像;C. 门静脉变异 B 型,门静脉主干直接分为左支、右前支和右后支;D. 门静脉变异 C 型,门静脉右后支起自门静脉主干

1. 胃左静脉和食管下静脉(门静脉系)与流入奇静脉和副半奇静脉的食管属支(体静脉系)之间在食管下段和贲门附近形成吻合。门静脉血液回流受阻或门静脉高压时,血液可经胃左静脉、食管静脉丛、食管静脉、奇静脉入上腔静脉。该组静脉扩张易导致食管或胃底静脉曲张,破裂时可引起大出血。

2. 流入肠系膜下静脉的直肠上静脉(门静脉系)与流入髂内静脉和阴部静脉的直肠下静脉及直肠中静脉(体静脉系)之间在直肠下段形成吻合。形成侧支循环后,门静脉血经脾静脉、肠系膜下静脉、直肠下静脉、直肠静脉丛和肛静脉、髂内静脉、髂总静脉至下腔静脉。

3. 肝圆韧带内的门静脉左支(门静脉系)与脐周的腹壁上静脉和腹壁下静脉的分支(体静脉系)之间形成吻合。当形成侧支循环时,门静脉血经附脐静脉和脐周围静脉网经腹壁的深静脉(腹壁上、下静脉)和浅静脉(胸腹壁静脉及腹壁浅静脉),向上汇入上腔静脉,向下汇入下腔静脉。此时腹壁静脉曲张,可见曲张的浅静脉在脐周形成所谓"海蛇头"征。

4. 位于肝组织内暴露于"裸区"的门静脉右支的实质内分支(门静脉系)与流入腰静脉、奇静脉和半奇静脉的后腹膜静脉(体静脉系)之间的吻合。

5. 网膜静脉和直肠静脉(门静脉系)与后腹膜静脉(体静脉系)之间的吻合,位于肝曲和脾曲的区域。

6. 在连接于肝门静脉左支与下腔静脉间的静脉导管间形成侧支循环,此型甚为少见。

三、肝静脉

(一) 正常解剖

肝静脉起自肝小叶的中央静脉,引流肝小叶内肝窦的血液,继而导入小叶下静脉,各小叶下静脉最后汇合成肝静脉,自肝后面的腔静脉沟内穿出并立即注入下腔静脉。

肝静脉分为上、下两组。上组常为大静脉,即 3 条主干,分别为肝右静脉、肝中静脉和肝左静脉。下组肝静脉的数目和分布不恒定,较小,即肝小静脉,将肝尾状叶(Ⅰ段)、部分肝右叶(Ⅶ段和Ⅷ段)的静脉血直接收集注入下腔静脉。

肝右静脉引流肝右叶(Ⅴ、Ⅵ、Ⅶ、Ⅷ段);肝中静脉主干由左内叶下段(Ⅳb)静脉及右前叶下段(Ⅴ)静脉汇合而成,在汇入下腔静脉前可以有左内叶上段(Ⅳa)静脉及右前叶上段(Ⅷ)静脉汇入,位于肝左内叶(Ⅳ段)和肝右前叶上段(Ⅷ段)之间,并引流Ⅳ段、Ⅷ段及Ⅴ段血流;肝左静脉引流肝左叶Ⅱ段和Ⅲ段,以及部分Ⅴ段血流。

肝静脉除 3 大主干之外,在第二肝门下方直接汇入下腔静脉的肝小静脉,称为肝短静脉或肝背静脉,包括肝右后下静脉、肝右中静脉及尾状叶静脉等。这些静脉主要引流右后叶,多数细小,有时影像学检查难以显示,但其中的肝右后下静脉可较粗大,主要引流右后叶下段(Ⅵ)血流,具有临床意义。

采用 CT 薄层水平面图像进行连续薄层观察,有利于肝右后下静脉的发现,除可对其测量管径外,还可以利用冠状面重组图像测量肝右静脉汇入下腔静脉处至肝右后下静脉汇入下腔静脉处的距离,可以为活体部分肝移植术前评估提供详细的信息。

(二) 解剖变异

肝静脉是肝血液回流的唯一途径。了解肝静脉解剖及变异情况在肝外科中意义重大。肝静脉解剖需要考虑两个方面的问题,一方面是肝静脉汇入下腔静脉的方式,这对劈离式肝移植手术和移植物回流通道的建立非常重要;另一方面是肝内每支肝静脉及分支的引流区域,因为手术要保证供体和受体都要有良好的静脉回流系统。肝静脉汇入下腔静脉的方式主要分两种类型,即肝左静脉与肝中静脉共干后注入下腔静脉;肝右静脉直接注入下腔静脉;肝左、肝中及肝右静脉分别注入下腔静脉(图 11-1-3)。

Nakamura 和 Tsuzuki 根据肝右静脉、肝右后下静脉及肝中静脉的特点将肝静脉分为三型:A 型,有粗大的肝右静脉引流肝右叶的大部分,伴有小的或不伴肝右后下静脉;B 型,有中等大小的肝右静脉和直径 0.5~1.0cm 的肝右后下静脉;C 型,只有引流Ⅶ段的短小的肝右静脉,伴随较粗大的肝中静脉和粗大的肝右后下静脉。我国肝静脉各型比例分别约 66%、25%、9%。

随着精准外科的不断发展,肝静脉的解剖及变异被从多方面、多角度进行研究。观察指标包括肝静脉根部的管径、注入下腔静脉的部位、与下腔静脉的夹角,肝静脉的总长度与游离部的长度;肝右静脉与肝左静脉、肝中静脉是否共干及与镰状韧带间的夹角,肝中静脉入下腔静脉的距离、与门静脉分支的距离;肝中静脉、肝右静脉的属支数、直径、长度、走行、汇

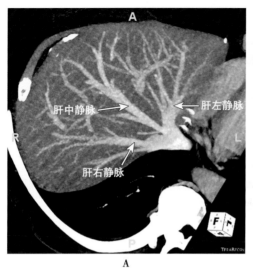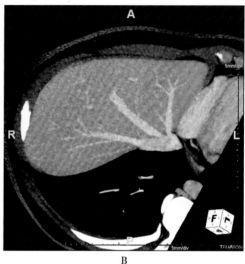

图 11-1-3   肝静脉解剖变异

A.肝左与肝中静脉共干后汇入下腔静脉,肝右静脉直接注入下腔静脉;B.三支分别汇入

合;在下腔静脉壁的上、中、下及左、中、右的肝短静脉的数量、管径,肝右后下静脉、肝右后中静脉、肝左后下静脉,肝左后中静脉的大小、数目,右上缘支、左上缘支的数量。

Neumann 等利用 CT 后处理新型软件评价肝中静脉的走行、分布及与门静脉分支的关系,测量右前叶与左内叶的肝静脉引流区域相对体积来进一步明确肝中静脉的分支类型。Ⅰ型:肝中静脉由大小几乎相等Ⅳb 段和Ⅴ段的属支汇合而成,在此汇合部上方由Ⅳa、Ⅷ段汇合至肝中静脉主干。Ⅱ型:肝中静脉为单一、粗大的主干,沿走行区域引流邻近肝组织。Ⅲ型:与Ⅰ型类似,但肝中静脉右侧属支收集范围较广,延伸至Ⅴ、Ⅵ段。Hwang 等利用 Hepavision 半自动输入系统软件针对Ⅳ段提出的四类新分法:A 型为肝中静脉优势型;B 型为肝中静脉优势但能保留Ⅴ4 背侧支;C 型为混合型;D 型为肝左静脉优势型。更多新技术在医学领域的应用为肝解剖结构更深入的认识、肝部分切除方法的探索和血管吻合模式的选择奠定了良好的基础。

第二节   肝血管检查技术

一、扫描技术

1. **扫描前准备**   检查前,嘱患者禁食水 4 小时以上。扫描前 10~20 分钟最好口服600~1 000ml 温开水,以充盈上消化道。训练患者在扫描过程中吸气、再呼气后屏气,并嘱患者尽量保持呼吸幅度一致,以使不同扫描期相的扫描区域尽可能一致。

2. **扫描方法及扫描参数**   以剑突为定位标志,先摄取腹部正位定位片,在定位片上确定肝扫描范围,一般从膈顶至双肾下极水平。一次屏气完成全肝连续扫描。扫描参数:管电压 120kV,管电流 200~300mA,对于肥胖患者,可适当增加管电压。影响血管成像图像质量的因素较多,包括准直器宽度、重建层厚、重建间隔等。合适的准直器宽度是获得良好重组图像质量的关键,最薄探测器宽度多采用 0.5~0.75mm,重建层厚/层间距 1~1.5/0.5~0.75mm。

二、对比剂使用技术

使用高压注射器经外周静脉(大多为肘前静脉)注入对比剂。注射剂量根据患者体重以及所使用对比剂类型和浓度的不同计算选用,对比剂浓度常选用 300~370mgI/ml,注射剂量一般按 1.0~1.5ml/kg 体重计算,注射流速为 3~5ml/s。理论上靶血管强化达到峰值时扫描所得的图像对比度最高,故扫描时间的确定是影响 CT 血管成像图像质量的重要因素之一。

1. 确定 CTA 扫描延迟时间的技术

(1) 经验延迟法:最为简单、方便,在日常工作中大量应用,相比于其他确定延迟时间的方法可节约检查时间,减少对比剂用量,降低患者不必要的辐射剂量,缺点是忽略了心排血量及对比剂循环时间等个体差异,可能会影响图像质量。

(2) 团注示踪技术:多层螺旋 CT 具备智能触发扫描功能,可将延迟时间个体化。将感兴趣区设置在腹主动脉内,预先将触发阈值设置在 100~150HU,注射对比剂后先进行低毫安同层动态扫描,监测感兴趣区的 CT 值。当达到预设的阈值时,自动触发扫描,触发层面设置在胸主动脉下段或腹主动脉。此法较方便、实用,因此更容易推广应用。缺点是增加了患者的辐射剂量,预设阈值及启动间隔的长短等参数设定不统一。

(3) 小剂量预试验技术:即采用小剂量对比剂(15~20ml)及低毫安进行同层动态扫描,观察靶血管的强化峰值时间并以此来确定扫描时间,再行正式 CTA 扫描。此方法扫描时间是根据患者个体化肝血流动力学机制确定的。与经验延迟时间法相比,小剂量预试验法血管强化峰值时间判断更准确,但增加了对比剂用量、患者辐射剂量及整个检查时间。

2. 肝 CTA 常用的扫描期相设置 肝 CT 血管成像要求在血管系统与肝实质 CT 值差异最大的时间段进行扫描,扫描时间设置较常规 CT 增强检查有所提前。常用的 CT 血管成像扫描时间设定如下:

(1) 肝动脉 CT 血管成像:注入对比剂后 20~25 秒开始,经图像后处理重组以显示腹主动脉及其血管分支,这些血管内 CT 值大于 200HU 时能获得较好效果。评价标准是,腹主动脉和腹腔动脉明显强化,肝内小动脉显影,但肝内门静脉左右分支未见强化,正常肝实质密度增高不明显。

(2) 门静脉(肝门静脉)CT 血管成像:多选择注入对比剂后 50~60 秒开始进行扫描,即常规增强扫描的门静脉流入期。此时间段肝的强化尚不明显,肝门静脉血流正处于门静脉血管内的流入阶段,门静脉与肝实质之间有最大的 CT 值差异,正是进行门静脉系统 CTA 的最佳时间。门静脉期图像的主观评价标准是门静脉主干明显强化,肝内门静脉细小分支显影。

(3) 肝静脉 CT 血管成像:时间点的选择范围比较大,可选择在对比剂注射后 65~75 秒开始扫描。个别患者循环时间较长,可实时观察,适当延时扫描,以使肝静脉显影良好,例如观察巴德-吉亚利综合征(Budd-Chiari syndrome)肝静脉和下腔静脉情况,但其时间点的精确选择意义不明显,更多的是需要靠增加对比剂剂量和注射流速。如要提高注射流速,扫描时间也需做相应调整。

由于多层螺旋 CT 扫描速度快,能够在很短的时间内完成扫描,当患者过胖或患有心脏疾病、肝硬化等疾病时,扫描延迟时间应比常规延迟时间长,这样才能更好地显示靶血管,每个期相应推迟 5 秒较为适宜,对于年龄较大或血管硬化、血管弹性差的患者,注射流量应略放慢一些,以免注射对比剂时发生渗漏。

第三节 图像后处理技术

1. **MPR 技术** 多平面重组图像可对血管进行任意层面的剖面分析,评价血管壁的异常,并对狭窄、动脉瘤、栓子等相应病变进行测量,观察与邻近组织的关系等,在重组图像上结合原始图像还能够对门静脉侧支循环、动静脉分流和门静脉栓子的形成等状况进行评价。

2. **CPR 技术** 曲面重组技术尤其适用于迂曲走行的血管的显示,肝脏血管成像中门静脉用到此技术较多,如展示门静脉癌栓并测量其长度,为介入手术选择支架提供参考依据。

3. **MIP 技术** 可以沿某一轴任意重组、旋转,可多角度连续观察,也可以依次以电影形式显示最大密度投影图像,动态观察组织结构的三维关系。最大密度投影技术可展示血管树的形态,重组图像类似 DSA,图像直观,立体感强,可显示肝细小血管及血管狭窄的位置、程度和长度,以及血管壁的钙化。例如,显示肝移植术后肝动脉的狭窄情况。

4. **VR 技术** 容积再现图像有较强的三维立体感,可很好地显示肝、病灶及邻近血管结构间的三维空间关系。如,容积再现图像可以直观显示肝动脉走行及变异情况。容积再现图像可以任意轴向作为基本轴,进行 360°旋转,优势在于显示器官或病变血供的整体观,但易受阈值的影响,在显示小血管分布及对比剂异常浓聚方面不如最大密度投影图像直观。容积再现图像由于伪彩影响,不易显示小的癌栓。由于静脉内对比剂浓聚不如动脉明显,容积再现图像显示静脉欠清晰。

5. **VE 技术** 是将 CT 容积数据重组出空腔器官的立体影像,类似纤维内镜所见,优势是无创且可重复实施,缺点是分辨力、色彩等有一定限制,对较小及扁平的病变难以显示。

目前临床上评估肝血管常应用多平面重组、曲面重组、最大密度投影和容积再现图像,多种后处理方法同时结合薄层水平面图像可进行准确全面评估肝血管信息。

第四节 临 床 应 用

一、肝动脉病变

(一)肝动脉狭窄

1. **临床表现** 临床上以不同程度的转氨酶和胆红素升高为主,轻者症状隐匿,重者可致肝实质梗死、胆道坏死,甚至移植肝衰竭。

2. **病理生理** 引起肝动脉狭窄的原因之一是肝恶性肿瘤,主要是原发性肝癌;恶性肿瘤可导致肝动脉或肝固有动脉的狭窄或闭塞,伴侧支血管形成。另一个原因是肝移植术,肝动脉狭窄是肝移植术后常见并发症之一,占肝移植术后血管并发症的 4%~12%,早期及时纠正肝动脉狭窄有助于肝移植术后肝功能恢复,减少胆道并发症,延长生存期。

3. **CTA 诊断要点** CTA 能够准确显示肝动脉及其三级以内的分支,诊断肝动脉狭窄的准确性与 DSA 相当。肝动脉狭窄的程度可以分为 5 级(以狭窄远端血管直径或面积为标准):轻度狭窄(管腔狭窄≤50%)、中度狭窄(管腔狭窄 51%~75%)、重度狭窄(管腔狭窄 76%~90%)、极重度狭窄(管腔狭窄≥91%)及闭塞。肝动脉狭窄多发生于肝总动脉或肝固有动脉,由于其远侧压力下降,血流灌注减少,CTA 表现为肝左、右动脉分支显影变细、稀疏,极重度狭窄者 CT 上表现为肝动脉行程见极为纤细的强化；完全闭塞者则肝内无血管显影。按狭窄位置又可分为吻合口狭窄和非吻合口狭窄。

多层螺旋 CT 的多种图像后处理技术可很好地显示肝动脉狭窄及继发改变，其中最大密度投影图像显示肝实质内血管分布和评估狭窄程度的准确性最高。容积再现图像立体感强，更适合显示重叠、迂曲的血管结构。多种重组技术相结合可以避免漏诊、误诊，同时可直接测量病变段血管长度。但 CTA 可能低估或高估狭窄程度。

（二）肝动脉瘤

1. **临床表现**　肝动脉瘤于 1809 年由 Wilson 首次报道。近年来，肝动脉瘤的发生率急剧增加，约占内脏动脉瘤的 40%，其中 50% 左右为假性动脉瘤。发生率的增加可能与临床上胆道病变有创性诊断和治疗方法的广泛开展有关。肝动脉瘤常见于男性，多为单发；80% 位于肝外，20% 位于肝内。

2. **病理生理**　病因学包括动脉粥样硬化、中膜内膜退变、外伤、真菌感染，以及炎症、结缔组织病和肝移植。其中，肝移植后肝动脉瘤发生率约为 0.7%，肝移植术后发生在肝外的动脉瘤主要原因是感染引起的感染性动脉瘤。肝内动脉瘤主要继发于钝伤或医源性损伤，这些患者常无症状，偶可出现右上腹痛、黄疸及破裂。破裂后血液常进入腹膜腔的胆道系统，有很高的死亡率。

3. **诊断要点**

（1）肝动脉真性动脉瘤：CT 平扫为类圆形稍低密度软组织块影，沿肿块边缘可有弧形钙化影。增强扫描显示瘤腔明显强化，与主动脉强化程度一致，如有附壁血栓形成，于强化的瘤腔内可见低密度充盈缺损区。最大密度投影、容积再现图像可直接显示动脉瘤的部位、大小、形态及有无变异血管供血情况，可较好显示瘤体、载瘤动脉、动脉瘤周供血及肝侧支供血的情况。

（2）肝动脉假性动脉瘤：表现为血管轮廓增宽，对比剂从血管腔向外呈囊袋状突出，形态多不规则，常常只有一个入口与血管相通。肝动脉夹层少见，常为腹主动脉夹层延伸所致。CTA 可直接显示撕裂移位内膜瓣、真腔和假腔。

肝动脉真性、假性动脉瘤需要与囊性、囊实性肿物相鉴别，增强扫描时肝动脉瘤瘤体强化程度与主动脉强化程度一致，容易鉴别。

（三）肝动静脉分流

1. **临床表现**　肝动静脉分流是指各种原因造成的肝动脉与门静脉或肝静脉之间的异常交通，分别称为肝动脉-门静脉分流和肝动脉-肝静脉分流。

2. **病理生理**　肝动静脉分流常与肝动静脉瘘不加区分且混淆使用。典型的肝动静脉瘘一般具有增粗的供血动脉、明确的窦口和引流静脉，而在肝动静脉分流中具备以上特征的占少数。在病理上，分流是指动脉血流经过功能性毛细血管或血窦、不进行物质交换而直接流入静脉系统。从这个意义上讲，肝动静脉瘘只是分流的一种形式，不能充分代表此种病理性分流的全部情况，用肝动静脉分流称之更加全面。肝动静脉分流可发生于肝肿瘤（包括肝细胞肝癌、胆管细胞癌、转移瘤、血管瘤、血管内皮瘤等）、肝硬化、肝创伤或介入操作、巴德-吉亚利综合征以及先天性病变等，其发病机制各不相同。

（1）原发性肝癌：被公认是引起肝动静脉分流最常见的原因。患有原发性肝癌时由于肿瘤对肝血管结构的浸润、破坏，使其扭曲、中断或阻塞，形成侧支循环，从而易于产生肝动静脉分流。通常认为其形成机制为：①邻近肝门的肝癌直接侵犯，破坏了门静脉或肝静脉，在静脉内形成癌栓或沿静脉壁生长,癌栓被静脉壁周围的肝动脉分支滋养血管网血管化并不断生长,增粗扩张的肝动脉分支成为主要的供血动脉,血流直接引流到门静脉或肝静脉,形成血管性的肝动静脉分流;②肝癌压迫门静脉 1 级分支,或门静脉 1 级分支癌栓形成,门静脉血流障碍,位于肝中央部分较大的胆管周围的血管丛代偿性增生,作为顺肝方向的侧支循环开放,形成经血管丛肝动静脉分流;③肝癌压迫、侵犯周围的肝静脉分支,使肝静脉回流受阻,肝窦压力升高,当肝窦压力超过门静脉压力时,所属门静脉就成为引流静脉,直接接受肝动脉供血,形成经肝窦的肝动脉-门静脉分流。

（2）血管瘤:传统观点认为血管瘤很少并发肝动静脉分流,并依此鉴别血管瘤与肝癌。然而,随着影像技术的不断发展,最近一些报道显示血管瘤并发肝动静脉分流并不少见,发生率可达 19%~26%。关于血管瘤相关性肝动静脉分流的机制,有学者认为血管瘤的高血流状态,粗大的流入血管、肿瘤快速强化以及随后的血液快速流出,与一过性瘤周强化相关。也有学者认为血管瘤的强化方式与其内的血管空间体积有关:缓慢充盈的血管瘤血管管腔较大,而快速强化的血管瘤血管管腔较小,间隙较大,这种较小的血管管腔内血流的快速流入和流出引起肝动静脉分流的发生。

（3）肝硬化:肝硬化时,肝内血管结构重新构建,也可以产生肝动静脉分流。其机制主要与肝硬化时继发肝内血管网结构的扭曲、肝窦微细结构的变化以及门静脉高压等改变有关。其可能原因为①经肝窦肝动静脉分流:肝硬化时,肝窦结构毛细血管化、胶原化,通透性也有改变,肝内血管网结构的扭曲可以使小的肝静脉梗阻,从而形成与前述肝癌相似的经肝窦的肝动静脉分流;②经血管丛肝动静脉分流:肝硬化门静脉高压时,肝中央部分的较大胆管旁的血管丛开放、增生,并直接汇入到肝边缘区,从而在动脉期形成提早强化的肝实质区。

（4）巴德-吉亚利综合征:是由于肝段下腔静脉和/或肝静脉狭窄或闭塞而致肝静脉回流障碍的临床综合征。其产生分流的机制为:由于下腔静脉和肝静脉的闭塞,使肝血液循环网的动态平衡被打破,产生多个方面的血流动力学异常。首先,由于流出道梗阻,使肝窦内压力逐步升高,当压力超过门静脉压力时,则门静脉成为引流静脉。其次,当门静脉成为主要的引流静脉后,肝动脉则成为主要的供血血管。由于上述原因,使肝内出现多种形式的分流,此外还可有肝静脉间分流、肝静脉-肝血窦逆流及肝外分流。

（5）医源性:近年来,随着经皮经肝穿刺操作的增加,如经皮经肝穿刺活检、经肝静脉曲张栓塞治疗、经肝胆管引流术等,医源性因素造成的肝动静脉分流越来越引人注意。Hong 等报道,肝细胞癌经皮活检患者有 56.1%（23/41）发生肝动静脉分流。医源性肝动静脉分流的形成较易理解,即穿刺针直接损伤肝内小血管,造成肝动脉与门静脉或肝静脉及其分支之间的直接沟通。尤其是肝硬化的患者,肝内动脉较粗且迂曲,更易出现本症。

（6）其他:肝癌的化疗药物也可导致肝动静脉分流的发生。许多先天性疾病也可以伴发肝动静脉分流,以血管内皮瘤最常见,与其供血动脉和引流静脉均较粗有关。外伤后肝小血管的破裂也可直接导致肝动静脉分流的发生。

3. 诊断要点

（1）CT 特征

1）门静脉提前显影:这是肝动静脉分流的主要 CT 特征（图 11-4-1）,有两层含义:一是脾静脉或肠系膜上静脉还没有显影,而门静脉主干已经显影,或者门静脉主干尚未显影,而其分支已经显影;二是门静脉主干的显影密度大于脾静脉或肠系膜上静脉,甚至可以接近腹主动脉水平,或者门静脉分支的显影密度大于门静脉主干。

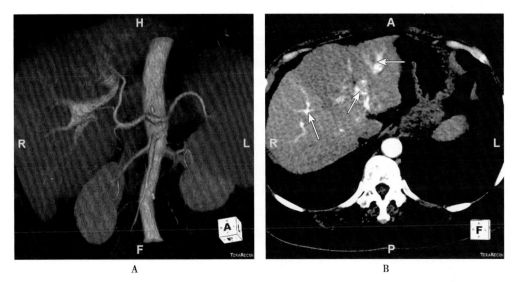

图 11-4-1　肝动静脉分流

A. 容积再现图像,门静脉于肝动脉期显影;B. 轴位图像,门静脉(箭)于肝动脉期显影

2）肝实质异常强化:动脉期肝实质一过性异常强化,呈楔形、三角形、不规则形片状高密度影,CT 值接近甚至高于脾,其内可见不同程度的密度更高的血管影分布,门静脉期这一区域显示等同于或接近正常肝实质的密度。

此外,不同疾病除了原发病变的表现外,其伴发的肝动静脉分流表现又有各自不同表现。

肝癌所致的血管性肝动静脉分流在 CT 上表现为重度分流,动脉早期影像上除肝动脉主干及分支显影外,还可见门静脉主干和/或 1 级分支或肝静脉显影;肝癌压迫门静脉 1 级分支或门静脉 1 级分支栓子形成的经血管丛肝动静脉分流,CT 上表现为中度分流,动脉晚期门静脉主干和/或 1 级分支或肝静脉的显影;肝癌压迫、侵犯周围肝静脉分支形成经肝窦的肝动脉-门静脉分流,在 CT 上表现为轻度分流,病灶周围短暂片状或楔形强化。血管瘤并发的肝动静脉分流在 CT 上表现为肿瘤附近肝实质内楔形或不均一强化,门静脉期与正常肝实质相比呈等或稍高密度。肝硬化并发肝动静脉分流在 CT 上表现为动脉期肝边缘出现强化的结节形、楔形灶,对邻近结构无推压、移位。医源性肝动脉门静脉分流 CT 表现为沿穿刺通路或其周围分布的碘油沉积影或动脉期门静脉显影。外伤性肝动静脉分流则表现为受损部位门静脉在肝动脉期早显。

（2）肝动静脉分流的分流类型:根据分流发生的部位,目前临床上一般将其分为 4 型。①中央型:肝动静脉分流位于肝门部,门静脉主干或左右分支或肝静脉主干提早显影,大部分表现为肝门附近杂乱、扭曲血管影,粗细不等,延时期消失;肝实质提前强化,密度不均匀,脾强化程度减低。②周围型:肝动静脉分流位于肝的边缘,肝动脉晚期边缘实质呈片状或楔形高密度区,强化短暂。③混合型:中央型和周围型表现同时存在。④弥漫型:表现为肝内增强早期多发弥漫的强化影,门静脉早期显影,此型少见,且多发生于结节型肝癌或肝转移瘤。

（3）肝动静脉分流程度的评价:肝动静脉分流按分流程度可分为轻、中、重三度。重度分流表现为动脉早期肝动脉主干及分支显影,门静脉主干和/或 1 级分支或肝静脉密度增高;中度分流表现为动脉晚期门静脉主干和/或 1 级分支或肝静脉密度增高;轻度分流表现为动脉晚期门静脉 2 级或 2 级以下分支密度增高,病灶周围短暂片状或楔形强化。其中,中央型多表现为中、重度分流,而周围型以轻度分流为主。

引起肝动静脉分流的原因很多,特别是非肿瘤性因素造成的肝动静脉分流,常导致临床工作中的漏诊和误诊。肝动静脉分流的存在仅提示有可能伴发原发性肝癌,并非是肝癌的标志,需要结合其他多种征象(如病变的强化特点等)进行综合分析。另外,肝动静脉分流的程度及部位也有助于疾病的诊断,重度及中度分流以及中央型肝动静脉分流常与原发性肝癌相关。同时,这种肝动静脉分流也是造成门静脉高压、胃肠道出血的原因之一,可提示临床医师及时采取措施,避免并发症的出现。轻度分流及周围型肝动静脉分流则可见于多种情况,血管瘤相关性肝动静脉分流表现为动脉期肿瘤附近肝实质内楔形或不规则形高密度影,门静脉期为等或稍高密度,而血管瘤本身则多表现为快速强化,特别是小血管瘤(≤3cm);肝硬化相关性肝动静脉分流表现为动脉期肝边缘的结节形或楔形强化,门静脉期为等或稍高密度,而无相关占位性病变。医源性操作、巴德-吉亚利综合征等具有自身的 CT 表现特征,再加上临床资料,可以对其相关性肝动静脉分流做出诊断。此外,肝实质内的肝动静脉分流还应注意与其他原因造成的肝一过性高灌注鉴别,例如胆囊炎、胆管周围炎等。结合其他相应的影像学表现有助于鉴别。

(四) 肝血管畸形

1. 临床表现　肝血管畸形分为先天性和特发性两类,前者为遗传性出血性毛细血管扩张症肝血管异常表现的一部分,较为多见;后者仅为肝血管畸形,而无其他部位或脏器的血管畸形。肝血管畸形主要是指肝动脉畸形以及由此引起肝血管及其他继发改变等。①遗传性出血性毛细血管扩张症,即 Osler-Weber-Rendu 综合征,于 1896 年由 Rendu 首次报道,是一种罕见的常染色体显性遗传疾病。常表现为多发性皮肤黏膜毛细血管扩张、反复鼻出血及家族史,临床上常称之遗传性出血性毛细血管扩张症三联征。②特发性肝动脉畸形,仅指肝动脉异常,而无其他脏器和部位相应血管畸形,但同遗传性出血性毛细血管扩张症比较两者的肝动脉畸形改变是类似的。

2. 病理生理　遗传性出血性毛细血管扩张症的病变主要累及毛细血管、小静脉及小中动脉,表现为毛细血管扩张、动静脉畸形及动静脉瘘。其基本病理改变是受累血管管壁显著变薄、弹性纤维缺乏,使血管壁脆弱;平滑肌的缺乏使血管损伤时不收缩,局部在血流压力作用下会发生扩张、变脆,可因轻微压力甚至自发原因发生破裂而出血。这种改变可累及皮肤、黏膜、肺、胃肠道、肝和中枢神经系统,最常受累器官为皮肤、肺、黏膜,但可以累及任何器官系统。其中,采用单层 CT 估计肝受累概率为 8%~31%;而最近多层螺旋 CT 研究显示肝受累的概率要高得多,为 74%~78%。多数患者无症状,也可以形成肝硬化改变。文献报道,仅有 50%的遗传性出血性毛细血管扩张症患者有症状,且症状多种多样。

3. 诊断要点

(1) 遗传性出血性毛细血管扩张症:肝 CT 主要表现包括:肝内毛细血管扩张、较大的血管融合团块、大量肝内动脉-静脉瘘形成、肝灌注异常等,其中特征性表现即为肝总动脉和肝内毛细血管扩张。肝内动静脉畸形病理特征是肝内弥漫的血管畸形,包括三种类型:肝动脉-静脉短路、肝静脉-门静脉短路、肝动脉-门静脉短路。其中,肝动脉及门静脉迂曲扩张,肝门区瘤样扩张的血管团与扩张的门静脉及肝动脉相连,诊断为肝动脉-门静脉瘘。利用 CT 多期增强可以重组动脉期和门静脉期的二维或三维图像,还可以显示动脉、门静脉或动静脉瘘。

（2）特发性肝动脉畸形：有许多伴发改变，如增粗肝动脉压迫局部胆管，可使胆管扩张，同时由于血流动力学改变致肝大、心力衰竭、尾叶萎缩等。

二、门静脉病变

（一）门静脉栓子

1. 临床表现　在循环血液中出现的不溶于血液的异常物质，随血液运行阻塞血管腔的现象称为栓塞。阻塞血管的异常物质称为栓子。肝硬化、门静脉高压或恶性肿瘤患者门静脉系统常常会合并栓子形成，以血栓和癌栓为主。在发展中国家，门静脉高压患者中门静脉血栓的发生率为 40%，肝硬化患者门静脉血栓的发生率为 0.6%~64.1%。门静脉血栓也可见于腹腔感染、腹部外伤或手术，以及可引起血液高凝状态的疾病等。门静脉血栓形成与血流状态的变化、血管壁的损伤或受压、血液促凝成分的增加等因素有关。肝硬化门静脉高压时门静脉血流缓慢以及肝功能障碍、凝血机制失常易于形成门静脉血栓。以往常常根据肝内出现肿瘤结节，而将门静脉内的栓子诊断为瘤栓。实际上，80%~90%原发性肝癌合并肝硬化，同样可发生血栓。此外，肝癌患者行超声引导瘤内注射无水乙醇治疗时，由于无水乙醇溢出瘤外流入附近的门静脉腔内亦可引起血栓。

2. 病理生理　门静脉瘤栓多继发于原发性肝癌，20%~70%的肝癌患者伴有门静脉瘤栓形成，这类患者预后往往很差。门静脉瘤栓的形成主要是由于肝小叶中央静脉缺乏结缔组织，容易受癌结节压迫而闭塞，血流不能通过中央静脉回流，该部位的肿瘤组织的灌注血流将逆流入门静脉，癌细胞进入门静脉而形成门静脉瘤栓。同时，门静脉瘤栓可引起患者门静脉高压、肝功能恶化，也是肝内广泛播散及术后复发转移的主要因素。鉴别栓子累及的部位及栓子的性质，对于病情诊断分析、治疗方案选择和预后评估均有重要意义，故对栓子进行早期的定位和定性诊断显得尤其重要。

3. 诊断要点　门静脉栓子 CT 平扫表现为门静脉管腔内异常密度影，血栓一般密度较高，并可出现钙化。增强扫描时栓子多为偏心性充盈缺损，长轴与血管走行方向平行，呈条块状、柴捆状改变。在垂直走行且管腔较粗的主干内，有时可出现典型的"阴阳镜"表现。受累管腔多无扩张，管壁多连续光滑（图 11-4-2）。

门静脉瘤栓 CT 平扫密度较低，栓塞多为完全性，栓子呈结节状、团状或不规则状，瘤栓可充填整个门静脉系统而表现为分支型充盈缺损。受累管腔多扩张，部分可出现管壁强化。由于技术的进步，平扫图像也可以进行后处理，从不同角度观察门静脉与属支受累的情况，但难以明确显示管腔内栓子的范围。

CT 门静脉成像可更直观地显示门静脉解剖特征，结合水平面图像可以更准确显示门静脉栓子。门静脉栓子表现为管腔内充盈缺损，血管闭塞时表现为增粗的门静脉管腔突然中断，梗阻端呈杯口状或不规则形。部分门静脉癌栓肝动脉期可见斑点状、小条状强化影，提示肝动脉参与了门静脉癌栓的血供。

门静脉主干或左右支栓塞的患者在增强扫描动脉期可见受累门静脉供血区域的肝实质呈一过性高灌注，此征象需要与肝动静脉分流相鉴别。前者是由于门静脉栓子形成导致肝动脉血流量代偿性增多，在增强扫描动脉期门静脉不显影，而后者可于肝动脉期见门静脉主干或分支显影。

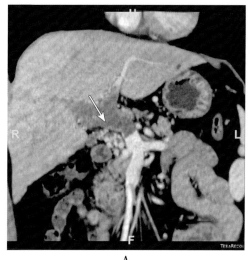
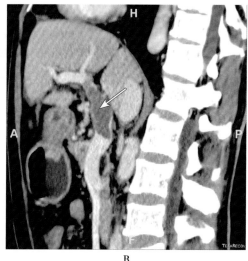

图 11-4-2   门静脉栓子
箭示充盈缺损

（二）门静脉高压

1. 临床表现   当门静脉系统血流受阻、发生淤滞时,引起门静脉及其属支压力增高,并在临床上出现脾大或脾功能亢进、食管胃底静脉曲张所致上消化道出血和腹水等表现时,即为门静脉高压。门静脉系统和肝动脉的小分支血流汇合于肝小叶内的血窦,并在肝小叶间汇管区借无数动静脉间的小交通支相互流通,这种动静脉交通支一般不开放。正常人肝动脉压力为门静脉压力的 8~10 倍,当肝内血流受阻时这些交通支才会开放。

2. 病理生理   根据门静脉受阻部位不同,门静脉高压分为肝前型、肝内型和肝后型。

（1）肝内型门静脉高压症:常由肝硬化引起,故称肝硬化门静脉高压症,此型约占 95%;其次为血吸虫病。①肝炎患者是肝窦和窦后阻塞,由于肝小叶内纤维组织增生及假小叶的挤压,使肝小叶内肝窦变窄或闭塞,以致门静脉血不易流入肝小叶的中央静脉或小叶下静脉,血液淤滞,门静脉压升高。②血吸虫病型肝硬化阻塞部位是窦前,血吸虫在门静脉系内发育成熟、产卵,形成虫卵栓子,顺着门静脉血流抵达肝小叶间汇管区的门静脉小分支,引起这些小分支的虫卵栓塞、内膜炎和其周围的纤维化,以致门静脉血流受阻,门静脉压力增高,持续发展导致肝细胞营养不良和肝小叶萎缩。

（2）肝前型门静脉高压症:常见原因有①先天性畸形,如门静脉主干闭锁、狭窄或门静脉血管瘤样变;②新生儿脐静脉炎;③腹腔内感染,如阑尾炎、胆囊炎,或门静脉、脾静脉附近的创伤均能引起门静脉主干的栓子形成;④肝动脉与门静脉系统之间动静脉分流形成。

（3）肝后型门静脉高压症:又称巴德-吉亚利综合征,由先天或后天性原因引起肝静脉和/或其开口以上的下腔静脉段狭窄或阻塞所致。

3. 诊断要点   门静脉高压时,最常见的门静脉与腔静脉系之间的交通支主要是以下四大交通支:①肝门静脉血经胃左静脉、胃左静脉食管支、食管静脉丛,食管静脉、副半奇静脉和奇静脉,再经上腔静脉回心,其中主要包括胃左静脉曲张、食管及食管周围静脉曲张;②肝门静脉血经脐旁静脉、脐周静脉网,再经腹壁上、下静脉和胸、腹壁静脉,以及腹壁浅静脉,经上、下腔静脉回心,包括附脐静脉、腹壁静脉曲张等;③肝门静脉血经脾静脉和肠系膜上、下静脉,以及升结肠、降结肠、十二指肠等脏器的小静脉,在腹膜后与腔静脉系的静脉分支如肾囊静脉、腰静脉、低位肋间后静脉、膈下静脉、睾丸或卵巢静脉(Retzius 静脉丛)等形成侧支,包括胃肾分流、脾肾分流、腹膜后分流等;④肝门静脉血经脾静脉、肠系膜下静脉、直肠上静脉、直肠静脉丛、直肠下静脉和肛静脉、髂内静脉和髂总静脉,再经下腔静脉回心,主要包括直肠静脉丛曲张。

CT 扫描提示门静脉高压主要依据一些间接征象,例如门静脉增宽、侧支循环开放、脾大、腹水等。影像学上常见的门静脉侧支循环包括:

(1) 食管胃底静脉曲张:正常食管静脉由食管壁内静脉、食管壁外静脉及迷走神经伴行静脉三部分组成。正常情况下食管下段静脉分别经门静脉和奇静脉回流;门静脉高压时,部分胃左静脉、胃底静脉血液经食管下段静脉、食管旁静脉回流至上腔静脉,食管旁静脉包括奇静脉、半奇静脉、副半奇静脉。食管静脉曲张可分为食管壁内、壁外以及混合型静脉曲张。依据其 CTA 表现分为 4 型:Ⅰ型,黏膜下、管壁静脉曲张;Ⅱ型,黏膜下、管壁及管壁旁静脉曲张同时存在,且前两者曲张程度重于后者;Ⅲ型,三种静脉曲张同时存在,以食管旁静脉曲张程度为重;Ⅳ型,管壁、黏膜下静脉曲张程度与食管旁静脉曲张程度近似。

食管周围静脉是紧贴食管外膜的较小的静脉,食管旁静脉是与食管外膜分开的较大的静脉。在 CT 上,食管周围静脉曲张表现为食管壁内的团状扩张血管,在水平面图像上显示清晰。食管旁静脉曲张 CT 水平面上表现为食管下段管壁外条状、点状软组织影;门静脉期与门静脉强化模式和强化程度相同,多与曲张的胃底静脉相连。食管旁曲张静脉可向胸腔延续,严重时 CT 平扫表现为肿块状,称纵隔假肿瘤征,易被误诊为纵隔内肿瘤。CT 增强扫描是鉴别此病变的最佳检查方法,表现为沿食管周围迂曲扩张的血管(图 11-4-3),上端可达到主动脉弓水平,下端至食管贲门区甚至更低。

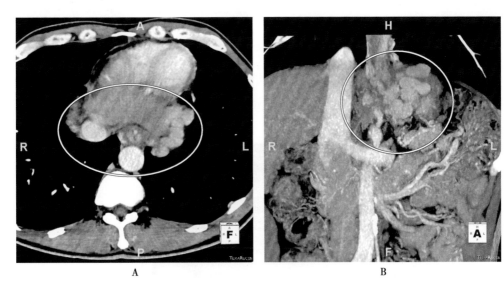

图 11-4-3　食管胃底静脉曲张
A. 轴位 MIP 像;B. 冠状位 MIP 像,显示食管胃底区迂曲扩张血管影(椭圆)

胃冠状静脉,又称胃左静脉,可汇入脾静脉、门静脉主干以及脾门角,其主干在胃上部水平分为前支和后支。前支在胃前水平走行,之后在胃食管交界处形成栅状血管进入曲张静脉,再引流入奇静脉、半奇静脉;后支(即胃后静脉)向后、向上行走,随后与食管旁静脉相连,引流入奇静脉、半奇静脉。CT 上,胃左静脉直径大于 5~6mm 即提示门静脉高压。胃短静脉起源于脾静脉,扩张的胃短静脉表现为脾门和胃底部数支缠绕的血管,单根血管常难以辨认。胃底和食管下段交通支:胃冠状静脉-胃短静脉通过食管静脉丛与奇静脉、半奇静脉相吻合,血流入上腔静脉。

在肝硬化晚期和胃左静脉栓塞术后,食管胃底静脉曲张可由胃短静脉和胃后静脉供应。在 CT 增强图像上,食管胃底静脉曲张表现为黏膜下团状迂曲扩张的血管,在冠状面重组图像和水平面图像上均可清晰显示。奇静脉、半奇静脉曲张在 CT 上表现为扩张的奇静脉、半奇静脉自腹部开始沿其解剖路径走行。

(2) 附脐静脉、腹壁静脉曲张:正常情况下,脐静脉自出生后就处于关闭状态;门静脉高压时肝圆韧带和镰状韧带中明显增粗的静脉为附脐静脉。附脐静脉发自门静脉左支,其走行和数量在不同个体之间可有差异。附脐静脉可与腹壁上静脉和胸内静脉吻合引流至上腔静脉,或者通过腹壁下静脉再通过髂外静脉流入下腔静脉。在水平面 CT 图像上,附脐静脉和腹壁静脉曲张表现为直径大于 2mm 的圆形或管状结构,CT 增强图像尤其是最大密度投影等后处理图像可很好地显示其走行。附脐静脉开通后,可在腹壁形成程度不一的曲张的静脉,典型者可在冠状面形成"海蛇头"征(图 11-4-4)。

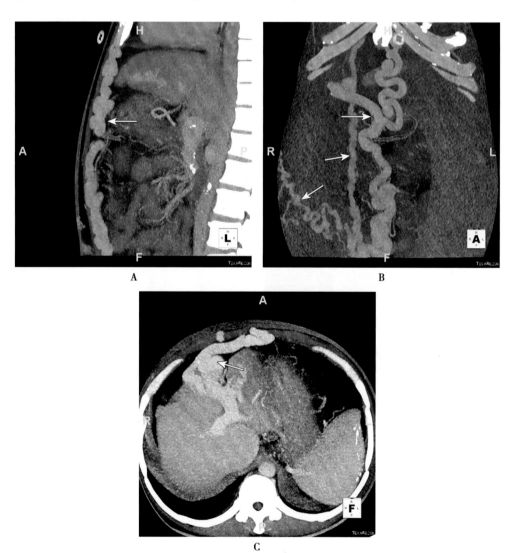

图 11-4-4 门脉高压,附脐静脉、腹壁静脉曲张(箭)

A. 矢状位;B. 冠状位;C. 轴位

（3）脾肾分流、胃肾分流：脾肾静脉分流为脾门区域的静脉通过迂曲扩张的后腹膜静脉丛与左肾静脉相交通形成，汇入左肾静脉处可呈瘤样扩张。胃窦静脉分流为胃短静脉或胃后静脉与左肾静脉之间通过后腹膜静脉丛的交通血管形成侧支循环。正常状态下胃底与左肾、脾与左肾间有小交通支存在，但处于闭合状态；在门静脉高压时，小交通支可开放，出现胃-左肾静脉或脾-左肾静脉分流，从而缓解门静脉压力，胃肾分流、脾肾分流多合并有其他门静脉侧支形成。胃肾分流的发生率明显高于脾肾静脉分流。

CT 表现为胃底与左肾静脉、脾门与左肾静脉间扩张迂曲的血管，可呈瘤样扩张。脾肾分流时走行于脾肾韧带内的曲张静脉常位于左肾旁甚至肾后方。在薄层水平面图像上依据其解剖路径常可确立诊断，但难以确定其引流方向，而通过多平面重组、容积再现和表面遮盖显示技术可很好地显示其走行和引流方向。行于左侧肾上腺区的曲张静脉 CT 平扫时可能被误认为肾上腺或肾上腺肿瘤，门静脉期连续观察薄层水平面图像或重组图像有助于鉴别。

（4）门静脉右后支与下腔静脉分流是指门静脉右后支瘤样扩张并与下腔静脉交通，其发生机制目前不甚明确。可能是门静脉高压时门静脉右后支扩张，并经肝裸区或胚胎发育时缺损的肝包膜出肝，与右肾上腺静脉、膈下静脉交通后再与下腔静脉相连，或门静脉右后支在肝内直接与下腔静脉交通。其 CT 表现为门静脉右后支迂曲扩张向下腔静脉靠近，自后方进入下腔静脉。

（5）其他静脉曲张：肠系膜上、下静脉的细小分支通过 Retzius 静脉丛与腰静脉、膈下静脉、肾上腺静脉、肾静脉、下位肋间静脉等的小分支相通，可导致椎旁静脉曲张。CT 上表现为椎体两侧及前方的点状、条状血管影，主要是腰静脉及腰升静脉呈丛状、条状扩张。

部分患者还可出现腹膜后静脉曲张，多表现为大量蚯蚓状、蜂窝状细小血管影；少数可表现为粗大迂曲的静脉血管，向下延伸到髂静脉汇入下腔静脉。可同时伴有腰静脉、腰升静脉明显扩大、增粗。还可经腹膜-胸膜、心包周围静脉回流，甚至胆囊旁静脉与附脐静脉、门静脉主干直接与下腔静脉交通。

门静脉高压引起的血管相关改变在 CT 血管成像上均能很好地显示，结合多角度、多方位的后处理图像均能正确诊断。关于引起门静脉高压的原因，需结合腹腔内其他脏器、血管情况，并了解临床病史做出准确、全面的诊断。

（三）门静脉海绵样变

1. 临床表现　各种原因引起门静脉主干和/或分支完全或部分阻塞后，可于阻塞处门静脉主干或肝内分支周围、肝门区以及肝十二指肠韧带处形成大量侧支循环。由于这些血管在大体标本切面观呈海绵状血管瘤样改变，故而得名。这是机体为保证肝血流和正常肝功能的一种代偿性病变，是形成肝前型门静脉高压症的原因之一，约占门静脉高压症的3.5%。该病首先由 Balfour 等在 1869 年报道，近年随着诊断技术的提高，门静脉海绵样变的临床报道日益增多。

一般认为引起门静脉阻塞的各种病因都可能导致门静脉海绵样变，常见原因包括：①门静脉先天异常，儿童多见，主要是肝门部及其分支部门静脉管腔的缺失，结构的先天发育异常、狭窄或闭塞所致；②门静脉血管瘤；③门静脉栓塞，包括癌栓（约占57%，是门静脉栓塞最常见原因，多来自肝癌、胰腺癌和胃癌等）、脓毒症性血栓（多由胰腺炎等感染所致）；④肝静脉阻塞性疾病；⑤门静脉炎；⑥手术，如脾切除、门静脉吻合术和肝移植等；

⑦血栓症,如红细胞增多症、C 蛋白缺乏、过多使用Ⅶ因子和口服避孕药等;⑧其他如肝门周围纤维组织炎、脐和肠系膜及肝静脉之间静脉丛异常增生等。部分患者病因不明。需注意,门静脉阻塞形成海绵样变需要一个过程,因此引起门静脉海绵样变的常见疾病与门静脉栓塞并非完全相同。

门静脉海绵样变的主要症状是并发慢性门静脉高压后的表现,如曲张静脉引起的出血、脾大、肠缺血引起的腹痛。根据门静脉阻塞部位的不同,门静脉海绵样变在临床上一般分为3型:其中Ⅰ型表现为肝外窦前型门静脉高压,肝门部门静脉主干狭窄或消失;Ⅱ型即Ⅰ型合并肝内门静脉左、右分支狭窄或闭塞;Ⅲ型,肝内窦前型门静脉高压,病变仅发生于肝内门静脉左分支或右分支,而肝外门静脉主干未受累,内径未见增宽。由于门静脉海绵样变的病变部位主要位于肝外门静脉,导致肝血流灌注量不足,进而引起肝功能不同程度的改变,但一般患者属 Child A 或 B 级。

2. 病理生理　门静脉海绵样变在门静脉系统阻塞后,形成了门静脉侧支及旁路,这些代偿血管分为向肝性侧支静脉和离肝性侧支静脉两种类型。向肝性侧支静脉又称为门-门侧支,是门静脉阻塞后,将胃肠道血液引流至肝的主要途径,为向肝性血流,主要由胆囊静脉、胆管周围静脉丛和胰十二指肠后上静脉组成,当门静脉阻塞范围局限时,可有效缓解胃肠道淤血,同时使肝门静脉血流灌注保持正常;当门静脉阻塞范围广泛时,向肝性侧支静脉不足以减轻门静脉高压,门静脉和体循环之间侧支静脉开放,使正常情况下流向肝的血液逆向流入体循环,以降低门静脉系统压力,即离肝性门体侧支静脉,主要包括胃左静脉、胃右静脉、食管静脉及腹壁静脉、脐静脉、脾肾分流静脉、腹膜后椎旁静脉丛、肠系膜下静脉的侧支血管等。

3. 诊断要点

(1) 直接征象:门静脉系统的异常是门静脉海绵样变的 CT 直接征象,表现为门静脉走行区结构紊乱,正常结构部分或全部消失,沿病变门静脉走行区出现多条迂曲扩张、形态各异的侧支血管,且其内血流方向不定,增强扫描与相连的血管呈同等程度强化,病变区可有栓子残留。

根据 CTA 图像可以判断侧支静脉来源,识别向肝性和离肝性侧支静脉,有助于正确评估患者病情及预后。胆囊静脉及胆囊周围静脉丛迂曲扩张,表现为胆囊壁锯齿状明显强化及胆总管周围迂曲扩张的血管网;胰十二指肠后上静脉扩张表现为胆总管与十二指肠降段间增粗的圆点状强化血管影,即向肝性静脉侧支,可与其他原因导致的门静脉高压相鉴别。

离肝性侧支静脉见于各种原因所致的肝源性(肝硬化)和肝外性(如门静脉栓塞)门静脉高压,主要表现为食管胃底静脉曲张,此外可出现胃左静脉、胃右静脉、脐旁静脉、心包-膈静脉、胃肾静脉分流等门体分流静脉,均提示门静脉高压所致离肝性门静脉侧支循环的存在。

(2) 间接征象:可以表现为肝动脉分支增粗、肝动脉期的一过性异常灌注、肝形态的改变以及"假胆管癌"征。正常肝左动脉、肝右动脉在肝动脉期显影比较纤细,走行自然,动脉期水平面图像可显示。肝为双重供血器官,门静脉系统栓塞后若门静脉海绵样变代偿不足,肝动脉可相应供血增加,推测肝动脉分支的增粗是门静脉系统栓塞及门静脉海绵样变的常见并发征象,同时也是肝动脉供血增加的证明。CT 后处理图像,如多平面重组、表面遮盖显示及容积再现图像可显示肝门区紊乱血管影(图 11-4-5)。

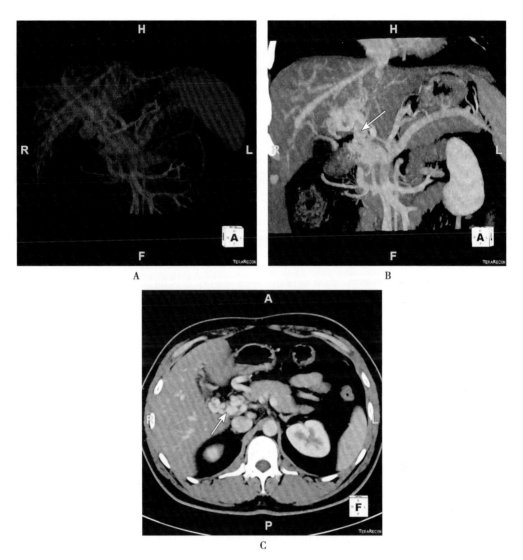

图 11-4-5　门静脉海绵样变
A. VR 像;B. 冠状位 MIP 像;C. 轴位 MIP 像,肝门区可见迂曲血管影(箭)

（3）鉴别诊断:门静脉海绵样变的影像学表现具有特征性,正确诊断不难,有时需与以下疾病相鉴别:当门静脉海绵样变伴胆总管扩张时,出现"伪胆管癌"症,需与胆管癌鉴别。前者于门静脉期可见门静脉及胆管行程周围迂曲扩张静脉丛沿胆管蔓延向上,范围广泛,而肝内外胆管扩张程度轻。后者无胆管周围静脉丛扩张征象,于胆管腔可发现软组织肿块,中度延迟强化,伴梗死部位以上肝内外胆管扩张,扩张程度较重,可相互鉴别。当门静脉癌栓伴有明显肿瘤滋养血管形成时,肿瘤血管需与门静脉海绵样变侧支血管相鉴别。前者多数起自肝固有动脉,与门静脉主干伴行并逐渐伸入到门静脉癌栓内。后者主要为胆管周围静脉丛和胆囊静脉丛,与前者起源不同,向上延伸进入肝内,与癌栓无关。重组图像有助于二者鉴别。

（四）门静脉瘤

1. **临床表现**　门静脉瘤患者多无明显临床症状,或仅有轻微上腹部不适,部分患者可出现右上腹痛、发热等。腹痛可能与门静脉瘤挤压邻近组织器官有关,如门静脉瘤压迫胆道时,则可发生胆汁淤积或黄疸。

2. 病理生理　门静脉瘤少见,其发生原因有先天性和后天性因素。一般认为先天性门静脉瘤可能是门静脉局部血管壁先天性肌发育不良或胚胎期原始右脐肠静脉未闭或憩室残留并增大而形成,这部分患者多年轻且无法解释门静脉瘤的成因。后天性门静脉瘤多与肝病或非肝病引起的门静脉高压密切相关,创伤、胰腺炎、肿瘤、手术等也可导致门静脉瘤。有学者认为,合并肝硬化门静脉高压的门静脉瘤,首先存在门静脉壁的局限性发育不良,门静脉高压促使了潜在的局部较为薄弱的门静脉壁扩张形成门静脉瘤。

门静脉瘤以肝内段最常见,肝外段次之,肝内、外同时有静脉瘤者罕见。根据其发生部位分为肝内型与肝外型。

3. 诊断要点　门静脉瘤在CT上表现为门静脉的瘤样扩张,可伴或不伴有血栓和钙化。门静脉瘤CTA检查的目的在于明确诊断,直观地显示门静脉瘤的发生部位、瘤体形态和大小、是否伴有血栓形成等。通过容积再现、最大密度投影、多平面重组等后处理技术还能显示瘤体与周围血管、脏器的关系,为术前评估、分型及治疗方式的选择提供客观依据,同时为手术医师提供客观、立体、直观的图像。其次,CTA也是门静脉瘤术后复查及非手术治疗患者随访的最佳方法。

门静脉瘤在CT血管成像上能够很好地显示,诊断不难。其传统诊断标准为肝内门静脉局限性扩张,横径大于1.5cm,或肝外门静脉局限性扩张,横径大于2cm;由于门静脉横径在正常门静脉和门静脉高压时变化较大,所以现在多数学者认为,如果门静脉局部的宽度明显大于相邻节段门静脉,外形呈梭形时即可诊断门静脉瘤。

三、肝静脉病变

(一) 巴德-吉亚利综合征

1. 临床表现　巴德-吉亚利综合征(布加综合征)系指由各种原因导致肝静脉和/或肝段下腔静脉狭窄或闭塞,引起肝静脉、下腔静脉血流受阻而形成的肝后性门静脉高压和/或下腔静脉高压的临床综合征。本病在南非、印度和日本发病率很高,我国黄河中下游和淮河流域为高发地区。长江以南所见的少数病例,多为肝静脉血栓型,而中原地带多为隔膜型或混合型。

2. 病理生理　巴德-吉亚利综合征病因主要为血栓形成、隔膜形成和其他因素。大量临床资料说明,本病与血液的高凝状态有关,如骨髓增生障碍性疾病(真性红细胞增多症)、阵发性睡眠性血红蛋白尿,各种疾病产生的内毒素及外源性毒素(如重金属等)中毒、妊娠晚期或围生期和口服避孕药的女性、系统性红斑狼疮以及胃肠道急慢性疾病等,发生巴德-吉亚利综合征的相对风险值明显增高。此外,因为在日本、印度、南非和我国的病例资料中,隔膜型巴德-吉亚利综合征占总病例数的1/3~2/3,因此不少学者认为病变隔膜可能是导致巴德-吉亚利综合征形成的主要因素。其他因素主要有非血栓性阻塞(下腔静脉的原发性肿瘤、外伤及介入性检查损伤或异物等)、外压性因素(肝肿瘤、脓肿、血肿、囊肿、肝结核、肝梅毒、树胶样肿、腹膜后肿瘤等压迫肝静脉或肝段下腔静脉)和其他罕见因素(某些结缔组织疾病,化学、放射性损伤,过敏性血管炎,特发性坏死性肉芽肿性血管炎,贝赫切特综合征等)。

患有巴德-吉亚利综合征时,肝静脉回流受阻,肝中央静脉和肝静脉阻塞扩张、淤血,进而导致肝后性门静脉高压,血流不断通过肝动脉和门静脉进入肝;而肝静脉血又不能回流至心脏,肝不断充血肿大,压力增高,导致发生脾大、食管和胃底静脉曲张等门静脉高压表现。然后纤维组织不断增生,最终导致肝硬化。血浆流入淋巴间隙,漏入腹腔形成顽固性腹水。患者因食管曲张静脉破裂大出血、大量腹水、营养不良、恶病质或肝衰竭而死亡。下腔静脉狭窄或阻塞不仅会引起双下肢、会阴部肿胀和胸腹、腰背部浅静脉怒张,还可引起肾静脉回流受阻,导致肾功能不全。大量的血液滞留在下半部分身体,回心的血流量减少,心排血量少,故患者常出现胸闷、心慌、气短、全身乏力等心功能不全的表现。

治疗方面可采取保守治疗、介入治疗和手术治疗。可采用各种分流手术及肝移植等。

3. 诊断要点

(1) 肝形态学变化:肝形态不规则或弥漫均匀增大,以尾叶为著,多伴脾大,合并下腔静脉阻塞时,可伴有双下肢水肿、下肢及中下腹壁静脉曲张,部分病例伴腹水或胸腔积液。若病程少于 6 个月,肝形态可无明显改变。

肝强化模式改变:典型改变是在门静脉期和/或肝静脉期,肝可以表现为多种异常强化方式。①肝实质花斑状或马赛克样强化模式,此种类型强化模式最为典型,表现为肝实质不均匀非节段性片状或结节状强化。②周边强化型,即肝动脉期肝被膜及其外周实质较尾叶及中心部分早期明显强化,延迟期强化均匀。③中央强化型,增强扫描后下腔静脉周围及尾叶肝实质早期明显强化,随扫描时间延长强化范围向周围扩展,强化范围增大,可不规则强化。

(2) 侧支循环:慢性巴德-吉亚利综合征时可出现广泛侧支循环,包括肝内侧支循环和肝外侧支循环。①肝内侧支循环:急性期肝内很少出现侧支循环,慢性期各静脉引流区可形成侧支循环,影像学检查可发现肝内"蛛网"征。当肝静脉血液流出受阻后,门静脉可成为肝静脉血液的流出道。另外,部分肝静脉血流可经肝被膜血管流入心包膈静脉,再经上腔静脉注入心脏。②肝外侧支循环:肝静脉是肝血流的唯一正常流出道。当肝静脉阻塞后,门静脉出现逆流,成为肝血流的流出道,门静脉系统压力升高,出现门奇静脉、门体静脉及其他吻合处出现"自然分流"。当下腔静脉受阻后,其血流可经肾静脉、肾上腺静脉、腰升静脉流入奇静脉和半奇静脉而入上腔静脉,胸腹壁怒张的深、浅静脉也成为下腔静脉血液流入上腔静脉的通道。肝外侧支循环主要包括 4 条途径:经体循环的深部静脉,如腰升静脉、椎静脉丛、奇静脉和半奇静脉引流,为最常见的侧支通路;左肾静脉半奇静脉通路;膈下静脉,心包膈静脉通路;腹壁浅静脉通路。

CT 重组图像可很好地显示下腔静脉、肝静脉及肝内外侧支循环(图 11-4-6)。下腔静脉于肝静脉期显影最佳,表现为下腔静脉节段性狭窄或闭塞,可伴血栓;隔膜膨出(狭窄部位线样或半圆弧形充盈缺损)位于特定的膈肌水平,下腔静脉右心房下方 1.5~3.5cm 范围内,隔膜可伴有钙化。

4. 鉴别诊断 本病应与肝炎后肝硬化、肝小静脉闭塞病、弥漫性肝癌等进行鉴别。

(1) 慢性巴德-吉亚利综合征患者继发肝硬化改变后,肝萎缩、脾大及腹水常见,易与肝炎后肝硬化混淆。但后者常伴有全肝弥漫性萎缩或右叶萎缩、左叶增大,尾状叶肥大少见,肝静脉及副肝静脉通畅,管径正常,可鉴别。另外,前者可有肝内侧支静脉曲张及肝外体循环侧支静脉曲张,亦是鉴别的重要征象。

(2) 肝小静脉闭塞症临床表现与肝静脉阻塞型巴德-吉亚利综合征相似,但主要见于大剂量放化疗患者,或摄入含有毒性生物碱物质的患者,影像检查中肝静脉主干及下腔静脉通畅。

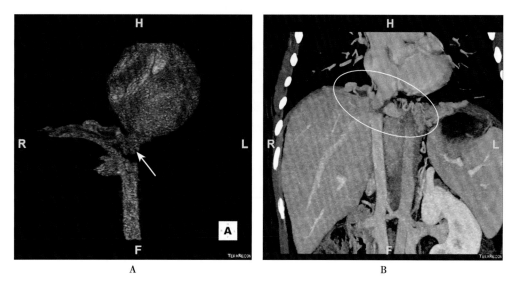

图 11-4-6　巴德-吉亚利综合征

A. VR 显示下腔静脉节段性闭塞(箭);B. MIP 显示下腔静脉节段性闭塞,肝内外侧支静脉开放
(椭圆)

（3）肝静脉阻塞型巴德-吉亚利综合征患者以肝实质斑片状强化为主要表现时,需与弥漫性肝癌相鉴别。前者肝内斑片状强化,随时间进展范围扩大,密度均匀,无"快进快出"强化特点,无门静脉、肝静脉癌栓及肝外转移征象。

（二）肝小静脉闭塞症

1. 临床表现　肝小静脉闭塞症非常罕见。本病的致病原因据目前所知有两大类:第一大类是食用含吡咯双烷生物碱植物或被其污染的谷类或植物;第二大类原因是抗肿瘤化疗药物和免疫抑制药的应用。国外报道多为应用肿瘤药物化疗后,尤其是骨髓移植后发生率达 20%,死亡率达 7%~50%。此外,有文献报道,肝区放疗 3~4 周内,对肝照射区照射剂量超过 35Gy 时也可发生本病。

2. 病理生理　本病主要病理变化是肝小静脉的内膜炎及纤维化。按肝内病变的进展分为 3 期:①急性期,镜下见肝小静脉(中央静脉和小叶下静脉)水肿性静脉内膜炎,内膜肿胀增厚并使管腔狭窄,小叶中央明显淤血和不同程度的肝细胞坏死;②亚急性期,中央静脉和小叶下静脉呈纤维素性静脉内膜炎,合并小叶中央纤维化;③慢性期,形成非门静脉性肝硬化。

肝小静脉闭塞症按病程分为急性期、亚急性期和慢性期。①急性期,主要表现为腹痛、腹泻伴有明显的肝功能损害、黄疸,脾大较少见或多呈轻度肿大。②亚急性期,病例则以肝大和腹水为主要表现,可时轻时重或急性发作。有时过程隐匿,病程可达数月以上。肝功能损害也时轻时重。③慢性期,肝进一步硬化,脾大日渐明显,腹水相对稳定,但始终难以消退。少数患者可出现食管胃底静脉曲张或破裂出血和肝性脑病、肝肾综合征等。

3. 诊断要点　有关肝小静脉闭塞症的影像学表现报道较少,临床诊断主要依靠临床病史和组织病理学检查确诊。

急性期 CT 表现:①平扫显示肝大,密度降低,严重者呈"地图状"、斑片状低密度,有中至大量腹水;②增强扫描动脉期,肝动脉呈代偿改变,血管增粗、扭曲,肝可有轻度的不均匀强化;③增强扫描门静脉期,有特征性的"地图状"、斑片状强化和低灌注区,两者呈高、低密度相间的"地图状"、斑片状改变。肝静脉显示不清,下腔静脉肝段明显变扁,远端不扩张亦无侧支循环,下腔静脉、门静脉周围"晕征"或"轨道征",胃肠道多无淤血表现;④增强扫描延迟期,肝内仍可有斑片、"地图状"的低密度区存在。

亚急性期和慢性期表现与巴德-吉亚利综合征表现基本类似,但多无肝静脉主干及下腔静脉完全闭塞。

肝小静脉闭塞症的诊断比较困难,因本病致病因素较多,临床表现又缺乏特异性,故对可疑病例,应详细询问病史,有无摄食野菜、草茶、草药、化学药物及其他含肝毒性的制品,有无放射线接触史及各种免疫缺陷性疾病罹患史和家族史。最有决定意义的是肝组织活检。主要应与巴德-吉亚利综合征鉴别,尤其是单纯的肝静脉阻塞型巴德-吉亚利综合征,两者容易混淆。以下几点对两者的鉴别有重要参考价值。①肝小静脉闭塞症的病因主要是服用含吡咯双烷生物碱的肝毒性植物或放疗、化疗;引起巴德-吉亚利综合征的主要原因是腹部外伤、恶性肿瘤、真性红细胞增多症。病理上区别于巴德-吉亚利综合征的是肝小静脉闭塞症肝静脉内无血栓形成。②巴德-吉亚利综合征(主要指慢性型)除肝大、腹水外,约有60%的患者伴有躯干水肿、侧腹部及腰部静脉曲张等下腔静脉梗阻的表现,而肝小静脉闭塞症无此种表现,治疗效果也不相同。③CT平扫及增强可发现巴德-吉亚利综合征的梗阻部位,其远端有扩张及肝内和肝外侧支血管形成等血流动力学改变等;肝小静脉闭塞症则无肝静脉或下腔静脉肝段的梗阻和侧支血管形成等改变,肠管等无明显淤血表现,结合肝平扫和增强的"地图状"、斑片状密度改变可以除外巴德-吉亚利综合征。

四、肝肿瘤

肝肿瘤及肿瘤样病变病理类型较多,本文简述临床工作中较常见的富血供肿瘤,包括肝海绵状血管瘤、肝癌和肝局灶性结节增生。

1. 病理生理

(1) 肝血管瘤:为肝最常见的良性肿瘤,占良性肝病变的41.6%。好发于女性,可见于任何年龄,以30~60岁多见;病灶大小不一,单发多见,直径大于4cm者为巨大海绵状血管瘤。各肝叶均可发病,以肝右叶多见。病理上,肝血管瘤由异常扩张的血窦组成,血窦内衬有单层血管内皮细胞,血窦内充满血液,有时有血栓形成,可出现钙化,血窦之间为纤维组织所分隔,纤维隔内有小血管及残留胆管。海绵状血管瘤根据血管壁厚薄不同可分为厚壁型和薄壁型,厚壁型的壁内有较多的胶原纤维和纤维细胞,血管腔很小,甚至呈缝隙状;而薄壁型的壁内只有很少的胶原纤维和纤维细胞,血管腔隙很大。绝大部分肝血管瘤患者无任何临床症状,常在体检时发现,多无需治疗。巨大瘤体可压迫肝组织或邻近器官,产生腹部不适和胀痛。瘤体破裂可引起肝出血。

(2) 肝细胞癌:是肝最常见的恶性肿瘤,占原发性肝癌的70%~90%。我国肝细胞癌病例约90%合并肝硬化,此外合并脂肪肝者也不在少数。组织学上以肝细胞癌最常见,癌细胞由肝细胞发展而来,呈多角形排列成巢状或索状,在巢或索间有丰富的血窦、而无间质成分。癌细胞核人、核仁明显、胞质丰富、有向血窦内生长的趋势。其次是胆管细胞型肝癌,发生于左右肝管合流部至末梢的胆管上皮细胞,呈立方或柱状、排列成腺样,可伴有黏液分泌,富于纤维性间质,血窦较少,比肝细胞癌硬。肝细胞癌根据大体形态可分为以下类型:①弥漫型,许多小癌灶弥漫性分布于肝,难以手术切除;②直径≥5cm,分单块、多块和融合块型,若直径≥10cm 则为巨块型;③结节型,结节状,最大直径<5cm,可呈单结节、多结节或融合结节;④小肝癌型,直径<3cm,或相邻两结节直径之和<3cm,边界清,常有包膜,手术切除率高。小于 1cm 又称为微小肝癌。肝细胞癌起病隐匿,早期多无症状,中晚期才出现症状,主要有肝区疼痛、消瘦、黄疸及纳差等消化道症状,血清甲胎蛋白升高。

（3）肝局灶性结节增生:是肝内良性肿瘤样病变,并非真正的肿瘤。在肝良性肿瘤中发生率仅次于肝血管瘤。近年来国内的发病率有增高倾向。病因不明确,无恶变倾向及并发症。以往文献报道认为多见于 20~50 岁的女性,与口服避孕药有关,可能与雌激素刺激血管畸形和肝细胞的增生有关。但近期研究发现,其发病年龄及性别并无显著差异。典型的肝局灶性结节增生为结节状,好发于肝包膜下,边界清楚,无包膜,病理特征为切面中央星状瘢痕,病理证实为大量纤维结缔组织增生及小胆管增生。纤维组织从中心向周围放射状伸展,将肝组织分割成结节状,结节内肝细胞形态正常,大小一致,无异型性,肝小叶结构基本正常。星状瘢痕组织内通常包含一条扩张充血的血管腔,局灶性结节增生病灶中无增生的纤维间隔。肝局灶性结节增生多无临床症状,除个别病变较大引起上腹不适外,多为体检时偶然发现。

2. 诊断要点

（1）肝肿瘤的基本 CT 表现:肿瘤病理学类型不同,其基本的 CT 表现也明显不同,这是诊断肝肿瘤的主要依据。例如,典型肝海绵状血管瘤表现为渐进性向心性强化模式;肝癌常发生在肝硬化的基础上,表现为不均匀强化,以"快进快出"强化模式为典型表现;肝局灶性结节增生的典型表现为均匀强化的富血供的肿块内可见星形瘢痕。

（2）不同肿瘤的 CT 血管成像表现肿瘤病理类型不同,其与血管的关系也不同:例如,肝海绵状血管瘤在 CTA 上可见肝动脉延伸到病变内,这些肝动脉管径多正常,边缘也较光整,门静脉、肝静脉则一般无异常表现(图 11-4-7)。肝癌也多由肝动脉供血,这些肝动脉不规则增粗,肿瘤内也常出现杂乱、扭曲或不成形血管,与正常肝动脉明显不同;肝癌患者的门静脉内常出现门静脉瘤栓,可位于肝内或延伸到肝外,增强扫描时可见不均匀强化;也可见肝动脉-门静脉分流,表现为肝动脉期门静脉早显;肝静脉侵犯在一些病变中也可见到,并可延伸到右心房和右心室。这些血管内瘤栓或受侵表现是肝癌较为特征性的表现。肝局灶性结节增生也多由肝动脉供血,供血的肝动脉外形及管径无明显变化,与其他肿瘤不同的是其多由肝静脉引流。

依据临床病史和典型影像学表现,可对多数不同病理学类型的肝肿瘤做出较为准确的诊断和鉴别诊断。CTA 仅属于诊断与鉴别诊断中的一部分,但在一些情况下可为临床提供诊断的主要依据,并指导临床治疗计划的制订。例如门静脉和肝静脉的侵犯常提示肝癌,而对于肝静脉参与引流的均匀强化的富血供肿块,应考虑肝局灶性结节增生。

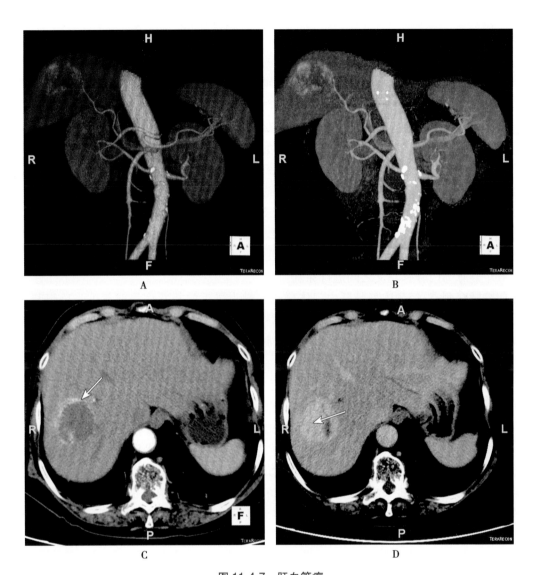

图 11-4-7 肝血管瘤

A、B. VR 像和 MIP 像清楚显示肝血管瘤和肝动脉的位置关系;C. 动脉期,病灶边缘强化(箭);
D. 门脉期,病灶均匀强化(箭)

五、经颈内静脉肝内门体分流术术前和术后评价

1. 临床表现 经颈内静脉肝内门体分流术是在经颈静脉途径肝活检,经颈静脉途径胆管、门静脉造影的基础上发展起来的技术。该技术现已成为肝硬化门静脉高压治疗的一项重要而有效的手段。其适应证包括:①内科治疗无效的食管胃底静脉曲张所致的急性大出血,特别是肝功能差患者,这几乎是唯一切实有效的治疗手段;②顽固性腹水,经颈内静脉肝内门体分流术可降低门静脉压力,改善肾血流量和肾功能,抑制肾素-血管紧张素-醛固酮系统活性,恢复激素的平衡,故对多数顽固性腹水有效;③肝移植前的准备性治疗,因经颈内静脉肝内门体分流术不影响肝移植的血管解剖,且门静脉压力降低减少了肝移植过程的出血,为肝移植提供了充分的准备时间。经颈内静脉肝内门体分流术的固有

缺点是分流道的狭窄和阻塞以及肝功能的进一步损害,严重影响了经颈内静脉肝内门体分流术的远期疗效。

2. 病理生理

（1）术前评估:肝静脉和门静脉走行变异较多,且空间位置复杂,而每例肝硬化患者病史及病变程度不同,其肝萎缩的程度及合并腹水的量都可能影响肝内血管的走行。术前确定穿刺部位,可缩短手术时间,并减少并发症发生。穿刺血管的形态、走行及拟行穿刺道有无病变及门静脉高压引起的原因均决定是否可行经颈内静脉肝内门体分流术治疗及其手术的方式。CT 增强图像可以同时显示门静脉、腔静脉、肝静脉及三者空间关系,便于临床术前选择拟穿刺部位,选择合适的术式,并可以了解腹腔脏器及腹水情况。

肝静脉穿刺点:一般肝右静脉易于放置支架,是建立门腔分流较为理想的部位,尤以肝右静脉与门静脉右支为最佳。当肝右静脉偏细时,可选择较粗的肝中静脉或肝左静脉进行穿刺。当肝右静脉向门静脉拟穿刺道上有病变(如脓肿、癌肿、血栓)或反复穿刺未果时,可选择肝中静脉与门静脉左支之间进行穿刺。

门静脉穿刺点:经颈内静脉肝内门体分流术最为严重的并发症是球囊扩张后腹腔大出血。为保证术后血液分流和手术的安全性,术中选择门静脉穿刺点时多在门静脉右支或右后支距门静脉分叉处 2cm、门静脉左支距门静脉分叉处 1.8cm 处以远血管进入肝实质内,且此处肝静脉管径也较粗。

（2）术后评价:经颈内静脉肝内门体分流术作为治疗门静脉高压引起的上消化道急性大出血的有效治疗方法已被广泛推广,但其术后肝性脑病发生率为 5%～35%,逐渐引起关注。术后肝总灌注量的减少是影响患者预后的重要原因。因而,经颈内静脉肝内门体分流术后肝血流动力学改变的研究、选择最佳的分流量对于改善患者术后生活质量和生存期具有重要的指导作用。术后由于不同程度的组织增生、支架内血栓形成或支架的回缩会造成支架狭窄或闭塞,使其丧失功能,因此术后随访十分重要。支架狭窄是经颈内静脉肝内门体分流术常见并发症,每年经颈内静脉肝内门体分流术的患者中有 17%～50% 会发生支架的功能异常。如治疗不及时会发生支架血栓形成、闭塞和患者反复消化道出血及腹水。因此,早期发现和治疗尤为重要。

3. 诊断要点　正常支架表现为门静脉期可见门静脉、支架及相应肝静脉同期显影,多平面重组图像上表现为支架呈平行的高密度轨道影,其内对比剂呈柱状高密度影并一直延伸到支架壁(图 11-4-8);狭窄而未闭塞的支架内可看到门静脉、支架及相应肝静脉同期显影,支架腔内不同程度充盈缺损,表现为支架与对比剂之间呈波浪状的低密度影;闭塞的支架表现为支架腔内及肝静脉内均无对比剂充填,两端 CT 值差值为 0,门静脉显影浅淡。

多普勒超声和 DSA 均可用于经颈内静脉肝内门体分流术后随访复查。超声可用于术后定期随访,通过判断血流方向、测定支架内血流流速作为判断支架功能的依据,在诊断支架狭窄方面已显示出一定的准确性,但是由于支架位置深且弯曲,在肝硬化的背景中难以获得比较理想的超声穿透性,且超声受腹水或者患者肥胖的影响较大,操作者依赖性强,不能为外科医师提供直观的有记载的影像信息。DSA 是诊断支架通道异常的"金标准",准确性高,可直接测量门静脉压力,发现异常还可进行相应治疗,但 DSA 属有创性操作,不适宜作为常规技术对患者进行筛查和随访。CT 在经颈内静脉肝内门体分流术术后的随访中有重要价值。

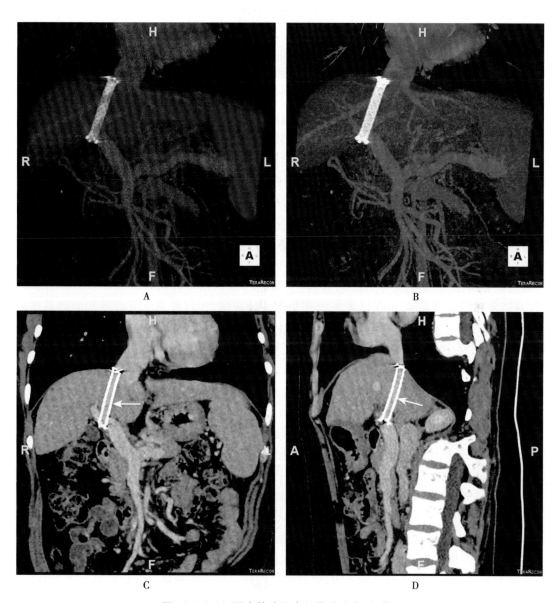

图 11-4-8 经颈内静脉肝内门体分流术后(箭)

六、肝移植

1. **临床表现** 肝移植术是目前终末期肝病最有效的治疗方法。近年来,随着手术经验的积累、医疗技术和设备的发展进步,肝移植术已经能够在国内多家大型医院开展;同时,作为一种便捷的无创性影像学检查方法,CTA 在肝移植术中的作用也日趋受到人们的关注。本部分简单介绍肝移植术中 CTA 检查的目的、内容和需要注意的问题。

根据供肝来源的不同,肝移植术可以分为同种异体肝移植和异种肝移植两大类,前者即通常意义上的肝移植术,在全球范围内开展也最为广泛。同种异体肝移植按供肝植入部位的不同又分为原位肝移植和异位肝移植。原位肝移植是指先切除整个病肝,然后在原解剖位置植入新的肝,供肝的肝上下腔静脉、肝下下腔静脉、门静脉和肝动脉与受体相应的同名血管吻合,也是所谓的经典式肝移植或标准式肝移植。常见的术式有标准式肝移植、减体积肝移植、活体供肝部分肝移植、劈离式肝移植、原位辅助式肝移植、背驮式肝移植等。异位肝移植则是在保留受者病肝的情况下,将供者的肝植入受者体内,目前临床上绝大多数采用原位肝移植。

2. 病理生理   为了提高受体术后生存率及生活质量,同时保证供体的安全,并进行供、受体选择,肝移植术前对供体和受体准确全面的评估至关重要,术后还需要监测供、受体肝脏淤血和再生情况以及各种并发症的发生,完善的影像学检查是术前评估和术后随访不可或缺的重要组成部分。在肝移植术中,影像学评价的主要目的是了解肝移植相关病理改变和解剖变异,排除手术禁忌证。评估的主要内容应包括:①供、受体肝实质的情况;②活体部分肝移植供体肝体积;③供、受体肝血管系统的解剖关系及变异;④供、受体肝胆道系统的解剖及变异;⑤受体腹腔脏器是否存在病理状况及其与肝的解剖关系等。多层螺旋 CT 平扫及增强扫描能在肝动脉早期、肝动脉晚期、门静脉期、实质期和延迟期进行多期容积数据采集,扫描速度快,同时密度和空间分辨力均较高,可提供精细的断面解剖图像,很好地评估肝及邻近组织器官情况,反映受体病肝的病理生理改变,准确测量肝血管的直径及肝体积。同时,通过多种后处理技术,可在任意平面和角度旋转成像,很好地显示肝血管和胆道系统的立体解剖细节。

肝移植手术复杂,不但要切除、植入肝,还要对受体及供肝进行血管、胆管吻合,术前提供血管和胆管的解剖学信息、变异或病变情况对保障手术的成功极为重要。

3. 活体部分肝移植术前供体的评估

(1) 血管评估

1) 肝动脉:肝动脉变异是肝血管系统中最为常见的解剖变异类型。尽管绝大多数肝动脉变异都不是肝移植的禁忌证,但却存在影响手术方式的可能性,因此需要给予临床医师充分提示。术前明确替代肝右动脉可帮助外科医师顺利地找到肝右动脉,节省手术时间,同时,这类肝动脉变异血管通常较长,有利于术中的血管吻合。与肝左动脉有关的变异对右半肝移植手术影响通常不大,因为左半肝及其血管被保留。在左半肝移植过程中,提示副肝左动脉及替代肝左动脉的存在对手术成功具有重要意义。肝中动脉最常见的变异为起源于肝右动脉,该变异中由于肝中动脉走行于肝切除面内,如果术前没有意识到这种变异,术中直接在肝右动脉的起始部进行血管夹闭,会导致Ⅳ段肝组织急性缺血。肝总动脉起源异常(Ⅸ或Ⅹ型)由于没有改变肝门部血管解剖一般对手术影响不大。

2) 门静脉:门静脉变异相对较少,但其一旦出现对手术影响较大,可能会增加手术操作的难度以及术后并发症的发生率,某些变异甚至是肝移植供体选择的禁忌证。B 型即三分叉型门静脉是最重要的变异类型。在这一变异中,门静脉主干直接分为 3 支——左支、右前支和右后支。这种供体行肝右叶移植时,会存在不能准确定位门静脉分支离断面的问题,并且需要二次吻合门静脉,增加了术后门静脉血栓形成的危险性,是肝移植手术的相对禁忌证。C 型变异也存在同样的问题。如必须将存在这两型变异者作为供体,则手术过程中需增加额外的步骤,进行血管成形后再进行吻合。D 型和 E 型变异会导致术中无法进行血管吻合,是肝移植手术的绝对禁忌证。

3) 肝静脉:目前对是否应用带有肝中静脉的右半肝作为供肝仍有争议,但国内外多数肝移植中心倾向于保留肝中静脉给供体以保证Ⅳ段肝组织的完整性,而切断部分右叶前段(Ⅴ或Ⅷ段)的引流血管。利用 CTA 及后处理技术可以细化与手术相关的肝静脉解剖变异,尤其是肝中静脉及其分布于Ⅳ、Ⅴ、Ⅷ段的属支。每例供体术前通过测量属支直径及其与汇入部的间距,有助于活体部分肝移植术中采取个性化方案。由于结扎肝切面内直径小于 5mm 的静脉,可在很大程度上避免术后移植物淤血或静脉并发症的发生,并且在不带肝中静脉的右半肝移植中,为保证肝Ⅴ、Ⅷ段肝组织的静脉回流,避免或减轻术后淤血的发生,需将直径大于 5mm 的肝脏Ⅴ、Ⅷ段血管直接或移植后吻合至受体的下腔静脉,因此在 CTA 检查中,有必要精确测量移植区域肝静脉管径。

肝静脉系统中最常见的变异为肝右后下静脉的出现。肝右后下静脉通常为 1 支,主要引流肝右叶后段(Ⅵ、Ⅶ段)的血液直接回流入下腔静脉,但也可出现多支肝右后下静脉。术前评价肝右后下静脉的存在与否及其直径、与肝右静脉的间距有助于临床医师更加准确地评估手术难度,合理制订手术方案。由于术中需对直径大于 3mm 的肝右后下静脉进行单独处理,以降低移植术后出血性和/或淤血性并发症的发生,因此术前在 CTA 水平面图像上对肝右后下静脉管径进行精确评估非常重要。此外,在发现供体存在较大的肝右后下静脉时,还必须测量肝右静脉(汇入下腔静脉处)与肝右后下静脉(汇入下腔静脉处)的间距,因为当该距离大于 4cm 时,会明显增加手术难度和操作时间。

随着影像技术的进展,活体部分肝移植术前评估可以三维立体显示肝动脉、门静脉、肝静脉三大血管系统空间关系,并立体显示肝静脉各分支流域情况,为肝移植术中血管重建方案提供更加直观、明了、准确的信息。

(2) 胆管系统评估:胆道系统的解剖及变异直接影响移植术中胆道吻合方式和重建数目。胆道系统变异发生率高,可达 24%~57%。因此术前准确评估胆道解剖及变异至关重要。

正常人的胆道管径纤细,为无创性供体胆道评估带来挑战。不同的影像学检查方法显示胆道结构各有优势。目前应用于胆道评估的影像学方法包括经内镜逆行胰胆管造影(ERCP)、MR 胰胆管成像、CT 和超声等。其中 ERCP 是评价胆道结构的“金标准”,但由于是有创检查,存在一定的并发症,不易为供体接受。非增强 MR 胰胆管成像和排泌性 MR 胰胆管成像已经在一定程度上逐渐替代了 ERCP,而常规 MR 胰胆管成像受空间分辨力的影响,对供体二级胆管分支的显示常不能完全满足临床需要。排泌性 MR 胰胆管成像在注射肝胆特异性对比剂后,能在胆道无扩张情况下清晰显示胆道结构,弥补常规 MR 胰胆管成像的不足。CT 胆管成像由于其较高的空间分辨力,也可清晰显示肝内二级胆管分支。但 CT 胆管成像和排泌性 MR 胰胆管成像均需注射对比剂,存在一定的对比剂过敏风险。

根据右后肝管汇入部位的不同,目前临床上常将胆管系统分为四型:Ⅰ型是右后肝管与右前肝管汇合形成右肝管;Ⅱ型为右后肝管汇入肝总管分叉处;Ⅲ型为右后肝管汇入肝总管;Ⅳ型即右后肝管汇入左肝管。

术前 CT 胆管成像检查可详细了解左右肝管汇合的部位、胆囊管与肝总管汇合的部位、有无迷走胆管等解剖变异及胆道系统异常,特别是二级胆管的构成情况,还可以准确测量右后肝管汇入部距左右肝管汇合部的胆管长度,以帮助临床确定肝叶切取的方式、制订胆道吻合方案。

对于肝移植受体术前,如原发疾病为硬化性胆管炎、胆管细胞癌患者,还需要评价肝内外胆道受累等情况。

(3) 肝体积测量:CT 增强扫描的数据可用于肝体积测量,评估移植肝部分和全肝的体积。

活体部分肝移植需要保证肝部分切除后残肝体积能满足供体的日常生活需求,切除并移植给受体的肝能够替代受体原有肝的功能并成活。一般认为,在无脂肪肝的情况下,供体剩余全肝体积的 30%~35%(门静脉高压者应为 40%~45%)是维持其正常肝功能的必要条件,对于受体目前通常采用供肝与受体的体重比或供肝占标准肝体积的百分比来表示受体所需的供肝大小。标准肝体积是根据公式计算得出,首先根据供体身高和体重计算得出体表面积,再根据公式计算出每个供体标准肝体积,目前国内外对于计算公式尚未统一。受体接受移植肝的安全体积为供肝占标准肝体积 40% 或供肝与受体的体重比大于 0.8%,最好是1%。这两个标准之间有较好的相关性,大体上 1% 的供肝与受体的体重比相当于 50% 的供肝占标准肝体积,两个指标均已被广泛接受。为保证供体和受体的安全,术前评估供肝及残肝的大小对于筛选供者意义重大,同时也有助于手术方案的制订,因此术前测量全肝及左、右半肝体积已成为术前评估不可或缺的步骤。

目前,肝体积测量方法包括手动法和半自动法两种。全肝体积测量:勾画出肝轮廓,将大血管结构(如下腔静脉和肝门区门静脉)、主要的肝裂及肝圆韧带排除在外。右半肝体积测量:左右半肝参照线在头侧为肝中静脉中线至下腔静脉左缘连线,尾侧逐渐过渡至胆囊顶部至下腔静脉左缘连线。肝脏Ⅳ、Ⅴ、Ⅷ段肝体积测量:根据 Couinaud 分段法进行肝Ⅳ、Ⅴ、Ⅷ段划分及体积测量。

4. 肝移植术前受体的评估

(1) 肝病变的评估:CT 多期增强扫描既能反映全肝情况,有利于病变检出,也能反映病灶的强化模式或血供特征,有助于鉴别早期的肝细胞癌和再生结节,同时了解邻近器官病变。

(2) 血管评估:对肝移植外科手术方式有影响的血管病变及解剖变异有①腹腔干狭窄:腹腔干是肝移植术后肝唯一的供血动脉,胆管仅靠肝动脉供血。肝动脉的闭塞将导致致命的肝梗死或引起胆管的慢性缺血性损害。术前认识到腹腔干狭窄的存在,则可提示外科手术中缓解其狭窄,或重建肝动脉。②肝动脉细小:移植肝动脉重建需要受体有充足的血供。血供不足常常是由于受体肝动脉管腔细小所致,多发生于具有多起源的肝动脉解剖变异病例中。CTA有助于发现肝动脉变异,并可进行肝动脉的管径测量。③血管解剖变异:血管变异对于受体亦十分重要。利用 CT 血管成像,并结合图像后处理技术,容积再现技术可清晰立体直观显示血管走行和解剖变异,多平面重组结合最大密度投影有助于显示细小血管及周围情况。④肝静脉及下腔静脉栓塞:肝肿瘤及巴德-吉亚利综合征患者术前充分显示肝静脉栓塞、栓塞范围及是否累及肝静脉汇入部和下腔静脉,对于受体选择和手术决策均有重要指导意义。肝静脉狭窄和血栓是巴德-吉亚利综合征形成的主要原因,部分患者肝静脉管径显著狭窄或肝静脉病变向下腔静脉内延伸,均会影响肝移植术中血管重建。利用 CTA 手术前多方位、多角度显示肝静脉、下腔静脉走行及腔内情况,可指导手术方案的制订,减少受体术后并发症。⑤门静脉血栓或门静脉管壁钙化:门静脉血栓的存在及范围对门静脉重建手术非常重要,如果血栓范围较短,常规的静脉吻合术即可;当存在广泛的血栓时(如门静脉血栓延伸到肠系膜上静脉),需要取净栓子或需要利用供体的髂静脉在门静脉和肠系膜上静脉之间放置跳跃式的静脉移植片。门静脉管壁的钙化会导致管壁脆弱,在很大程度上影响肝移植手术的成功率,也应在术前给予提示。CT 门静脉成像能显示门静脉的全貌、血栓或癌栓的位置及长短,尤以多平面重组或最大密度投影显示最佳。对于术前曾行经颈内静脉肝内门体分流术的患者,支架移位常导致相关血管管壁纤维化和管腔狭窄,移植术中支架位置,了解支架内血流通畅情况,可指导临床选择合适手术方案及对手术复杂程度有预先评定。

5. 术后评估　由于肝移植术后并发症的临床表现多种多样,且时常无明显特征,因此影像学检查对肝移植术后并发症的早期诊断具有十分重要的意义。彩色多普勒超声可动态监测肝门区血流情况,操作简便,尤其是床旁超声检查方便,但由于肝移植术后患者常出现广泛的肠积气、肝外积液和血肿,严重影响超声图像质量,干扰诊断。而 CT 对于肝移植术后的并发症能早期发现和准确诊断,无论是对肝病变,或是管道通畅情况均能清晰显示,可作为肝移植术后进行随访或观察并发症的首选检查方法。

(1) 肝移植术后血管性并发症的评估:肝移植术后血管性并发症包括肝动脉狭窄或闭塞、假性动脉瘤、动静脉瘘、门静脉血栓形成等。血管并发症的常见原因有:手术操作中的机械性作用、保存过程的缺血等造成的内膜损伤,血管壁固有的内膜病变以及移植排异反应等因素。肝动脉狭窄较轻者可无肝实质或胆管的改变,肝功能多正常;狭窄较重时可引起肝实质缺血坏死,晚期可导致肝脓肿。肝动脉狭窄还可引起胆管缺血,导致缺血性胆管炎。门静脉血栓亦不少见,多发生在移植后数天内,当血栓堵塞门静脉主干时可造成肝实质的广泛梗死,以致肝衰竭;如血栓形成于门静脉某一支,则在相应的肝实质内发生多个小灶性梗死,一般影像检查难以发现。CT 肝灌注成像有利于发现此类梗死灶。下腔静脉血栓或狭窄不常见,最常发生在下腔静脉肝上段或肝下段血管吻合处,与手术技术不佳或血管受压有关。CT 表现:CT 增强扫描可清楚显示血管吻合口或非吻合口狭窄、肝动脉分支狭窄及门静脉内的血栓;准确定位血管狭窄的部位、程度及肝内远端血管的充盈情况,可替代有创性的肝动脉、门静脉和下腔静脉造影,配合高质量的后处理图像可多角度、多方位观察病变,有助于轻度狭窄的明确诊断,减少观察者间的差异;评价门静脉的通畅性,不仅能提供门静脉狭窄的位置和长度细节,还可发现其侧支循环,提供可靠的门静脉血栓或阻塞的信息。

(2) 活体部分肝移植术后肝静脉淤血的评价:活体部分肝移植的出现在很大程度上解决了供肝匮乏的问题。活体部分肝移植最初应用于儿童患者,以左外叶供肝为主;现在更多的是以右半肝为主的成人活体部分肝移植。建立通畅的肝静脉流出道是活体部分肝移植手术成功的关键,没有充足的静脉引流,供肝易出现肝静脉淤血,导致供肝功能异常和手术失败。CT 由于具有无创、扫描速度快、空间及密度分辨力高等优点,可作为活体部分肝移植术后常规复查方法,还可以监测术后移植肝的再生情况,评估预后。

CT 表现如下:

1) 平扫:通常认为与肝中静脉引流区对应的肝密度差异提示肝静脉淤血,其 CT 表现多样,可能取决于淤血的程度和持续时间。50%淤血区在 CT 平扫上表现为低密度影。非淤血区肝实质在平扫时 CT 值与术前相比也可显著降低,但这些区域往往存在肝实质的形态学改变,如血窦内皮细胞破坏、肝细胞气球样变、淤血和出血性浸润、坏死和大泡性脂肪变性,且其 CT 值小于 55HU 者预后较差。

2) 增强扫描:肝静脉淤血在增强扫描不同期相的表现也不同。早期研究发现,由于淤血后动脉灌注增加,增强扫描动脉早期淤血区呈高密度,而静脉完全闭塞致肝窦压力升高,产生窦前水平的动脉-门静脉分流和门静脉血液的逆流引起淤血区门静脉期呈低密度。但也有报道认为由于淋巴水肿和间质积液,淤血区在动脉期可表现为低密度。门静脉期淤血区表现多样,最常见的是弥漫性高密度或低密度区周围环以高密度,其内肝静脉分支常可显影,周围门静脉分支也可强化。这些表现提示门静脉期淤血区高密度很可能是肝静脉部分阻塞而非完全阻塞所引起;前者虽可致肝窦内压力升高,却并不足以逆转肝窦和门静脉之间的压力梯度,使门静脉血流稍减少,但仍可持续流入窦内,使肝窦内对比剂淤滞,造成门静期淤血区弥漫均匀强化。肝静脉阻塞后肝动脉血流通过肝窦后反流进入门静脉,所以淤血区表现为延迟期高密度。如果肝动脉反流的流出道太短或肝动脉血流压力太高,则形成与延迟性高密度不同的持续性高密度,其内有更多强化的 Glission 分支,持续性高密度区门静脉期密度比动脉期更高。持续性高密度与延迟性高密度可能均由动脉反流引起,但是两者时间序列不同,取决于反流的解剖位置和动脉的灌注状态不同。

肝静脉部分阻塞可以在数周内通过建立侧支而得到恢复。术后 4 周复查 CT 发现淤血区密度差异减小或消失、淤血区未见萎缩,临床上移植肝预后良好,则不需特殊处理。另一方面,淤血区持续低密度则提示淤血区既无动脉血流也无门静脉血流,肝静脉完全阻塞、淤血严重,其内肝静脉分支或周围门静脉分支强化较少。术后 4 周 CT 发现淤血区通常萎缩,临床上患者术后 2 周持续性高胆红素血症,病理显示淤血区小叶中央静脉和肝窦严重扩张,小叶中心区坏死,持续、进展性肝淤血可引起小叶中心纤维化、肝硬化样改变。提示严重肝静脉淤血可引起移植肝代谢容量减低、肝实质损害,导致移植肝存活率降低。因此,CT 发现严重肝静脉淤血对判断活体部分肝移植术后患者预后意义重大,延迟期影像甚至可以鉴别中、重度肝静脉淤血。

(3)活体部分肝移植术后肝再生的评价:再生是损伤或部分切除后组织或器官恢复其初始体积和功能的能力。正常肝再生能力巨大,且再生的同时肝细胞仍然具有代谢和合成功能。肝再生对肝移植非常重要。肝再生是一个自发过程,是活体部分肝移植术后肝功能恢复的唯一来源,是决定手术成功的重要因素。活体部分肝移植术后评价肝再生最常用的方法是通过影像学技术来随访测量肝体积。近年来,随着设备的发展和技术进步,CT 图像的质量和分辨力有了很大程度的提高,已成为临床工作中评估肝再生最实用和方便的方法。

(4)肝癌复发:肝癌患者行肝移植后仍可复发,其发生机制目前尚未明确,但说明肝癌生长和发展的多变性,也强调了长期随访的重要意义。肝移植术后肝癌复发率较未做肝移植的患者低。肝移植术后行 CT 平扫及多期增强扫描检查可以监测肝癌复发,但对于肝移植术后早期小肝癌复发或 CT 增强扫描强化不典型的结节容易漏诊或误诊,此时 MR 检查有助于鉴别诊断。当肝移植术后肝内出现无明显强化的肝结节时,应进行 MR 检查以排除肝癌复发的可能。

(5)其他并发症:对于肝移植术后胆道并发症的显示以 MR 胆胰管成像为佳,但是 CT 常规检查以及后处理图像(最小密度投影法)也可以发现肝内外胆管扩张、肝门区胆管周围积液情况及胆管内异常密度,还可以早期发现并提示胆瘘的存在。

肝移植术后多数患者还会有不同程度的胸腔积液、腹水、积血、胆汁瘤等,可为局灶(包裹性)或游离性,无菌或感染性。这些并发症大多出现在术后 2 个月内,但也可以是肝移植术后的晚期并发症。少量液体大多是由于手术损伤、胆汁渗出、淋巴、静脉回流障碍所致,术后可自行吸收,不需处理。反复发生的胸腔积液和腹水则提示血管、胆道并发症,或出现排异反应的可能,需做胸腹腔穿刺或肝组织活检以明确诊断。

第五节　肝血管成像技术优选

一、肝动脉病变

1. CT 血管成像的诊断价值　目前,DSA 依然是诊断肝动脉病变的"金标准",对肝动脉狭窄、动脉瘤、动静脉分流以及小肝癌等的诊断具有独到优势,且可以在发现病变的同时采取相应治疗措施,但为有创性方法,存在一定的并发症。彩色多普勒超声具有简便、无创等优点,是肝移植术后血管病变的主要随访工具,缺点是该检查方法的敏感性及特异性差,存在假阳性(如探头投射角度接近 90°或存在解剖变异等)和假阴性(如肝内肝动脉侧支循环建立等)的问题,容易导致漏诊和误诊,不能作为最终确诊的检查方法。MRI 也可用于肝动脉成像,但临床上应用较少。

2. **准确率与局限性**　CTA 可以很好地显示肝动脉的解剖和变异,是肝移植术前活体评估的重要手段,对于肝移植术后肝动脉狭窄的诊断具有安全、无创、准确的优点,且同时可对移植肝实质的情况进行观察,为下一步进行治疗提供帮助,可作为肝移植术后对肝动脉情况随访的首选手段。但 CTA 可能低估或高估血管狭窄程度,如普通血管造影显示重度狭窄的患者,CT 血管成像可能显示为闭塞;或者普通血管造影显示完全闭塞但存在丰富侧支循环,其 CT 血管成像由于对比剂分布问题不能准确显示出侧支循环的情况等。此外,CTA 对于肝内动脉分支显示能力有限,对因肝内动脉稀疏而造成的移植肝缺血往往难以做出准确判断。

二、门静脉病变

1. **CT 血管成像的诊断价值**　彩色多普勒超声能清楚地显示门静脉内血流变化,是最经济有效的门静脉评价方法,超声造影能提高门静脉栓子诊断的敏感度,易于鉴别栓子性质;彩色多普勒超声检查还可显示门静脉海绵样变,肝门区向肝性血流紊乱和扩张迂曲血管异常血流频谱,能测定血管直径以及血流量的大小和血流方向,对门静脉海绵样变的确诊率较高,已成为门静脉海绵样变首选的诊断方法。但由于超声受肠道气体影响较大,不宜应用于腹部胀气明显的患者。MR 由于其良好的软组织分辨力,能够多方位清晰显示门静脉管腔及肝门部侧支血管情况,还可发现门静脉高压时的其他伴随病变,如肝形态及信号变化等,进行肝结节定性诊断。虽然 DSA 诊断门静脉病变的敏感性和准确率高,但作为有创性的检查,一般不作为首选的检查方法,对于其他检查方法确诊较困难的患者,可以考虑采用 CTA。

2. **优势与局限性**　CT 能较全面显示肿瘤患者肝内外病变情况,CT 平扫对于门静脉纵轴的显示及肝内门静脉栓子的显示较困难,CT 增强扫描后进行影像重组可多角度全方位观察病灶,在显示门静脉系统的同时,有助于评估门静脉闭塞后的侧支循环以及门静脉高压患者的门体分流情况,为临床诊断及治疗方案的制订提供丰富信息。需要注意的是,CT 增强扫描不适用于对比剂过敏或者肾衰竭的患者。

三、肝静脉病变

1. **CT 血管成像的诊断价值**　对于肝静脉病变的诊断,多普勒超声若见血流信号消失,可以肯定阻塞存在。超声检查有时可发现被血管造影所掩盖的血栓。彩色多普勒超声虽不能确诊肝小静脉闭塞症,但能够清晰显示脏器形态结构,并实时反映血管的血流动力学变化,且无创、可重复,对肝小静脉闭塞症的鉴别、辅助诊断、治疗随访及疗效判定具有重要价值。经皮肝穿刺肝静脉造影可显示肝静脉受阻的程度、部位,还可见肝内交通支形成,有时还可显示下腔静脉的阻塞情况。

2. **优势与局限性**　CT 与 MRI 是无创性影像检查技术,可以显示肝实质情况及血管充盈情况,用于巴德-吉亚利综合征的诊断,同时可了解肝萎缩情况,有无肿瘤等,在某些方面优于有创性血管造影。CT 空间分辨力高,结合多种后处理技术可以充分显示肝静脉流出道受阻引起的肝改变及门静脉高压引起的血管改变,可逐步替代血管造影诊断此病。

四、肝肿瘤

1. **CT 的诊断价值**   超声、CT、MRI 和 DSA 均可用于肝肿瘤的诊断,但超声仅用于肝肿瘤的筛查,而 CT 和 MRI 在肝肿瘤的定性诊断中有重要价值。

2. **优势与局限性**   CT 不仅提供了肝实质和上腹部的解剖学信息,还可提供肝肿瘤患者肝血管的信息,为肝肿瘤的诊断和鉴别诊断提供依据。DSA 用于不典型肝肿瘤的诊断以及介入治疗,其显示肝癌的肿瘤血管比 CTA 显示的精细程度高。

(初金刚)

第十二章

脾 CT 血管成像

第一节　脾血管解剖

一、脾动脉

（一）正常解剖

1. 脾动脉起始位置　多数情况下（98.98%），脾动脉起源于腹腔干，是腹腔干最大的分支。脾动脉多发自腹腔干左下壁（50%），其次为右下壁（30%），余者为右上壁或下壁。脾动脉长度个体差异较大，为 5.7~23.1cm，平均 12.5cm。

2. 脾动脉走行　脾动脉在行程中与胰腺关系密切。自腹腔干发出后，向下达到胰腺上缘，再向左沿胰腺后上缘，也可经过胰腺的前方或后方，甚至可能包埋在胰腺实质中到达脾门（图 12-1-1）。脾动脉主干按照行程可分为 4 段：胰上段、胰段、胰前段、脾门前段。脾动脉在行程中发出许多小的分支。

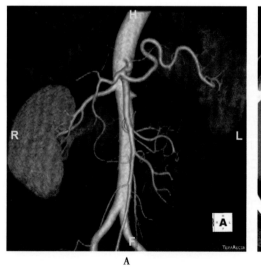
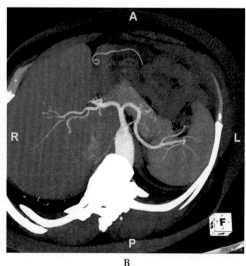

图 12-1-1　脾动脉正常解剖
A. VR 像；B. 轴位 MIP 像

（1）胰上段：脾动脉自腹腔干发出之后至胰腺之间的部分。此段可发出左膈下动脉、胰背动脉、脾上极动脉、贲门食管后动脉、心食管后动脉、副胃动脉、副肝动脉、肠系膜下动脉、胃后动脉等分支,出现率依上述次序递减。

(2) 胰段:脾动脉行走在胰腺后上缘的部分。此段多呈弯曲、波浪状,是脾动脉最长的一段,主要分支有胰大动脉(恒定)、上极动脉(不恒定)、胃网膜左动脉(少见)、一至数支胃短动脉、副胃左动脉或胃后动脉。

(3) 胰前段:脾动脉行走在胰尾前方的一段。多数脾动脉在此段或其近侧即开始分为终末支。主要分支有胰尾动脉、胃网膜左动脉、上极动脉、下极动脉。

(4) 脾门前段:脾动脉已分出终末支,则在此段进一步分支。但在30%情况下,脾动脉在脾门前端才分为终末支。

3. 脾动脉分支及其类型

(1) 脾动脉在脾门附近分出Ⅰ级分支,即脾叶动脉,按照分支的数目可分为单支型、二支型、三支型、多支型。其中以二支型最多见,即脾动脉在脾门附近分出2个终末支,脾上叶动脉和脾下叶动脉。脾动脉分支在脾门处的形式有以下3种类型:

分散型:脾动脉距脾门 2.6~6cm 处分为终末支,特点是脾动脉主干相对较短,脾叶动脉管径细,有的脾叶动脉在脾门处就分出了脾段动脉。此型约占80%。

集中型:脾动脉距脾门 0.6~2cm 处分为终末支,特点为脾动脉主干相对较长,脾叶动脉相对较短、较集中。此型约占14%。

梳型:与前两型相比,梳型动脉主干最长,而脾叶动脉更短些,并且分成多数小细支排列成梳型进入脾门。

(2) 脾叶动脉发出脾动脉的Ⅱ级分支,即脾段动脉。每支脾叶动脉分出脾段动脉的支数并不完全相等,多为1~3支,脾段动脉通常与脾的纵轴相垂直进入脾内,分别供应相应的一个段。脾段动脉可分为三段型、四段型、五段型、六段型、七段型、八段型、九段型、十段型,其中以四段型为多见,即脾上叶动脉分为脾上段、脾中上段动脉,脾下叶动脉分为脾中下段、脾下段动脉。

脾呈节段性血液供应,相邻脾叶或脾段之间的血管吻合较少,少有交错和重叠现象,这种现象在脾叶间尤其明显,有"相对无血管区"之称。

4. 脾极动脉   脾极动脉是不经过脾门而直接进入上、下极的动脉。脾极动脉可有多种起源。

(1) 上极动脉:多数起自脾动脉主干,少数起自脾上叶动脉,也可直接从腹腔动脉发出(称为双脾动脉或脾第二动脉),个别可从脾上段动脉发出。脾上极动脉出现率为14%~62%,可发出胃短动脉、胃后动脉等。

(2) 下极动脉:常发自胃网膜左动脉、脾下叶动脉或脾动脉主干。脾下极动脉出现率为22%~82%。脾上、下极动脉同时存在者,占12%~26%。

(二) 解剖变异

脾动脉变异较少,少数有起源变异者,可起自于腹主动脉(0.28%)、肠系膜上动脉(0.65%);还有极少数起自结肠中动脉、肝左动脉、胃左动脉、肝右动脉及肝总动脉等。

二、脾静脉

脾静脉主要由脾叶静脉在脾门处汇合而成,还接收胃短静脉、胃网膜左静脉和胰静脉支等属支的回流。

1. 脾静脉的走行   脾静脉和脾动脉是伴行的(图 12-1-2),其关系非常密切,解剖排列有以下3种形式。

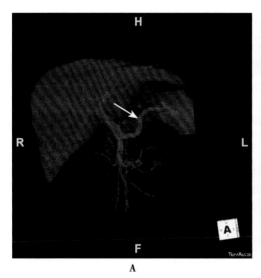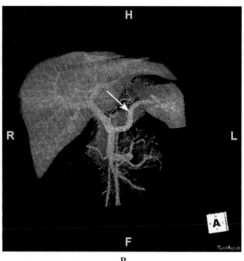

图 12-1-2 脾静脉正常解剖
A. VR 像;B. MIP 像,箭示脾静脉

（1）静脉完全走行于动脉后面,占 54%。

（2）静脉环绕在动脉周围走行,部分在动脉的后面,部分在动脉的前面,占 44%。

（3）静脉全部在动脉的前面走行,占 2%。脾静脉多位于胰腺后面横沟中,间或在胰腺实质内。脾静脉干长度平均 8.1cm,直径平均 0.7cm。

2. **脾静脉的属支类型** 脾静脉与脾动脉相伴行,脾静脉属支类型与脾动脉分支类型一致。脾静脉由脾叶静脉汇合而成,以二支型最常见(脾上、下叶静脉),占 36.5%~73.3%,其次为三支型(脾上、中、下叶静脉),占 20%~40.9%,单支型和四支型较少见,占 6.7%~10%。各脾叶静脉均由脾段静脉属支聚集而成,同动脉一样,脾段静脉多数为四段型。

3. **脾极静脉** 脾同样有脾极静脉,上极静脉的出现率(60%)比下极静脉高(54%)。脾静脉也呈节段性分布,脾叶、段静脉相互之间也构成相对"少血管区"。

第二节 脾血管检查技术

脾 CT 血管成像检查应包括平扫及增强检查。检查前 20~30min 应口服阴性对比剂(如清水等)800~1 000ml。扫描范围包括整个脾,扫描条件大多推荐为 120kV,200~330mAs。由于脾动脉及其分支直径较为细小,走行与扫描层面平行或基本平行,因此在检查时应使用较薄的层厚和层间距(如重建层厚/层间距 1~1.5/0.5~0.75mm,层间重叠 40%~60%)进行脾血管的容积数据采集。目前的多层螺旋 CT 一般都可以实现上述薄层容积扫描。

合理的对比剂应用方案是 CTA 检查成功的关键。因此在扫描时还应充分注意包括对比剂的注射流速、剂量和扫描延迟时间等参数的设定。目前,临床上 CTA 检查常使用非离子型对比剂,按照 1.0~1.5ml/kg 体重的剂量,3~5ml/s 的注射流速进行静脉团注。多层螺旋 CT 扫描速度快,可以在较短的时间(此时对比剂浓度维持在峰值水平)内完成数据采集,因此进行 CTA 检查时可酌情降低对比剂使用量,但此时需更精确地控制延迟时间。延迟时间可通过 3 种方法设定,即经验延迟法、小剂量预试验技术以及团注示踪技术。经验延迟法中,脾动脉的延迟时间为25~30s,脾静脉的延迟时间约为50s;经验延迟法存在个体差异的问题,难以保证取得最佳成像效果,目前已较少应用;后两种方法,尤其是团注示踪技术在临床上的应用较为广泛。使用团注示踪技术时需要在腹主动脉近段设置感兴趣区,当感兴趣区内对比剂浓度到达设定的阈值(通常为100HU)时,再经过一定的触发延迟时间开始扫描。触发延迟时间是指从感兴趣区到达阈值至CTA序列开始扫描的时间。理论上触发延迟时间越短越好,但由于自动跟踪扫描测试采用低千伏、低毫安秒的参数设置,触发后CTA序列的扫描条件需要转换,并且X线管也需要预热;同时在扫描开始时嘱患者屏气配合也需要时间,因此一定的触发延迟时间是必需的。一般情况下,按机器系统的最短触发延迟时间4~5s,可以达到较好的成像效果。为了显示脾静脉,在动脉期延迟时间确定后,还需设定门静脉期的扫描时相,常采用与动脉期延迟固定的间隔时间进行门静脉期扫描,这比单纯依靠经验值更准确,一般采用35~40s作为动脉期和门静脉期的间隔时间。

第三节 图像后处理技术

脾血管CTA的后处理方法主要有容积再现、表面遮盖显示、最大密度投影、多平面重组和曲面重组、CT仿真内镜等。由于脾血管细小迂曲,且走行与扫描平面基本平行,因此水平面图像在显示脾动脉瘤等病变与脾血管关系时具有一定困难;而多种后处理技术可以多方位、多角度对图像进行重组分析,有助于显示病变与周围血管和组织器官的解剖关系,在脾血管病变的诊断中有着举足轻重的作用。

1. **MPR技术** 多平面重组图像清晰度、对比度好,密度分辨力高,有利于血栓、粥样硬化斑块和钙化的显示,在容积扫描基础上的多平面重组和各向同性多平面重组图像质量与原始图像相仿,可作为诊断依据。但多平面重组图像为二维图像,缺乏立体感;再者脾动脉走行较为迂曲,常规多平面重组技术难以显示血管的全貌,所以脾血管的多平面重组大多采用曲面重组技术,该技术可将扭曲、重叠的血管在同一层面上显示。

2. **CPR技术** 曲面重组技术可以将脾动脉或脾静脉全程在一副图像上展现出来,而且能够较清晰地显示管腔内的情况。

3. **MIP技术** 最大密度投影技术能很好地显示血管的狭窄、扩张、充盈缺损及区分血管壁的钙化与血管腔内的对比剂,但该重组法图像立体感差,骨骼和钙化可遮挡血管腔的显示。

4. **VR技术** 容积再现技术可100%利用扫描容积内所采集的数据,通过调整窗宽、窗位、亮度及透明度,能够在显示扫描容积内不同密度组织结构的同时,保留各种组织结构的三维空间关系,保证血管等结构的连续性,图像细腻、逼真,有较强的立体感;但容积再现技术不能准确反映脾血管腔内病变的情况,对细小血管的显示能力也有限。

5. **VE技术** 仿真内镜技术可模拟显示内镜下血管腔内的情况,对动脉瘤显示较好。

上述各种后处理技术在病变显示方面各有优势和不足,在实际工作中应注意多种重组技术的优化联合使用,并密切结合水平面图像,最大程度地发挥这些后处理技术的优势。

第四节 临床应用

一、脾动脉瘤

脾动脉瘤是指脾动脉壁因局部病变(薄弱或结构破坏)而向外膨出,形成永久性的局限性扩张,可分为真性动脉瘤、假性动脉瘤和脾动脉夹层。脾动脉夹层罕见,主要为真性动脉瘤和假性动脉瘤。

(一) 脾动脉真性动脉瘤

1. **临床表现** 脾动脉瘤可以发生在任何年龄段,发病高峰年龄为 41~60 岁,女性较常见。患者通常无症状,在剖腹探查或动脉造影时偶然发现,少数表现为左上腹或中上腹不适乃至钝痛,但多无特异性。体格检查多无异常发现,有时可闻及杂音或触及搏动性肿块。脾动脉瘤破裂是最主要的并发症,常导致腹腔内大出血,表现为急性上腹疼痛和休克。脾动脉瘤破裂的发生率为 3%~10%,大的动脉瘤破裂的发生率高达 28%,95% 的脾动脉瘤破裂发生在妊娠期女性。

2. **病理生理** 脾动脉真性动脉瘤(以下简称脾动脉瘤)是最常见的内脏动脉瘤,占所有内脏动脉瘤的 50%~70%,也是继腹主动脉瘤和髂动脉瘤之后第三常见的腹部动脉瘤。脾动脉瘤直径一般为 0.6~3cm,组织病理学上可见中膜缺损。最常见于中膜肌纤维发育不良、门静脉高压、多次妊娠、胰腺炎或肝移植患者等。肝硬化和门静脉高压患者有 7%~20% 会发生脾动脉瘤。

3. **诊断要点** 脾动脉瘤大小不一,但多数小于 3cm,可为梭形或囊状,脾动脉的中远段尤其是脾门分叉处好发。80% 为单发,20% 为多发。高达 80% 的脾动脉瘤伴有动脉粥样硬化,合并瘤体内钙化和血栓者罕见。左上腹脾动脉走行区环形钙化是脾动脉瘤的平片表现,但易与迂曲的脾动脉壁钙化相混淆。水平面 CT 平扫可见脾动脉走行区边界光整的低密度肿块,可伴有瘤壁环形钙化。增强扫描显示为特征性的、与动脉同步强化的类圆形影像(图 12-4-1)。如瘤内有血栓形成,表现为充盈缺损,CTA 可显示动脉瘤破裂时对比剂的外漏情况。

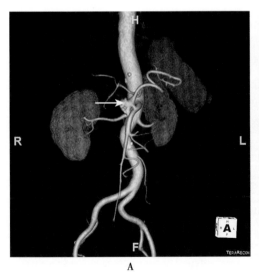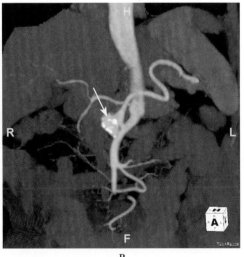

图 12-4-1 脾动脉瘤
A. VR 像;B. MIP 像,箭示脾动脉瘤

容积再现图像能提供准确的空间定位,结合旋转、切割开窗技术可以从不同角度观察动脉瘤的形态、大小以及与载瘤动脉的关系,尤其是对判断动脉瘤瘤蒂的部位和宽窄有独特之处。容积再现技术能够将多发性动脉瘤的各个动脉瘤的复杂解剖关系清晰地展示出来。最

大密度投影对于管腔内对比剂和管壁的钙化显示比较清晰。多平面重组技术可以显示瘤体内有无血栓、钙化,另外可以精确评估瘤体长径、宽径和瘤颈宽度等。

影像学检查的目的除了明确动脉瘤的诊断以外,还需要了解脾动脉瘤的详细部位、数目、大小、是否伴有血栓和钙化、与邻近血管的关系以及是否同时伴有其他内脏动脉瘤,为临床提供决定下一步治疗措施所需要的各种信息。

脾动脉严重粥样硬化时,可重度迂曲扩张,酷似梭形动脉瘤,但动脉硬化血管增粗为全程自然的扩张,不同于动脉瘤的局限性囊状或梭状管径增宽。门静脉高压性脾动脉病变脾动脉全程管径增宽、走行迂曲,而不是动脉瘤表现的局限性扩张;门静脉高压性脾动脉扩张同时还伴有致门静脉高压的因素,如肝硬化等。

(二) 脾动脉假性动脉瘤

1. 临床表现　脾动脉假性动脉瘤多为胰腺炎的并发症。急性胰腺炎或慢性胰腺炎均可并发脾动脉假性动脉瘤,以慢性胰腺炎多见。

2. 病理生理　其发生机制为胰腺炎时胰腺及胰周组织缺血坏死,释放到导管外的胰蛋白酶及胰弹性蛋白酶引起炎性反应或继发细菌感染,侵蚀胰腺周围血管,致其局部管壁破裂出血,在破口周围形成血肿,血肿机化后被纤维组织包裹,当动脉破口仍与血肿相通时就形成假性动脉瘤。另外,慢性胰腺炎常伴有假性囊肿形成,被腐蚀的血管壁破入假性囊肿内,也是胰腺炎性假性动脉瘤形成的重要原因。假性动脉瘤不具备正常的血管壁结构,其瘤壁为血管内膜或纤维组织,其内容物为血凝块或机化物。瘤体与载瘤血管之间常有一破口相通,破口一般较小。慢性胰腺炎并发假性动脉瘤的发生率为 4%~17%,是引起慢性胰腺炎出血最常见的原因。

3. 诊断要点　CT 平扫时瘤体多呈等或稍低密度,如有较高密度影则提示存在新鲜出血。平扫不易鉴别假性囊肿与假性动脉瘤。CTA 可较满意显示瘤体的位置、数目、大小、形态、密度和边缘情况。假性动脉瘤 CTA 主要表现为瘤腔显著强化,并具有延迟强化的特点。动脉期瘤体内强化程度与假性动脉瘤受累血管破口大小之间存在一定的相关性。破口较小,对比剂随血液进入瘤腔较缓慢,动脉期瘤体内强化程度低于主动脉;如果破口较大,瘤体内密度改变可与主动脉同步。增强后瘤体边缘的无强化区域,为假性动脉瘤附壁血栓形成。

最大密度投影联合容积再现技术可多角度、任意层面成像,较清晰显示受累动脉与瘤体、以及瘤体与周围组织结构的解剖关系,是诊断慢性胰腺炎并发假性动脉瘤最佳的重组方法。多平面重组也能从矢状、冠状、斜面多方向显示局部切面上的细节,有助于瘤体破口的显示。

CT 还可以同时发现慢性胰腺炎的其他征象,如:胰腺实质萎缩、实质内钙化、胰管扩张、胰腺多发假性囊肿等,为假性动脉瘤的病因学诊断提供重要信息。

鉴别诊断:①脾动脉真性动脉瘤多较小,一般直径小于 3cm,瘤壁相对光滑,无临床症状,无急、慢性胰腺炎的相关病变及 CT 表现;②邻近区域血肿与脾动脉破口不相通,增强后无强化。

二、脾梗死

1. 临床表现　脾梗死的病理表现可分为四期:①超急性期,持续 1 天左右,脾组织呈充血水肿状态,大体无明显改变;②急性期,持续 1 周左右,表现为炎症渗出和出血,大体呈轻度膨胀;③亚急性期,持续 1 周左右,呈炎症吸收、巨噬细胞浸润,含铁血黄素沉着,大体病灶呈皱缩状态,与大网膜粘连;④慢性期,呈纤维化表现,大体可见脾萎缩,瘢痕形成。临床表现无明显特异性,有时可出现左上腹痛、左膈面抬高、胸腔积液等。小面积梗死一般不需特殊治疗,而对于梗死面积较大并发脾内大血肿、脾破裂、失血性休克、脾脓肿者,则应尽早行脾切除术。

2. **病理生理**　脾梗死临床上较少见,为脾动脉主干和/或分支阻塞所导致。脾动脉分支是没有相互交通的终末动脉,当管腔发生阻塞时,易造成供血区域内脾实质的梗死。引起脾梗死的病因主要有以下几方面:①心脏大血管疾病,主要是细菌性或非细菌性心内膜炎的赘生物和瓣膜血栓脱落栓塞脾动脉。②脾血管病变,脾动脉瘤、韦格纳肉芽肿、结节性多动脉炎、肝肾韧带或膈结肠韧带松弛或缺乏致脾活动度增加以及游走脾引起的脾扭转。③医源性:栓塞剂误入脾动脉引起脾梗死。其他因素少见,如肝硬化脾大、围生期妇女、多脾综合征等。

3. **诊断要点**　急性期(8 天以前)脾梗死的 CT 表现包括:梗死灶多发生于脾前缘处近脾门的方向,平扫时为低密度区;梗死灶呈三角形或楔形,底近脾的外缘,尖端指向脾门;增强扫描正常脾实质密度增高而梗死灶不强化,显示更为清晰(图 12-4-2);较大分支阻塞时可见血管栓塞造成的充盈缺损或血管截断征象;若脾动脉主干阻塞,CT 平扫表现为脾实质整体密度减低,增强扫描无强化,或仅有脾包膜强化。在脾梗死的慢性期(15~28 天),梗死灶的密度逐渐恢复正常,并且由于瘢痕组织的形成,可出现梗死区域的收缩变形。少数病例梗死灶内可出现钙质沉积,以梗死灶周边部多见,亦出现大块状致密钙化或骨化。脾梗死伴感染者可继发脾脓肿。

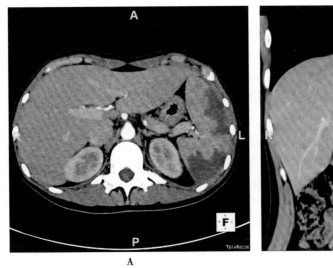
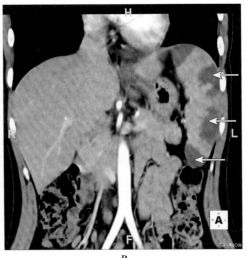

图 12-4-2　脾梗死
A. 轴位 MIP 像;B. 冠状位 MIP 像,示脾实质内楔形低密度影,尖端指向脾门(箭)

多发小灶性脾梗死需与脾淋巴瘤、脾转移瘤鉴别;陈旧性脾梗死需同脾囊肿鉴别。游走脾易发生脾扭转,合并脾梗死时,诊断有困难,常误认为腹腔肿瘤等,但如发现正常脾窝处空虚,患者又无脾切除史,对异位脾伴梗死诊断极有帮助。①脾淋巴瘤,根据病理类型的不同可表现为脾大伴弥漫性密度减低,粟粒小结节状均匀低密度灶,多发、密度均匀、边界清楚的结节状肿块伴轻度均匀强化,单发巨大肿块呈轻度不均匀强化,脾外淋巴瘤的表现有助于继发性脾淋巴瘤的诊断。②脾转移瘤 CT 表现,主要为脾内多灶性或融合性低密度,增强后轻度环形强化或无强化,且大多有明确的原发肿瘤病史。

三、其他病变累及脾动脉和脾静脉

(一) 累及脾动脉的病变

1. 门静脉高压性脾动脉病变　门静脉高压不仅可以继发门静脉及其属支的结构与功能变化,还可合并内脏动脉的变化,使其收缩结构破坏,导致动脉扩张,收缩力减弱和对缩血管活性物质的反应性下降。CTA 表现为脾动脉全程管径增宽、走行迂曲。

2. 脾动脉瘤　为脾动脉局限性梭形或囊状扩张,大多数位于脾动脉的中远段,尤其是脾门分叉处。

(二) 累及脾静脉的病变

1. 脾肾静脉分流　门静脉高压时可产生多种离肝性侧支循环,脾肾静脉分流是其中常见的通道之一,即门静脉系统血液经脾静脉侧支至左肾静脉,它对门静脉高压的发生、发展、诊断、治疗和预后均有重大影响。由于门静脉系统静脉无静脉瓣,血流在血管中的流动方向主要取决于血管两侧的压力差。脾静脉、胃底静脉与左肾静脉之间有细小的交通支,在正常的生理情况下几乎处于关闭状态,脾静脉压力增高时血流方向改变,这些交通支开放,形成自发性脾静脉与左肾静脉交通,即脾肾分流,和脾静脉与胃底静脉交通,即脾胃分流。肝硬化门脉高压患者中,脾肾分流的发生率约为 15.7%。

依据其分流途径,自发性脾肾分流分为以下 4 种类型:

(1) 直接脾肾分流指脾静脉血液经肾周脂肪囊进入左肾静脉。

(2) 直接胃肾分流指脾和/或胃静脉血液经胃后、胃短静脉进入左肾静脉。

(3) 间接胃肾分流指胃左静脉血液经左膈下静脉进入左肾静脉。

(4) 其他类型:指脾静脉血液经其他途径进入左肾静脉。

CTA 表现为脾门、胃底区及左肾之间团块状软组织密度影,迂曲增粗的脾静脉、左肾静脉及其交通支的强化时相和强化程度与门静脉一致,且密度均匀、边缘光整、锐利。这些曲张的血管在水平面平扫和增强图像很难显示与脾静脉、肾静脉的相对位置关系并常伴有胃左静脉、胃短静脉以及胃后静脉的曲张。后两者不易鉴别,需要进行三维重组多角度观察才能明确分流道的走行。多平面重组图像可通过全方位、多角度显示迂曲扩张的脾静脉或胃侧支循环静脉汇入左肾静脉,以此来明确诊断。

2. 脾静脉血栓形成　脾静脉血栓是指脾静脉主干和/或属支内血栓形成,导致脾静脉部分或完全阻塞,造成血液回流障碍而引起的一系列病理改变和临床表现。脾静脉血栓通常与门静脉系统血栓伴发,统称为门、脾静脉血栓,病因较多,大体可分为肝硬化性及单纯性两大类。

肝硬化性门、脾静脉血栓主要为肝硬化门静脉高压导致向肝性血流减少、血流速度减慢并血小板堆积,以及曲张静脉出血时大量使用止血药物所致。单纯性门、脾静脉血栓主要病因为胰腺炎、凝血系统异常和其他原因,以慢性胰腺炎最为多见。

门、脾静脉血栓形成的主要临床表现同肝前型门静脉高压的表现:程度较轻者,可无明显临床症状,但大部分患者出现反复呕血、黑便,同时伴有脾大、脾功能亢进以及不同程度的腹水。单纯性门、脾静脉血栓多见于青少年和儿童,阻塞时间较长可出现门静脉海绵样变,多无腹水。

肝前型门静脉高压诊断要点：平扫常难以显示门、脾静脉内低密度血栓，但可发现脾大、腹水及腹部扭曲成团的侧支血管等肝前型门静脉高压的征象。

CTA 主要表现如下：

（1）脾静脉部分血栓形成，表现为血管内结节状或条状充盈缺损影，脾静脉大体形态改变不显著，侧支血管可以明显或不明显。

（2）脾静脉完全血栓形成，表现为脾静脉主干消失，有时在脾静脉壁与血栓之间可见少量对比剂勾勒出血管轮廓，此征象以冠状面重组图像显示最清晰。

（3）向肝性侧支循环：门脾静脉血栓除可见较多离肝性侧支循环外，在第一肝门附近还可以见到多少不等的向肝性侧支血管影，这些侧支血管呈网状、纤细的条状或蚓状分布在充满血栓的门静脉周围，走行方向与门静脉一致，沟通门静脉血栓的近端与远端。慢性门静脉血栓腔内再通及第一肝门的大量向肝性侧支血管在影像上呈典型的门静脉"蜂窝状"改变，称为门静脉海绵样变。

（4）CTA 除能显示血管的改变外还能显示继发性改变，如脾梗死等以及原发病情况，如肝硬化、胰腺炎等。

脾静脉血栓形成需要与脾静脉癌栓鉴别，后者有原发脾肿瘤或腹部肿瘤病史，在增强图像上表现为不均匀强化，部分可显示与脾静脉主干平行的线条状癌栓滋养血管。

第五节　脾血管成像技术优选

一、脾动脉病变

1. CT 血管成像的诊断价值　多层螺旋 CT 凭借其安全、无创、可多次重复检查等优势，加上多种后处理技术的使用，能准确显示受累动脉与瘤体，以及瘤体与周围结构的解剖关系，并可显示或提示瘤体破口的位置，目前已经成为脾动脉瘤的首选检查方法。

2. 准确性与局限性　选择性腹腔动脉造影是诊断脾动脉病变的"金标准"，可明确有无脾动脉瘤及其脾动脉瘤破裂出血的部位，为治疗提供决策。但该操作为有创性检查，而且当合并有假性囊肿时，假性囊肿可压迫动脉破口无法找到破口位置，因此需要进行多次检查，对患者创伤更大。随着无创性成像手段的广泛应用，传统血管造影现仅用于经导管性栓塞治疗。灰阶及多普勒超声可用于诊断内脏动脉瘤，但因为患者肥胖、动脉瘤壁钙化以及空间分辨力有限等问题，超声有时诊断内脏动脉瘤可能比较困难。MRI 不能用于有起搏器、动脉瘤夹的患者、幽闭恐惧症及一些不能足够屏息以获得优良影像质量的患者。金属夹、支架和栓塞的线圈可引起明显的伪影，可能使感兴趣区模糊。此外，与传统血管造影相比，在检测小动脉的异常时 MRI 的空间分辨力低。

二、脾梗死

脾梗死的超声和 CT 表现较典型，可为单发，边界清楚的脾周边部的楔形病灶；较大的梗死灶可出现液化坏死和继发脾脓肿，边缘部位液化坏死灶易引起脾破裂，均需严密的临床随访。B 超发现梗死区出现湍流现象和动脉血管影，包膜下出血不断增加或血液外溢到腹腔，则需手术处理。对慢性期脾梗死的观察可进一步确诊脾梗死。常规动脉造影虽属创伤性检查，但具有较高的特异度和灵敏度，在鉴别诊断方面有较高的价值。显示动脉分支的阻断及所供血液区域在实质染色期的充盈缺损,慢性期可见侧支循环形成。核素检查灵敏度高但缺乏特异性,主要表现为放射性缺损区或减低区。磁共振成像对脾梗死的诊断尚受到一些技术的限制,随着特异性肝脾对比剂的应用和成像技术的进步,灵敏度和特异度可明显提高而具有特殊的价值。

三、脾静脉病变

　　脾门静脉造影曾是诊断脾静脉血栓形成的"金标准",不仅可显示脾静脉被阻塞的部位、长度,而且还能显示出胃静脉曲张引流的胃短静脉和胃网膜左静脉,但由于技术难度较大,又有一定风险,现已少用。选择性脾动脉造影观察其静脉相,可得到与脾门静脉造影相似的影像,并且操作相对安全。多普勒超声常用于自发性脾肾分流的解剖形态学研究。它能显示门体静脉侧支循环的发生、发展情况,确定自发性脾肾分流是否存在,并评估其大小、方向、流速等血流动力学参数。但由于脾肾分流位置较深,多普勒超声很难明确鉴别脾肾分流与单纯脾静脉扩张,容易产生假阳性或假阴性。传统血管造影是诊断脾肾分流的"金标准",但有创性限制了其应用。3D 动态增强 MR 血管成像具有无创、安全等优势,能统揽门静脉系统的全貌,提供全面准确的门静脉系统形态学改变,显示侧支通道的建立情况;但该检查方法相对昂贵,且对受检者有一定要求,如装有心脏起搏器及支架或者内固定者不能进行MR 检查,而且检查时间相对较长。CT 血管成像无创伤、操作简单,可重复性强,可以获得高质量的图像,是显示门体侧支循环的有效检查手段,对全面了解门体侧支循环有很大帮助,缺点是对细微结构的显示有所不足,不能判断血流方向等。综合多种影像检查,如结合螺旋CT 和内镜下超声等,可能为更全面地显示门静脉高压的血流动力学改变,为临床选择治疗方案提供更详尽和更有价值的信息。

(初金刚)

第十三章

肠系膜 CT 血管成像

第一节　肠系膜血管解剖

一、腹腔干

1. **正常解剖**　腹腔血管(celiac artery)又称腹腔干,长为 1.2~2.5cm,外径 8~9mm。平第十二胸椎从腹主动脉左前壁发出者最多,占 66%,从前壁正中发出者占 33%,极少数从右前壁左侧发出。腹腔干动脉三大分支为:胃左动脉、肝动脉和脾动脉。上述三者外径从小到大依次为胃左动脉、肝总动脉、脾动脉。

2. **解剖变异**　根据腹腔干三大分支的组合共干情况,将其分为多种类型,通常有七分型法和四分型法两种(图 13-1-1)。

七分型法:

Ⅰ型　胃左动脉、肝总动脉及脾动脉组成胃肝脾干,为常见型。

Ⅱ型　肝总动脉与脾动脉共干组成肝脾干,胃左动脉由腹主动脉发出。

Ⅲ型　肝总动脉、脾动脉与肠系膜上动脉共干组成肝脾肠系膜干,胃左动脉由腹主动脉发出

Ⅳ型　胃左动脉与肝总动脉共干组成胃肝干,脾动脉由肠系膜上动脉发出。

Ⅴ型　胃左动脉与脾动脉共干,组成胃脾干,肝动脉由肠系膜上动脉发出。

Ⅵ型　胃左动脉、肝动脉、脾动脉和肠系膜上动脉共干组成胃肝脾肠系膜干。

Ⅶ型　除胃左动脉、肝总动脉、脾动脉外,另外一条动脉支(肠系膜上动脉除外)为腹腔干的第四分支组成的共干。

四分型法:

Ⅰ型为三支型　占 85%,为胃肝脾干型。

Ⅱ型为二支型　占 7.3%,为肝脾干,胃肝干和胃脾干。

Ⅲ型为无干型　占 0.4%,为 2 条脏支单独起自腹主动脉或肠系膜上动脉。

Ⅳ型　上述 3 型有附加动脉参加,列为各型的亚型,占 6.3%。

二、肠系膜上动脉

1. **正常解剖**　肠系膜上动脉(superior mesenteric artery)在第一腰椎的中 1/3 平面起自腹主动脉的前壁,外径平均为 6.5mm。肠系膜上动脉进入小肠系膜根之前,常从其右壁或前

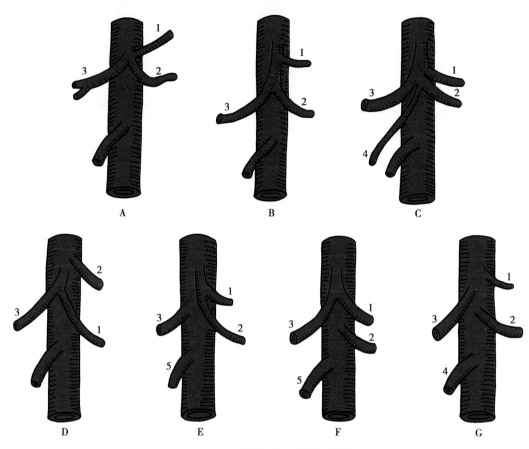

图 13-1-1 腹腔干分支类型示意图

1. 胃左动脉;2. 脾动脉;3. 肝总动脉;4. 胰背动脉;5. 肠系膜上动脉

A. 腹腔干的 3 条分支——胃左动脉、肝总动脉、脾动脉同时发出,形成典型的 Halleri 三角;B. 腹腔干先发出胃左动脉,再分出肝总动脉和脾动脉;C. 腹腔干发出胃左动脉、肝总动脉、脾动脉及胰背动脉 4 条分支;D. 胃左动脉与肝总动脉共干组成胃肝干,脾动脉由肠系膜上动脉发出;E. 胃左动脉与脾动脉共干,组成胃脾干,肝动脉由肠系膜上动脉发出;F. 胃左动脉、肝动脉、脾动脉和肠系膜上动脉共干组成胃肝脾肠系膜干;G. 除胃左动脉、肝总动脉、脾动脉外,另外一条动脉支(肠系膜上动脉除外)为腹腔干的第四分支组成的共干

壁发出胰十二指肠下动脉和中结肠动脉,有时还发出副中结肠动脉。进入小肠系膜根后即指向右下,自其右壁发出右结肠动脉和回结肠动脉,其左壁发出若干空肠动脉和回肠动脉。起源于肠系膜上动脉的变异动脉有脾动脉(0.6%),胃十二指肠动脉(0.5%),肝动脉等(12.6%)。

胰十二指肠下动脉(inferior pancreaticoduodenal artery)细小,经肠系膜上静脉的后方行向右上,分为前、后两支,分别与胰十二指肠上前和上后动脉吻合。此动脉有时起自第一空肠动脉。

空、回肠动脉发自肠系膜上动脉的凸侧,有 12~16 支,行于肠系膜内。上位的分布于空肠叫做空肠动脉(jejunal artery);下位的分布于回肠叫做回肠动脉。每条动脉都分为升、降二支与相邻的肠动脉的升、降支吻合,形成第一级动脉弓。动脉弓的分支再吻合成二级弓,依次可形成三、四、五级弓。由最末一级动脉弓发出许多细小的直(管)动脉,自小肠系膜缘进入小肠壁,但这些动脉间的吻合甚少,尤其小肠系膜缘血运较差。一般在空肠近侧段仅有一级动脉弓,以后动脉弓级数逐渐增多,至空肠末段和回肠近侧段可多达 4~5 级,但到回肠末段又减少至 1~2 级。直(管)动脉空肠者长而粗大,回肠者短而细小。

中结肠动脉(middle colic artery)在胰头下缘起于肠系膜上动脉的凹侧,随即进入横结肠系膜,行向右前方;分为左、右二支。右支行向右上,至结肠右曲处与右结肠动脉的升支吻合;左支向左行,与左结肠动脉的升支吻合,称为 Riolan 动脉弓。左、右支在行程中发出小支分布于横结肠。

右结肠动脉(right colic artery)在中结肠动脉起点下方起自肠系膜上动脉,或与中结肠动脉共干起始,经腹后壁腹膜深面右行,在靠近升结肠左缘处分为升、降支。升支上行与中结肠动脉右支吻合;降支下行与回结肠动脉的上干吻合。该动脉发出小支分布于升结肠上 2/3 部和结肠右曲。

回结肠动脉(ileocolic artery)为肠系膜上动脉凹侧最下方的分支,在腹后壁腹膜深面斜向右下行,一般分为上、下两干。上干与右结肠动脉降支吻合;下干下行与肠系膜上动脉的末端吻合成弓。沿途分支如下:

(1) 结肠支(colic branch)又称升支,斜向右上行,分布于升结肠下 1/3 部。

(2) 盲肠前、后动脉(anterior and posterior cecal arteries)发出向右下行,分别行经盲肠前、后方,分布于肠壁。

2. 解剖变异

(1) 起始段变异类型

1) 独立干,起自腹主动脉前壁,占 83.5%~97%。

2) 与肝固有动脉共干,占 11%。

3) 与肝总动脉共干,占 1.6%。

4) 与腹腔动脉共干,占 0.7%~3%。

5) 与肝动脉及脾动脉共干,占 2.4%。

(2) 肠系膜上动脉发出 3 条结肠动脉变异类型见图 13-1-2。

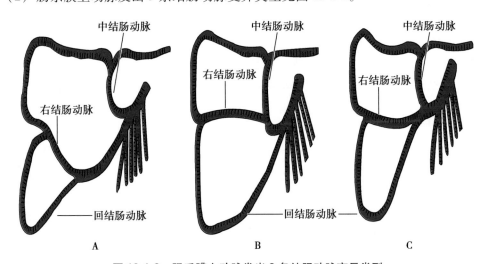

图 13-1-2　肠系膜上动脉发出 3 条结肠动脉变异类型

A. 回结肠动脉与右结肠动脉共干;B. 右结肠动脉与中结肠动脉共干;C. 回结肠动脉、右结肠动脉和中结肠动脉共干

（3）肠系膜上动脉发出 2 条结肠动脉变异类型见图 13-1-3。

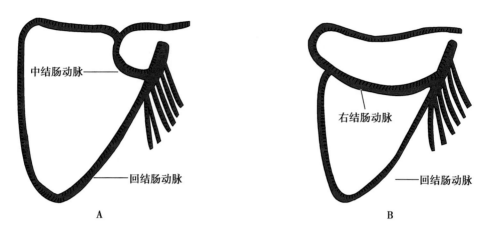

图 13-1-3　肠系膜上动脉发出 2 条结肠动脉变异类型
A. 右结肠动脉缺如,肠系膜上动脉分出回结肠动脉和中结肠动脉;B. 中结肠动脉缺如,回结肠动脉与右结肠动脉分别起始或共干

三、肠系膜下动脉

1. 正常解剖　肠系膜下动脉(inferior mesenteric artery)起自腹主动脉的前壁,平第三腰椎及第三腰椎间盘高度,外径平均为 4mm,分支有左结肠动脉、乙状结肠动脉和直肠上动脉,供应降结肠、乙状结肠及直肠上段的血液。

（1）左结肠动脉:一般为一支,外径平均为 2.7mm,从肠系膜下动脉发出占 56.7%～98.4%,自肠系膜上动脉发出者占 1.6%,与乙状结肠共干者占 33.3%～62.4%。左结肠动脉重复者有 6.7%,由副中结肠动脉左支替代者占 2.3%,由乙状结肠动脉升支替代者占 2.3%。左结肠动脉分别与中结肠动脉及乙状结肠动脉有吻合。

（2）乙状结肠动脉:一般为 1～3 支,1 支者占 21.4%～42.4%,2 支者占 45.6%～72.8%,3 支者占 2.5%～23.2%。起自肠系膜下动脉者有 36%,起自肠系膜下动脉和左结肠动脉者有 4.4%,起自左结肠动脉者有 28%。

2. 解剖变异　肠系膜下动脉分支变异比较少见,主干的变异罕见,包括主干起自肠系膜上动脉、左结肠动脉和单独起自腹主动脉。

四、肠系膜上静脉

肠系膜上静脉(superior mesenteric vein):走行于小肠系膜内,与同名动脉伴行。收集十二指肠至结肠左曲以上肠管、部分胃和胰腺的静脉血,并与脾静脉一起构成门静脉。

目前国内外学者对肠系膜上静脉外科干的概念有争议,卢锦山等把它的上端定为脾静脉汇入肠系膜上静脉点,Gillot 等则把它的上端定为 Henle 干汇入肠系膜上静脉点。如外科干上端以脾静脉汇入点为界,则位置太高,吻合口径大,距离肝门近,脾脏、胰腺的静脉血分流较多,来自脾脏、胰腺的"肝营养因子"将丢失严重,易增加肝性脑病的发病率。定位太低则吻合口径太小,达不到减压分流的目的。认为外科干上端定在肠系膜上静脉右侧,距回结肠静脉最近的汇入点(常为右结肠静脉或与其合干的静脉)较为合适,无论从口径大小和位置的高低均能满足临床需要。

五、肠系膜下静脉

1. 正常解剖　肠系膜下静脉(inferior mesenteric vein)起自直肠上静脉,越小骨盆上口后进入腹腔,在腹膜后沿输尿管内侧上行,沿途接受来自乙状结肠、降结肠和结肠左曲的静脉支形成基本模式。

2. 解剖变异　根据静脉支汇入肠系膜下静脉时所形成的一级属支的数目及引流范围,我们将其分为 3 种类型。Ⅰ型一支左结肠静脉和 2~3 支乙状结肠静脉。按左结肠静脉属支的汇合情况,又可分为两个亚型:I_1 型左结肠静脉为一单干,沿途接纳大小均匀的属支,收集结肠左曲和降结肠的血液;I_2 型,左结肠静脉由上、下两支静脉合成,上支收集结肠左曲和降结肠上部的血液,下支收集降结肠下部和乙状结肠上部的血液。Ⅱ型二支左结肠静脉,上支收集结肠左曲和降结肠上部,下支收集降结肠下部和乙状结肠上部的血液。有 1~2 支乙状结肠静脉直接汇入本干。Ⅲ型三支左结肠静脉,上支收集结肠左曲和降结肠上部、中支收集降结肠中部、下支收集降结肠下部和乙状结肠上部的血液。

肠系膜下静脉的吻合和交通:在降结肠的内侧缘和乙状结肠的系膜缘各静脉属支之间均有吻合,并与横结肠和直肠的静脉共同形成边缘静脉弓。在降结肠内侧的吻合弓均为一级。在乙状结肠较长的系膜内出现的吻合弓有 1~3 级。

第二节　肠系膜血管检查技术

一、扫描技术

1. 检查前准备　扫描前训练患者平静浅呼吸及屏气,肘前静脉留置套管针,去除腹部金属异物,做好解释安抚工作。

2. 扫描方法及扫描参数　患者取仰卧位,管电压 100~120kV,管电流 200~330mA/rot或采用自动管电流调制,最薄探测器宽度 0.5~0.75mm,重建层厚/层间距 1~1.5/0.5~0.75mm,扫描范围肝膈面至耻骨联合上缘。增强动脉期使用对比剂团注示踪技术,监测点位于腹主动脉上端,感兴趣区(region of interest, ROI)大小为 60% 腹主动脉面积,阈值100HU。监测延迟时间设为 16s,静脉期延迟时间为 45s。

二、对比剂使用技术

经肘静脉团注非离子型含碘对比剂,对比剂用量按照 1.0~1.5ml/kg 计算,成人用量60~80ml,对比剂浓度 300~370mgI/ml,注射流速 3~5ml/s。行双期增强扫描,注射对比剂后动脉期延时 25~30s,静脉期延时 55~60s。

第三节　图像后处理技术

1. MPR 技术　多平面重组可以显示任意方向的二维断面图像,可任意角度任意平面清晰显示 SMA 腔内、管壁及管壁外组织结构,可清晰显示腔内栓子、附壁钙化、软斑块等病变,有利于了解血管与邻近组织的关系,但该技术获得的是二维图像,无法连续、直观地显示血管影像。

2. **CPR 技术**　曲面重组(curved planar reformation,CPR)对血管壁的厚度、软斑块显示良好,但曲面重组对于所划曲线的准确与否依赖性很大,容易造成伪像,其图像不能真实反映被显示器官的空间位置和关系。这几种后处理技术各有优缺点,结合使用,能更全面、详细、准确地对血管进行观测。

3. **MIP 技术**　最大密度投影能显示血管壁钙化和对比剂充盈的血管腔。能同时兼顾观察血管壁和血管腔内情况,对血管狭窄时了解血管壁的厚度、动脉硬化斑块等有明显优势,但 MIP 缺乏立体感,不能了解血管的空间关系,在 MPR 基础上运用薄层滑块 MIP(thin slider MIP)可用较薄的层厚对肠系膜血管进行任何平面的旋转及切割,同时兼有 MPR 及 MIP 的优点,是目前运用最多的重建血管的方法(图 13-3-1B)。

4. **VR 技术**　容积再现三维成像可全方位任意旋转,血管空间关系分明,立体感强,易于辨认,能显示血管的自身或周围侵犯引起的狭窄及中断,但它难以了解血管壁及内部状态的情况,血管影像质量受血管内对比剂浓度影响较大(图 13-3-1A)。

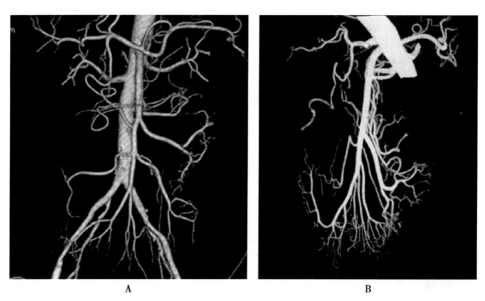

图 13-3-1　CT 图像后处理技术显示肠系膜上动脉及其周围各分支
A. VR 重建清晰显示腹腔干及其周围分支情况;B. MIP 后处理重建清晰显示肠系膜上动脉及其分支

5. **VE 技术**　仿真内镜技术主要用于观察上腔静脉血管内的情况,图像清楚,对腔内结构显示良好,但不能准确反映血管腔外的改变。

第四节　临床应用

随着人口老龄化的加速,高血压、动脉硬化、糖尿病等患者的增多,肠系膜上动脉病变的发病率也越来越高。临床上肠系膜上动脉病变多数引起肠道的急性或慢性缺血,通常以急慢性腹痛为首发症状,临床表现缺乏特异性,容易与其他病变引起的急慢性腹痛混淆,早期诊断有一定的困难。特别是急性肠系膜缺血,病情进展快,死亡率高,为中老年常见的致死性急腹症之一,早期诊断和及时有效的治疗,是降低死亡率的关键。对慢性肠缺血患者,尤其是伴有高血压、冠心病、糖尿病病史的老年患者,进行肠系膜上动脉的筛查,能早期发现肠系膜上动脉的狭窄或栓塞,对病变的诊断及早期干预治疗,防止进展成急性肠缺血具有重要意义。近年来,由肠系膜上动脉相关病变引起的急慢性腹痛也越来越多,引起了临床医生的关注,临床中以胡桃夹综合征及肠系膜上动脉压迫综合征比较多见,对于这些临床怀疑由肠系膜上动脉压迫性病变引起的腹痛患者,进行肠系膜上动脉的筛查,对疾病的诊断及鉴别诊断具有重要意义。一直以来 DSA 都作为诊断血管性病变的"金标准",不但可以发现及诊断病变,同时可进行介入治疗,在急性肠系膜上动脉栓塞、血栓形成的诊断和治疗中起着非常重要的作用,但 DSA 是有创性检查,造影操作烦琐、费时、价格昂贵,辐射量大,可导致一定的并发症,通常被应用于怀疑急性肠缺血性病变而不能应用其他无创方法诊断的患者,因此,DSA 是否作为诊断肠系膜上动脉病变的常规诊断手段存在争议。随着多层螺旋 CT 的发展及图像后处理技术的提高,尤其是 CTA 的发展,使得无创性活体血管观察成为可能,多层螺旋 CTA 血管成像能清晰显示肠系膜上动脉及其 3~4 级分支,不仅可以显示血管的解剖形态学,明确血管畸形、栓塞、血栓形成、动脉夹层等病变,还可显示与周围组织的关系,对肠系膜上动脉病变引起的腹痛的鉴别也具有重要意义。与介入性血管造影比较,CTA 检查无创、方便、经济、医师无需在射线下操作,现在已逐渐有代替前者的趋向,有文献报道对肠系膜上动脉栓塞的诊断已经可以与 DSA 相媲美。

近年来 MSCTA 越来越多地运用于肠系膜上动脉病变及相关病变的诊断,已经成为肠系膜上动脉病变及相关病变的主要检查手段。MSCTA 重建 SMA 血管及分支还能对相关的肠道疾病提供丰富及有意义的诊断信息,针对肠扭转及肠套叠等特殊类型,CTA 重建可以根据 SMA 及分支的走行判断扭转及套叠的部位,对临床的诊断及治疗方式的选择有重要的意义。对于肠道肿瘤,CTA 重建 SMA 能清晰显示 SMA 分支与肿瘤的关系,对肿瘤的定位及定性有重要意义。

一、肠系膜缺血性疾病

1. 临床表现 急性肠系膜血管缺血性疾病实际是一组疾病的统称,主要是指肠系膜上动脉和肠系膜上静脉的缺血性病变,病因包括:动脉栓塞、动脉和静脉的血栓形成以及非闭塞性肠缺血,具体来说可包含肠系膜上动脉栓塞、肠系膜上动脉血栓形成、肠系膜上静脉血栓形成和非闭塞性肠系膜缺血四种疾病。虽然其病理生理机制不同,但最终均导致了肠道局部缺血缺氧及不可逆的肠道损伤而危及生命。

不同病因导致的急性肠系膜血管缺血性疾病其临床表现既有相似之处,又有各自的特征。剧烈腹痛往往是最主要症状,在发病早期多数都有"症状重、体征轻"这一明显特征,但这一特征缺乏特异性,患者早期同时还可出现腹胀、恶心、呕吐、脱水等表现,而最终发生肠管缺血坏死后则均会出现局部或广泛的腹膜炎体征。肠系膜上动脉栓塞可表现为典型的

Bergan 三联征：剧烈腹痛而无相应体征；患有器质性心脏病或心房纤颤、动脉瘤等心血管疾病；胃肠道排空症状（恶心、呕吐、腹泻等）。肠系膜上动脉血栓形成如病变累及血管主干则缺血肠管更广泛，一旦发生肠坏死则死亡率高。非闭塞性肠系膜缺血往往发生于心力衰竭的老年人或严重创伤造成的低血容量休克的患者，患者一般情况较差，如果不能积极纠正全身情况，一旦出现肠坏死则预后不佳。肠系膜上静脉血栓形成患者病情进展相对缓慢，可有腹痛、呕血、血便等表现，患者经积极治疗后如能形成侧支循环则预后较好。

肠系膜上动脉病变是急慢性肠缺血的常见原因之一，主要是由于肠系膜上动脉的狭窄或闭塞造成，临床常见的有肠系膜上动脉栓塞、血栓形成、夹层动脉瘤、动脉硬化、肿瘤包埋等。临床上通常分为急性肠缺血、慢性肠缺血、非闭塞性肠缺血等。

（1）肠系膜上动脉栓塞：肠系膜上动脉栓塞（superior mesenteric artery embolism，SMAE）是指栓子进入肠系膜上动脉，发生急性完全性血管闭塞。肠系膜上动脉栓塞可使肠系膜上动脉血供突然减少或消失，导致肠壁肌肉功能障碍，肠急性缺血、坏死，是小肠血运障碍性肠梗阻中最常见的一种，约占急性肠系膜血管缺血性疾病的 50%。临床上肠系膜上动脉栓塞是一种少见的疾病，年发病率约为 816/10 万，但其一旦发生，病情极其凶险，病死率极高，达70%～100%。

肠系膜上动脉栓塞的栓子主要来源于心脏，如心肌梗死后的壁栓，亚急性细菌性心内膜炎的瓣膜赘生物，风湿性心脏瓣膜病变处的赘生物和左心耳、左心房附壁血栓的脱落以及人工瓣膜置换术后形成的血栓脱落等；也有来源于大动脉粥样硬化的附壁血栓或粥样斑块的脱落和脓肿或脓毒血症的细菌栓子等。

肠系膜上动脉栓塞的发生也与肠系膜上动脉的解剖结构有关。肠系膜上动脉从腹主动脉分出，其分出角度很小。分出后的走行几乎与腹主动脉平行，与血流的主流方向一致，加之管腔较粗，脱落的栓子易于进入，在血管狭窄处或分叉处导致血管栓塞。栓塞多见于结肠中动脉发出部或其下方 3～10cm 范围内。

1）临床表现：本病发病急骤，突发剧烈腹痛，伴有频繁呕吐。初期时腹痛症状和体征不相符，腹痛剧烈而腹部体征轻微。当患者出现呕吐血性水样物或排出暗红色血便时，腹痛症状反而减轻，但却出现腹部压痛、反跳痛、腹肌紧张等腹膜刺激征象，肠鸣音弱转之消失。叩诊检查有移动性浊音时，腹腔穿刺可抽出血性渗出液，此时提示肠管已发生梗死。随病程进展患者可出现腹胀、脉数无力、唇绀、指端青紫、皮肤湿凉等周围循环衰竭的征象。

2）鉴别诊断：有学者提出本病的高危因素包括年龄大于 50 岁、瓣膜性心脏病、心律失常、近期心肌梗死，有血管介入检查或治疗史。根据患者心脏病史或动脉栓塞的病史，突发的剧烈腹痛，而体征轻微，伴有呕吐和暗红色血性便，结合实验室检查，白细胞计数升高，血清乳酸脱氢酶（LDH）、碱性磷酸酶（AKP）、肌酸肌酶（CK）等升高，应考虑急性肠系膜上动脉栓塞的可能。

实验室检查：白细胞计数可见明显升高，多在（25～40）×10^9/L，并可有血液浓缩和代谢性酸中毒的表现。血清酶学检查可见血清 LDH、AKP、CK 升高。近来发现检测溶解纤维蛋白原标记物 D-二聚体水平有助于肠系膜上动脉栓塞的诊断。实验室检查结果对肠系膜上动脉栓塞诊断无特异性，但能反映病情的危重程度，有助于提出疑似诊断和排除诊断。

腹部平片：X 线检查难以明确有肠缺血的现象，早期无特殊表现，只作排除其他疾病用，可见大小肠均有轻度或中度扩张充气，晚期由于肠腔和腹腔内大量积液，腹部普遍密度增高。

彩色超声:多普勒彩色超声检查,可根据血流方向及速度,判断有无栓塞及栓塞的部位,但肠梗阻时,肠管扩张可干扰诊断正确性。

CT 检查:普通 CT 检查对急性肠系膜上动脉栓塞诊断无特异性。但近年来的 CT 血管成像(CTA)技术对肠系膜血管栓塞诊断的特异度和灵敏度可高达 100% 和 73%,不仅可以观察到肠系膜血管情况,还可反映肠管、腹腔内脏器、周围组织的变化。影像学表现除肠系膜上动脉(SMA)主干因栓塞而充盈缺损外,尚可见肠壁强化减弱,肠壁增厚,肠管弥漫性积气扩张,肠系膜水肿和腹水。

血管造影:选择性肠系膜上动脉造影被认为是诊断急性肠系膜上动脉栓塞的"金标准",可以在肠梗死及剖腹探查术前明确诊断。有学者指出,所有合并有危险因素及不明腹痛的患者均应行肠系膜血管造影。通过了解腹腔干、肠系膜动脉及其分支情况,根据对比剂突然中断,可确定栓塞部位。肠系膜上动脉的栓子阻塞一般位于距肠系膜上动脉起点 3~10cm 内及大的分支起点处。选择性肠系膜上动脉造影可清晰地显示栓子位置,有无侧支循环存在。结束血管造影后,留置造影管于肠系膜上动脉处,以便应用药物如解痉药或溶栓药治疗,而且在手术后仍可通过该插管灌注药物行辅助治疗,并且可再次造影观察治疗效果。主要影像学表现为肠系膜上动脉或分支突然中断、半月征、充盈缺损、肠壁强化减弱,诊断灵敏度为 96%。彩色超声、CT 检查对急性肠系膜上动脉栓塞早期诊断虽有一定帮助,但都不如动脉造影直观、准确。因此,当疑有肠系膜动脉闭塞时,有条件的医院应行肠系膜上动脉造影。因血管栓塞的具体部位、范围和发生的缓急及发病时间不同,急性肠系膜上动脉栓塞临床表现各异,诊断非常困难,误诊率高达 90%~95%。

(2)肠系膜上动脉血栓形成:本病是指动脉本身有一定病变基础,在一定诱因下形成血栓。主要病变基础为动脉硬化,其他还有主动脉瘤、血栓闭塞性动脉炎、结节性动脉周围炎和风湿性血管炎等。低血容量或心排血量突然降低、脱水、心律不齐、血管收缩剂或过量利尿药为常见诱因。

本病好发于动脉开口部,并常涉及整个肠系膜上动脉,因此病变可涉及全部小肠和右半结肠。如血栓形成较局限,则梗死范围较小。由于发病前肠系膜上动脉已有病变,因此发病后腹痛的剧烈程度常不如肠系膜上动脉栓塞剧烈。早期诊断困难。肠系膜上动脉造影常在该动脉起始部 3cm 内发现血栓,因有侧支循环形成,故梗阻远端可有不同程度充盈。一旦诊断明确,应立即经导管灌注罂粟碱。外科手术包括血栓动脉内膜剥脱术、血管旁路手术及坏死肠段切除术等。此病预后差,死亡率高达 82%~96%。

(3)肠系膜上静脉血栓形成:肠系膜静脉血栓形成占全部肠系膜血管缺血性疾病的5%~15%,通常累及肠系膜上静脉,而肠系膜下静脉很少受累。该病在临床上表现较为隐匿,诊断往往被延误,大多数病例是在开腹探查时才获得确切诊断。

肠系膜上静脉血栓形成可分为原发性和继发性两种。病因明确者称为继发性,病因不明者称为原发性或特发性。随着对遗传性凝血功能障碍诊断以及高凝状态识别能力的增强,特发性病例在本病所占的比例在逐渐缩小,目前约 75% 的肠系膜静脉血栓形成可以获得病因诊断。最为常见的原因是遗传性或获得性疾病所导致的高凝状态,如肿瘤、腹腔炎症、手术后、肝硬化及门静脉高压。使用口服避孕药者占年轻女性肠系膜上静脉栓塞患者的9%~18%。

1)临床表现:肠系膜上静脉血栓形成的临床表现可分为急性、亚急性和慢性 3 种。急性者发病突然,迅速出现腹膜炎和肠坏死。亚急性是指那些腹痛持续数天或数周而未发生肠坏死的患者。慢性肠系膜静脉血栓形成实际上是一种肝前性门静脉高压症,其治疗的重点在于对曲张静脉破裂出血、腹水等门静脉高压并发症的处理,肠缺血症不是治疗的关键。大多数患者表现为亚急性过程,不出现肠坏死或曲张静脉出血。但也有患者在长时间腹痛以后出现肠坏死,所以所谓急性和亚急性表现并不能截然分开。

不论动脉或静脉血栓形成,肠系膜血管缺血的临床表现都是与体格检查不吻合的腹部疼痛。肠系膜静脉血栓形成的疼痛多位于中腹部,呈绞痛性质,提示病变起源于小肠。症状持续时间差别较大,75%以上的患者就诊时症状已持续超过 2 天。常伴有恶心、食欲减退及呕吐。15%的患者有呕血、便血或黑便,近 1/2 的患者大便潜血检查呈阳性。由于发病率相对较低且症状缺乏特异性,往往延误诊断。最初的体格检查可以完全正常。病程后期可出现发热、腹肌紧张和反跳痛,提示出现肠坏死。1/3～2/3 的患者存在腹膜炎体征。肠腔内或腹腔内的渗出可导致血容量降低以及循环动力学不稳定,收缩压小于 90mmHg(1mmHg = 0.133kPa)提示预后不良。

2)鉴别诊断:通常血液化验对肠系膜上静脉血栓形成的诊断没有帮助,代谢性酸中毒以及血清乳酸水平升高可用来判定存在肠坏死,但往往是疾病晚期的表现。50%～75%的患者腹平片检查正常,仅有 5%的患者表现特殊的肠缺血征象,肠腔出现指压征提示肠黏膜缺血,肠壁气肿或门静脉游离气体是肠系膜静脉血栓形成所导致的肠梗死的特征性表现。腹部彩色多普勒超声检查可发现肠系膜静脉血栓,但对于怀疑有肠系膜静脉血栓形成的病例应选用 CT 检查。CT 检查可以使 90%的患者获得诊断,但对于早期门静脉内小的血栓的诊断准确性降低。选择性肠系膜血管造影可以显示位于大的静脉内的血栓,或肠系膜上静脉显影延迟。磁共振成像对诊断肠系膜上静脉血栓形成具有较高的灵敏度和特异度,但其检查过程较为复杂,普及性差。随着技术的进步,磁共振成像在肠系膜上静脉血栓形成的诊断方法中可能将占有一席之地。

肠系膜静脉血栓形成的患者可以有浆液血性腹水,这时诊断性腹腔穿刺可能会对诊断有所帮助。腹腔镜检查中的气腹操作可能增加腹腔内压,减少肠系膜血流量,应避免使用。由于结肠和十二指肠很少被累及,故纤维结肠镜和胃十二指肠镜检查的价值有限。内镜超声检查可以发现肠系膜静脉血栓形成,但由于在检查中造成肠管扩张,最好用于无急性症状的患者。

对于肠系膜上静脉血栓形成的病例,CTA 是较好的检查方法,不仅可以显示肠系膜血管并确定受累肠管的范围,还可以排除其他导致腹痛的疾病。肠系膜血管造影则应在怀疑有血栓形成倾向患者使用,这种情况下血栓往往位于肠系膜静脉系统中较小的血管中。

(4)非闭塞性肠系膜缺血:本病是指临床表现为肠缺血,但无肠系膜动、静脉血流受阻证据,占急性肠系膜血管缺血性疾病的 20%～50%。起病多与低血容量性休克、充血性心衰、主动脉供血不足、头颅损伤、血管收缩剂和洋地黄中毒有关。肠系膜血管血流下降,血管床呈收缩状态。如时间稍长,即使原发因素已经去除,但系膜血管仍持续收缩,肠壁组织仍处于低灌注状态,缺血缺氧,进而导致肠坏死甚至穿孔和腹膜炎。如出现严重腹痛、呕咖啡样物或便血,尤其有腹膜刺激征时,常提示病变已进入肠梗死阶段,甚至已有穿孔或腹膜炎。本病应与肠系膜动脉栓塞性疾病鉴别,前者在及时发现和纠正病因后可能治愈,而后者需要及早手术探查。唯一可靠的手段是肠系膜上动脉造影,造影显示动脉本身无阻塞,但其主干或其分支有普遍或节段性痉挛,肠壁内血管充盈不佳为其特征性表现。

2. 诊断要点

(1) CTA 表现:近年来多层螺旋 CT 越来越多的运用于急慢性肠系膜缺血的诊断,并成为了主要的检查手段,MSCT 及 CTA 可清晰显示肠系膜上动脉血管腔内、腔外结构,对 SMA 血栓形成、栓塞、夹层、动脉瘤、动静脉畸形等自身病变的诊断有其独特优势。随着 MSCTA 在临床运用的越来越多,对 DSA 的"金标准"地位也提出了挑战。国内外研究认为 MSCTA 诊断急性肠缺血的结果与 DSA 一致,已经可以与 DSA 相媲美,能准确诊断急性肠缺血并明确病因。

急性肠系膜缺血常常引起周围肠道及肠管的继发改变,在 CT 上表现出许多典型的间接征象,这些征象对急性肠系膜缺血程度的判断有很重要的意义(图 13-4-1)。急性肠系膜缺血间接征象主要表现为:①肠腔扩张积液,这是由于肠壁缺血,肠蠕动消失以及肠壁渗出液体和血液所致。国外学者认为,56%~91% 的急性肠系膜血管栓塞可出现此表现。②肠壁增厚,AMI 最常见的 CT 征象是肠壁增厚,占 26%~96%,肠壁厚度取决于肠腔扩张的程度,国外文献报道肠壁厚度大于 3mm 为异常;结肠挛缩时,肠壁厚度大于 5mm 才可认为异常;结肠扩张时,肠壁厚度仅 3mm 就可认为异常。③肠壁密度改变,CT 平扫显示缺血肠壁呈低密度或高密度。肠壁呈低密度是由于肠缺血水肿引起的。④肠系膜血管缆绳样改变,肠系膜积液和腹水,"缆绳征"表现为扇形缆绳状增粗。系肠系膜血管充血水肿所致。肠系膜积液是肠系膜充血水肿的表现。⑤肠壁、肠系膜和门静脉积气,据 CT 征象肠壁和门静脉

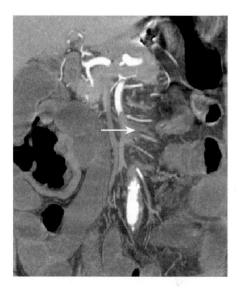

图 13-4-1 肠系膜上动脉血栓
MPR 图像示肠系膜上动脉主干及分支充盈缺损(箭)

的积气提示为肠系膜静脉梗死,肠壁和门静脉内积气是肠系膜上静脉梗死的少见征象,提示病情往往不可逆。这些间接征象有助于急性肠系膜缺血严重程度的判断。

(2) 鉴别诊断

1) 肠系膜上动脉栓塞及血栓形成在 CT 上直接征象表现为 SMA 腔内见软组织密度充盈缺损,管腔狭窄,远端显影中断。肠系膜上动脉夹层多由主动脉夹层累及,且主要是 SMA 起始段受累较多,孤立性 SMA 夹层临床很少见,CT 动脉期发现肠系膜上动脉内线状内膜向腔内移位、可见真假腔,若伴有血栓形成,同时可见血栓区域的充盈缺损。

2) 肠系膜上动脉夹层确切病因尚不十分清楚,主要危险因素包括有中层囊性变、怀孕、结缔组织病、高血压、胆囊炎或胰腺炎相关动脉炎症等。

3) 肠系膜上动脉瘤 CT 上可见肠系膜上动脉病变处呈瘤样扩张,VR 及 MIP 可直观、准确显示动脉瘤的形态特征。

4) 肠系膜上动脉包埋中,多数为肿瘤侵犯所致,其中以胰腺癌侵犯最多见,血管侵犯常常意味着胰腺癌患者失去手术的机会。因此是否有邻近血管的侵犯是胰腺癌患者行 CT 检查主要目的之一。

二、肠系膜上动脉压迫综合征

1. **临床表现**　肠系膜上动脉压迫综合征（superior mesenteric artery syndrome, SMAS），于一百余年前由国外学者 Rokitansky 首先提出，引发了临床医师的关注，随后的多年研究也给其带来其他的命名：Wilkie 综合征、良性十二指肠淤滞征等。

通常认为本病可以发生于任何年龄段患者，但临床上常见瘦长体型中青年患者，其中女性患者居多。起病缓慢且反复发作，典型者表现为餐后右上腹、脐周范围甚至后背部胀痛或绞痛，常于进食后 1~2 小时发作。由于 SMA 角压迫带来的十二指肠淤滞和胃潴留，多数患者反复出现呕吐。同腹痛一样，呕吐多发生于进餐后 1~2 小时，呕吐物多为混有胆汁的宿食。进食后仰卧位、站立或坐位易呕吐，当体位改变为可缓解 SMA 角压迫的体位如侧卧位、俯卧位或胸膝位时，可以减轻甚至解除症状。由于反复呕吐和食欲减退，患者可以出现消化道溃疡、营养不良、消瘦、贫血、水电解质及酸碱平衡紊乱，以及会带来情绪低落甚至性格改变等一系列症状。

2. **病理生理**　因先天或后天性因素，SMA 角变小或十二指肠水平段位置较高，SMA 或其分支压迫十二指肠水平部或升部而引起梗阻，导致十二指肠近段淤滞、扩张。

3. **诊断要点**

（1）CTA 表现：诊断 SMAS 的中心思想莫过于证实 SMA 压迫十二指肠水平部并引发梗阻。凡存在十二指肠不完全或完全性梗阻症状的患者，结合间歇性反复发作以及体位改变可缓解或加重等特征，均应考虑此疾病，对于症状不典型患者，特别是以消化疾病就诊的，反复治疗无效的患者，更应考虑到此疾病可能。

CT 能清晰显示扩张的胃及十二指肠肠腔，可以直接显示肠系膜上动脉对十二指肠的压迫，同时对非血管性压迫引起的十二指肠梗阻有鉴别意义。通过 CTA 成像，能够直观地观察腹主动脉，肠系膜上动脉以及十二指肠三者位置关系，有无受压情况，以及通过重建精确测量两血管夹角及夹角之间的距离。

国外学者 Burrington JD 等经测量认为正常人 AA 与 SMA 夹角应为 38°~56°。我国学者郑朝旭等经测量认为其夹角应为 30°~40°，目前国内外多数文献一般认为其夹角小于 15° 会引发肠系膜上动脉压迫综合征。有学者提出，CT 结合上消化道造影应该作为首选的诊断方法。

（2）鉴别诊断：肠系膜上动脉综合征应注意与肿瘤、结核、克罗恩病、十二指肠扭转、尤其是与先天性巨十二指肠病等引起十二指肠排空障碍的疾病相鉴别。典型的临床症状加上消化道对比、超声、血管对比或 CT 的影像学显示，可明确诊断。

三、肠系膜动脉瘤

1. **临床表现**　肠系膜动脉瘤（mesenteric artery aneurysm, MAA）是一种少见但严重威胁患者生命的血管疾病。国外文献报道发病率仅为 0.1%~2.0%，尸检发现率为 1/12 000，非破裂性动脉瘤病死率小于 15%，一旦破裂就称为"腹部卒中"，这种情况术前很难诊断，诊断准确率仅 2.4%。临床上多数表现为明显的、进行性加重的腹痛、恶心、呕吐、胃肠道出血等。但也可表现为慢性腹痛。一些患者可呈现典型的餐后腹部绞痛，很难判断这种症状是由小肠缺血还是动脉瘤扩张引起。26% 的患者仅有腹部包块，还可有发热、恶心、呕吐、胃肠道、胆道出血、黄疸、慢性贫血及体重减轻等症状。其并发症包括血栓形成、末梢血管栓塞等，进而引起小肠缺血、坏死。MAA 的自然进程表现为不断扩张直至破裂，自发性破裂可出现急性后腹膜包块，腹腔或胃肠道出血，腹腔穿刺可抽出不凝血，可导致休克和猝死。MAA 起病症状不典型，临床诊断困难，极易误诊。

2. 病理生理　　病因包括真菌感染、动脉粥样硬化及动脉弹力纤维发育异常等。感染引发的 MAA 常见于 50 岁以下的患者，而非感染性 MAA 常见于 50 岁以上的患者。

3. 诊断要点　　MAA 起病症状不典型，临床诊断困难，极易误诊。确诊主要依靠彩色多普勒检查、CTA、磁共振血管成像或血管造影（DSA）检查。治疗主要是外科手术，传统外科手术方式包括直接结扎，动脉瘤切除血管重建，动脉瘤修复术等。

（1）CTA 表现

1）动脉瘤的大小：目前国内对于内脏动脉的诊断标准是动脉局限性增粗膨大，其最大宽径为膨大前正常动脉直径的 1.5 倍以上。由于 MSCTA 具有很高的时间分辨力和密度分辨力，可以通过螺旋 CT 的容积扫描和三维重建，获得血管的数字化立体影像。并通过 VR、MIP、CPR 等后处理技术将其呈现，以满足临床诊断和治疗的需求（图 13-4-2）。

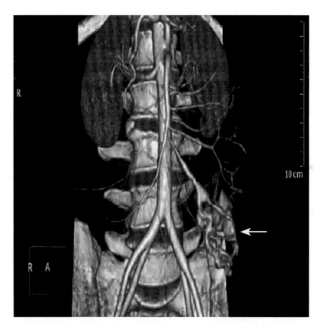

图 13-4-2　主动脉 CTA 血管重建
清晰显示肠系膜动脉瘤（箭）

2）动脉瘤的数目、载瘤动脉及瘤体部位：相对于载瘤动脉上的位置，以发生于动脉两端即起始段和动脉分叉处多见，发生于中间段的较少。

3）瘤壁钙化和附壁血栓：MSCTA 可清楚显示内脏动脉瘤瘤壁钙化和附壁血栓的情况。在 MIP、VRT 图像上均能清晰显示瘤壁钙化情况，增强后附壁血栓成不均匀强化表现。肠系膜上动脉瘤瘤体内易发生附壁血栓，而脾动脉瘤易发生瘤壁钙化。

（2）鉴别诊断：肠系膜动脉瘤需与肠道肿瘤、炎性假瘤、炎症聚集、肠系膜血管畸形、肠系膜大动脉炎、肠系膜动脉夹层等疾病进行鉴别。

4. 后处理技术应用　　横断位原始图像可显示瘤径大于 1cm 的内脏动脉瘤的位置及毗邻，但不能显示其完整的空间解剖形态及载瘤动脉的情况。对于瘤径小于 1cm 的内脏动脉瘤显示不清楚。

MIP 可清楚显示瘤径小于 1cm 的内脏动脉瘤,且因其操作简单、对血管分支的显示较 VR 精细。以 MIP 定位内脏动脉瘤、寻找载瘤动脉,然后再行电子切割处理的 VR,可最大程度地避免 VR 电子切割过程中人为去除血管成分的误操作。另外,MIP 对内脏动脉瘤瘤体内附壁血栓的显示非常清晰,此项可以弥补 VR 的不足。但是 MIP 不能获得直观的三维立体图像,若遇到血管重叠的部位便不能很好地显示内脏动脉瘤的解剖关系。

VR 尤其是电子切割处理后的 VR,能够避开周围血管及组织的影响,直观、有效地显示内脏动脉瘤的全貌,并通过旋转清晰显示内脏动脉瘤的数目、瘤体部位、形状、载瘤动脉及瘤壁钙化的情况。但 VR 缺点是不能显示内脏动脉瘤瘤体内附壁血栓的情况,同时,由于存在附壁血栓导致的瘤腔缩小,使部分内脏动脉瘤的大小显示有一定偏差。而且,VR 图像的切割处理相对复杂,切割时如不仔细易将部分血管成分去除而影响对病灶的判断。

CPR 将弯曲、缩短和重叠的血管在同一层面上展开,可轻而易举地显示瘤径 1cm 以下的微小动脉瘤,在显示瘤体内附壁血栓、瘤壁钙化的同时,更加有利于分析内脏动脉瘤的载瘤动脉及与其周围组织的关系。

四、肠系膜动脉夹层

1. 临床表现　孤立性肠系膜上动脉夹层临床上很少见,常以急性腹痛作为首发症状,其病因并不明确,临床表现不一,可以是无症状,也可以是肠梗死或动脉破裂。

2. 病理生理　肠系膜上动脉夹层的发病机制尚不清楚,也许与主动脉夹层发病机制类似,主动脉夹层发生于主动脉内膜和中层撕裂,主动脉腔内血液在脉压驱动下经内膜破口直接穿透病变中层,将中层分离形成夹层,主动脉壁分离层之间被血液充盈形成一个假腔,真假腔形成所谓双腔主动脉,真腔通常较小,血流速度较快,而假腔常较大,血流速度较慢。假腔可能由于血液的充盈而进一步扩张,使内膜片突向真腔,最终导致主动脉在动脉期出现肠系膜上动脉内充盈缺损影,在横断位上呈低密度月牙形改变,真腔与假腔之间见弧形内膜瓣影,有时可见横行分支中较长的条形低密度。

3. 诊断要点　CT 检查优点在于:①发现肠系膜动脉内是否有呈双腔动脉或横行内膜片明确夹层诊断;②显示真腔和假腔的大小形态及真假腔的比值,判别真假腔内是否有血栓形成;③可观察是否有其他并发症,如肠缺血性梗死和穿孔。64 层及以上螺旋 CT 血管成像具有扫描范围大,可覆盖全身、扫描时间短、采用不同的方式重建等本身优势,同时为无创性检查,一次静脉注射对比剂可显示全身各个器官的血管病损情况;不但可以显示血管内腔的情况,也可观察血管壁和血管外的病变,为疾病的诊治提供更多信息。

(1) CTA 表现:多层螺旋 CT 检查均确诊为肠系膜上动脉夹层(图 13-4-3)。其主要征象为:①撕裂的内膜瓣是诊断肠系膜上动脉夹层的直接征象。横断位显示佳,不受其方向的影响,在增强后,撕裂的内膜瓣为一略微弯曲的线样低密度影,位于真假腔之间。②真假腔的显示,增强后真假腔可同时显影,假腔的增强及排空可较真腔延迟。③破口位置及累及范围,后处理重建对此显示更加清楚。明确夹层破口位置及累及范围,对患者的治疗方案有极其重要的指导意义。④肠系膜上动脉增粗,肠系膜上动脉患者管径较健康者显著增粗。⑤内膜钙化内移,此征象具有诊断意义,增强前扫描内膜钙化从管壁外内移。

(2) 鉴别诊断:肠系膜上动脉栓塞栓子在平扫时为高密度的充盈缺损影,增强扫描栓子不强化,栓塞以远血管闭塞、变细,后处理重建图像不能显示远端血管,而肠系膜上动脉夹层

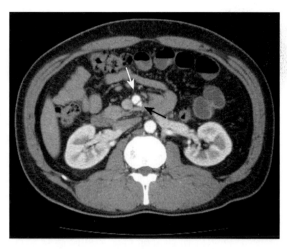

图 13-4-3 肠系膜上动脉夹层
水平面图像可清晰显示肠系膜动脉夹层,能准确区分真腔(白箭)和假腔(黑箭)

除主干病变外,往往累及分支动脉。临床表现对诊断也有所帮助,当发生肠系膜上动脉栓塞时患者腹痛剧烈,肠壁可增厚或变薄,当肠壁缺血、缺氧时,可发生水肿增厚而常并发肠梗阻。肠系膜上动脉夹层由于没有完全堵塞血管,一般临床不需要特殊处理,据此对诊断也有一定帮助。但肠系膜上动脉的附壁血栓与夹层鉴别较为困难。附壁血栓在 CT 上通常不连续,不呈弧形,动脉壁钙化较为明显,且患者年龄一般偏大,有高血压病史;而本组患者年龄在50 岁左右,一般没有明确高血压病史,动脉管壁钙化也不明显。但可能需要复查才能最后诊断。同理,由动脉粥样硬化引起的肠系膜上动脉狭窄也可从患者年龄、病史以及同时伴有主动脉粥样硬化等方面进行鉴别。

五、肠道血管畸形

1. **临床表现** 肠道血管畸形又称肠血管发育不良,临床少见,但却是下消化道非肿瘤性病变出血的主要原因之一。由于该病变隐匿,临床表现缺乏特异性,传统的检查方法及剖腹探查难以发现病灶,随着多层螺旋 CTA 的开展,使肠道血管畸形容易被发现。

2. **病理生理** 肠道血管畸形又称为毛细血管扩张、局部动静脉畸形、血管瘤、血管发育不良等。根据不同的参数对血管源性病变进行分类,国外学者分别将肠道血管畸形分为三型。Ⅰ型:以右半结肠多见,好发于老年人(>50 岁),病变局限,常为单发,为后天获得性;Ⅱ型:病变可发生于肠道任何部位,以小肠多见,好发于青壮年,病灶较大,属先天性血管发育不良;Ⅲ型:呈多发性点状血管灶,包括遗传性毛细血管扩张症,可累及整个肠道,此型少见。

3. **诊断要点**

(1) CTA 表现:肠道血管畸形的 CTA 表现国内外文献报道较少。最有意义的征象是肠壁出现增多增粗、紊乱、粗细不等、聚集成堆的异常血管,此为本病的主要诊断依据。供血动脉迂曲、扩张和增粗引流静脉的早显可进一步明确对本病的诊断。对迂曲、增粗的供血动脉及早显的引流静脉的显示,运用血管重组技术更为直观。对比剂向肠腔内溢出,肠壁的异常强化尤其是对比剂的溢出是该病变活动性出血的部位。

MSCTA 既解决了 DSA 的有创性,又能更大范围地显示肠系膜血管且能观察肠壁以及肠壁外合并存在的病变。血管重组技术多采用 VR 和 MIP、CPR,以 VR 和 MIP 应用较多。水平面图像上供血动脉与引流静脉难以在同一层面显示,MPR 通过多视角旋转成像而易于确定供血动脉与引流静脉。MIP 和 VR 技术能将肠壁内增多、增粗的异常血管与供血动脉及引流静脉同时直观地显示,能更好地反映病变的全貌。

(2) 鉴别诊断:需与本病鉴别的疾病主要是胃肠道炎症性病变,后者有时也可有血管异常增多,末梢血管扩张,对比剂外溢等相似征象,但结合局部肠管缩窄、肠壁增厚等改变,结合临床病史不难诊断。

六、小肠扭转

1. 临床表现　肠扭转发生机制包括以下方面:①解剖学基础,从解剖学考虑,脏器扭转应具备两个基本条件:腹膜内位脏器和形成"C"形肠袢,这些条件决定着肠扭转好发于小肠和乙状结肠。②病理性因素,其可能是先天的,如先天性肠旋转不良、小肠系膜过长等;也可能是后天的,如粘连束带、憩室或肿瘤、大网膜或肠系膜裂孔等。③肠管动力学改变,如腹泻、肠麻痹或机械性梗阻等原因造成肠蠕动异常增强或减弱,肠管胀气、积液等。④腹内压改变,剧烈运动可造成腹内压瞬间增高,而肠梗阻可导致腹内压进行性升高,腹内压力升高致小肠自主调节能力下降,一旦发生轻度扭转不易复位。在解剖学因素与病理学因素基础上,出现肠蠕动异常,以及体位、运动等外在因素影响,最终导致肠管发生扭转而引发临床症状。小肠扭转可分为原发性和继发性两种。原发性小肠扭转可能与先天性肠旋转不良、剧烈运动等因素有关,术中也仅见肠管扭转,没有其他器质性病灶。继发性小肠扭转则是与腹腔粘连、内疝、感染等因素有关,小肠生长发育正常。

肠梗阻通常是肠扭转的结果,但有时也会成为肠扭转的原因,二者可互为因果。根据小肠扭转与肠梗阻发生顺序,我们把小肠扭转分为两种类型:①病理基础→小肠扭转→绞窄性肠梗阻;②原发疾病→非绞窄性肠梗阻→小肠扭转→绞窄性肠梗阻。虽然两种类型患者最终表现类似,但发病机制和前期临床表现差别明显。第一种类型,其原因常为自发性扭转、腹腔内疝导致的扭转等;其发病突然,毫无征兆,起病之初就是绞窄因素参与的机械性肠梗阻;临床表现为持续性剧烈腹痛,伴频繁呕吐,部分病例还有明显的腰部疼痛,被动体位,但初期体征不明显;此类患者占据多数比例;此类患者疾病过程几乎是不可逆的,均需要手术干预。第二种类型,虽然有文献报道麻痹性肠梗阻导致乙状结肠扭转,但肠梗阻引起的小肠扭转少见报道,起病之初本是原发疾病如肠粘连、腹膜炎导致的肠梗阻表现,梗阻导致肠管扩张,积气、积液,感染导致渗出粘连,腹内压升高,小肠活动受限,轻度扭转后不易自主复位,最终导致肠管扭转,绞窄因素参与又加重肠梗阻。其临床表现有别于前者,并无突发剧烈腹痛、早期频繁呕吐等特点,而是以原发疾病或普通肠梗阻表现为主,但在病程中会出现一个明显的加重环节,这类患者如果干预及时,可能避免扭转发生。

2. 病理生理　肠扭转是一段肠袢沿其系膜长轴旋转而造成的闭袢型肠梗阻,其发病因素包括解剖因素、物理因素及动力因素。解剖方面的因素是引起扭转的先决条件,而生理或病理方面的因素是其诱发因素。肠袢发生扭转的解剖原因是:①肠袢和其系膜的长度比肠袢两端根部间的距离相对过长,所以肠袢和其系膜的长度虽在正常范围,若两端之间的距离因解剖异常或炎性粘连而过短,扭转即可发生;②在上述解剖因素的基础上,如肠袢本身的重量增加,由于重力的关系容易促使扭转发生,扭转后也不易自行复位,所以临床上肠扭转常见于饱餐、食物内纤维残渣多、大便秘结、肠腔内有蛔虫团、肠壁上有较大肿瘤、先天性巨结肠等;③外力推动、强烈的肠蠕动和体位的突然改变,如身体突然旋转用力弯腰,也能促使肠扭转的发生。

3. 诊断要点

(1) CTA 表现:不同部位的肠扭转 CT 表现也不相同,小肠扭转主要表现为肠管"旋涡征""鸟喙征""靶环征"、肠壁水肿、空/回肠"换位征"、腹水等,出现上述征象一般可提示小肠扭转(图 13-4-4)。"旋涡征"为肠管紧紧围绕着某一中轴盘绕聚集,在 CT 图像上形成"旋涡"状的影像,"旋涡征"虽然是小肠扭转的重要征象,但并非特异征象,中肠旋转不良、肠粘连、肠道肿瘤及有腹、盆腔手术史的患者也可出现此征。肠扭转的诊断不仅要有肠管走行改变的征象,还应有其伴行血管走行异常。因为肠扭转的同时,该段肠系膜内的血管必然也扭转。同时国内外学者也认为,不伴肠扭转的单纯粘连性肠梗阻亦可显示为"旋涡征",可能为粘连的肠管受牵拉、扭曲并且局部肠管水肿增厚而形成。因此,诊断肠扭转必须结合其他征象,必要时应结合多平面重组(MPR)图像来进行确诊,若条件许可可以行增强 CT 扫描和血管成像,病变区域肠系膜血管的扭曲和"旋涡状"的改变对小肠扭转的诊断有很大的帮助。

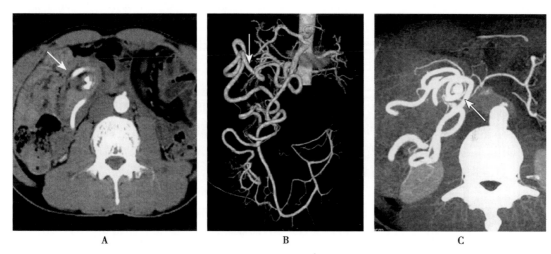

图 13-4-4 肠扭转患者肠系膜血管的"螺旋征"在 CTA 不同图像上表现
A."螺旋征"在 CT 薄层水平面上的表示为肠系膜血管弯曲(箭);B. 肠系膜动脉 VR 三维图像(箭);C. MIP 图像显示肠系膜动脉"螺旋征"(箭)

(2) MSCTA 对小肠扭转的诊断价值:多层螺旋 CT 采用薄层重建图像,对不同期相原始数据应用 MPR、最大密度投影(MIP)等后处理技术进行图像重组,可分别获得冠状位、矢状位或者任意角度的三维图像,从而可以多方位显示肠管位置及血管走行的解剖结构关系,对小肠扭转的定性、定位诊断具有重要价值。MPR 可沿扩张的肠管追踪梗阻点并判断"鸟嘴样"扭转团边缘的肠管,MIP 可以追踪已充盈对比剂的肠管和血管的走行并直观显示其扭转情况,且可以任意调整重组方位和层厚以达到最佳显示肠系膜血管及其分支的分布情况。同时,多层螺旋 CT 血管成像能通过显示肠道动脉走行及分布异常等做出快速、准确的诊断,又能根据具体旋转的血管而对肠扭转的部位、程度及范围作出判断,当诊断不明确时,增强扫描及三维重建不失为一种很好的补充。但由于多数肠扭转患者发病较急,来不及做 CT 增强扫描,不过通过上述肠扭转的影像学特点,CT 平扫对肠扭转的诊断不难。

(3) 鉴别诊断:常与肠系膜动静脉血栓,缺血性肠系膜血管病变,肿瘤占位,肠系膜囊肿,手术瘢痕,内疝等鉴别。结合病史及临床表现不难鉴别。

七、肿瘤血供评价

1. **临床表现** 随着多层螺旋 CT 的不断发展,使用薄层扫描及多种后处理技术获取的血管影像,在许多临床应用中可以与传统的血管造影成像相媲美,甚至略胜一筹。多层螺旋CT血管造影在腹部的应用已不再局限于对腹部大血管本身病变的诊断和评价,而已经逐渐扩展到中小血管。另外MSCT重组方法很多。能显示肿瘤的供血血管,同时能显示肿瘤增强后的影像。MIP灰阶反映的是X线衰减值,从而保证信息无遗漏。并能显示微小的密度差别。缺点是图像立体感不强,对重叠血管的空间关系显示不满意。VR既能显示血管之间,血管与邻近组织器官之间的三维立体关系,又有一定的透明度,非常适合血管的观察。两种重组方式综合使用可清楚显示病灶周围肠道及供血动脉,提高病变的定位、定性诊断。

肠道病变不易定位,部分肿瘤患者因长期营养不良造成腹腔内脂肪组织减少,肠曲间分界不清。特别是肠管塌陷时肠曲追踪,即薄层图像连续浏览定位困难。单纯依靠CT水平面图像很难准确定位。尤其在肠道肿瘤合并肠梗阻及肠扭转时,定位诊断更难。肠系膜MSCTA能直观地显示出相应属支的准确位置,从而可以间接将病灶具体定位在某一根或几根肠动脉供血区域。

2. 诊断要点

(1) 肠道肿瘤性病变MSCTA的主要征象:①肿块。MSCT轴位及MPR重建图像表现为团块状软组织密度影,表面可光整,也可毛糙,有助于良恶性肿瘤鉴别。②溃疡。MSCT轴位和MPR重建图像表现为病变黏膜面不平,局部出现凹陷,周围腔壁水肿增厚,多见于恶性肿瘤。③表面毛糙征。表现为病变区黏膜面毛糙,不光整,MPR重建图像局部可见细小毛刺,多见于恶性肿瘤。④系膜浸润征。表现为病变结肠脂肪间隙模糊,密度增高,并伴有条状和/或结节影,多见于恶性肿瘤,伴有周围局部浸润。⑤脐征。表现为病变区域肠管变形,局部浆膜面向肠管中心方向凹陷,可见于良性和/或恶性肿瘤。⑥肠系膜淋巴结及后腹膜淋巴结。表现为肠系膜及后腹膜出现大于1cm淋巴结。⑦近端肠道梗阻。患者有肠梗阻症状和/或体征,梗阻近端肠道明显扩张积液。

(2) MSCTA肿瘤血供的价值:对于肠道肿瘤患者MSCTA检查具备了安全、无创、无需镇静、痛苦小、检查时间短、患者易于耐受、节省检查费用和缩短术前等候时间的优点。更适用于年老体弱者、不能耐受纤维结肠镜检查者。MSCTA除能清晰显示病变的供血血管及引流静脉外,结合水平面图像还能对肿瘤准确分期,手术医生可利用工作站对CT图片进行倾斜、旋转、从各个角度对病变,供血血管,其周围淋巴结等进行全方位的观察。可在术前模拟手术过程,模拟对肿瘤血管的分离,结扎以及切除病变肠管,这对确定手术方案很有帮助,也有助于术前向患者和家属解释手术途径。

(3) 鉴别诊断:需要与缺血性肠系膜病变,炎性假瘤,囊肿,动脉瘤等相鉴别。

八、小肠移植术前和术后评估

由于近年来小肠移植多种关键技术的进步,小肠移植的患者和移植脏器的存活率显著提高。Pittsburgh大学小肠移植患者和移植脏器的1年存活率分别达92%和89%,小肠移植患者的5年生存率也已高达75%,与全肠外营养支持或家庭肠外营养相比较,达到相当水平。曾经有研究对美国的小肠移植和全肠外营养支持的费用进行过比较,发现小肠移植的价效比优于全肠外营养(total parenteral nutrition,TPN),尤其是对两三年的总费用进行比较,小肠移植总费用显著低于TPN的总费用。

影响小肠移植成功的因素在于术中及术后小肠血运通畅。MSCTA对于小肠移植的术前评估和术后疗效随访具有重要意义。对临床诊断及治疗具有极大的价值。

第五节 肠系膜血管成像技术优选

1. CT 血管成像的诊断价值 腹腔结构复杂,肠道走行迂曲多变,肠系膜上动脉的位置及走行变化多端,正常解剖及变异个体差异大。当肠系膜上动脉起始段走行及夹角变小时,容易对左肾静脉及十二指肠水平段产生压迫,诱发胡桃夹综合征及肠系膜上动脉压迫综合征。因此,认识正常肠系膜上动脉起始走行及解剖夹角,对诊断肠系膜上动脉压迫性病变具有重要的参考意义,同时了解肠系膜上动脉的正常解剖特点及变异类型对介入手术也有一定的临床指导价值。目前有关肠系膜上动脉的正常解剖,资料多来自尸解,这与活体状况下可能存在一定的差异。MSCTA 能在活体状态下清楚显示 SMA 及分支,所获得的解剖信息比尸体解剖更为真实准确,更具有临床实用价值。

MSCT 的发展,推动了 CTA 在临床的广泛应用。MSCT 可以在一次屏气的时限内以亚毫米层厚完成全腹部扫描,结合静脉团注高浓度含碘对比剂,得到高强化的肠系膜上动脉树,有利于肠系膜上动脉细小分支的显示,提高了密度分辨力。快速扫描不但避免了呼吸、运动伪影的产生,同时消除了肠系膜上静脉强化对肠系膜上动脉显示的影响,因为这样短的时间内,肠系膜上静脉及其属支基本上没有强化。结合 MSCT 强大的后重组功能,我们不但可以得到肠系膜上动脉二维和三维图像,还可以任意层面观察肠系膜上动脉腔内及腔外情况。目前,MSCTA 以其快速、安全、无创、经济等特点,已部分取代传统的血管造影检查。

MSCTA 能够全面、清晰显示肠系膜上动脉起始走行、夹角等空间解剖结构特点,能够明确肠系膜上动脉血管腔内、腔外病变性质、部位及范围。对肠系膜上动脉病变及相关病变、肠道病变的诊断及鉴别诊断具有重要价值,能更有效地指导临床和介入手术治疗,是目前诊断肠系膜上动脉病变及相关病变的最有效检查手段,具有无创、简便、经济等特点。随着多层螺旋 CT 的普及应用,MSCTA 在临床诊断肠系膜上动脉病变及相关病变将应用得越来越广泛。

2. 优势与局限性 以往,血管性病变主要依靠 DSA 诊断,但 DSA 为一种有创性检查,检查费用昂贵,且患者暴露在射线中时间较长,可能危害到患者健康。MSCTA 不但能克服这些方面的问题,还能一次显示大范围多支血管,减少了对比剂用量,并可同时观察血管腔外情况。目前,文献关于肠系膜上动脉 MSCTA 诊断小肠疾病的报道多在一种疾病及一类疾病中提到。总的来说主要有以下几个方面:①通过血管改变协助诊断小肠疾病。克罗恩病活动期时肠壁充血和血流量增加,在 MSCTA 图像上可表现为肠系膜上动脉远端分支增粗,并以此来判断克罗恩病是否为活动期。②不明原因的消化道出血。当出血达到 1.5～2.0ml/min 以上,血管造影方显示出血部位,MSCT 对 0.1ml/min 的出血即可显示,对小肠出血的敏感性高于 DSA。出血活动期 DSA 检出率为 59.3%～62.5%,MSCTA 的诊断率可达到 88.5%。器质性病变 DSA 可表现阳性,而炎性病变出血常为阴性,大面积黏膜糜烂出血者检出率低,MSCTA 不但可显示小肠供血血管情况,还可同时观察肠壁改变,提高了活动性出血的检出率。

(刘小明 雷子乔)

第十四章

胰腺 CT 血管成像

第一节　胰腺血管解剖

一、动脉系统

胰腺的动脉(pancreatic arteries)来自胃十二指肠动脉、肠系膜上动脉和脾动脉等。胃十二指肠动脉分出胰十二指肠前上动脉、胰十二指肠后上动脉和胰十二指肠中动脉。肠系膜上动脉分出胰十二指肠下动脉。脾动脉分出胰背动脉、胰横动脉、胰大动脉、分界动脉和胰尾动脉。此处肝动脉行经胰腺上缘时,也可分支供血胰腺。起自肠系膜上动脉的迷走肝动脉,行经胰腺后方,也可分支供血胰腺(图 14-1-1)。

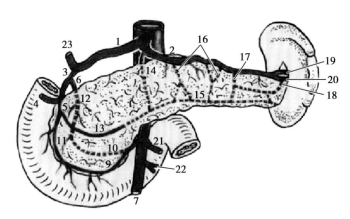

图 14-1-1　胰腺的动脉

1:肝总动脉;2:脾动脉;3:胃十二指肠动脉;4:胃网膜右动脉;5:胰十二指肠前上动脉;6:胰十二指肠后上动脉;7:肠系膜上动脉;8:腹腔干;9:胰十二指肠前下动脉;10:胰十二指肠后下动脉;11:胰前动脉弓;12:胰后动脉弓;13:横动脉弓(胰前弓);14:胰背动脉;15:胰下动脉;16:胰动脉支;17:胰大动脉;18:胰尾动脉;19:脾动脉上干;20:脾动脉下干;21:第一空肠动脉;22:第二空肠动脉;23:肝固有动脉

1. **胰十二指肠动脉**　胰十二指肠前上动脉的出现率为 96%~100%,起自胃十二指肠动脉末端者占 52.5%,与胰十二指肠后上动脉共干者占 40%,与胰横动脉共干者占 7.5%。胰十二指肠后上动脉出现率为 100%,起自胃十二指肠动脉主干者占 47.5%~95.3%,与胰十二指肠上动脉共干并起自胃十二指肠动脉者占 40%,与胆囊动脉共干并起自胃十二指肠动脉者占 5%,起自迷走肝动脉者占 6.3%。有 2 支胰十二指肠后上动脉者占 5%,其中 1 支起自胃十二指肠动脉,另 1 支起自于肠系膜上动脉(图 14-1-2)。

胰十二指肠前下动脉的出现率为 100%,起自肠系膜上动脉者占 42.2%～42.5%,与胰十二指肠后下动脉共干占 35%,与第一空肠动脉共干者占 12.5%～55.6%,与第二空肠动脉共干者占 10%,起自肝总动脉者占 2.2%,偶有起自胃网膜右动脉者。胰十二指肠后下动脉的出现概率为 97.5%～100%,起自肠系膜上动脉者占 41.9%～56.4%,与胰十二指肠前下动脉共干并起自肠系膜上动脉者占 36.1%～97.1%,与第一空肠动脉共干并起自肠系膜上动脉者占 5.2%～87.5%,偶有起自胰背动脉或肝右动脉。有时出现两支十二指肠后下动脉均起自肠系膜上动脉,约占 2.6%。

胰十二指肠中动脉出现率为 70%,起自胃十二指肠动脉,在胰十二指肠前上、后上 2 条动脉之间走向胰的上缘,分支与前上、后上动脉吻合。胰十二指肠上前、后动脉,下前、后动脉起源情况如图 14-1-2 所示。

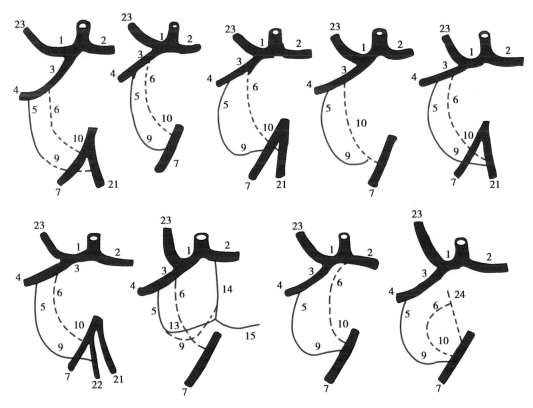

图 14-1-2　胰十二指肠上前、后动脉,下前、后动脉起源情况
24 为副肝右动脉,其余图标同图 14-1-1

供应胰头部的动脉之间互相吻合成动脉弓,对于维持胰腺头部、腹腔动脉与肠系膜上动脉系脏器的血液循环有重要意义。

胰前弓相当恒定,出现率为 92%～93.3%,为 1 个横行的动脉弓,代表胃十二指肠动脉与脾动脉之间的吻合系统,分布于胰头中部的一个狭窄区域。弓的右端起自胰十二指肠前上动脉者占 72%,起自胃网膜右动脉者占 14%,起自胃十二指肠动脉者占 6%。弓的左端主要起自胰背动脉。

前动脉弓为胰十二指肠前上与前下动脉合成,多数位于胰与十二指肠间的沟中,弓的上部位置较浅,下部居胰腺钩突深部。

后动脉弓为胰十二指肠后上与后下动脉合成,出现率为 97.5%,弓的后面盖有薄层胰腺组织,弓的上部均位于胰与十二指肠间的沟中,弓的下部位置多数在十二指肠上部与水平部间。前、后动脉弓供应胰头、钩突及除上部外的十二指肠的血液。

2. **胰背动脉**　外径平均为 2.2mm,常起自脾动脉的第一段,出现率为 77.5%~96%。胰背动脉起点变化较大,起自脾动脉者占 32.3%~45.8%,起自肝总动脉者占 25.8%,起自肠系膜上动脉者占 22.6%,起自腹腔动脉者占 16.1%,起自胃左动脉者占 3.2%,也可起自胃十二指肠动脉或胃网膜右动脉。缺如者占 14%,由胰横动脉代替。胰背动脉经胰体在胰腺下缘分为左右 2 支。右支短小,穿出胰头前面与胰十二指肠前动脉弓吻合的占 93.3%;左支较大,即胰横动脉。有 5% 的胰背动脉也可发出 1 支中结肠动脉或副中结肠动脉供血结肠。胰背动脉的起源情况及分支分布如图 14-1-3 所示。

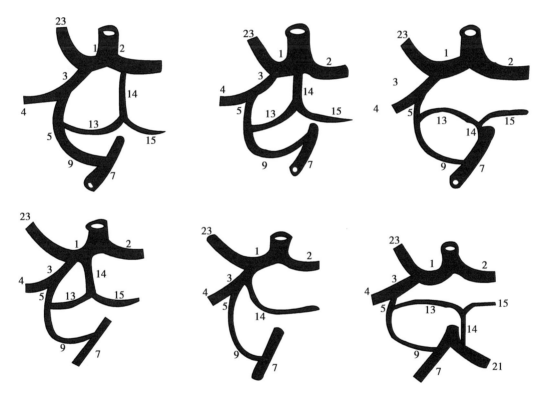

图 14-1-3　胰背动脉的起源情况及分支分布
图注与 14-1-1 相同

3. **胰横动脉**　较粗,是胰腺的第二条大供血动脉,在胰体与胰尾背面下缘或陷于背面内向左行,故又称胰下动脉,出现率为 96%~100%。胰横动脉起自胰背动脉左支者占 70%~90%,起自胃十二指肠动脉者占 22.5%,起自脾动脉中段者占 2.5%,也可起自胰十二指肠前上或前下动脉、肠系膜上动脉或胰大动脉。有 2 支胰横动脉时,其中 1 支起自胃十二指肠动脉、另 1 支起自肠系膜上动脉,占 2.5%。或 1 支起自胰背动脉,另 1 支起自肠系膜上动脉,占 2.5%。胰横动脉与脾动脉的分支有吻合,并可发出 2~5 支横结肠动脉。

4. **胰大动脉**　是脾动脉分支供应胰腺的较大动脉,外径平均为 1.9mm,出现率为 64.7%~100%。起自脾动脉第 2 段的占 14%,起自脾动脉第 3 段的占 28%,起自脾动脉第 4

段的占 8%。胰大动脉进入胰腺的中 1/3 与尾 1/3 交界处,分为左、右 2 支,右支与胰背动脉吻合,左支与脾门处的动脉吻合。当胰大动脉分布到整个胰尾时,则缺少胰尾动脉。

5. **分界动脉**　起自胰体、胰尾交界处的脾动脉小分支,称为分界动脉,出现率为 87%,分界动脉既短又粗,外径为 3~4mm。分界动脉是供应胰尾血液的主要动脉之一。

6. **胰尾动脉**　由脾动脉主干发出,出现率为 92%~100%。1 支者占 40%~46%,可起自脾动脉的第 3、4 段、下干和胃网膜左动脉;2 支者占 36%~38%,其中 1 支起自脾动脉,另 1 支起自胃网膜左动脉,也可 2 支均起自脾动脉。3 支者占 10%~16%;4 支者占 2%~4%;胰尾动脉缺如者占 8%,可由胰大动脉或胰横动脉替代,胰尾动脉进入胰尾后与胰大动脉、胰横动脉吻合。胰的动脉来源多,且吻合丰富,胰头内动脉网最密,胰体次之,胰尾部最稀疏。

二、静脉系统

胰腺的静脉系统主要回流到门静脉-肠系膜上静脉系统。胰头(钩突)与胰颈的静脉,一般汇入胰十二指肠上、下静脉及肠系膜上静脉;胰体、尾部的静脉大多以小属支形式从后方汇入相伴的脾静脉。作为引流胰头(钩突)及邻近消化道的主要渠道和门静脉-肠系膜上静脉系统的重要属支,胰头静脉弓(venous arch of the pancreas head,VAPH)受到了越来越多的重视。VAPH 的主要属支包括胰十二指肠后上静脉(posterior superior pancreaticoduodenal vein,PSPDV)、前上静脉(anterior superior pancreaticoduodenal vein,ASPDV)、胰十二指肠后下静脉(posterior inferior pancreaticoduodenal vein,PIPDV)和前下静脉(anterior inferior pancreaticoduodenal vein,AIPDV)、胃结肠干(gastrocolic trunk,GCT)、结肠右上静脉(right superior colic vein,RSCV)、结肠中静脉(middle colic vein)、胃网膜右静脉(right gastroepiploic vein,RGEV)、幽门下静脉(subpyloric vein)等。VAPH 属支的形态学改变对于丰富、补充术前判断胰腺癌手术切除可能性的影像学诊断依据,以及对肝外门静脉系统血流动力学改变的评价均十分有益,特就 VAPH 主要属支的解剖情况详述如图 14-1-4 所示。

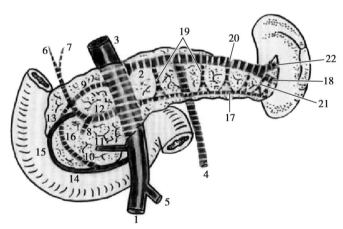

图 14-1-4　胰腺静脉

1:肠系膜上静脉;2:脾静脉;3:肝门静脉;4:肠系膜下静脉;5:第一空肠静脉;6:胃网膜右静脉;7:幽门下静脉;8:中结肠静脉;9:胰十二指肠上后静脉;10:胰十二指肠下后静脉;11:胰十二指肠中前静脉;12:胃结肠静脉干;13:胰十二指肠上前静脉;14:胰十二指肠下前静脉;15:胰前静脉弓;16:胰后静脉弓;17:胰下静脉;18:脾静脉下干;19:胰静脉支;20:胰大静脉;21:胰尾静脉;22:脾静脉上干

1. **胰十二指肠后上静脉（PSPDV）** PSPDV 主要引流胰头背侧静脉血，由此沿胰十二指肠后沟向上方（头侧）走行，并在肠系膜上静脉-脾静脉汇合部（portal conflence，PC）上方 2.0cm 以内汇入门静脉主干后壁。因此其走行较垂直，在 CT 断面上表现为胆总管胰内段后方、胰十二指肠后沟内圆点状血管断面影，较易在门静脉主干水平段下方层面显示。

2. **胃结肠干（GCT）** 一般认为 GCT 的属支应包括以下静脉：ASPDV、RSCV、RGEV 和幽门下静脉。有时结肠中静脉也汇入 GCT。GCT 较短，在胰腺钩突前方，肠系膜根部系膜内走行，于 SMV-SV 汇合部下方 1.0~3.5cm 以内水平汇入 SMV 右侧壁内。有研究发现有 28% 正常人 GCT 主干可缺如，此时 RGEV、RSCV 及 ASPDV 单独直接汇入 SMV 或 ASPDV，先汇入 RGEV，再由 RGEV 和 RSCV 分别汇入。胃结肠静脉干形成情况见图 14-1-5。

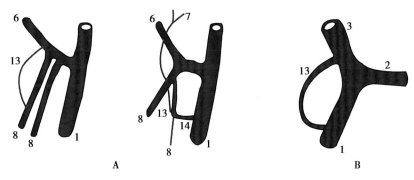

图 14-1-5 胃结肠静脉干形成情况
A. 合成胃结肠静脉干；B. 未合成胃结肠静脉干

3. **胰十二指肠前上静脉（ASPDV）** ASPDV 是 GCT 最靠后的属支，紧贴胰头（钩突）表面，并向内侧水平走行，其主支位置低于对应的后上静脉（PSPDV）。因其走行平直，CT 断面表现为胰头表面水平走行的条状血管影。ASPDV 引流胰头（钩突）前部血液。

4. **结肠右上静脉和胃网膜右静脉（RSCV 和 RGEV）** 两者均为 GCT 较大的属支，RGEV 最靠前，RSCV 居于 RGEV 与 ASPDV 之间，在横结肠系膜内走行，行径水平，CT 表现为长条状血管影。RGEV 收集胃大弯侧静脉血，在大网膜前两层之间向右侧走行，在幽门附近转向下、后方，与 RSCV 及 AS-PDV 等汇合成 GCT，故 RGEV 在 CT 上常显示典型的"发夹样"（hair-pin）走行特点。

第二节　胰腺血管检查技术

一、扫描技术

1. 检查前准备

（1）耐心向患者作好解释，消除紧张心理，配合检查。

（2）详细询问患者是否有过敏史。

（3）制订完善的抢救程序，备齐抢救药物及器械。

（4）检查前需要口服清水 500~800ml。在 MSCTA 的某些重建图像中，口服阳性对比剂不利于显示血管细节，致部分信息的丢失及图像重建的复杂化。因此为了更好地显示血管细微结构和充分利用容积数据的采集，口服阴性对比剂水更常用。而且强化的胃、十二指肠壁与水对比更为明显,对于肿瘤的轮廓有很清楚的显示。

(5) 仔细询问患者病史,选择适当的对比剂注射部位及流速,实现个体化扫描。

2. 扫描方法及扫描参数　检查技术参数的设定对 MSCTA 能否成功有直接关系。

扫描参数:管电压 100~120kV,管电流 200~330mA/rot 或采用自动管电流调制,最薄探测器宽度 0.5~0.75mm,重建层厚/层间距 1~1.5/0.5~0.75mm,采用腹部螺旋容积扫描程序。

扫描范围:从膈顶至第四腰椎水平。

扫描时间:行动脉期及门脉期双期血管成像。动脉:采用团注示踪技术,当腹腔干 CT 值达 100HU 后延迟 4 秒自动触发扫描。门脉期:对比剂注射后 55~65 秒定为门脉期开始扫描的时间。依据在于胰腺仅为动脉供血,胰腺癌多为乏血供的。这种扫描方式的优点是既能在动脉期显示动脉结构及胰腺与肿瘤的关系,又能在门静脉期显示胰周静脉及肝脏转移灶。

二、对比剂使用技术

对比剂的用量及注射速度是影响 CTA 血管显示的重要因素,国外研究指出当注射速度小于 4ml/s 时,与重建平面平行的小血管由于对比剂浓度低,在部分容积效应中往往不能显示。既往的 MSCTA 对胰周血管的研究应用对比剂量大,多为 80~100ml,注射速度 4~5ml/s。最新研究表明采用 3ml/s 注射速度,70~80ml 总量,1mm 重建的冠状及矢状位 MIP 对胰十二指肠上、下动脉的显示率高。但近年来,随着 MSCT 的升级换代,扫描速度明显提高,对比剂剂量也显著降低,应用的 64 层及以上螺旋 CT 对比剂剂量为 50~60ml。

第三节　图像后处理技术

MSCT 血管重组方法包括二维的多平面重组(MPR)、二维的最大密度投影(MIP)、曲面重组(CPR)及三维容积再现(VR)。

1. MPR 技术　MPR 可以将病变的图像信息排除,清晰的显示病变区域局部解剖关系,可提供多角度的观察,与轴位图像相结合,较为精细的判断肿瘤侵犯血管的程度。

2. CPR 技术　应用 CPR 观察胰腺的全貌,直观地显示肿瘤与周围组织和周围血管的关系,尤其是肿瘤与周围血管的关系更为清晰,CPR 能够将迂曲的结构全程显示,但也存在人为因素干扰,依赖于操作者的画线能力,容易遗漏较小的病灶。

3. MIP 技术　MIP 能够将细微的密度差异及狭窄的管腔清晰显示,MPR 和 MIP 图像能够将血管浸润程度及范围进行多角度多层面的放大显示,与水平面图像相结合,进行准确评估,从而为手术提供可靠依据。轴位图像不能直观立体的显示病变的整体结构,因为它受到方位和层面的限制,以病变为中心进行三维重组,可以清晰显示肿瘤、周围血管、周围组织之间的关系,通过轴位图像和三维重组图像相结合,进行综合判断,防止假阳性的发生,MIP 比 MPR 更能清楚地显示肿瘤的整体结构和血管的关系,但是 MIP 无法将前后重叠的血管区分开。

4. VR 技术　VR 图像可以较好地显示病变的全貌,VR 技术成像时,通过调整窗宽、窗位、亮度及不透明度,能够更清晰细致地观察肿瘤与周围血管空间立体关系,可以多层次重组以及多角度旋转,清晰显示胰周血管受侵犯的范围及程度,但是由于肿瘤受到阈值影响,有时容易造成病变图像的人为失真。

观察 CTA 图像时,必须结合水平面原始图像,并且水平面原始图像尤其有利于显示肿瘤包绕血管的范围及管壁浸润改变等。

第四节　临床应用

一、胰腺炎

1. 临床表现　急性胰腺炎(acute pancreatitis,AP)是一种多病因导致胰酶在胰腺内被激活后引起胰腺组织自身消化、水肿、出血甚至坏死的炎症反应。临床以急性上腹痛、恶心、呕吐、发热和血胰酶增高为特点。分轻症急性胰腺炎和重症急性胰腺炎,其中重症急性胰腺炎并发肝损伤的发生率高达 88.9%,病情凶险、进展迅速,并发症多、死亡率高。

2. 病理生理　急性胰腺炎(AP)发病原因主要有胆石症胆道系统疾病,大量饮酒或药物,感染、高脂血症和手术创伤等在病理条件下,引起短暂的或永久的胰管梗阻,胰腺泡仍继续分泌液体,胰管内压力持续升高,破坏了胰管系统本身的黏液屏障,使导管上皮受到损害,当导管内压力超过一定限度时,致含有各种胰酶的胰液进入胰间质,胰分泌性蛋白酶抑制物被削弱,胰蛋白酶原被激活成蛋白酶,由此胰腺发生了自身消化作用,因而可引起胰腺组织的水肿、炎性细胞浸润、充血、出血及坏死,可使胰周、肠系膜、网膜和腹膜后脂肪组织发生不同程度地坏死,并导致腹腔及腹膜后液体潴留。

胰腺肿大、坏死、出血是急性胰腺炎的直接征象,胰腺肿大可以是弥漫性或局限性,这是由于血流量增多,胰腺血管扩张以及血管通透性增加,胰腺间质水肿所致。胰腺内的低密度坏死是急性坏死性胰腺炎的特征性表现,也是临床判断病情严重性的指标之一。

3. 诊断要点

(1) CT 表现

1) 急性单纯型胰腺炎的 CT 表现:少数轻型患者,无阳性表现,多数病例均有不同程度的胰腺体积局限性或弥漫性增大,胰腺密度正常或轻度下降,密度均匀或不均匀,胰腺轮廓清楚或模糊、渗出明显,除胰腺轮廓模糊外有胰周积液,肾周筋膜增厚,增强后均匀强化,如图 14-4-1 所示。

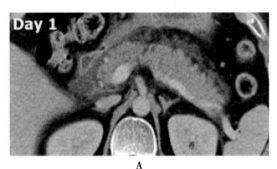
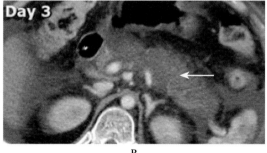

图 14-4-1　急性单纯性胰腺炎患者
A. 第一天 CT 表现为正常强化;B. 第三天 CT 表现为重症炎症表现(箭)

2) 急性出血坏死性胰腺炎 CT 表现(图 14-4-2):胰腺体积常明显增大,且为弥漫性,胰腺体积增大与临床严重程度一致,密度不均匀,水肿则 CT 值降低,坏死区域 CT 值更低,表现为囊样低密度区域。出血区域 CT 值则高于正常胰腺,增强扫描呈不均匀强化,有坏死时

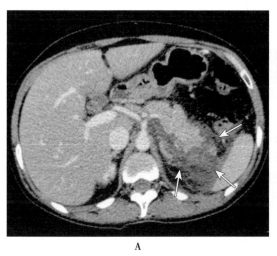 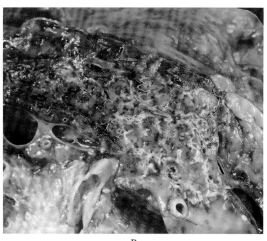

图 14-4-2　急性坏死性胰腺炎 CT 及病理
A. 急性坏死性胰腺炎表现及其坏死灶(箭);B. 病理表现

为低密度不强化改变。胰腺周围的脂肪间隙消失,胰腺边界由于炎症渗出而变得模糊不清,胰周往往出现明显脂肪坏死和胰周或胰腺外积液,小网膜囊积液最常见,因胰腺位于腹膜后,肾前间隙内,胰周没有坚固的包膜,胰腺分泌液中含有胰酶,即少量的渗出也很容易突破胰周薄层结缔组织而进入胰周间隙。肾旁间隙尤其是左肾前间隙,肾周筋膜可因炎症而增厚,还可穿过肾周筋膜进入肾周间隙内,胰腺炎还可经肾旁间隙扩散到椎旁、盆腔和大腿上部。经小网膜囊和圆韧带裂隙进入肝实质内,经脾门入侵脾,经结肠系膜到达横结肠。

目前临床上推荐普通 CT 扫描作为诊断 AP 的标准影像学方法。必要时行增强 CT 或动态增强 CT 检查。根据炎症的严重程度分级为 A~E 级。A 级:普通 CT 扫描表现与正常胰腺相同。B 级:胰腺实质改变,包括局部或弥漫的腺体增大。C 级:胰腺实质及周围炎症改变,胰周轻度渗出。D 级:除 C 级外,胰周渗出显著,胰腺实质内或胰周单个液体积聚。E 级:广泛的胰腺内、外积液,包括胰腺和脂肪坏死,胰腺脓肿。A~C 级:临床上为 MAP;D~E 级:临床上为 SAP。

(2) 鉴别诊断:在 CT 随访过程中,观察到坏死性胰腺与周围不规则软组织密度影,蜂窝织炎可完全消散,也可出现液化,甚至化脓感染,形成脓肿,增强后脓肿壁可强化,有时蜂窝织炎与脓肿不易鉴别,脓肿比较可靠的征象出现率仅 29%~64%,当鉴别困难时应尽量在 CT 或 US 引导下穿刺抽吸,作生化检查及细菌培养。有时炎症被控制,胰腺内外积液未能及时吸收被纤维粘连包裹而形成假囊肿,CT 呈大小不一圆形或椭圆形囊性肿胀,绝大多数为单房,囊壁可厚可薄。增强扫描囊内不强化。

二、胰腺癌血管侵犯

1. **胰腺癌血管侵犯机制**　肿瘤是血管生成依赖性疾病,肿瘤血管生成是新生血管在肿瘤血管上形成的过程。在血管生成之前,由于缺乏营养、氧气和生长因子等,肿瘤生长慢、体积小。血管生成之后,不但肿瘤生长速度明显加快,而且使其产生了转移能力。不同性质的肿瘤或分化程度不同的恶性肿瘤,其血流动力学改变也不相同。肿瘤恶性程度越高,其分化程度越低,肿瘤新生血管的内皮细胞越不完整,相邻的细胞间隙越大,肿瘤细胞越容易进出血管造成远处转移。肿瘤血管生成是新生血管在肿瘤现有血管上形成的过程。这些新生血管不仅能促进肿瘤的生长和转移,还会引起血容积、灌注量及毛细血管通透性的变化,这构成了 CT 强化的基础。

胰周动、静脉具有不同的 CT 表现特征:动脉管壁相对较厚有弹性,且动脉管腔血流速度较快,所以不容易出现动脉的管壁及管腔改变,而静脉管壁相对较薄韧性较差,且静脉血流速度较慢,所以容易出现静脉的管壁及管腔改变。

而静脉受侵犯时,容易出现胰腺周围的小静脉扩张及侧支循环形成。考虑胰周小静脉管径扩张的主要原因为:①胰周主要静脉受侵致管腔狭窄,胰周静脉正常的回流受阻,静脉内压力随之增高,未受侵的胰周小静脉管壁较薄,所以容易造成管腔扩张;②伴有慢性胰腺炎的胰腺癌向胰周侵犯,由于炎症组织蔓延,引起小静脉内栓塞,也可能造成胰周小静脉扩张。因此 CT 诊断血管侵犯缺乏特异性,不可作为独立的血管侵犯诊断标准。

2. 胰腺癌血管侵犯评估标准　随着外科手术的进步,并不是只要有血管侵犯就一定不能手术,因此对术前侵犯胰周血管的程度及准确性的判断更为重要。MSCTA 比较清晰地显示胰周血管受侵程度,能够为其手术切除可能性的判断提供非常重要的信息。根据不同方法评估肿瘤侵犯血管的程度,有国外学者提出将血管与肿瘤接触面积分 5 型(表 14-4-1):A型为肿瘤和血管无接触,B 型为血管和肿瘤接触面积小于 90°,C 型为血管和肿瘤接触面积大于 90°而小于 180°,D 型为血管和肿瘤接触面积大于 180°而小于 270°,E 型为血管和肿瘤接触面积大于 270°或血管管腔闭塞。提出 C~E 型为肿瘤不可切除。MSCTA 评估胰周主要静脉是否受侵的标准分 6 级(表 14-4-2)。

表 14-4-1　MSCTA 评估胰周主要动脉受侵分级标准

分级	MSCTA 表现
1 级	肿瘤与动脉无直接接触面
2 级	肿瘤与动脉接触面小于动脉周径 1/2
3 级	肿瘤与动脉接触面大于动脉周径 1/2,无动脉管壁及管腔改变
4 级*	肿瘤与动脉接触面大于动脉周径 1/2,且动脉管壁毛糙或管腔狭窄
5 级*	肿瘤完全包绕动脉或动脉管腔内无对比剂

注:1~3 级为血管可切除,4、5 级*为血管不可切除

表 14-4-2　MSCTA 评估胰周主要静脉受侵分级标准

分级	MSCTA 表现
1 级	肿瘤与静脉无直接接触面
2 级	肿瘤与静脉接触面小于静脉周径 1/2 时,无静脉管壁及管腔改变
3 级*	肿瘤与静脉接触面小于静脉周径 1/2 时,且静脉管壁毛糙或管腔狭窄
4 级*	肿瘤与静脉接触面大于静脉周径 1/2 时,无静脉管壁及管腔改变
5 级*	肿瘤与静脉接触面大于静脉周径 1/2,且静脉管壁毛糙或管腔狭窄
6 级*	肿瘤完全包绕静脉或静脉管腔内无对比剂

注:1、2 级为血管可切除,3~6 级*为血管不可切除

3. **肿瘤对胰腺(胰周)动脉的侵犯(图 14-4-3)** 动脉受侵的判断标准:①动脉被肿瘤包埋,或肿瘤包绕动脉大于血管周径 1/2;②同时出现管壁浸润或管腔狭窄。该标准特异性高,可以避免延误手术时机,但是同时会有部分受侵动脉术前 CT 判断低估,术中仍需仔细探查。

4. **肿瘤对胰腺(胰周)静脉的侵犯(图 14-4-4)** 静脉受侵的判断标准:①静脉管腔闭塞;②肿瘤包绕静脉大于血管周径 1/2;③管壁浸润;④管腔狭窄;⑤SMV 泪滴征。具备上述表现之一,即判断为静脉受侵。这是由于静脉管壁较动脉薄弱,部分肿瘤侵犯血管,尚未包绕静脉管周一半,即已发生管壁浸润、侵蚀和管腔狭窄等。提高静脉受侵的敏感性,可避免不必要的手术或有助于术前制订正确、详尽的手术计划,由于静脉管壁薄弱,目前多不主张采用将肿瘤从血管壁上剥下的方法,因为这可能导致不慎发生大出血或管壁肿瘤残留,对于受侵范围较小(<2cm)、程度较轻(肿瘤尚未侵及静脉壁中层)者,多主张采用受侵血管的整段切除后对端吻合或用人造血管移植间置术,因此,须术前准确判断胰周静脉受侵与否及受侵程度和范围等(图 14-4-5)。

5. **不同部位肿瘤的血管侵犯** 近胰头部的肿瘤,易先侵犯肠系膜上动静脉,尤其是肠系膜上静脉,而胰颈部肿瘤多先侵犯肠系膜上静脉与脾静脉汇入门静脉处,部分尚可累及腹腔干。胰体的肿瘤首先侵犯脾血管。还有关于肿瘤的大小方面,近胰头部肿瘤,容易出现黄

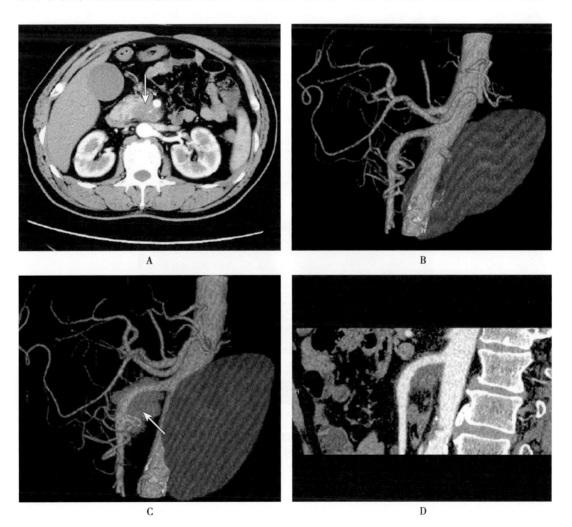

A

B

C

D

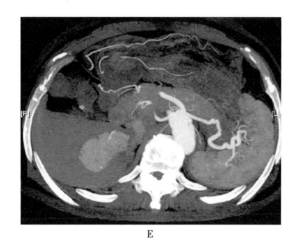

E

图 14-4-3　肿瘤对胰腺(胰周)动脉的侵犯
A.水平面显示肿瘤与 SMA 接触面大于动脉周径 1/2,SMA 管腔略狭窄,判断肿瘤侵犯 SMA(箭);B、C.VR 及 VR 附带肿瘤的图像显示肿瘤与 SMA 接触面大于动脉周径 1/2,SMA 管腔狭窄(箭);D.矢状面显示肿瘤与 SMA 接触面大于动脉周径 1/2,SMA 管腔狭窄;E.MIP 图像显示脾动脉狭窄,走行僵直

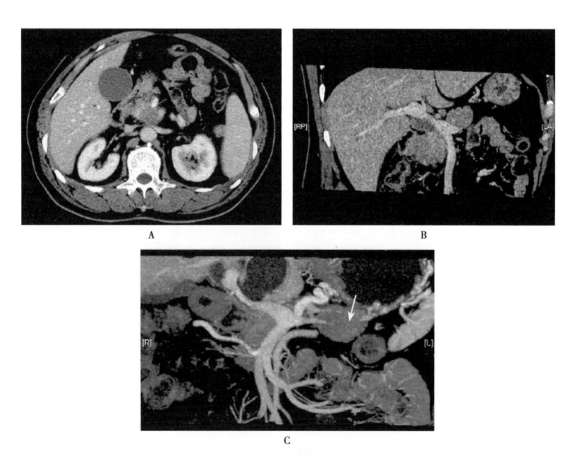

A

B

C

图 14-4-4　肿瘤对胰腺(胰周)静脉的侵犯
A.水平面显示 SMV 管壁毛糙,管腔狭窄,判断肿瘤侵犯 SMV;B.冠状位 MPR 图像显示 SMV 管壁略毛糙,管腔狭窄;C.MPR 图像显示肿瘤完全包绕脾静脉,脾静脉内无对比剂(箭)

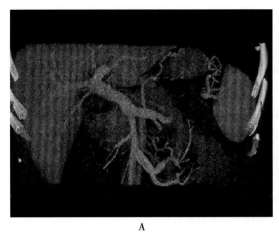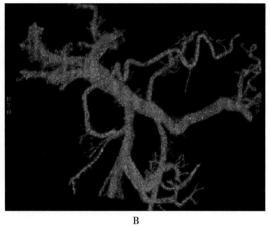

| A | B |

图 14-4-5 肿瘤对胰腺(胰周)静脉的侵犯
A、B. VR 图像显示 SMV 管腔狭窄,管壁略毛糙,胰周小静脉明显扩张和侧支循环形成

疝等症状,能够相对较早的发现,瘤体相对较小,肿瘤侵犯血管的程度和范围相对有限;而胰体尾部肿瘤,由于症状体征更不明显,所以发现也相对较晚,肿瘤侵犯血管的程度和范围较明显。

第五节　胰腺血管成像技术优选

1. **CT 血管成像的诊断价值**　胰周血管结构复杂,变异繁多,对胰腺周围血管情况清晰的、系统的认识,详细了解胰头十二指肠区域的解剖,特别是十二指肠、胆总管下端和十二指肠乳头的血供,是临床上进行各种胰腺手术降低手术风险,减少术后并发症的保证。

胰腺癌的早期发现,以及术前准确评估可切除性和肿瘤的分期,从而不错过最佳手术时机,已经成为胰腺外科的重点研究对象。在没有胰腺周围邻近脏器侵犯、局部淋巴结转移及远处转移的情况下,胰腺癌能否手术切除的主要因素为胰周血管(脾动、静脉除外)是否受累以及受侵犯的程度。随着 MSCT 的升级换代,尤其是近年来推出的 64 层及以上螺旋 CT 机的应用,使得胰腺癌 CT 检查及诊断有了长足的进步,利用 MSCTA 判断胰腺癌患者的胰周主要血管是否受侵,为胰腺癌分期提供重要依据,进而判断胰腺癌的可切除性。

始于 20 世纪 60 年代中期的区域动脉灌注是对重症急性胰腺炎和胰腺癌的另一种保守治疗方法,具有一定的疗效。现在主要用于重症急性胰腺炎的早期或无菌性坏死阶段治疗。胰腺癌受其生物学行为及胰腺解剖特点的影响,早期发现困难,确诊时已多属晚期,手术治疗困难且手术后成活率极低。通过区域动脉灌注化疗有助于降低胰腺癌的死亡率。区域动脉灌注使胰腺组织药物浓度可达静脉途径给药的 5 倍以上,具有静脉用药难以比拟的优势。此种疗法的关键是将导管插入接近病变部位的供血动脉,以往对于全胰腺的急性炎症,一般采用腹腔动脉或腹主动脉插管;胰头部炎症,多采用腹腔动脉或肝总动脉插管;胰体、胰尾部炎症,通常选用脾动脉插管。因此,对于清晰显示胰腺周围血管的程度及准确度的临床需求极大,临床应用广泛。

2. **准确率与局限性**　MSCTA 判断胰腺癌侵犯胰周血管的准确性很高,为胰腺癌分期提供重要依据,进而判断胰腺癌的可切除性,对胰腺癌的诊断、治疗有重要的参考价值。

MSCTA 比较清晰地显示胰周血管受侵程度,能够为其手术切除可能性的判断提供非常重要的信息。根据不同方法评估肿瘤侵犯血管的程度,有的将肿瘤与血管接触面积作为分级标准,认为肿瘤包绕血管周径大于 1/2 时血管不可切除,其特异度 98%,而灵敏度 84%,此法对于动脉和静脉并不完全适用;有的将肿瘤与血管的关系作为分级标准,认为血管被肿瘤完全包绕或血管闭塞不可切除,而血管与肿瘤以凸面或凹面接触根据术中情况而定,其特异度 90%,灵敏度仅为 50%,此法对切除标准并未统一;有的将肿瘤侵犯血管致管腔狭窄作为分级标准,认为血管管腔变扁、狭窄或闭塞不可切除,有学者提出血管变扁的肿瘤有时可切除,而向心性狭窄提示血管受侵而不可切除,因此将血管管腔变扁作为不可切除标准不够准确;还有的将血管边缘不规则定为不可切除,其灵敏度仅为 20%。

CTA 的不足在于对于早期轻度胰腺炎患者不易发现,有学者提出通过 CT 灌注成像可提高诊断率。但是受辐射剂量及碘对比剂副作用影响,其应用未在临床广泛推广。胰腺 MSCT 成像的不足在于存在 X 线电离辐射、软组织分辨力不如 MRI 高、碘对比剂过敏患者及肝肾功能不全患者禁用等。

3. 同其他影像方法比较

(1) MR 显示胰腺血管的最主要优势是不需要对比剂。但是 MR 受化学位移伪影、血管搏动伪影、磁敏感性伪影的因素的影响,且其空间分辨力不及 CT,对胰周结构及血管是否受侵辨别困难。在动脉及静脉受侵准确性评估方面不及 CT。MR 在评价胰周血管情况时,还需要多个序列相结合,部分患者难以耐受。

(2) DSA 一直以来作为诊断胰腺癌血管受累的“金标准”,但是其为有创性检查,当血管管腔无明显狭窄或栓塞时,无法显示血管受侵情况,以及血管腔外的改变及肿瘤的情况。此外,评价脾静脉及肠系膜上静脉受侵的情况需要分别经脾动脉、肠系膜上动脉造影,有 20%~25% 的患者,门静脉解剖显示差。血管造影对血管缺乏三维显示,有研究表明,MSCT 血管造影在评价胰腺癌血管受侵与血管造影相当或更优。总之,由于 MSCT 扫描速度快,空间分辨力高,可常规采用薄准直,从多期最佳显示胰腺及胰周的肿瘤血管,其冠状斜位重建 MPR、MIP、VR 等技术可为胰腺癌准确分期,血管可切除性评价及外科术前计划提供更多、更有用的信息,提高了可切除性评价的准确性。

(刘小明　雷子乔)

第十五章

肾 CT 血管成像

第一节　肾血管解剖

一、肾动脉

1. **正常解剖**　肾动脉(renal artery)左右各一,大多平第一、二腰椎水平,由腹主动脉侧壁垂直分出,处于肠系膜上动脉的下方,分别横行向外经左、右肾门入左、右肾。一般情况下,右侧肾动脉起始部常高于左侧肾动脉起始部,右侧肾动脉长度长于左侧肾动脉。

肾动脉一般分为 1~3 支,以每侧 1 支肾动脉为最多见。肾动脉 1 级分支以 2 支型多见,分为前后 2 支(图 15-1-1)。在肾窦内,前支走行于肾盂前方,发出上段动脉、上前段动脉、下前段动脉和下段动脉;后支延续为后段动脉。肾段动脉进一步分支为叶间动脉,穿行于肾柱内,上行至肾皮髓质交界处,形成与肾表面平行的弓状动脉。由弓状动脉向皮质表面发出小叶间动脉。小叶间动脉向被膜发出毛细血管,并向周围的肾小体发出入球小动脉形成肾小球毛细血管网,其血压较高,利于血浆滤过形成原尿,进入肾小囊后形成球形的毛细血管网,再汇集成出球小动脉,出肾小体。在肾小管周围再次形成毛细血管,称为球后毛细血管网,其血压较低,利于肾小管的重吸收,最终汇集为小叶间静脉。上述所及弓状动脉、出球小动脉、小叶间动脉及分支大都平行于肾锥体长轴,也称为直小动脉,直小动脉分支进一步形成毛细血管网。

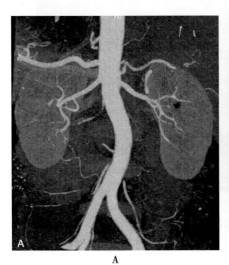
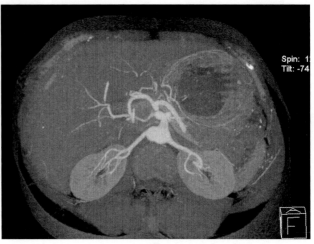

A

B

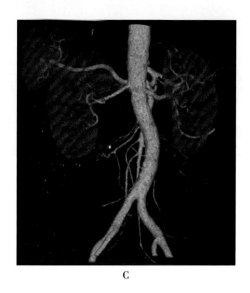

图 15-1-1　正常肾动脉 CTA 重组图像
A~C. 双肾动脉 CTA 冠状面 MIP 图,轴位 MIP 图,后面观 VR 图

C

　　肾动脉在入肾门之前发出肾上腺下动脉,同肾上腺上、中动脉吻合一起营养肾上腺,还可以发出一些动脉小分支,例如输尿管动脉、肾包膜动脉、性腺动脉和膈下动脉等,这些分支之间可以直接或间接吻合,成为肾动脉建立侧支循环的潜在通道。

　　2. 解剖变异　肾动脉变异又称为副肾动脉,比较常见(出现率高达 41.8%),可单侧或双侧存在(图 15-1-2),常起源于肾动脉、腹主动脉侧壁、肾上腺下动脉、膈下动脉、髂总动脉、肠系膜下动脉、卵巢动脉、精索内动脉等或其分支。其不经肾门而在肾上端或下端入肾,分别称为上极动脉或下极动脉,上、下极动脉可直接起自肾动脉(63%)、腹主动脉(30.6%)或腹主动脉与主肾动脉起始部的交角处。副肾动脉在肾内的分支、分布情况与正常肾段动脉分支、分布相比较,二者在肾内的供血区域一致,不同点在于起点、行程和入肾部位不同。副肾动脉分支和肾动脉分支在肾内无动脉吻合,因此外科手术时需加以注意,防止因误切、误

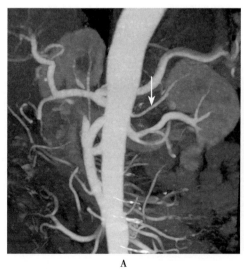

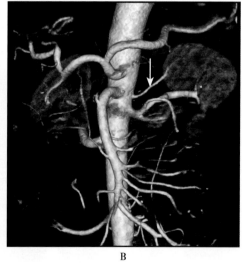

A　　　　　　　　　　　　　　　　　　　　B

图 15-1-2　左侧副肾动脉
A、B. 双肾动脉 CTA 重组 MIP 图和 VR 图可清晰显示左侧一细小副肾动脉直接开口于腹主动脉侧壁,并直接供血左肾上极

扎而引起所分布区域的肾组织坏死。

二、肾静脉

1. **正常解剖** 肾静脉(renal vein)不同于肾动脉,其在肾内无节段性分布,且存在广泛吻合。肾直小动脉分支形成毛细血管网,再汇合成直小静脉,入弓状静脉、叶间静脉,最后汇合成左右各 1 支肾静脉,经左右肾门分别出肾,走行于肾动脉的前方,汇入下腔静脉。右肾静脉出右肾门后直接入下腔静脉,接受右睾丸(或卵巢)静脉。左肾静脉出左肾门后横跨肠系膜上动脉与腹主动脉之间夹角至腹主动脉的前方,再汇入下腔静脉,且肠系膜上动脉左侧左肾静脉主干的长度大于 2.0cm,接受左肾上腺静脉、左膈下静脉、左睾丸(卵巢)静脉。因下腔静脉在腹主动脉右侧,右侧肾静脉短而直,左肾静脉长度约为右肾静脉的 3 倍。

2. **解剖变异** 肾静脉解剖变异较少见,已报道发生率为 9.6%~10.2%。右肾静脉变异类型主要为副肾静脉,大多起源于肾门,极少数起源于肾上极和/或肾下极。左肾静脉解剖变异类型较多,主要有主动脉后左肾静脉(图 15-1-3)、环主动脉左肾静脉、左肾静脉汇合较晚(肠系膜上动脉左侧左肾静脉主干长度不大于 2.0cm)、回流异常。主动脉后左肾静脉是指 1 支主干出左肾门后绕至腹主动脉后方,横行通过后汇入下腔静脉;环主动脉左肾静脉是指 1 支主干出左肾门后分为 2 支,前支按照正常途径行进,后支横行通过腹主动脉的后方汇入下腔静脉;回流异常是指左肾静脉主干回流入邻近的静脉,如左位下腔静脉、半奇静脉、左髂总静脉等,也可指左肾门或肾上下极发出的变异分支回流入左侧腰静脉、性腺静脉或髂总静脉等。

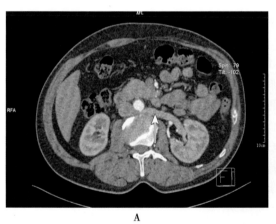 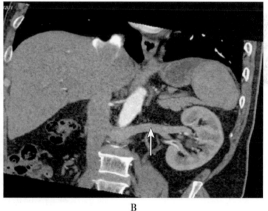

图 15-1-3 主动脉后左肾静脉
A、B. 双肾动脉 CTA 轴位图及 CPR 图,左肾静脉(箭)经腹主动脉的后方汇入下腔静脉

第二节 肾血管检查技术

一、扫描技术

1. **检查前准备**
(1) 检查前 4~6 小时宜空腹,不能服用含金属药品,或进行消化道钡剂造影。
(2) CT 增强检查患者应严格掌握适应证。
(3) 患者去除含金属扣、挂钩的衣物及其他金属物品,去除腰围、腹带及外敷药物。

（4）向患者讲解检查流程及注意事项,训练患者屏气以配合检查。

（5）肘正中静脉建立静脉通道,根据患者情况选择适当的对比剂注射流率及总量,同时备齐抢救药物及相关器械。

2. **扫描方法及扫描参数**　患者取仰卧体位,双臂上举紧贴于头部两侧,并进行相应的固定防止运动导致检查失败,若患者不能配合则放置于胸壁两侧。扫描参数:管电压 100～120kV,管电流 200～330mA/rot 或采用自动管电流调制,最薄探测器宽度 0.5～0.75mm,重建层厚/层间距 1～1.5/0.5～0.75mm,重建算法(卷积核)选取软组织/标准算法,图像后处理技术可选取 MIP/MPR/CPR/VR/minMIP,序列扫描范围从肾上极到肾下极。采用对比剂团注示踪技术,将 ROI 放置于膈肌水平的腹主动脉管腔内,阈值设置为 60～100HU,自动或手动触发。动脉期扫描结束后,可依据病情需要加扫肾皮质期(30～40s),静脉期(60～90s),排泄期(3～4min)。

二、对比剂使用技术

对比剂用量按照 1.0ml/kg 计算,成人用量 60～80ml,儿童视体重而定,对比剂浓度 300～370mgI/ml,注射流速 3～5ml/s。一般在患者右肘静脉给药,建议使用双筒高压注射器注射对比剂后追加 30～50ml 生理盐水,即可以增强对比剂的团注效果,也可以减少对比剂注射总量。心功能较差的患者可以依据情况增加对比剂总量,或采用小剂量预试验技术确定扫描延迟时间,使扫描时肾动脉血管内对比剂浓度达到最高峰。

第三节　图像后处理技术

1. **MPR 技术和 CPR 技术**　多平面重组可以多平面、多角度的对肾血管解剖形态及其与周围组织关系进行观察分析,能清晰显示肾动脉钙化、狭窄、栓塞、夹层、肾动静脉畸形等,但 MPR 是二维重组图像,难以完整显示血管的解剖学全貌;曲面重组是多平面重组的一种特殊形式,可以将原本迂曲走行的肾血管拉直展开,将血管全程展现在同一个层面上,使得肾动脉、静脉的走行、分支清晰显示,便于观察血管全程,也可应用于测量分析肾动脉狭窄程度。

2. **MIP 技术**　最大密度投影能清晰显示肾动脉、肾静脉的解剖学形态,细节显示良好,即使细小的副肾动脉也可准确显示,真实反映肾血管的密度变化,能区分肾血管壁钙化与充盈对比剂的血管腔,又能清晰显示病灶部位、范围、大小。

3. **VR 技术**　容积再现可以显示肾脏邻近脏器、病灶、肾血管结构间的三维空间关系,缺点是不能显示血管腔内的情况。

4. **VE 技术**　仿真内镜能够重组出肾动脉血管内表面的解剖结构,可以动态行进于管腔中显示血管腔内的异物、新生物、钙化及管腔狭窄,不足之处在于 VE 不能观察病灶的真实颜色,对黏膜病变和扁平病灶不敏感,且图像质量受技术参数和人体运动等多个因素影响。

第四节　临床应用

一、肾动脉狭窄

1. **临床表现**　肾动脉狭窄(renal artery stenosis,RAS)是临床上的常见病、多发病,其容易引起两种非常严重的疾病——肾血管性高血压和缺血性肾病,主要的临床表现为肾萎缩、肾功能损害。肾血管性高血压占全部高血压的 1%~4%,主要是由于肾动脉狭窄、肾实质血流灌注减少,引起肾素分泌增加,激活肾素-血管紧张素-醛固酮调节系统,最终导致高血压。由于这种类型高血压在解除病因后可以恢复,因此早期明确诊断尤为重要。

2. **病理生理**　肾动脉粥样硬化是引起肾动脉狭窄最常见、最主要的病因(65%),主要见于 50 岁以上的男性,多由肾动脉血管壁粥样斑块和钙化斑块逐步发展而来,病变多位于肾动脉开口及肾动脉近段,处于远段者不常见,约 30% 可出现双侧肾动脉狭窄。

引起肾动脉狭窄的第二常见病因(30%~40%)即纤维肌性发育不良,是 1938 年由 Leadbetter 及 Burkland 首先提出,好发于中青年女性,通常累及肾动脉主干的中、远段,少数可延伸到肾内动脉分支,以右肾动脉更常见。中层纤维组织形成最常见,占 60%~70%,主要病理改变为肾动脉壁中层进行性纤维化、增厚导致血管腔变窄,邻近变薄的血管壁造成管腔扩张改变,这种缩窄和扩张并存的状态形成"串珠"样改变,但不表现为动脉瘤样。其他引起肾动脉狭窄的病因亦包括大动脉炎、神经纤维瘤病、先天性狭窄等。

3. **诊断要点**

(1) CTA 表现:动脉粥样硬化性肾动脉狭窄的 CTA 表现主要有①肾动脉开口或近段管腔狭窄,大部分为局限性、偏心或不规则狭窄(图 15-4-1);②肾动脉开口或近段、腹主动脉管壁常见高密度钙化斑块;③肾动脉明显狭窄者可伴有狭窄后管腔扩张、侧支血管形成;④受累侧肾体积缩小、肾皮质变薄和 CT 强化减弱。

纤维肌性发育不良性肾动脉狭窄的影像学检查方法中,肾动脉造影虽仍为诊断的"金标准",CTA 亦可较好地显示病变处肾动脉"串珠样"改变,据 Beregi 等报道的 20 例该类型患者,CTA 诊断灵敏度可以高达 100%。

(2) 鉴别诊断:主要需与原发性高血压和继发性高血压相鉴别。

二、肾动脉瘤

1. **临床表现**　肾动脉瘤(renal artery aneurysms,RAA)临床表现不典型,常无明显临床症状,早期不易发现,部分患者可以表现出一些非特异性症状,如高血压、血尿、胸腹部或腹部疼痛等。肾动脉瘤最典型的临床表现就是搏动性肿块。动脉瘤瘤体在压力作用下不断扩张、增大,最终可突然破裂、出血,表现为同侧腰腹部突发疼痛,伴头晕、恶心、面色苍白、四肢厥冷等,还可出现全身感染,如发热、周身不适等,若不及时治疗可危及生命。

2. **病理生理**　肾动脉瘤是指肾动脉或其分支动脉局部由于中层弹力纤维先天性发育不良、肾动脉硬化、肌纤维性疾病、动脉炎、损伤等原因,引起管壁局部变薄,管腔异常扩张膨大,可以分为真性肾动脉瘤和假性肾动脉瘤。真性动脉瘤管壁完整,瘤壁包含血管壁的内膜、中膜和外膜 3 层结构,而假性动脉瘤是动脉壁破裂后形成的搏动性血肿,血肿周围纤维包裹并与受损动脉管腔相沟通。由于不是正常的动脉管壁结构,仅为血肿机化纤维组织包裹形成瘤壁,其一旦形成即随着反复破裂出血或感染而进行性增大,因此瘤体一般较大。肾动脉瘤不论是真性还是假性动脉瘤,如未能及时诊断和处理,一旦出现严重并发症或破裂常导致大出血而危及生命。

3. **诊断要点**

(1) CTA 表现:①平扫肾内或肾周略高密度的肿块,CT 值与同平面动脉血管的 CT 值相同,其边缘清楚锐利;②部分肿块周边可见弧形钙化灶;③经团注动态扫描可见肿块明显

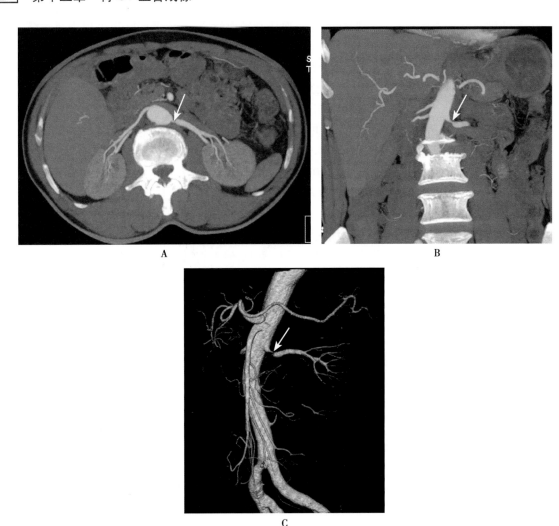

图 15-4-1   左肾动脉狭窄

A. 肾动脉 CTA 轴位 MIP 图；B. 冠状面 MIP 图；C. VR 图，左侧肾动脉起始段（箭）重度
狭窄，狭窄程度 85%～90%

均匀强化，高于肾实质而等同于动脉；④肾盂、肾盏及肾实质呈现受压改变；⑤CTA 可清晰显示梭形或囊袋样扩张的肾动脉瘤及其瘤颈，多种后处理技术帮助显示动脉瘤内的附壁血栓，表现为低密度充盈缺损，还可以多角度旋转观察肾动脉瘤与肾动脉及周围血管、软组织关系。不足之处在于不能显示肾实质内的小动脉瘤。

（2）鉴别诊断

1）肾肿瘤：平扫肿块多为等密度或稍高密度，增强后轻度强化，与强化的肾实质比较为低密度影像；

2）急性肾内血肿：平扫时为高密度影像，增强后肿块多不强化。

三、肾动静脉畸形

目前，肾动静脉畸形（renal arteriovenous malformation，AVM）病因尚不明确，一般分为先天性和获得性两种，以获得性最常见（50%～80%），临床表现主要是腰肋部隐痛、高血压及血尿、蛋白尿等症状。

先天性肾动静脉畸形是肾脏内动静脉之间缺乏毛细血管结构,动脉血通过迂曲扩张的异常血管网织样结构直接进入静脉。获得性肾动静脉畸形主要与创伤、肾穿刺活检、手术、感染、肿瘤有关,表现为单支动静脉相通,并不累及周围组织,病理改变主要是损伤的动脉分支与静脉之间存在的动静脉瘘。

肾动静脉畸形由于单侧/双侧肾动静脉主干或分支在起源数量、引流方向上存在异常,可能导致周围脏器组织受压变形,而引起肾血流动力学改变,从而造成一系列病理损害。因此,这里详细讨论肾动静脉瘘和左肾静脉压迫综合征,其他的肾血管畸形,临床少见且多无临床症状,在此不做详细描述。

1. **肾动静脉瘘**　根据病理解剖和肾动脉造影表现,肾动静脉瘘分为动脉瘤型和曲张型。

动脉瘤型多见于获得性肾动静脉畸形,常见于肾脏手术、外伤、肾脓肿溃破、肾肿瘤等,特点是肾内动静脉之间有 1 支或数支较大的迂曲扩张的血管直接连接,动脉瘤型分流量较曲张型大,瘘口较大,瘘道较短,常导致其远端肾组织缺血,引起肾素分泌增加,因此该类患者多伴有高血压,甚至心脏扩大、心功能不全等循环系统异常。

曲张型多见于先天性,临床绝大多数无症状,少数有腰肋部疼痛,曲张的瘘道破裂时可有血尿,输尿管、尿道可因血凝块堵塞而出现尿痛、尿频、尿急、排尿困难等症状。该型瘘口较动脉瘤型相对较小,由多支迂曲小动静脉瘘组成,多个正常管径的肾段动脉或小叶动脉的分支作为供血血管。CTA 显示:①肾静脉和下腔静脉早显;②局部迂曲、扩张强化的血管团;③可见增粗的供血动脉及引流血管。

在 CTA 后处理技术中,MIP 和 VR 可以立体、直观显示迂曲、扩张的血管团,MPR 和 CPR 帮助显示动静脉瘘瘘口,CTA 诊断准确性与常规肾血管造影相当(图 15-4-2)。

2. **左肾静脉压迫综合征(left renal vein entrapment syndrome)**　该病最早由 1972 年 Schepper 提出,也称为"胡桃夹综合征",是指左肾静脉在腹主动脉和肠系膜上动脉之间经过

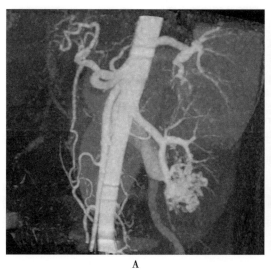
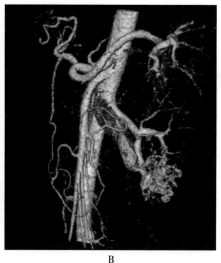

A　　　　　　　　　　　　　　B

图 15-4-2　左肾 AVM

A. 肾动脉 CTA 重组 MIP;B. VR 图,左肾动脉及静脉与一团异常增粗迂曲的血管团相连,诊断为左肾 AVM

时受机械性挤压导致肾静脉血液回流障碍而引起的左肾静脉高压现象。本病多发于儿童及青壮年,男孩多发,以 9~13 岁多见。临床常表现为反复发作的肉眼血尿,多数为无症状性、突发性,可以伴有腰腹部疼痛,男性患者可出现不同程度的左侧精索静脉曲张。

CTA 诊断该病要点:①左侧肾静脉明显受压;②肠系膜上动脉和腹主动脉之间的夹角小于 45°,但该角度受体位因素影响,不能单独作为诊断依据;③测量左肾静脉扩张部位内径与狭窄部位内径之比,目前普遍认可的标准是该比值大于等于 2,当大于 3 时有明确诊断价值;④腹主动脉前壁弧形压迹;⑤压迫左肾静脉上方走行的肠系膜上动脉可见弓形隆起;⑥左肾静脉受压处上下径加长,观察侧支循环开放。

CTA 具有扫描范围大、空间分辨力高、无创性、扫描时间短等特点,多种后处理技术可以清晰显示左肾静脉进入下腔静脉前的全程走行,多角度显示肠系膜上动脉、腹主动脉、肾静脉之间的解剖关系,任意断面上直观显示肠系膜上动脉和腹主动脉之间夹角及左肾静脉受压情况,对诊断左肾静脉压迫综合征具有独特优势(图 15-4-3)。

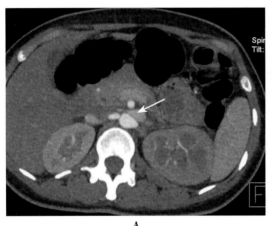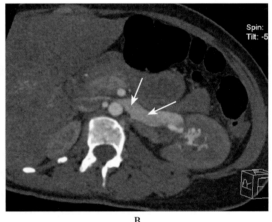

图 15-4-3   左肾静脉压迫综合征

所示病例与图 15-4-2 为同一患者,A. 肾动脉 CTA 水平面图;B. 左侧肾动脉 CPR 图,左侧肾静脉(箭)穿行于腹主动脉与肠系膜上动脉之间,且管腔受压变扁,远段扩张

四、肾动脉栓塞及肾梗死

1. **临床表现**   肾动脉栓塞及肾梗死(renal artery embolism and infarction)是指肾动脉及分支管腔被血栓栓子或血液中的凝固物所堵塞,导致肾组织缺血,严重者造成肾组织的缺血性坏死改变,即肾梗死。患者临床表现主要有病侧肾区疼痛、血压升高、发热、恶心呕吐、血尿等。

2. **病理生理**   引起肾动脉栓塞的因素主要有动脉粥样硬化、细菌性心内膜炎、高脂血症、外伤、肿瘤血管收缩等。与肾梗死相关的常见疾病有心律失常、亚急性细菌性心内膜炎、风湿性心脏病、心房或心室血栓脱落、动脉粥样硬化、系统性红斑狼疮、感染性血管炎和创伤等。

3. **诊断要点**

(1) CTA 表现(图 15-4-4)

1) 肾动脉主干及分支动脉管腔堵塞、截断。

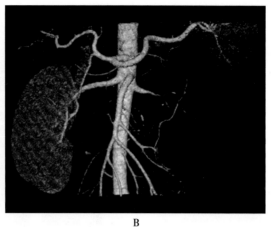

图 15-4-4　左肾动脉栓塞并左肾梗死
A. 肾动脉 CTA 重组 MIP 图；B. VR 图，左肾动脉中远段管腔不同程度狭窄并远段细小分支闭塞，左肾实质灌注显著降低

2）动脉截断处常可见肾动脉硬化、血栓、肿瘤侵犯等病因。

3）增强扫描具备特征性的表现，即肾梗死时表现为三角形或楔形低密度影，延迟扫描对比剂在梗死区滞留、排空延迟。肾梗死后期表现为肾实质变薄、瘢痕形成、肾脏轮廓不规则、肾萎缩等，CT 显示肾皮质缺如。

（2）鉴别诊断

1）本病需与急性胆囊炎、胰腺炎等急腹症鉴别：急性胆囊炎有发热、腹痛、黄疸等"夏柯三联征"，急性胰腺炎多有暴饮暴食史，尿淀粉酶的增高、动态曲线、CT 平扫及增强有确诊意义。

2）肾梗死需与小肾癌、血管平滑肌脂肪瘤等疾病鉴别：小的梗死表现为三角形低密度影，增强后不强化，小肾癌表现为占位性病变，可部分突出于肾轮廓以外，增强后不均匀强化；而肾血管平滑肌脂肪瘤为良性占位病变，CT 值测量含脂肪成分具有定性诊断意义。

五、主动脉夹层与肾动脉关系

主动脉夹层（aortic dissection）是指主动脉腔内的血液通过内膜破口进入主动脉壁中层，形成真假两个腔室。肾动脉尤其是左肾动脉经常在主动脉夹层病变中受到累及，少数情况下可出现单纯的肾动脉夹层，可能与先天性发育异常等有关。了解肾动脉血液由主动脉夹层真腔供应，还是假腔供应对指导临床手术方案尤为重要。CTA 及 MPR、CPR、MIP 重组技术可以任意角度显示内膜及撕裂口、双侧肾动脉是否受累，真假腔的位置、形态、大小，腔内的附壁血栓、腹壁钙化、软斑块等，VR 对病变段动脉的位置、形态提供整体信息，空间解剖形态逼真（图 15-4-5）。

六、肾静脉栓子形成

1. 临床表现　肾静脉血栓形成（renalvenous thrombosis，RVT）是指肾静脉主干和/或分支内血栓形成，导致肾静脉部分或全部阻塞而引起一系列病理改变和临床表现。成人报道

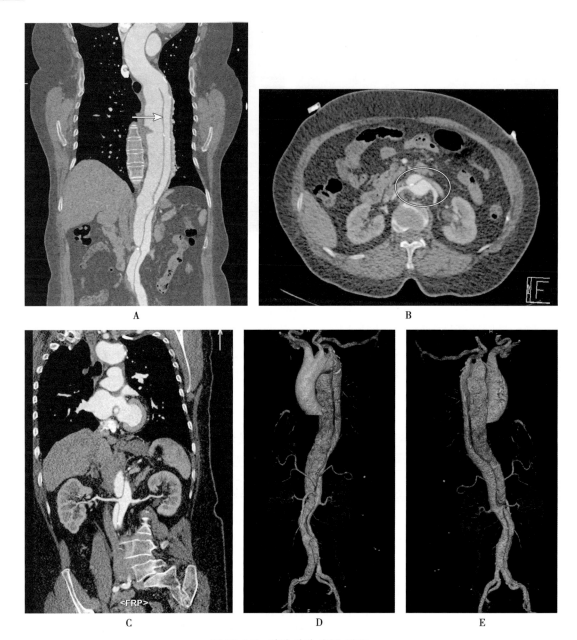

图 15-4-5　腹主动脉 CTA 重组

A. 冠状面 MIP 图,显示主动脉呈现双腔样改变,真腔较小,假腔较大,内膜片(箭)清楚显示,诊断为
夹层(Debakey Ⅲ 型);B~E. 双肾动脉轴位 MIP 图、CPR 图以及 VR 图可清晰显示双侧肾动脉均起自
真腔(椭圆)

肾病综合征时 RVT 发生率为 2%~60%,膜性肾病最常见。急性肾静脉主干血栓可并发急性
肾功能衰竭,慢性肾静脉血栓的临床表现多不明显,逐渐形成侧支循环以代偿肾静脉回流。

　　本病可发生于单侧或双侧、主干或分支肾静脉,临床症状具有较大的个体差异性,取决
于血栓形成快慢、受累静脉大小、血流梗阻程度及侧支循环是否建立等,临床表现多无特异
性,常见发热、急性剧烈腰疼、肾区压痛和叩击痛、突发血尿、蛋白尿、下肢水肿等,严重者双
侧肾静脉主干血栓堵塞可出现少尿、急性肾功能衰竭,预后较差。

2. **病理生理**　RVT 成人主要是肾病综合征常见并发症,机制主要是由于凝血因子Ⅴ、Ⅶ、Ⅷ和纤维蛋白原在肾病综合征时肝脏代偿性合成增多、相对分子量大,高脂血症、血容量减低等多种因素,使得血液处于高凝状态,易造成血栓、栓塞并发症。RVT 在儿童主要由脱水、窒息、休克、败血症等导致。

3. **诊断要点**　在腹膜后和肾周脂肪的衬托下,肾静脉在皮髓质早期显示最好,因此该期是 CTA 推荐使用观察肾静脉的最佳期相。

（1）CTA 表现

1）肾静脉管腔内低密度充盈缺损,血管腔堵塞截断或狭窄,此为主要直接征象。血栓在主干内未造成管腔完全堵塞时,不规则充盈缺损位于管腔一侧;血栓在各分支内常造成完全性梗阻,典型杯口状缺损,凸面常指向下腔静脉,远端小分支不能显示。

2）肾静脉引流属支静脉曲张。

3）急性 RVT 时静脉各支血液淤积增粗,肾外形增大,无侧支循环形成;慢性 RVT 肾外形不明显,肾周静脉侧支循环形成,表现为精索静脉、卵巢静脉、腰升静脉异常增粗。

4）肾周或肾包膜下可见出血或积液。

（2）鉴别诊断:本病较易与急性肾动脉栓塞鉴别。

七、肾移植术前和术后评估

肾移植是终末期肾病患者目前最有效的治疗方法。供体肾源主要来自尸体和活体供肾,由于尸体肾移植供求矛盾突出,活体供肾已成为主要肾源途径。

1. **肾移植术前评估**　术前需要通过对供肾的形态学及功能的检查准确评估供肾的质量,为保证肾移植手术的成功及确保移植肾成活率提供保障,多层螺旋 CT 轴位及 CTA 重组图像恰能实现以上目的,尤其是 CTA 可以实现对供体肾血管的评估,是术前检查的关键。

CTA 可以清晰显示供肾的位置、大小、形态,动静脉血管数量、副肾动脉、主肾动脉早期分支存在与否、肾动静脉解剖变异,供肾及输尿管是否存在畸形和占位性病变以及上尿路、肾实质以及与邻近器官的空间关系。

肾动脉变异主要包括副肾动脉和肾动脉过早分叉。在有副肾动脉的供肾术中需吻合更多血管,延长移植肾的热缺血时间,增加急性期排斥反应及血管并发症。由于副肾动脉和肾动脉的分支在肾内无吻合,术中必须保留所有的副肾动脉,若不慎将副肾动脉切断会导致移植肾的肾段梗死,直接造成手术失败。肾动脉过早分叉是指主肾动脉开口 1.5cm 内发出分支供应相应肾段,明确这种肾血管变异对成功切除供体肾非常重要。

2. **肾移植术后评估**

（1）对移植肾血管并发症的评估:移植肾血管并发症常见的有移植肾动静脉血管狭窄、闭塞、血栓形成、动静脉瘘、吻合口出血、假性动脉瘤等。CTA 轴位图像及 MIP、MPR 和 VR 可以从多方位多角度显示移植肾血管形态、血管管腔内有无充盈缺损征象,还可以准确测量移植肾动静脉血管管径,为评估术后移植肾血管情况提供诊断信息。

（2）对移植肾实质的评估:目前导致肾移植失败、移植肾功能衰竭最常见的并发症即排斥反应、急性肾小管坏死。正常情况下 CT 增强检查在对比剂注射 30s 后肾皮髓质界限清晰显示,而排斥反应或急性移植肾功能失常时动脉期即显示肾脏内部细节模糊,皮髓质界限消失。

第五节   肾血管成像技术优选

1. **CT 血管成像的诊断价值**   目前,肾动脉血管成像方法众多,包括超声、CT、MRI、DSA 等。DSA 虽然是"金标准",但其最大的缺点是具有创伤性、并发症多,而且不能明确肾动脉病变的解剖形态及不能显示肾动脉周围的组织结构。磁共振肾动脉成像虽然没有 X 线电离辐射,但是因信号容易丢失而易高估肾动脉狭窄的程度,加之空间分辨力较低,使得其对小血管分辨力不够而显示较难。肾动脉的超声检查成功率受多种因素影响,差异较大,且不能明确肾动脉病变的解剖情况。与这些检查方法相比,CT 血管成像(CTA)是一种无创、高效、经济、时间分辨力高的影像学方法,在血管性病变中的应用广泛。据报道,CTA 检查肾血管疾病的诊断准确率可以与 DSA 相媲美,且检查相关的病死率极低,对副肾动脉和肾门前动脉分支等细小血管的检出率高,且能发现血管壁钙化、软斑块,可以作为肾脏血管性疾病的首选检查方法,具有很高的临床应用价值。

2. **准确率与局限性**   据报道,CTA 对肾动脉显示率可以高达第四级分支,对肾动脉疾病诊断的准确率可以达到 98%~100%,完全可以与肾动脉血管造影或数字减影血管造影相媲美。同时,CTA 对肾静脉也有足够的浓度显示,其对静脉的显示率达到 96%,可以清晰显示副肾静脉及其走行、汇入下腔静脉的部位。胡桃夹综合征(nutcracker phenomenon)即左肾静脉压迫综合征,由于各种原因使左肾静脉在穿行于肠系膜上动脉与腹主动脉之间夹角时受到挤压,引起静脉血液回流障碍。CTA 表现为左肾静脉受压,近端增粗,其属支可出现静脉曲张。

（富   青   雷子乔）

第十六章

下肢 CT 血管成像

第一节　下肢血管解剖

一、下肢动脉系统

1. **正常解剖**　股动脉是下肢动脉的主干,由髂外动脉延伸而来,股动脉分出股浅动脉和股深动脉,股深动脉又分出旋股外侧动脉和旋股内侧动脉营养下肢。股动脉是临床上血管造影、各部位动脉腔内成型、血管支架、带膜支架的置入、下肢血管手术等首选部位,还可用于股动脉穿刺和急救时压迫止血。腘动脉是股动脉在腘窝的直接延续,位置较深。当股骨髁上骨折时可能伤及腘动脉。腘动脉是大腿和小腿血管连接的枢纽,此部位侧支循环较少,因此腘动脉受损后必须修复和重建,否则导致腘动脉水平以下肢体缺血,严重者坏死截肢。腘动脉通过腘窝后分出 3 根主要血管:胫前、胫后和腓动脉,其中胫后动脉经内踝后方进入足底,起始处发出腓动脉。胫前动脉向下移行为足背动脉,行于足背内侧、长伸肌腱和趾长伸肌腱之间,经第 1、2 跖骨间隙至足底。在临床上,足背动脉、胫后动脉搏动的强弱常用来检查下肢动脉重建术后肢端血供的情况(图 16-1-1)。

2. **解剖变异**　主要有下肢动脉分支起源异常、主要分支数目、分布范围走行异常等解剖变异。

二、下肢静脉系统

1. **正常解剖**　下肢静脉具有丰富的向心单向开放的静脉瓣,阻止静脉血逆流,保证下肢静脉血由下向上,由浅入深地单向回流。下肢静脉分为浅、深两组,浅、深静脉之间借许多交通支相连,最终汇入深静脉。

(1) 浅静脉:主要有大隐静脉和小隐静脉。大隐静脉起自足背静脉弓内侧端,经内踝前方沿小腿内侧和大腿前内侧面上行,至耻骨结节外下方 3~4cm 处注入股静脉。大隐静脉在内踝前上方位置表浅,易发生静脉曲张,临床上也常在此做静脉穿刺或切开输液。小隐静脉在足外侧缘起自足背静脉弓外侧端,经踝后方上行至腘窝,穿深筋膜注入腘静脉。

(2) 深静脉:从足到小腿的深静脉与同名动脉伴行,每条动脉均有两条伴行静脉。胫前、胫后静脉汇成一条腘静脉与腘动脉伴行,穿收肌腱裂孔移行为股静脉,伴股动脉上行,初在其外侧,后转至内侧,达腹股沟韧带深面移行为髂外静脉。股静脉收集下肢所有浅、深部的静脉血,最后流向心脏,路径为:下肢浅静脉→胫前、后静脉→腘静脉→股静脉→髂外静脉→髂总静脉→右心房→右心室。在临床上,下肢深静脉血栓形成所导致的血栓脱落也是

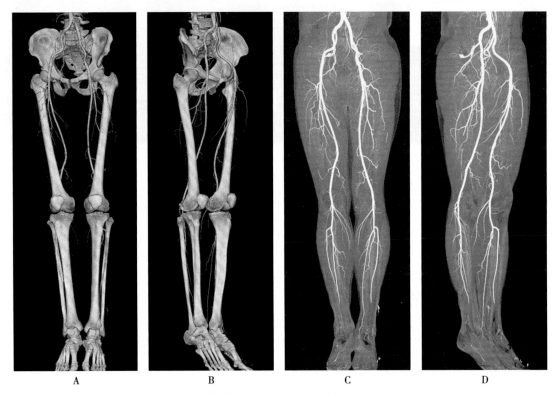

图 16-1-1   正常下肢动脉 CTA 重组

A、B. VR 图；C、D. MIP 图

遵循了上述路径最后嵌入肺动脉内，引起肺栓塞。

2. **解剖变异**   最常见的解剖变异类型为静脉数量变异，静脉位置和解剖关系的变异相对较少。最常见的解剖变异亚型为双股浅静脉、双大隐静脉、双股深静脉及双腘静脉，足背动脉异位等。

第二节   下肢血管检查技术

一、扫描技术

1. 检查前准备

（1）患者去除外衣裤，去除腹部及下肢的金属物品。

（2）CT 增强检查患者应严格掌握适应证，并做好碘过敏试验。

（3）向患者讲解检查流程及注意事项，训练患者屏气以配合检查。

（4）在患者肘正中静脉建立静脉通道，备齐抢救所需药品及相关器械。

（5）根据患者情况及检查所需个性化选择合适的对比剂注射流速及总量。

2. 扫描方法及扫描参数

患者仰卧位，双臂上举，足先进，双下肢并拢并固定，双腿稍内旋。管电压 100~120kV，管电流 200~400mA/rot 或采用自动管电流调制，最薄探测器宽度 0.5~0.75mm，重建层厚/层间距 1~1.5/0.5~0.75mm。扫描范围，从髂动脉分叉上方至踝关节水平或足底，或根据诊断需要对下肢动脉不同部位进行扫描成像。通常采用对比剂团注示踪技术,ROI 设置在髂动脉分叉上方的腹主动脉管腔内,阈值 80~100HU,自动或手动触发;若下肢动脉存在狭窄或闭塞性病变可适当增加对比剂总量或延长扫描延迟时间,以保证侧支血管的充分充盈;必要时在第一期扫描结束后即行第二期扫描,方向从足底/踝关节水平到膝关节水平,以增加末梢血管显示,减少假阳性率。重建算法(卷积核)选取软组织/标准算法,图像后处理技术可选取 MIP、MPR、CPR、VR。

二、对比剂使用技术

使用 300~370mgI/ml 的对比剂,流速 3~5ml/s,成人总量可在 80~100ml 之间。一般在患者右肘静脉注射对比剂,之后追加 40~50ml 生理盐水,有学者建议采用先高后低的双期流速方式延长对比剂注射时间。儿童患者注射总量依据体重而定。

第三节 图像后处理技术

1. **MPR 技术和 CPR 技术** MPR 和 CPR 可以从不同角度截面观察下肢动脉管腔和管壁的情况,了解腔内血栓形态及管腔狭窄程度。

2. **MIP 技术** MIP 不仅可以显示下肢动脉狭窄和闭塞,而且还可以显示全程血管的钙化斑块,对细小分支血管显示能力较强,由于骨骼经最大密度处理后影响血管观察,因此需要去骨处理才能完整显示全程血管。

3. **VR 技术** VR 可以清晰显示下肢血管空间解剖关系,有利于识别胫前动脉和胫后动脉等前后重叠的血管,能清晰显示血管壁的钙化、血管的狭窄程度及范围,对细小血管也可清晰显示,但是不能单独应用 VR 技术诊断血管疾病。

4. **VE 技术** 可以重组出下肢血管内表面的立体影像,通过对阈值的调节,辅以伪彩色可以显示狭窄段血管内壁的斑块,能直接观察血管支架植入术后血管是否再狭窄。

第四节 临 床 应 用

一、下肢动脉粥样硬化

1. **临床表现** 下肢动脉粥样硬化好发于中老年人群,男性较女性多,早期表现为间接性跛行,常伴随下肢肢体发凉、麻木、疼痛甚至痉挛等,休息后多可消失,严重者可持续性疼痛,甚至发生肢端溃疡和坏疽等。

2. **病理生理** 主要病因是动脉粥样硬化,致动脉粥样硬化的危险因素如吸烟、糖尿病、血脂紊乱、高血压等均增加本病发生的危险性。其特点是下肢动脉内膜脂质和复合糖类积聚,管壁增厚变硬,失去弹性和管腔缩小,纤维组织增生及钙质沉着,并有动脉中层的逐渐蜕变和钙化。由于在动脉内膜积聚的脂质外观呈黄色粥样,因此称为下肢动脉粥样硬化。

3. **诊断要点**

(1)CTA 表现:MPR/CPR 可以显示下肢动脉血管腔及管壁全程,动脉粥样硬化累及动脉管壁局限性或弥漫性增厚,全程动脉管壁走行迂曲、毛糙,可有高密度钙化斑块及软组织密度软斑块(图 16-4-1),若斑块体积较大可导致局部动脉不同程度管腔狭窄,严重者闭塞而影响下肢组织供血。

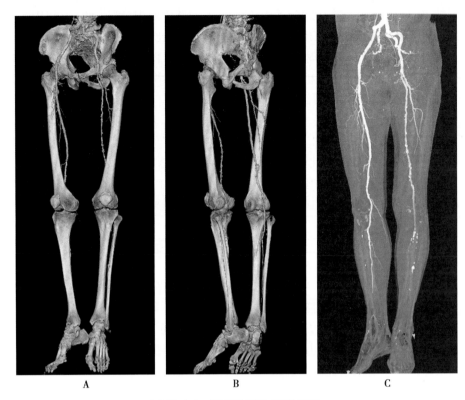

A　　　　　　　　　　B　　　　　　　　　　C

图 16-4-1　双下肢动脉 CTA 重组

A、B. VR 图；C. MIP 图，该患者双侧髂内、外动脉、双侧下肢动脉及分支动脉广泛多发钙化斑块，全程动脉管壁毛糙、走行迂曲

（2）鉴别诊断

1）血栓闭塞性脉管炎：多见于男性青壮年，是一种慢性、周期性加重的全身中小动静脉的阻塞性疾病。约 40% 患者在发病早期或发病过程中小腿和足部反复发生游走性血栓性浅静脉炎。脉管炎患者一般无高血压、糖尿病、冠心病史等，与本病较易鉴别。

2）多发性大动脉炎：多见于青年女性，主要侵犯主动脉及其分支的起始部病变引起动脉狭窄或阻塞，出现于脑部、上下肢缺血症状。病变活动期有发热和血沉增快等症状和体征。

3）结节性动脉周围炎：皮肤常有散在的紫斑、缺血或坏死，常伴有内脏器官病变，很少引起较大的动脉闭塞或动脉搏动消失。

二、血栓闭塞性脉管炎

1. 临床表现　血栓闭塞性脉管炎（thrombosis angiitis obliterans，TAO）是一种常见的周围血管疾病，累及血管的炎症性、节段性和周期性发作的慢性闭塞性疾病，多发生于青壮年男性，病变主要累及下肢中、小动静脉，使血管管腔狭窄、闭塞，一般由远端向近端发展，呈现节段性闭塞，节段闭塞之间及未闭塞血管一般正常。

临床表现主要是由于下肢动脉血管堵塞后下肢血流减少引起肢体缺血，表现为下肢发凉、麻木、疼痛、间歇性跛行、静息痛、下肢皮肤苍白青紫、皮温低等，病情轻重与下肢血管阻塞部位、程度相关，病变呈周期性发作，病程长，致残率较高。

2. 病理生理　病理上主要表现为特征性的炎症细胞浸润性血栓，而较少有血管壁的受累。早期主要是血管内膜增厚、管腔狭窄、血栓形成,病变为血管全层非化脓性炎症。晚期主要是血管壁的炎症向周围发展,纤维组织增生、硬化,将动静脉及血管壁上的神经粘连,引起剧烈疼痛。不同于传统的动脉粥样硬化,TAO 的病理变化主要是病变血管的血栓形成和机化,因此又简称为脉管炎。

3. **诊断要点**

(1) CTA 表现:显示病变段下肢血管管腔节段性狭窄、闭塞,管腔内可见低密度无强化斑块,正常段血管管壁光滑、管腔正常。CTA 可以显示较多的小血管分支,尤其是侧支循环的显示,因此 CTA 显示闭塞动脉远端的能力要优于传统的血管造影。据报道 MSCTA 用于动脉粥样硬化性狭窄与脉管炎的鉴别诊断优于 DSA。

(2) 鉴别诊断:脉管炎性血管狭窄与动脉硬化性血管狭窄表现不同,前者无软斑块、无高密度钙化斑块引起的血管管腔的局限性或弥漫性狭窄,而仅仅表现为病变远端的血管不显影或血管壁毛糙等,同时患者的其他大动脉显示正常,且年龄比后者小,脉管炎绝大多数发病于 20~45 岁。

三、下肢动脉瘤

1. **临床表现**　动脉瘤一般认为是由于多种原因导致动脉管壁局部变薄而引起动脉管腔局部异常扩张,其病因中最常见的是动脉粥样硬化。该病临床表现为患侧病变远端肢体供血不足,若动脉瘤瘤体较大,压迫邻近神经、静脉,可出现远端肢体疼痛、麻木、静脉曲张、肢体软组织肿胀,严重者患肢缺血坏死,可并发下肢血管血栓形成等并发症。

2. **诊断要点**

(1) CTA 表现:下肢动脉瘤(lower limb artery aneurysms)CTA 表现为下肢动脉病变段管腔异常扩大,对比剂均匀分布于瘤腔内,可有附壁血栓或粥样斑块形成,表现为动脉腔内附壁片状或不规则状低密度影(图 16-4-2)。动脉瘤在动脉期及静脉期扫描中均可见团状血管

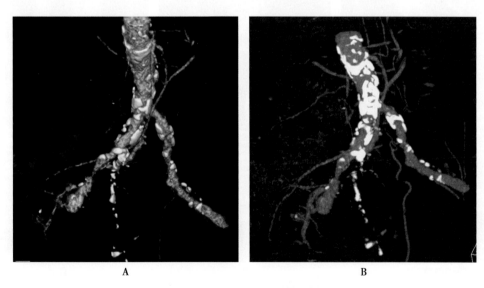

图 16-4-2　右侧髂内动脉动脉瘤

A. 双下肢 CTA 盆腔部分动脉 VR 图;B. MIP 图,腹主动脉及双侧髂血管管壁多发高密度钙化斑块,动脉走行迂曲、管壁毛糙,右侧髂内动脉远端动脉扩张成囊状,图像清晰显示动脉瘤的瘤颈结构,且右侧髂外动脉近中段闭塞

强化以及血管瘤的供血动脉。MIP 及 VR 技术可以提供动脉瘤瘤腔结构(大小、范围、附壁血栓的情况)、瘤腔同主干、分支乃至周边组织的空间位置关系,MPR 可观察任意二维动脉瘤剖面,MIP 相对比较客观显示血管管腔,有利于制订准确的手术方案。

(2)鉴别诊断:假性动脉瘤为外伤、术后并发症、感染等原因导致血管壁缓慢撕裂,在血管周围形成局限性血肿,其瘤壁仅由纤维结缔组织构成,而不具有正常的动脉壁结构,瘤内血流通过破口与母血管相通。MIP、VR 及 MPR 联合应用可立体展现假性动脉瘤瘤体形态、破口及其与周围组织结构的关系以及动脉瘤瘤体大小、形态、范围及附壁血栓等情况。

四、下肢动静脉瘘

1. **临床表现**　下肢动静脉瘘(lower limbs arteriovenous fistula)临床表现主要是患侧肢体疼痛、肿胀、皮肤温度升高,可出现血管杂音和震颤、搏动性肿块等。

2. **病理生理**　下肢动静脉畸形是下肢动脉和静脉之间存在的异常通道,动脉血流经通道支流入伴行的静脉内,造成局部血液循环及全身血流动力学的改变。

3. **诊断要点**

(1)CTA 表现:CTA 可显示供血动脉、引流静脉以及瘤体大小、形状、位置等信息,表现为病变区明显迂曲的血管团,一支或多支扭曲扩张的动脉供血,动脉期静脉早显,静脉扭曲扩张呈团块状或线团状或静脉曲张样的瘤巢(图 16-4-3),CTA 的这些显示对于介入栓塞治疗或外科治疗非常重要。但对于有较多供血动脉和引流静脉的动静脉畸形,CTA 显示能力受限,常不能明确显示真正的供血和引流血管支。

(2)鉴别诊断:需与下肢动脉瘤、深静脉血栓形成、静脉曲张等疾病相鉴别。

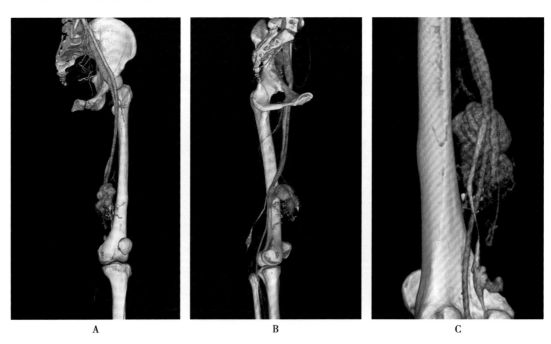

A	B	C

图 16-4-3　左侧大腿中下段 AVM

A~C.左下肢 CTA 重组 VR 图,显示左侧大腿中下段内侧异常增强血管团,可见多发明显迂曲扩张引流静脉与股静脉相通,部分迂曲血管影与股动脉下段相沟通,局部放大图(C)可清晰显示动脉瘤局部结构

五、下肢动脉损伤

1. **临床表现** 下肢动脉损伤(lower extremity arterial injury)是一种常见又极其严重的外科急症,动脉损伤常会引起损伤远端的缺血,肌肉组织缺血超过 6 小时就会发生变性坏死,及时诊断和处理有望挽救肢体,若不能及时明确受损血管部位、范围、程度,则可能引起严重后果,轻者致残,重者大失血导致死亡。临床表现主要是会出现患侧肢体血管搏动消失、受损动脉附近骨折、神经损伤,甚至出现休克等。

2. **病理生理** 动脉损伤性疾病主要有血管壁切伤、部分撕裂或血管穿孔伤、血管壁完全断裂,血管内膜挫伤或断裂,以及损伤后遗病变如动脉血栓形成、损伤性动脉瘤、损伤性动静脉瘘等。

3. **诊断要点**

(1) CTA 表现

1) 动脉闭塞:动脉管腔内对比剂连续性中断,由低密度血栓影取代,表现为同心圆征,但管壁仍连续,若骨折碎片或水肿等引起外压性动脉闭塞,则血管壁、血管腔均无明确显示。VR 图像上损伤动脉以及远端动脉无显影(图 16-4-4),由于侧支循环的建立,损伤远端血管可显影,CPR、MPR 能显示血栓栓塞引起的管腔内低密度影,血管断裂表现为高密度血管壁连续性中断,外压或痉挛引起的管腔狭窄表现为血管腔梭形狭窄,管腔内密度无异常或远端血管无显影。

2) 动脉狭窄:若有外压性改变,则血管腔内为均匀一致的对比剂密度影,管腔缩小;若为血栓形成,则管壁光滑,血管腔内可见偏心性低密度血栓影。

3) 动脉断裂:动脉期血管壁连续性中断,血管腔内可见低密度血栓影,严重者血管腔内可见低密度气体影。

4) 假性动脉瘤:破裂口外可见囊状对比剂充填,并与动脉内对比剂延续,周围可见低密度血栓影。

5) 动静脉瘘:动脉期静脉早显,远端可见迂曲增粗的静脉。

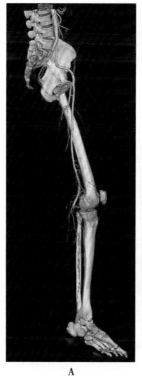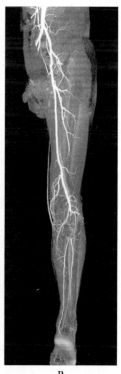

图 16-4-4 左侧腘动脉外伤后闭塞

A. 左下肢 CTA 重组 VR 图;B. MIP 图,显示左侧腘动脉连续性中断,周围可见侧支血管显影,远侧胫前、后动脉及腓动脉可见对比剂充盈,未见明显管腔狭窄

CTA 在诊断外伤所致下肢动静脉瘘方面有很高的敏感性和特异性,MIP、VR 等技术可以很好地显示动静脉瘘并且可以清晰地显示动静脉瘘供血血管来源及引流血管的去向。

(2) 鉴别诊断:需与单纯性下肢动脉闭塞、动脉瘤等病变鉴别,可从临床表现及影像学检查相鉴别。

六、腘动脉压迫综合征

1. **临床表现** 腘动脉压迫综合征是一种罕见的血管性疾病,是指由于腘窝周围的异常肌肉、肌腱、纤维组织束等压迫腘动脉而引起的下肢缺血症状。临床表现最常见的是跛行,以及小腿和足部的疼痛,也可伴有感觉异常、静息痛或溃疡等严重缺血症状。

2. **病理生理** 腘动脉在发病早期仅由于肌肉活动的挤压,表现为肢体远端缺血,动脉管壁未发生变化。若腘动脉长期反复受到挤压,则动脉管壁会出现创伤性炎症反应,例如管壁逐渐增厚、结缔组织增生、动脉周围炎性粘连、内膜破坏、血栓形成甚至炎症性闭塞。

3. **诊断要点**

(1) CTA 表现:CTA 出现下述至少两种表现者可明确诊断本病:近端腘动脉向内侧移位,中段腘动脉节段性闭塞,腘动脉狭窄后扩张。MPR 图像可以直观显示腓肠肌异常走行压迫腘动脉,VR 可以清晰显示病变腘动脉闭塞的部位、程度及侧支循环形成的情况,水平面增强图像可以显示与健侧相比,患侧腘动脉被腓肠肌内侧头肌腱压迫,致其管腔闭塞。

(2) 鉴别诊断:腘动脉挤压综合征应与血栓闭塞性脉管炎鉴别,后者动脉闭塞多从远端开始,有典型的肢体间歇性跛行,CTA 可见腘动脉走行正常。

腘动脉瘤年轻患者可出现本征,应与腘动脉瘤鉴别,后者于 CTA 上可清晰显示动脉瘤瘤体、瘤径、供血动脉等。

其他情况:需与动脉粥样硬化、血管损伤、腘动脉外膜囊性变、腘动脉外肿块压迫、小腿深静脉血栓形成和静脉曲张等疾病鉴别。

七、下肢静脉血栓

1. **临床表现** 下肢静脉血栓(lower limb venous thrombosis)临床表现主要有:①患肢疼痛,血栓激发的炎症反应可致局部持续性疼痛;②肿胀,远侧静脉血液回流障碍导致胀痛,站立时加重;③患肢皮肤发紫,严重者可致花斑状甚至坏疽;④严重病例肢端动脉搏动明显减弱以致消失。

2. **病理生理**

(1) 血液滞缓:由于久病卧床、外伤骨折、手术、妊娠分娩或长时间的静坐及下蹲等可使血流缓慢、淤滞,促发下肢静脉血栓形成。

(2) 血液高凝状态:如创伤、手术后、大面积烧伤、妊娠、产后等均可使血小板增高,黏附性增强,易形成血栓。

(3) 静脉壁损伤:静脉壁受到机械性、感染性和化学性损伤时,会使静脉内膜下基膜和结缔组织中的胶原暴露,血小板随后黏附其上,发生聚集,并释放许多生物活性物质,如儿茶酚胺、5-羟色胺等,同时在血小板凝血酶的作用下,通过花生四烯酸形成前列腺素 PGG2、PGH2 等物质,这些物质又可以加重血小板的聚集,有利于形成血栓。

3. **诊断要点**

(1) CTA 表现:轴位图上血管腔内充盈缺损;MIP、SSD 及 VR 图像上显示管腔狭窄、中断或变细,浅静脉、侧支静脉扩张、迂曲,肢体软组织增厚;CPR 或 MPR 可以全程显示下肢深静脉内的血栓大小、部位和范围等(图 16-4-5)。

(2) 鉴别诊断

1) 急性动脉栓塞也可表现为单侧下肢的突发疼痛,与下肢深静脉栓塞有相似之处,但

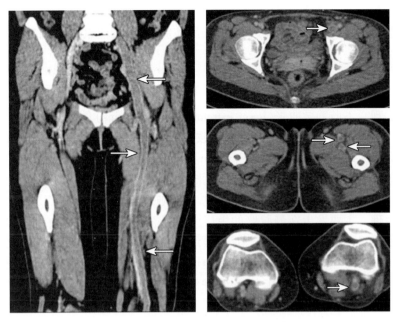

图 16-4-5 左下肢深静脉血栓形成

CTA 轴位图及 CPR 图,显示左侧股深、浅静脉,腘静脉管腔内连续性低密度
充盈缺损,诊断为左下肢深静脉血栓形成

前者肢体无肿胀,CTA 和 MSCTA 可明确鉴别诊断。

2) 需与急性小腿肌炎、急性小腿纤维组织炎、小腿深静脉破裂出血及跟腱断裂相鉴别,后者均有外伤病史,起病急,局部疼痛剧烈,可伴小腿及踝部皮肤瘀斑,可资鉴别。

八、髂静脉压迫综合征

1. 临床表现 髂静脉压迫综合征(iliac vein compression syndrome)是指左髂静脉受压和/或存在腔内异常粘连结构所引起的下肢和盆腔静脉回流障碍性疾病。临床表现为左下肢肿胀伴胀痛、肢体皮肤温度升高、下腹部和大腿浅静脉代偿性扩张、小腿色素沉着、湿疹样改变,甚至出现溃疡、静脉性跛行等下肢静脉高压症状或合并左下肢急性深静脉血栓形成。

2. 病理生理 髂静脉压迫综合征病因主要是左髂总静脉和右髂总静脉在各自起始部位的特殊解剖学关系。双侧髂总静脉在第五腰椎中下水平的右侧汇合为下腔静脉,右髂总静脉几乎呈直线延续为下腔静脉,而左髂总静脉自骨盆左侧横行向右,经腰骶椎之前与下腔静脉汇合时几乎呈 90°。腹主动脉在第四腰椎下缘水平分为左右髂总动脉,右髂总动脉跨越左髂总静脉前方向骨盆右下方延伸。据报道近 75% 的人右髂总动脉于双侧髂总静脉汇合点水平跨越左髂总静脉,20% 的人在这一点轻度偏上水平,少数人在这一点下方水平。因此,左髂总静脉处于腰骶椎生理性前凸的前方,同时处于跨越其前方走行的右髂总动脉的后方,解剖位置处于"前压后挤"状态。

3. 诊断要点

(1) CTA 表现:左髂总静脉受压段静脉横径增宽,对比剂密度呈局限性不同程度降低,甚至形成充盈缺损影。在受压段静脉远端,静脉向旁鼓出,形成翻褶征象,整个左髂总静脉呈喇叭状外形。另外,两侧的髂静脉周围可以形成丰富的侧支循环,如骶前静脉丛、子宫静脉丛等相互沟通。

（2）鉴别诊断：需与原发性下肢深静脉瓣膜功能不全、其他原因导致的下肢深静脉血栓形成相鉴别。

九、下肢静脉曲张

1. **临床表现**　下肢静脉曲张（lower extremity varicose veins）是血管外科的常见病，是多种下肢静脉疾病所共有的临床症状。患侧下肢浅静脉扩张，可见皮下迂曲扩张的血管，主要为大隐静脉及其属支静脉曲张，管径大于 4mm。肿胀疼痛、酸胀、沉重感为较重的表现，多发生在深静脉有病变的情况下。病程较长而曲张明显者，常可在小腿下段及踝部出现静脉硬结、湿疹、色素沉着、溃疡等皮肤营养障碍表现，甚至破裂出血。

2. **病理生理**　主要发生在静脉壁的中层。初期静脉壁中层的弹力组织和肌组织均增厚。晚期时，肌组织和弹力组织萎缩、消失，被纤维组织所替代，静脉管壁变薄失去弹性，使得静脉扩张；也可由于静脉瓣膜功能不良等原因，引起静脉血液逆流导致静脉管腔压力、静脉扩张，多见于长期站立、负重工作者、习惯性便秘的中老年男性。原发性下肢静脉瓣膜发育不良或由于下肢静脉管壁薄弱、管腔扩大引起的继发性下肢静脉瓣膜管壁不全均可以导致瓣膜功能不良的发生。离心越远静脉承受的静脉压越高，而且病情的远期进展比开始阶段迅速，所以小腿部远端静脉曲张更常见、更明显。

3. **诊断要点**

（1）CTA 表现：CTA 三维重组可以明确曲张的范围和程度，影像表现为下肢静脉管壁增厚，管腔不规则扩张，呈持续强化，延迟性强化，VR 或 MIP 可以立体显示明显强化的迂曲血管团。

（2）鉴别诊断：本病需与下肢深静脉反流性疾病相鉴别，除浅静脉曲张外，下肢肿胀为主，皮肤溃疡多见，血管造影及彩色多普勒检查可帮助明确；下肢动静脉瘘的浅静脉压高，抬高患肢，血液不易排空，扪及血管震颤和连续性血管杂音，远侧肢体温度降低，CTA 可见迂曲血管团及供血动脉和引流静脉。

十、下肢血管与肿块

下肢肿瘤特别是动脉周围的恶性肿瘤常常压迫或侵犯动脉，MSCTA 可以显示动脉的受压、狭窄、闭塞或移位，结合水平面以及 MIP、VR、CPR、MPR 等重组成像可以立体直观地显示肿瘤与血管之间的关系，通过肿瘤血供情况帮助判断肿瘤良恶性，对于评价肢体肿瘤性病变的手术可行性和判断预后至关重要。

第五节　下肢血管成像技术优选

1. **CT 血管成像的诊断价值及准确率**　诊断下肢血管病变的影像学方法有多种：彩色多普勒超声、DSA、磁共振血管造影（MRA）和 CTA。多普勒超声检查虽然安全无创，但是操作者手法、探头压力等多种因素影响结果的可靠性和敏感性，且图像缺乏整体性，不能为外科医生提供指定手术方案所需的血管全貌。DSA 虽然是诊断血管病变的"金标准"，但其为有创检查，且操作复杂、X 线辐射剂量较大、术后并发症多等缺点，仅能对血管腔内进行显影，对周围组织结构显示较差，无法对管壁结构进行评价。MRA 技术虽然无辐射、无创检查,但是对钙化病灶不敏感、检查时间长、图像分辨力较低、高评估血管狭窄等缺点使得其广泛应用受到限制。

传统的血管造影是诊断血管损伤的"金标准",但目前这一地位正受到 MSCTA 的挑战。MSCTA 对诊断肢体动脉的损伤有很高的敏感性,尤其是在显示外伤所致的狭窄、闭塞、动静脉瘘以及假性动脉瘤方面有很高的敏感性和特异性,对肢体动脉损伤的 CTA 报道敏感性和特异性分别为 95.1% 和 98.7%。所以,MSCTA 在诊断动脉损伤性疾病的价值正日益受到重视。

下肢 MSCTA 对发现下肢动脉狭窄和闭塞的能力相对于作为"金标准"的血管造影,其敏感性和特异性均较高,分别达到 99.2% 和 99.1%,而对轻度以上狭窄和钙化的显示率接近100%。在多种三维后处理方式中,MIP 显示血管狭窄或闭塞病变侧支循环建立远端动脉供血优于 DSA。

据报道,对于下肢动脉瘤的显示及诊断,CTA 发现动脉瘤的敏感性和特异性均为 100%,CTA 可以显示动脉瘤大小、范围及与周围组织的关系,有利于为临床医生制订准确的手术方案提供依据。

下肢 CTA 还可以对血管搭桥术后及血管内支架术后血管的通畅性进行评价。另外,MSCTA 能够提供较常规造影更多的临床信息,尤其在腔内血栓、管壁斑块和周围邻近组织毗邻等方面。

2. **局限性**　MSCTA 作为一种无创性血管检查方法,虽然对于下肢血管相关性病变的诊断价值很高,但其临床应用也有些局限性,下肢血管 CTA 成像对于扫描条件的要求较为严格,扫描速度、螺距、层厚是成像成败的关键因素。对于碘过敏患者不适用,且对人体有一定的潜在 X 线电离辐射危害。

（富　青　雷子乔）

第十七章

上肢 CT 血管成像

第一节　上肢血管解剖

一、上肢动脉系统

1. **正常解剖**　上肢动脉主干是锁骨下动脉,左锁骨下动脉直接起自于主动脉弓,右锁骨下动脉起自于头臂干,起始后经胸廓上口进入颈根部,越过第一肋,延续于腋动脉,穿行于腋窝,至背阔肌下缘移行为肱动脉,沿着臂内侧下行至肘关节前面,分为桡动脉和尺动脉。桡动脉和尺动脉分别沿着前臂的桡侧和尺侧下行至手掌,两动脉末端分支在手掌吻合,形成掌浅弓和掌深弓,其中桡动脉位置表浅,是触摸脉搏的常用部位。

2. **解剖变异**　较常见的上肢动脉变异见于桡动脉起于腋动脉(1%～3%)(图 17-1-1),

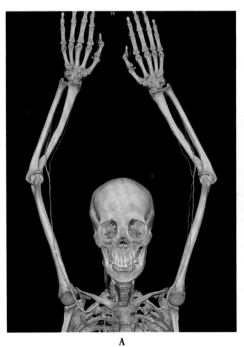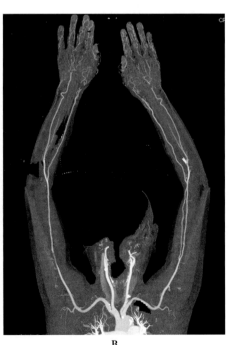

A　**B**

图 17-1-1　左侧桡动脉起始变异

A. 双上肢 CTA 重组 VR 图;B. MIP 图,显示左侧桡动脉起自于腋动脉远段,在臂部及肘窝均与正常肱动脉紧密伴行,位于肱动脉前方,在肘窝处发出桡侧反动脉,走行迂曲,管腔细小

肱动脉高位分支(19%),尺动脉起于肱动脉或者腋动脉(2%~3%),尺动脉低位起始(在肘关节下方 5~7cm,小于 1%),正中动脉的出现(2%~4%)。

二、上肢静脉系统

1. **正常解剖**　上肢静脉具有丰富的静脉瓣,分为浅深两种,浅深静脉之间借助很多交通支相连,最终均汇入腋静脉。

(1) 上肢浅静脉:主要有头静脉、贵要静脉和肘正中静脉三大支。头静脉起自手背静脉网桡侧,沿前臂桡侧上行至肘窝,在肘窝位于肘正中静脉桡侧,沿肱二头肌外侧上行至肩部,在三角肌胸大肌肌间沟穿深筋膜注入腋静脉或锁骨下静脉。头静脉收集手、前臂桡侧浅层结构的静脉血。贵要静脉起于手背静脉网的尺侧,上行转至前臂尺侧,在肘窝处接受肘正中静脉与头静脉相交通,贵要静脉本干则沿肱二头肌内侧缘继续上行,最后注入腋静脉。肘正中静脉在肘窝连接头静脉和贵要静脉,该血管变异较多,短而粗,是临床注射、输液或抽血的常见部位。

(2) 上肢深静脉:从手掌到臂部均与同名动脉伴行,每条动脉均有两条伴行静脉,且两条伴行静脉间借助许多交通支相通,上臂两条肱静脉通常在胸大肌下缘处汇合为一条腋静脉。

2. **解剖变异**　主要包括上肢深静脉、浅静脉分支起源异常、主要分支数目、分布范围、走行异常等解剖变异。

第二节　上肢血管检查技术

一、扫描技术

1. 检查前准备

(1) 患者去除外衣,去除腹部及上肢的金属物品。

(2) CT 增强检查患者应严格掌握适应证,并做好碘过敏试验。

(3) 向患者讲解检查流程及注意事项,训练患者屏气以配合检查。

(4) 在患者肘正中静脉建立静脉通道,备齐抢救所需药品及相关器械。

(5) 根据患者情况及检查所需个性化选择合适的对比剂注射流速及总量。

2. **扫描方法及扫描参数**　患者取仰卧体位,双臂上举紧贴头部,无法上举则双上肢放置于侧胸壁。扫描通常采用对比剂团注示踪技术,将感兴趣区域放置于升主动脉管腔内,阈值一般为 80~100HU,选择手动或自动触发上肢 CTA 扫描序列。根据病情需要,可以在第一期扫描后反方向进行第二期扫描。扫描范围为升主动脉起始部至手指末端,或根据患者实际病情选择扫描范围。扫描参数:管电压 100~120kV,管电流 200~300mA/rot 或采用自动管电流调制,最薄探测器宽度 0.5~0.75mm,重建层厚/层间距 1~1.5/0.5~0.75mm,重建算法(卷积核)选取软组织/标准算法,图像后处理技术可选取 MIP、MPR、CPR、VR。

二、对比剂使用技术

一般选择 300~370mgI/ml,流速 3~5ml/s,成人用量 60~80ml,儿童视体重而定。若检查单侧上肢可从健侧肘静脉注射对比剂,若检查双侧上肢,则应在足背静脉注射对比剂,可避免静脉内高浓度对比剂而影响动脉的观察。

第三节   图像后处理技术

1. **MIP 技术**   MIP 显示细小分支血管能力较强,可以显示血管管壁的钙化斑块,管腔狭窄,但不能准确评估管腔狭窄,且需要去骨处理才能完整显示血管。

2. **CPR 技术和 MIP 技术**   二者可以将血管全程显示在一个平面,可清晰显示血管壁钙化斑块、软斑块、血栓,可以准确测量狭窄动脉管径计算狭窄程度,缺点即不能如实反映动脉长度。

3. **VR 技术**   VR 图像有较强的立体感,伪彩图像层次丰富,直观、立体感强,可显示全程血管的走行,不同角度观察分支血管,可以准确定位病变段血管,及与邻近骨骼的解剖关系。

4. **VE 技术**   可以用于观察血管管腔内或血管内支架的内部形态。

上述重组技术结合使用可准确显示病变血管部位、范围、程度、侧支血管,为临床手术制订提供直观、有效信息。

第四节   临 床 应 用

一、上肢动脉粥样硬化

1. **临床表现**   患者年龄多在 40 岁以上,男性多于女性,多伴有糖尿病、高脂血症和吸烟等危险因素病史。病变主要累及锁骨下动脉近心端及无名动脉分叉处,也可累及桡动脉或尺动脉。上肢动脉硬化闭塞发生率较下肢少。临床症状常不明显,若累及锁骨上动脉时,可出现无脉、患侧肢体麻木、头晕等。

2. **病理生理**   病变特征是动脉内膜脂质沉积、平滑肌细胞及结缔组织增生、组织坏死和钙盐沉积。基本病变分为三期:脂纹期、纤维斑块期、粥样斑块期。血脂异常、高血糖、吸烟、遗传因素等多种因素引起上肢动脉内膜脂质和复合糖类积聚,使动脉管壁增厚变硬、失去弹性,纤维组织增生及钙质沉着,并有动脉中层的逐渐蜕变和钙化,称之为上肢动脉粥样硬化。

3. **诊断要点**

(1) CTA 表现:CTA 动脉重组图像结合水平面原始图像及后处理分析软件可以精确评价动脉狭窄的部位、累及范围、程度和病变远端流出道的情况,可清晰显示动脉管壁钙化斑块及软斑块的部位、范围,若引起相应节段动脉管腔狭窄,还可以测量管腔狭窄、腔内斑块以评价管腔狭窄程度,了解是否为软斑块,为临床提供相应的治疗和手术依据。

(2) 鉴别诊断:需与血栓闭塞性脉管炎、多发性大动脉炎和结节性动脉周围炎相鉴别。

二、大动脉炎

1. **临床表现**   大动脉炎(Takayasu's disease)是大动脉及其分支发生慢性非特异性炎症,使动脉管壁破坏,病变处管壁增厚、僵硬,与周围组织粘连,管腔逐渐狭窄、闭塞,同时伴有侧支循环形成。随着病情发展,血管狭窄或闭塞导致的缺血症状和体征是本病的主要临床表现。大动脉炎均起自锁骨下动脉或无名动脉,也可累及同侧腋动脉、肱动脉、桡动脉和尺动脉,病变成连续性管腔狭窄,受累动脉表现为动脉管壁较均匀增厚,呈"双环征"。累及主动脉弓或锁骨下动脉狭窄可表现为无脉症,患侧上肢无力、发凉、酸麻或疼痛等上肢缺血症状,颈总动脉狭窄患者可因头部缺血感到眩晕、头痛、视力减退、甚至抽搐、昏迷。

2. **病理生理**   目前研究对大动脉炎的病因和发病机制仍未完全明确。各种文献报道认为其发病多涉及遗传因素。自身免疫机制、内分泌失调等改变。其基本病理特征以中膜破坏为主的全层动脉炎,中膜以弹力纤维和平滑肌细胞损害为主,继发内膜和外膜广泛性纤维增厚,动脉管腔狭窄甚至闭塞。由于中膜平滑肌和弹力纤维组织破坏,动脉壁变薄,管腔扩张,向外膨凸可以形成囊状动脉瘤。

3. **诊断要点**

(1) CTA 表现:CT 可以观察动脉管壁的变化,对大动脉炎的早期诊断及病变活动具有较大价值,可见动脉管壁僵直,轮廓光滑,管腔向心性狭窄或闭塞,水平面图像可清晰显示血管壁增厚,若出现"双环征",即"内环"是受累动脉内膜面因黏液或凝胶样水肿呈现低密度,"外环"是受累动脉中膜和外膜因血管增生等炎性病变于增强扫描时呈现高密度,动脉壁强化提示病变为活动期。CTA 可以多角度、多方位显示受累动脉数目、范围、斑块情况及血管狭窄程度,对闭塞血管远端的动脉及侧支循环、重叠部位的血管畸形和复杂血管结构显示较DSA 更好。

(2) 鉴别诊断

1) 动脉粥样硬化多见于 50 岁以上的老年男性,无大动脉炎活动的临床表现,很少累及腹主动脉的主要分支,CTA 常可见合并髂、股动脉及腹主动脉粥样硬化病变。

2) 结节性多动脉炎主要发生于内脏小动脉,常有发热、血沉增快及脉管炎等表现,与大动脉炎表现不同。

三、上肢动脉栓塞

1. **临床表现**   可以发生于任何年龄,多由心脏或动脉壁脱落的血栓、硬化斑块或医源性栓子随血流流向细小动脉所致。临床表现为突然发生的上肢缺血,具体表现为特征性的五个体征:疼痛、无脉、苍白、麻木和运动障碍。临床表现轻重与栓塞部位的侧支循环情况及患者对缺血的耐受程度密切相关。

2. **病理生理**   急性上肢动脉栓塞最常见的病因是心源性,患者多有心脏病史,如风湿性心脏病、冠心病、急性心肌梗死、心律失常等,其次是血管源性,此外,恶性肿瘤也可以破溃进入动脉循环成为栓子,常见的为原发或转移性肺癌,可发生癌栓栓塞。心脏附壁血栓及动脉斑块脱落,经血液循环向远侧动脉流动的过程中会造成动脉管腔堵塞,导致肢体急性缺血。

3. **诊断要点**

(1) CTA 表现:CTA 表现为栓塞动脉远端突然闭塞,远端动脉不显影,周围无明显侧支循环血管,部分可表现为动脉腔内充盈缺损,显示为"轨道征"。因动脉本身并无病变,所以动脉主干管腔粗细均匀,管壁光滑整齐。VR、MIP 和 CPR 图像均可清晰显示病变情况,以CPR 和 VR 显示最佳(图 17-4-1)。

(2) 鉴别诊断:需与急性深静脉血栓形成、静脉曲张相鉴别,从临床症状及影像学检查对比不难鉴别二者。

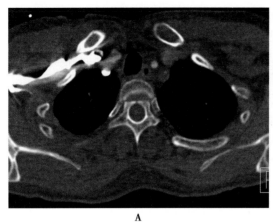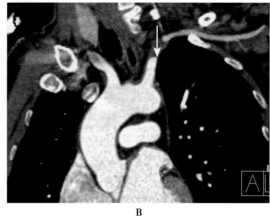

A   **B**

图 17-4-1   左锁骨下动脉近段栓塞

A. 左上肢动脉 CTA 轴位图;B. 左锁骨下动脉 CPR 图,显示左锁骨下动脉近段远端不规则偏心性软组织密度充盈缺损(箭),呈线条状,管腔狭窄程度达 80%~90%

四、上肢动脉瘤

1. **临床表现**   上肢动脉瘤的发生率较低,常见原因有外伤、感染、动脉粥样硬化等。动脉瘤若较小则临床表现不明显,较大者可表现为动脉瘤体部位进行性增大的搏动性肿物,触诊可及震颤。

2. **病理生理**   动脉瘤是由于动脉管壁局部薄弱而形成动脉局限性膨出,外观似"瘤"而得名,以搏动性肿块为主要症状。动脉瘤按病理可以分为真性动脉瘤、假性动脉瘤和夹层动脉瘤三类。真性动脉瘤,其壁由 3 层血管壁组织构成;假性动脉瘤多在创伤后发生,动脉壁局部破裂使得动脉周围形成血肿,血肿与动脉管腔相同,好发于外周动脉;夹层动脉瘤是由于各种原因血液进入动脉管壁内膜和中膜之间,外膜向外扩张膨胀形成动脉瘤,好发于胸腹主动脉。

3. **诊断要点**

(1) CTA 表现:CTA 表现为上肢动脉局部突出性肿块,与动脉强化一致,病变段动脉管腔异常扩大,对比剂均匀分布于瘤腔内,若有附壁血栓或粥样斑块形成,则表现为动脉腔内不规则状低密度影。VR 可清晰显示动脉瘤体的形态、位置和大小,以及瘤体内是否有血栓形成等(图 17-4-2、图 17-4-3)。

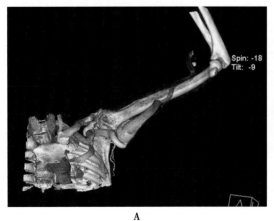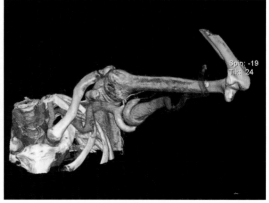

A   **B**

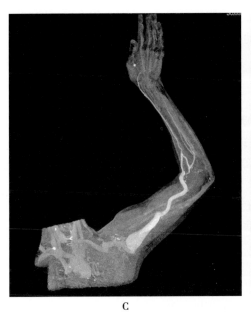
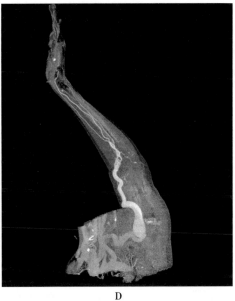

图 17-4-2　左上肢动脉瘤并人工血管血栓形成

A、B. 左上肢 CTA 重组 VR 图,显示左侧腋动脉-肱动脉明显增粗迂曲,动脉瘤样局限性管腔扩张;C、D. MIP 图,显示左侧上臂中段水平-肘窝见人工血管影,远端与肱动脉吻合口上方充盈缺损,长约 2cm,提示人工血管远端内血栓形成

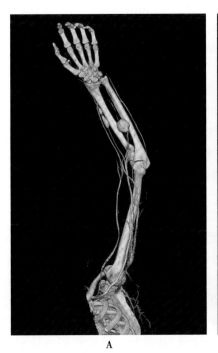
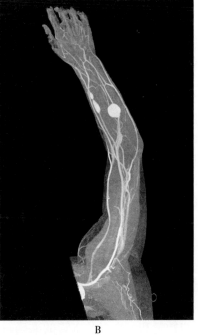

图 17-4-3　左上肢多发动脉瘤

A. 左侧上肢动脉 CTA 重组 VR 图;B. MIP 图,显示左侧桡动脉中远段两个动脉瘤,呈长径与血管走行一致的梭形

（2）鉴别诊断：临床上外伤引起的动脉瘤常为假性动脉瘤，由于血管壁缓慢撕裂而在血管周围形成的局限性血肿，其不具备正常的动脉壁结构，瘤腔内血流通过破口与母血管相通，CTA 表现与动脉瘤较易鉴别。

五、上肢动脉外伤

1. **临床表现**　上肢动脉损伤若为较大的动脉，如肱动脉损伤，即使出血停止，上肢远端仍会因供血不足而发生坏死或功能障碍，多表现为出血、血压下降甚至休克，可出现无脉、疼痛、肿胀、皮肤苍白以及上肢感觉及运动功能障碍，上肢血管损伤的同时，邻近的骨关节、肌肉和神经常常伴发损伤表现。

2. **病理生理**　动脉损伤性疾病主要有血管壁切伤、部分撕裂或血管穿通伤、血管壁完全断裂，血管内膜挫伤或断裂，以及损伤后遗病变如动脉血栓形成、损伤性动脉瘤、损伤性动静脉瘘等。

3. **诊断要点**

（1）CTA 表现：CTA 表现与下肢动脉损伤性表现大体相同，包括下列几种类型：①动脉闭塞。动脉管腔内对比剂连续性中断，由低密度血栓影取代，表现为同心圆征，但管壁仍连续。VR 图像上损伤动脉以及远端动脉无显影，由于侧支循环的建立，损伤远端血管可显影。②动脉狭窄。若有外压性改变，则血管腔内为均匀一致的对比剂密度影，管腔缩小；若为血栓形成，则管壁光滑，血管腔内可见偏心性低密度血栓影。③动脉断裂。动脉期血管壁连续性中断，血管腔内可见低密度血栓影，严重者血管腔内可见低密度气体影。④假性动脉瘤。破裂口外可见囊状对比剂充填，并与动脉内对比剂延续，周围可见低密度血栓影。⑤动静脉瘘。动脉期静脉早显，远端可见迂曲增粗的静脉。

（2）鉴别诊断：需与动脉瘤、单纯性血肿相鉴别。

六、上肢动静脉瘘

1. **临床表现**　因血管发育畸形等先天性因素或外伤等后天性因素使得上肢动脉和静脉之间不经过正常毛细血管网而直接沟通，可以发生于身体任何部位，以四肢较多见。主要临床表现和体征有患侧肢体发热、疼痛、肿胀、肢体增粗、皮肤温度升高和震颤等。

2. **病理生理**　瘘口近端动脉因血流增加而明显增粗扭曲，动静脉侧支循环增加，循环血容量增加导致瘘口近侧血管进行性扩张。

3. **诊断要点**

（1）CTA 表现：CTA 可以明确病变部位、范围、累及的肌肉组织和骨骼。CTA 可显示上肢动静脉间出现异常通道，近侧动脉明显迂曲扩张，动脉分支增多、紊乱、扭曲，病变区可出现斑块状或血管瘤样影，上肢静脉于动脉期早显，水平面图像可见深肌群间病变显示多发斑点影。重组后的 VR 图像能从多角度、多方位直观显示增粗的动脉、不规则扩张迂曲的引流静脉以及侧支循环形成的情况（图 17-4-4），MPR 和 CPR 可以显示上肢动静脉瘘受累血管起源、行径、瘘口数量和大小以及血管的准确解剖位置，动静脉瘘管腔扩张或狭窄程度以及与周围组织结构之间的关系，在对血管周围病变的显示方面要优于 DSA，可以为手术治疗提供更多的信息，但是对于细小血管的显示，DSA 优于 CTA。

（2）鉴别诊断：需与假性动脉瘤相鉴别，动静脉瘘于 CTA 可见动静脉间异常通道，累及相邻静脉，瘘口可见扩张的动静脉同时显影或静脉早显，而假性动脉瘤一般不累及静脉，且

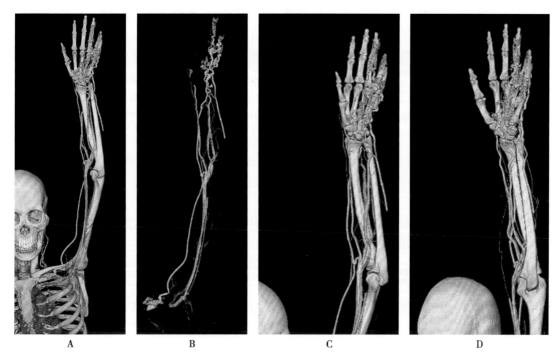

图 17-4-4　左手部 AVM

A～D. 左上肢动脉 CTA 重组 VR，显示左侧无名指、小指及左手掌尺侧部可见异常增粗、增多、迂曲、紊乱的血管团，CTA 动脉期手掌部静脉早显、迂曲，供血动脉为左侧尺动脉分支，多考虑为 AVM

动静脉间无异常通道，CTA 可显示假性动脉瘤通向瘤体的破口，两者较易鉴别。

七、上肢静脉血栓

1. 临床表现　腋-锁骨下静脉血栓形成是以前臂和手部肿胀、疼痛、皮肤青紫和手指活动功能障碍为主要表现的一组临床综合征，还可伴有上臂、肩部、锁骨上和患侧前胸壁等部位的浅静脉扩张。

2. 病理生理　原发性病因一般多为上肢体位改变或强劳力活动导致上肢血管受压，例如锁骨下静脉在穿行肋锁三角时受到挤压会使得锁骨下静脉反复受损而内膜增厚，最终导致血栓形成。继发性病因主要有三类：血流滞缓、血液高凝状态、血管壁损伤，多见于长期卧床、手术创伤后、凝血和纤溶功能异常情况、糖尿病、刺激或激活凝血因子、血管内导入导管钢丝后、手术操作等多种情况。

3. 诊断要点

（1）CTA 表现：上肢静脉血栓在 CTA 图像上显示为静脉管腔内低密度的充盈缺损，血栓大小、范围可运用 CPR 或 MPR 多方位全程进行显示，同时也可以对受累段静脉狭窄程度及闭塞情况进行评估。

（2）鉴别诊断：需与急性上肢动脉栓塞、血栓性静脉炎相鉴别。

八、上肢静脉瘤

1. 临床表现　上肢静脉瘤是上肢深静脉或浅静脉局限性的囊状或瘤样扩张，是一种少见的周围血管疾病，目前对该病的报道较少。临床表现为上肢局限膨隆的肿块，皮肤表面血管迂曲,无搏动感,肢体酸痛,多在活动后加重,下垂时明显,若将上肢抬高则上肢曲张的静脉和肿块消失。可同时伴有上肢静脉曲张和静脉瓣膜功能不全。

2. 病理生理   静脉瘤是一种原因未明、少见的血管性疾病。1952 年国外学者 Lev 和 Saphi 通过静脉瘤的尸体研究,认为静脉内膜肥大是出生时即存在的血流压力增高区域的静脉改变,而静脉内膜硬化是随年龄增加发生于静脉壁的退行性改变,1964 年 Abbott 和 Leigh 提出原发性静脉瘤是无外伤史、无动-静脉交通、无压力增高的一个囊状静脉团。

3. 诊断要点

(1) CTA 表现:CTA 水平面图像可见患侧上肢多个葡萄样、瘤样扩张的静脉团,部分可见细长的蒂,结合强大的后处理技术可以客观评价静脉瘤的数目、位置、形态以及与周围肌肉骨骼的解剖学关系。

(2) 鉴别诊断:本病抬高患侧肢体,静脉瘤瘤体和曲张的静脉可消失,无搏动,无杂音,可区别于蔓状血管瘤、海绵状血管瘤和动静脉瘘。

九、上肢肿瘤累及血管

上肢肿瘤特别是动脉周围的恶性肿瘤常常压迫或侵犯动脉,MSCTA 可以显示动脉的受压、狭窄、闭塞或移位,结合水平面以及 MIP、VR、CPR、MPR 等重组成像可以立体直观地显示肿瘤与血管之间的关系,通过肿瘤血供情况帮助判断肿瘤良恶性,对于评价肢体肿瘤性病变的手术可行性和判断预后至关重要。

第五节   上肢血管成像技术优选

1. CT 血管成像的诊断价值   与 DSA 相比,CTA 在上肢动脉成像中具有以下优势:①无创性检查,快速易行。CTA 仅需要静脉注射对比剂成像,避免了复杂的动脉插管以及并发症的产生。②短时间内大范围扫描,可使双上肢同时一次成像。③具有强大的后处理功能,可多角度、多方位观察病变部位、程度和侧支循环的情况。不同于 DSA,CTA 不仅可以观察血管腔内情况,还可以显示血管壁的情况。④对于血管周围组织病变的显示优于 DSA。CTA 不仅可以观察上肢血管的狭窄、闭塞等病变,还可以观察病变段血管周围邻近组织的情况,为外科医生制订相应手术方案提供明确依据。

2. 准确率与局限性   多层螺旋 CTA 作为一种无创性、高度准确的成像方式,因覆盖范围大、扫描速度快、z 轴分辨力高,目前已在临床工作中得到广泛应用和认可,在评估上肢血管系统尤其是动脉系统疾病方面具有很高的诊断价值,而对静脉血管疾病的诊断有一定局限性,因为静脉系统本身解剖变异较大,静脉管壁薄、压力低,受呼吸及周围器官影响较大,加之静脉瓣的存在和扫描技术的影响、对比剂浓度、扫描延迟时间等多种因素的影响,CT 静脉成像存在假象的可能,对静脉腔内少许血流的判断及精确阻塞部位的判断目前仍不及超声的诊断准确性高。

(富   青   雷子乔)

第十八章

上腔静脉 CT 血管成像

第一节 上腔静脉解剖

1. 正常解剖 上腔静脉（superior vena cava）是一条粗短的静脉干，它借各级属支收集头颈、上肢、胸壁和部分胸腔器官回流的静脉血，下端连于右心房上缘，上端由左、右头臂静脉（无名静脉）在右侧第一胸肋关节结合处后方汇合而成，沿第一、二肋间隙前端后方下行，穿心包至第三胸肋关节下缘注入右心房，全长约 6～8cm，其中约 2cm 在心包内，位于上纵隔右前部。在第四胸椎水平有奇静脉注入。上腔静脉壁薄，压力低，易受邻近纵隔和肺部病变的推挤、压迫或侵犯而移位、变窄或闭塞。左右头臂静脉（brachiocephalic vein），分别由同侧的颈内静脉和锁骨下静脉在胸锁关节后方汇合而成，汇合处所成的夹角称为静脉角。右头臂静脉较短，几乎垂直下降；左头臂静脉较长，跨越主动脉弓及其上的三支动脉分支由左上斜向右下，与右头臂静脉汇合。头臂静脉除收集颈内静脉和锁骨下静脉的血液外，还收纳甲状腺下静脉、椎静脉、胸廓内静脉等的血液。

2. 解剖变异 上腔静脉起源于胚胎期的前主静脉。从胚胎发育的第 4 周开始，头颈部的血流主要经双侧对称的前主静脉引流至环绕原始心房分布的静脉窦内。随着胎儿的发育，在第 8 周左右，左侧前主静脉的近心段逐渐退化形成左侧头臂静脉，而远侧段则发育成颈内静脉；同时，右侧的前主静脉近心段逐渐形成上腔静脉接受头颈部的全部血流。在此过程中的任何环节异常均可造成上腔静脉的解剖变异，其中较为常见的类型有以下两种：

（1）永存左上腔静脉：胚胎时期左前主静脉退化不完全或左右前主静脉之间的吻合支发育，导致左 Cuvier 导管增粗，则成为永存左上腔静脉（persistent left superior vena cava，PLSVC），其在正常心脏的发生率为 0.3%～0.5%，占先心病患者的 3%～8%，是最常见的静脉畸形。根据其引流入心房的途径可以分为 4 型：①Ⅰ型，引流入冠状静脉窦，一般伴有冠状静脉窦扩张，最为常见；②Ⅱ型，引流入左心房，开口多位于左心房顶部，冠状静脉窦可正常存在，也可能缺如；③Ⅲ型，经过冠状静脉窦与左房间的缺损与左心房相通（部分型无顶冠状静脉窦综合征）；④Ⅳ型，直接连接左肺静脉。Ⅰ型永存左上腔静脉无明显血流动力学改变，通常不需要手术处理；Ⅱ型、Ⅲ型、Ⅳ型永存左上腔静脉临床少见，但由于存在右向左分流，需及时手术纠正。永存左上腔静脉可合并有大动脉转位、部分或完全性肺静脉连接异常、房间隔缺损、室间隔缺损、动脉导管未闭、法洛四联症等。永存左上腔静脉的 CT 表现为左锁骨下静脉和左颈静脉汇合成左上腔静脉后，下行于主动脉弓左侧，左肺门及纵隔左缘，最后汇入冠状窦，可伴或不伴有右侧上腔静脉。螺旋 CT 血管成像可以明确其分型，并能够进一步判断双上腔静脉间有无交通支存在（图 18-1-1、图 18-1-2）。

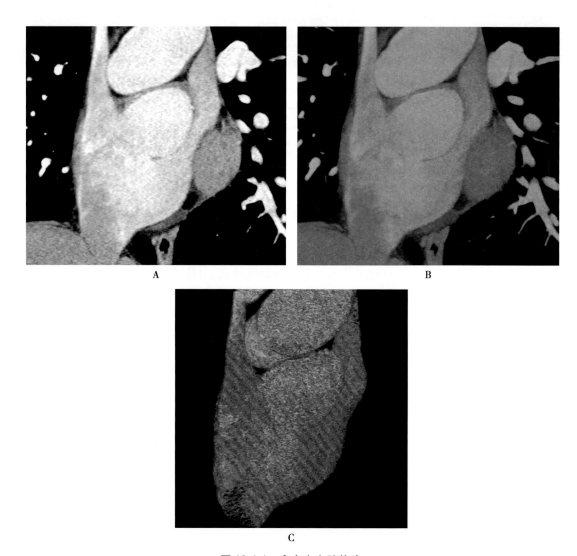

图 18-1-1　永存左上腔静脉

A.增强扫描动脉期多平面重组图像,纵隔两侧均可见条状高密度影,强化程度相似;B.最大密度投影图像;C.容积再现图像,示永存左上腔静脉沿纵隔左侧向下走行,汇入右心房内

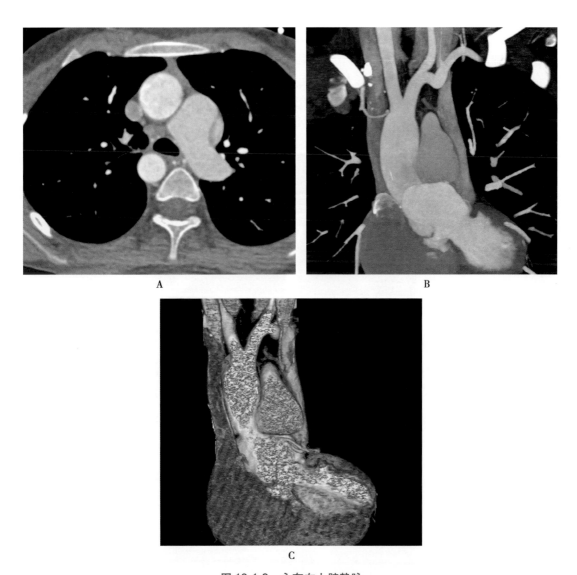

图 18-1-2 永存左上腔静脉

A.增强扫描轴位图像示肺动脉左侧类圆形低密度影,边界清晰,密度均匀;B.最大密度投影图像示纵隔两侧均可见条带状影,汇入右心房内;C.容积再现图像

（2）迷走左头臂静脉：在胸部静脉系统的先天性变异中，其发生率仅次于奇静脉异常和永存左上腔静脉。在先天性心脏病患者中，其发生率为 0.5%。正常情况下左头臂静脉由左颈内静脉和左锁骨下静脉于左上方汇合而成后，从主动脉上面经左锁骨下动脉、左颈总动脉，头臂干前面斜向右下汇于上腔静脉；而迷走左头臂静脉从主动脉弓后于奇静脉入口下方汇入上腔静脉。CT 表现与永存左上腔静脉相似，在主动脉弓及弓上水平层面，它的形态、位置与永存左上腔静脉的所见一致。但是在主动脉弓下层面，异常左头臂静脉不继续下行，而是进入主肺动脉窗，穿过升主动脉和气管下段或气管分叉之间到达纵隔右侧，与右头臂静脉汇合形成上腔静脉。尽管这种畸形对患者无病理生理方面的影响，但它能使手术人员把它与其他大血管，尤其是右肺动脉混淆，从而给外科手术的进行带来很大的麻烦，因此该变异的准确检出和诊断具有重要的临床意义（图 18-1-3）。

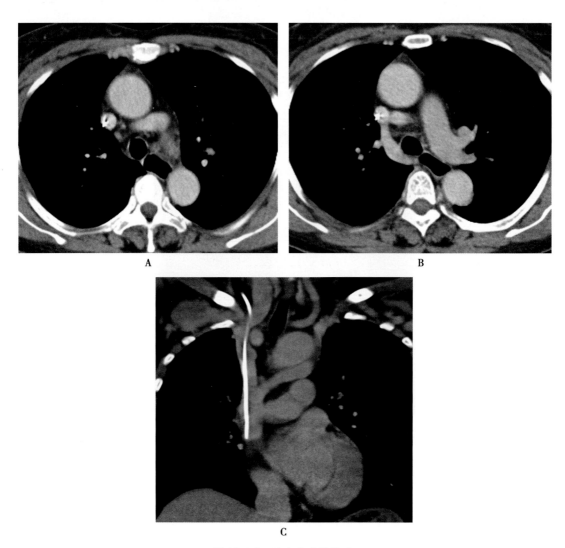

图 18-1-3　迷走左头臂静脉

A、B.增强扫描轴位图像示主动脉弓左侧条片状软组织密度影，边界清晰，密度均匀，于主肺动脉窗汇入上腔静脉；C.冠状位重组图像示主肺动脉间左头臂静脉走行，汇入上腔静脉

第二节　上腔静脉检查技术

一、扫描技术

1. 检查前准备

（1）耐心向患者做好解释,消除紧张心理,配合检查。

（2）详细询问患者有无过敏史。

（3）制订完善的抢救程序,备齐抢救药物及器械。

（4）严格掌握适应证与禁忌证。

（5）选择适当的对比剂注射部位及流速,实现个体化注射。

2. 扫描方法及扫描参数

（1）扫描参数:管电压 100~120kV,管电流 200~400mA/rot 或采用自动管电流调制,最薄探测器宽度 0.5~0.75mm,重建层厚/层间距 1~1.5/0.5~0.75mm,扫描范围为 T_1 椎体至右心房层面,重建算法(卷积核)选取软组织/标准算法,图像后处理技术可选取 MIP、MPR、CPR、VR。

（2）患者体位:仰卧位,双手向头侧平伸,扫描方向头侧向足侧扫描,吸气后屏气扫描。

二、对比剂使用技术

流经上腔静脉的高浓度对比剂所形成的条状伪影及常规经一侧上肢注射对比剂,对侧头臂静脉及双侧颈静脉中不含对比剂的血流使上腔静脉内对比剂混合不均造成血流相关伪影,严重影响了对上腔静脉及其邻近结构的观察。当上腔静脉 CT 值为 200HU 时,无明显伪影,而当其高于 250HU 时就可出现条状伪影,因此,适当降低对比剂浓度并使其在上腔静脉内均匀分布是成功进行上腔静脉 CTA 检查的关键。根据具体情况选择下述对比剂使用技术。

1. 采用浓度为 350mgI/ml 的对比剂,按照对比剂 10~15ml 和生理盐水 60~90ml 比例 1:6 混合稀释后,经单侧肘前静脉注入混合液,注射流速为 4~5ml/s,延迟 25 秒进行扫描。

2. 采用浓度为 350mgI/ml 的对比剂,按照对比剂 10~15ml 和生理盐水 120ml 比例 1:6 混合稀释后,采用双筒双流技术经双侧肘前静脉注入混合液,注射流速为 2ml/s,延迟 25 秒进行扫描。这样可以降低血流相关伪影,同时可以将血管、纵隔结构及肺门结构和病变区分开,既有利于诊断纵隔病变,又不影响上腔静脉显影。

第三节　图像后处理技术

多层螺旋 CT 血管造影(multislice CT angiography, MSCTA)提供的三维重组图像可以多方位的观察血管、肿瘤及病变周围血管情况,提供血管内外的影像信息,显示血管与邻近结构的关系,有助于手术及放射治疗计划的制订。

1. **MPR 技术**　多层面重组能够比较直观地显示邻近组织和病变与上腔静脉的关系,特别有助于显示肺部和纵隔病变对上腔静脉的侵犯。

2. **CPR 技术**　曲面重组可以发现血管壁钙化、瘤体形态等信息。但是 MPR 和 CPR 均不能显示病灶的立体形态,图像的整体性差,连续性不足。

3. **MIP 技术**　最大密度投影的优势在于能够清晰、立体显示血管走行、变异、异常病变如肿瘤血供的来源等以及血管壁的一系列改变如钙化等。

4. **VR 技术**　容积再现技术可很好地显示钙化,不受金属夹限制,空间定位准确等。

5. **VE 技术**　仿真内镜技术主要用于观察上腔静脉血管内的情况,图像清楚,对腔内结构显示良好,但不能准确反映血管腔外的改变。

第四节　临 床 应 用

一、上腔静脉综合征

上腔静脉综合征(superior vena caval syndrome,SVCS)是上腔静脉或其周围的病变引起上腔静脉完全或不完全性阻塞,导致经上腔静脉回流到右心房的血液部分或全部受阻,从而引起的急性或亚急性的呼吸困难和上肢、颈和颜面部淤血水肿,以及上半身浅表静脉曲张,进一步发展可导致缺氧和颅内压升高的一组临床征候群。导致上腔静脉阻塞的原因很多,包括纵隔原发或转移性肿瘤、炎症或上腔静脉血管本身栓塞等。其中以支气管肺癌及其淋巴结转移压迫引起的最常见,其次是慢性纤维素性纵隔炎,而上腔静脉血栓形成较少见(主要见于各种导管插入引起的血栓形成)。

1. **临床表现**　上腔静脉综合征的临床症状与上腔静脉阻塞的部位、范围、程度、发展速度以及侧支循环建立的完整与否有关,多数患者常有如下症状和体征:头颈部及上肢出现非凹陷性水肿,指压无明显压痕,伴皮肤及口唇发绀,平卧时加重,上半身直立后可缓解,常伴头晕、头胀、睑结膜充血。当阻塞发展迅速时,上述症状加剧,水肿可涉及颜面、颈部,甚至全身,有时还可出现胸腹水及心包积液。肿瘤压迫周围器官、神经可出现咳嗽、呼吸困难、进食不畅、声音嘶哑、眼睑下垂、瞳孔缩小、面部无汗等。上腔静脉出现急性阻塞后,可导致其属支血流回流障碍,受阻远端静脉压升高,从而导致侧支循环形成,出现静脉曲张。上腔静脉阻塞往往会导致不可逆性静脉血栓形成和中枢神经系统损害,患者出现颅内压增高导致的恶心、喷射性呕吐等症状。

2. **病理生理**　由于上腔静脉阻塞,机体可出现下列病理生理改变:上腔静脉支配的区域及脏器组织淤血、水肿和缺氧;侧支循环形成并开放其方向是血液绕过阻塞的静脉经奇静脉、胸内静脉、胸外侧静脉或椎静脉等回至上下腔静脉,再回至右心房。

3. **诊断要点**

(1) CTA 表现

1) 上腔静脉阻塞表现:当发生上腔静脉阻塞时,CTA 可显示上腔静脉受压的位置、范围及程度,CT 表现为上腔静脉受压变窄、被包埋以及完全消失,CT 横断位可清楚显示上腔静脉形态、走行及分支,CTA 是各种图像处理技术的综合运用,能够更加直观地显示血管情况。若能同时显示可以解释 SVCS 的原发疾病,如恶性肿瘤,发现 SVCS 侧支循环,诊断将更加肯定。

根据上腔静脉阻塞的部位,可将上腔静脉分为弓上段、弓下段及全段梗阻。若奇静脉弓显示不完全或未显示,则以气管分叉为参考标志定位。上腔静脉梗阻部位的划分,有助于解释 SVCS 侧支循环的解剖分布,亦可通过临床查体、CTA 或 DSA 发现的侧支循环的分布规律推断上腔静脉梗阻部位。

上腔静脉阻塞的程度:按照 Standford 所提出的分型标准,将上腔静脉梗阻综合征分为四型:①Ⅰ型,上腔静脉部分梗阻(梗阻程度<90%),伴奇静脉与右心房间顺向血流;②Ⅱ型,上腔静脉几乎完全梗阻(梗阻程度>90%),伴奇静脉顺行向右心房血流;③Ⅲ型,上腔静脉几乎完全梗阻(梗阻程度>90%),伴奇静脉逆流;④Ⅳ型,上腔静脉及其 1 个或多个主要分支(如奇静脉等)均阻塞。

2)上腔静脉阻塞继发病变表现:侧支循环血管建立与开放,胸壁水肿。

侧支循环血管:侧支循环的建立与开放,CT 表现为正常引流静脉管径的增粗和正常情况下未显示的静脉或静脉丛在 SVCS 时显影并增粗。侧支循环是 SVCS 的一个重要的征象,也是判断病变程度的重要参考依据。CTA 检查时,最大密度投影和容积再现重组技术有助于显示广泛开放的侧支循环血管及其与腹腔脏器、大血管的关系。

当阻塞位于奇静脉入口处上方时,受阻的血流主要经奇静脉通道重新汇入阻塞部位下端的上腔静脉和右心房;阻塞位于奇静脉入口下方时,受阻的血流主要经奇静脉、半奇静脉逆流到腰静脉而注入下腔静脉;当上腔静脉和奇静脉入口处均阻塞时,可形成内乳静脉通路、胸外侧静脉通路和脊柱静脉通路等深浅两组静脉组成的侧支循环、引流上半身血流。

SVCS 侧支循环还可继发腹部改变,主要表现为肝脏局灶性强化,多由两条静脉侧支循环通路引起。一为上腹部浅静脉经潜在残留的脐静脉流向左肝门静脉,或经脐旁静脉穿过镰状韧带与残留的脐静脉相通,流向左肝门静脉或直接入肝;二为膈肌侧支循环,经被膜下静脉流向肝裸区或肝静脉,可导致肝裸区和肝左叶异常强化(图 18-4-1)。

胸壁水肿:CT 表现为胸壁皮下脂肪层密度增高,胸壁层次结构模糊,胸壁软组织增厚。

(2)鉴别诊断:上腔静脉阻塞综合征可由多种原因引起,病因的鉴别诊断是临床工作中的重点和难点。

1)支气管肺癌:上腔静脉阻塞最常见的原因为胸腔恶性肿瘤,其中又以支气管肺癌为主要病因。本病诊断要点:40 岁以上患者突然发生刺激性呼吸道疾病,咳嗽性质突然改变;痰中带血或有明显胸痛;顽固性发热,经抗生素治疗效果不佳者;晚期可出现肿瘤压迫症状(如发生气促、哮喘、同侧眼球内陷、上眼睑下垂、瞳孔缩小、额部无汗、声嘶、吞咽困难)和转移症状(如锁骨上淋巴结肿大、腋下淋巴结肿大,还可出现远处脏器转移)。CT 平扫时可发现位于纵隔旁两肺上叶的软组织肿块,密度均匀或不均匀,边缘有不规则毛刺,与纵隔分界不清;增强扫描可清晰显示肿瘤对上腔静脉的压迫与侵蚀,表现为肿瘤与上腔静脉管壁分界不清,甚至侵入管腔内生长,上腔静脉管腔受压变形或不规则变细,梗阻平面远端的静脉血管扩张,当上腔静脉完全闭塞时表现为强化的上腔静脉管腔突然截断,梗阻平面以下完全无对比剂充填,可伴有胸腔积液、心包积液等表现(图 18-4-2、图 18-4-3)。

2)淋巴瘤:本病累及纵隔时,肿大淋巴结压迫上腔静脉即可引起本症。多见于儿童、青壮年及中年,以男性居多。在 CT 扫描时霍奇金淋巴瘤多表现为纵隔内多发肿大的淋巴结,密度均匀,部分病变相互融合形成软组织肿块;非霍奇金淋巴瘤则多表现为纵隔内呈浸润性生长的巨大软组织肿块,可伴有胸腔积液、心包积液。增强扫描时淋巴瘤一般呈轻-中度均匀强化。淋巴瘤对上腔静脉一般为单纯的压迫作用,造成上腔静脉、左侧锁骨下静脉的管腔呈鼠尾状狭窄甚至闭塞,梗阻远端的血管扩张。确诊主要根据病变淋巴结活检病理检查,淋巴结穿刺涂片检查也有助于诊断(图 18-4-4)。

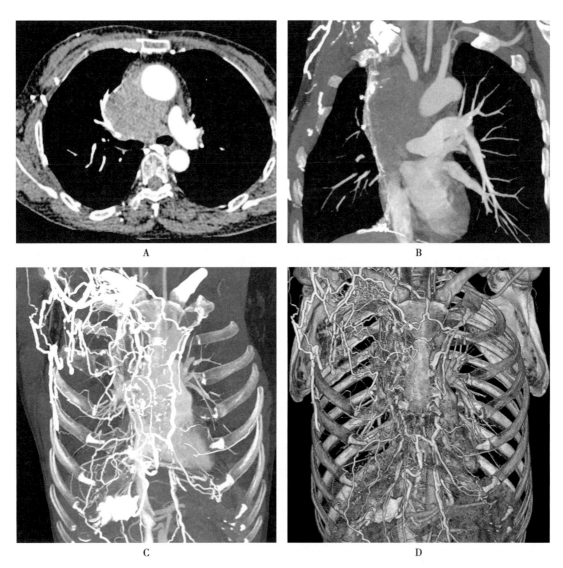

图 18-4-1 侧支循环形成

A. 水平面图像示纵隔内软组织密度肿块影，边界尚清晰；B. 最大密度投影图像示上腔静脉受压改变，管腔明显狭窄，其内低密度充盈缺损区；C、D. 最大密度投影图像、容积再现图像示胸壁多发静脉侧支循环血管开放

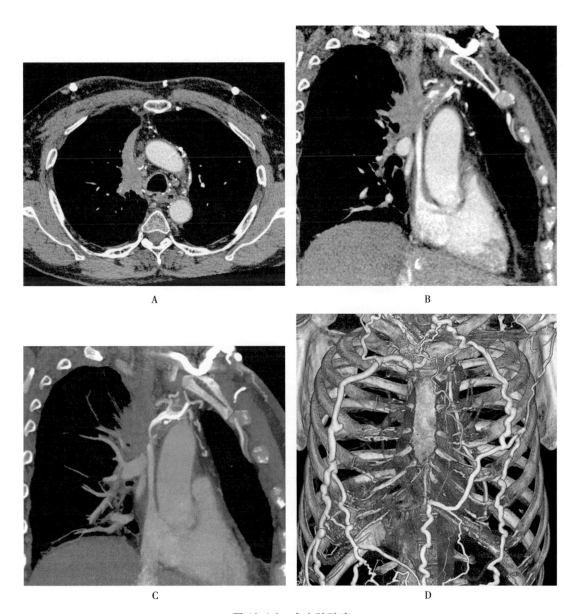

图 18-4-2　右上肺肺癌

A. 水平面图像,示右肺上叶纵隔旁条片状软组织密度影,与上腔静脉分界不清晰,上腔静脉内可见低密度充盈缺损区;B、C. 多平面重组图像、最大密度投影图像,示上腔静脉受侵,下段管腔明显狭窄,双侧头臂静脉低密度充盈缺损区;D. 容积再现图像,示胸壁侧支循环血管开放显影

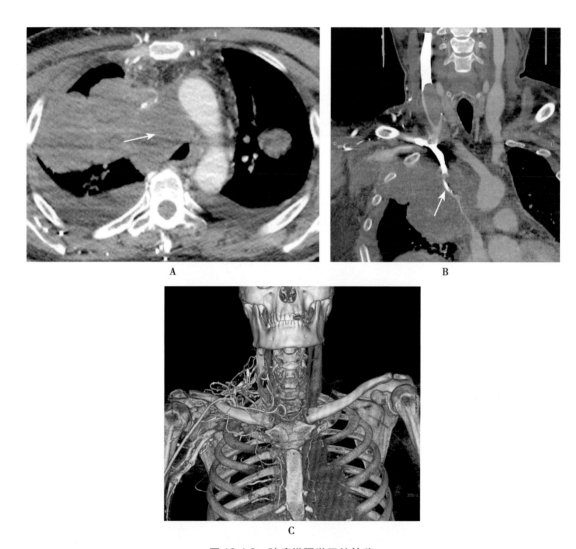

图 18-4-3 肺癌纵隔淋巴结转移

A. 水平面图像示双肺尖、纵隔内多发软组织密度肿块，上腔静脉、右侧头臂静脉受压改变，右侧颈内静脉及右侧头臂静脉内条片状低密度影（箭）；B. 曲面重组图像示上腔静脉及右侧头臂静脉受压变窄，右侧头臂静脉及右侧颈内静脉内栓子形成（箭）；C. 容积再现图像示右侧胸壁多发侧支循环形成

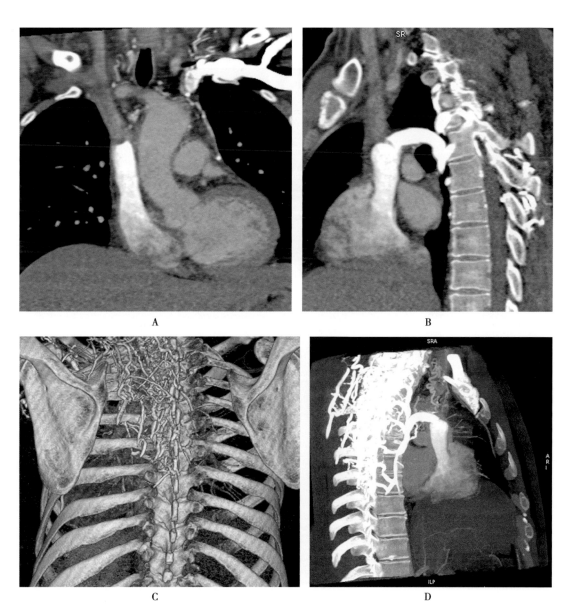

图 18-4-4 纵隔淋巴瘤

A. 冠状位重组图像示右侧头臂静脉低密度影,上腔静脉显影良好;B. 矢状位重组图像示右侧头臂静脉栓子形成,后纵隔多发侧支循环血管形成;C、D. 容积再现图像、最大密度投影图像示多发侧支循环形成

　　3）纵隔原发肿瘤：胸痛、胸闷为常见症状。畸胎瘤侵及肺部可引起咳嗽、咳痰、咯血或咯毛发；胸腺瘤有时伴重症肌无力。恶性纵隔肿瘤可引起上腔静脉梗阻，血性心包，霍纳征或血性胸水。CT 平扫多表现为纵隔内的不规则软组织肿块，边界不清，密度均匀或不均匀；增强扫描病变有不同程度的强化征象，包绕上腔静脉或侵入上腔静脉内生长，造成上腔静脉梗阻或闭塞，可见不同程度的侧支循环。前纵隔肿瘤可用针吸活检帮助诊断，但一定要排除主动脉瘤的可能性。必要时可做主动脉造影（图 18-4-5）。

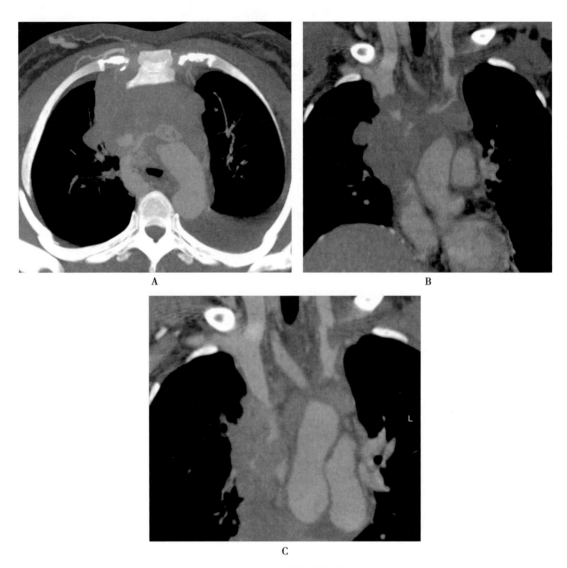

图 18-4-5　纵隔淋巴瘤

A. 最大密度投影图像示双侧头臂静脉低密度影；B. 冠状位重组图像示上腔静
脉受压变窄，双侧头臂静脉及上腔静脉栓子形成；C. 曲面重组图像示上腔静
脉受侵犯，上腔静脉内栓子形成

　　4）慢性纤维性纵隔炎：可发生于任何年龄，以中、老年为常见；可有损伤、肺部感染史，也可为特发性。病理改变为纤维组织增生与瘢痕收缩，伴有局灶性白细胞浸润或钙化，有时还合并奇静脉淋巴结结核或淋巴结肿大。CT 扫描表现为纵隔内正常的脂肪密度为软组织

肿块所取代,边界不清,上腔静脉可受压闭塞。本病应注意排除可能引起上腔静脉阻塞的其他病因,如纵隔的恶性和良性肿瘤、纵隔淋巴结转移、结核性淋巴结炎以及升主动脉瘤等,结合病史、体征及辅助检查才可做出诊断。

5)上腔静脉血栓:有安装心脏起搏导管、中心静脉压监测和静脉高营养导管或漂浮导管的病史,结合确切的上腔静脉阻塞体征即可确定诊断。超声心动图检查可以协助诊断(图18-4-6)。

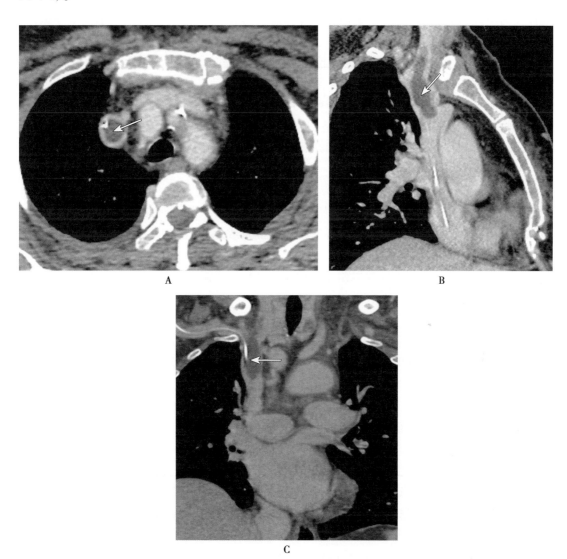

图 18-4-6　上腔静脉血栓
A. 水平面图像示上腔静脉内导管及条片状充盈缺损影(箭);B、C. 多平面重组图像、最大密度投影图像示上腔静脉血栓的范围及管腔的通畅情况(箭)

二、上腔静脉血栓

上腔静脉血栓发病率在深静脉血栓中占 1%~4%,其中 80% 是由于中心静脉导管和肿瘤所致,20% 是由于静脉创伤所致。深静脉置管的并发症发生率为 5%~19%,其中包括深静脉血栓形成。深静脉置管所致的深静脉血栓多发生于下肢,发生于上肢、锁骨下静脉及颈内静脉的深静脉血栓比较少见,约占全部深静脉血栓的 2%～3%,并可继发头臂静脉甚至上腔静脉血栓,主要转归为肺动脉栓塞(2%～35%)和血栓形成综合征(7%～46%)。

静脉造影检查为诊断血栓形成的"金标准",但其存在有创、费用昂贵等缺点,血管彩色多普勒超声检查虽然为无创性检查且花费较低,然而值得注意的是部分静脉血栓血管彩色多普勒超声检查往往不能发现,特别是在胸内大血管的检查方面,彩色多普勒超声检查的精确性尤为不佳,CTA 检查能够确定是否有静脉血栓的形成,并且可以直观显示狭窄静脉,是临床常用的诊断上腔静脉血栓的方法。

1. **临床表现**　上腔静脉系统的血栓由于身体位置的原因,如上肢活动较多,患者站立时,由于重力作用,尤其在咳嗽时,血栓容易脱落,堵塞肺动脉造成肺血栓栓塞症,是上腔静脉血栓形成最严重的并发症,占 12%～16%,且病死率高。上腔静脉血栓也是导致上腔静脉综合征的另一重要原因。但应注意的是,并非所有的上腔静脉血栓都会引起上腔静脉综合征的出现,只有当管腔狭窄达到一定程度,严重影响上腔静脉及其属支血液回流时才会出现相应的临床症状。

2. **病理生理**　上腔静脉血栓形成,当管腔狭窄达到一定程度,会引起上半身血液回流障碍的一系列病理生理变化,如静脉高压、静脉性充血。临床会出现头颈部潮红、颜面部、上肢和胸壁明显肿胀、胸闷、头晕,随之出现颈静脉扩张或怒张,进一步发展为不能平卧或睡眠、呼吸困难、端坐呼吸、球结膜水肿等,严重者可昏迷死亡。发展缓慢者症状常较轻,多在睡眠后发生头面部肿胀。上腔静脉阻塞后代偿可产生侧支循环,侧支循环的建立,可部分缓解症状。

3. **诊断要点**

(1) CTA 表现:CT 平扫时可无阳性发现,当合并血栓钙化时,可表现为上腔静脉管腔内偏一侧分布的高密度影;CTA 扫描表现为上腔静脉管腔内偏心性分布的不规则充盈缺损区,边界清晰,邻近管腔狭窄;当上腔静脉内血液回流受阻时,可出现上腔静脉综合征的 CTA 征象。多平面重组图像有助于显示血栓的范围及上腔静脉管腔的改变。最大密度投影和容积再现图像在显示侧支循环血管方面有着独特优势(图 18-4-7)。

(2) 鉴别诊断

1) 上腔静脉癌栓:增强扫描有助于区分两者,上腔静脉癌栓一般有明显强化,血栓则不会强化。另外,癌栓多伴有原发恶性肿瘤的病史,而血栓患者多有凝血功能的异常。

2) 原发性上腔静脉肿瘤:上腔静脉肿瘤是指原发于上腔静脉的大血管肉瘤,是一种罕见的心血管疾病。肿瘤起源于上腔静脉内皮,由于上腔静脉肿瘤的部位和特性,其不断生长会出现上腔静脉阻塞,导致上腔静脉压迫综合征。这与肿瘤外压产生的上腔静脉压迫综合征的病理生理学特性一致。上腔静脉肿瘤的病理各式各样,有分化程度不定的恶性纤维组织细胞瘤、血管肉瘤、骨肉瘤和不典型增生等。原发性上腔静脉肿瘤多表现为同时向管腔内外生长的软组织肿块,密度不均,增强扫描时有强化,CT 可以较好地显示病变部位、形态及范围,但对于早期病变的诊断难以与静脉栓塞、纵隔肿瘤的压迫相鉴别。

三、上腔静脉瘤

1. **临床表现**　上腔静脉瘤罕见,国内外以个案报道较多。病因不明,可能与先天性发

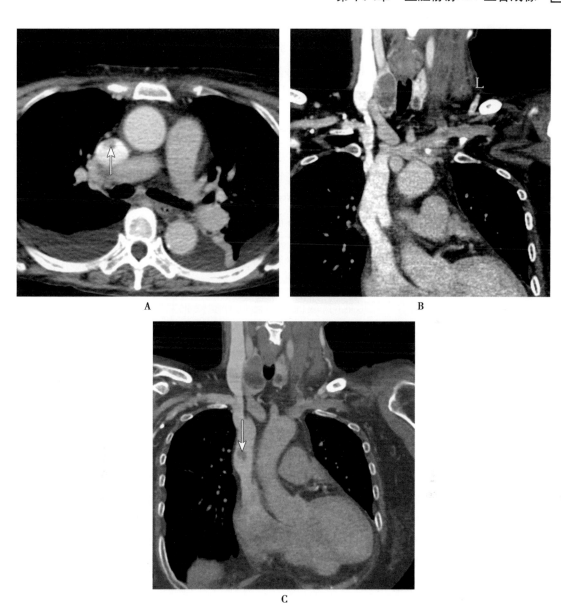

图 18-4-7　上腔静脉血栓

A. 水平面图像,示上腔静脉管腔内小片状充盈缺损区(箭);B、C. 多平面重组图像、最大密度投影图像,示上腔静脉内血栓范围、大小及上腔静脉狭窄程度(箭)

育缺陷、炎症、畸形、创伤、血管的退行性变等有关。临床往往无明显症状,或仅有轻微胸骨后不适或疼痛,但并发症,如静脉瘤破裂、肺动脉栓塞、静脉梗阻闭塞等常危及生命,且其并发症发生率及病死率随瘤腔增大而升高,故应积极早期治疗。

2. **病理生理**　上腔静脉瘤系上腔静脉局限性扩张,可以是原发性的,也可以是继发性的。前者是由于静脉壁结构发育不良,管壁局限性薄弱和扩张而成;后者由于腔静脉阻塞压力长期增高和过度充盈所致。除肿瘤等因素直接压迫外,各种导致右心压力增高,血液回流受阻的心脏病变均可产生腔静脉瘤样扩张。不明原因的腔静脉瘤样扩张通常被认为是先天性的。

3. 诊断要点

(1) CTA 表现：上腔静脉瘤 CT 表现较为典型，平扫表现为上纵隔的软组织密度影，边界清晰，少数可伴钙化。CTA 有助于定性诊断，表现为上腔静脉呈囊状或梭形增宽，边界清晰，强化程度与邻近上腔静脉相同；当瘤腔内伴有血栓形成时，表现为管腔内局限性充盈缺损。对于瘤体较大者，需仔细分辨其与邻近上腔静脉的关系以及肺动脉栓塞等并发症。图像后处理技术在上腔静脉瘤诊断及术后随访中有非常重要的价值，有助于显示瘤体大小、范围、及其与邻近大血管关系、有无血栓等。

(2) 鉴别诊断：上腔静脉瘤与上腔静脉密切相连，瘤体强化程度与上腔静脉一致，通过在水平面和 MPR 图像仔细观察病变与上腔静脉的关系，一般不难做出诊断。

1) 上腔静脉瘤的影像学诊断必须和上腔静脉扩张进行区别。上腔静脉瘤的形成必须是管腔局限性扩大，大于邻近正常管腔一倍以上。上腔静脉瘤体大小不受呼吸运动、体位改变影响而改变，瘤内往往有血栓形成甚至机化。而上腔静脉扩张往往范围较长，大小形态随呼吸、体位改变有所变化，很少有血栓形成。

2) 当上腔静脉瘤内有血栓形成时，应注意与恶性肿瘤侵犯上腔静脉相鉴别，恶性肿瘤侵犯上腔静脉常伴管腔外的软组织肿块形成。

3) 还需与其他常见的纵隔病变相鉴别，如心上型全肺静脉异位引流、胸腺瘤、皮样囊肿、畸胎瘤以及胸骨后甲状腺瘤等，这些病变均有特征性表现，一般容易区分。

第五节　上腔静脉成像技术优选

1. CT 血管成像的诊断价值　上腔静脉是上半身静脉回流和介入操作的重要通道，临床实际工作中经常会遇到纵隔或胸部病变压迫或侵及上腔静脉、恶性肿瘤导致上腔静脉内瘤栓形成及上腔静脉的变异和自身病变等，此时清晰地显示上腔静脉及其病变具有重要的临床意义。超声检查在上腔静脉病变的评价中能够在一定程度上明确纵隔肿瘤性病变与上腔静脉的关系，但超声容易受到肺部气体和胸壁骨组织的影响，也难以反映上腔静脉综合征时侧支循环血管建立的情况，此外超声也不宜用于上腔静脉支架术后的随访。静脉血管造影可以直观地评估上腔静脉情况，明确上腔静脉综合征时管腔阻塞的程度和范围，但 DSA 为有创检查，存在一定的风险和并发症，并且无法显示管腔外病变及周围结构情况，难以满足临床要求。

CT 上腔静脉血管成像技术既可以直观地显示上腔静脉及主要属支，又能了解原发病变与上腔静脉的关系，同时可以通过完善的后处理方法，清晰地显示微小病变和血管，为临床提供丰富的信息，有利于临床治疗方案的制订。CT 上腔静脉血管成像技术是目前上腔静脉检查首选的检查方法之一。

2. 准确率与局限性　螺旋 CT 上腔静脉血管成像能够获得良好的上腔静脉和/或侧支血管图像，即使是严重受压、管腔极小的上腔静脉亦可显示其闭塞情况。可以准确诊断各种上腔静脉病变，显示其阻塞部位、程度与侧支静脉，并可做出病因诊断，为临床诊断和治疗上腔静脉病变提供足够的信息，有助于制订治疗方案和评估疗效。

螺旋 CT 上腔静脉造影技术及临床应用研究相关报道很少，如何得到清晰的图像同时尽可能地降低辐射剂量是临床工作的重点和难点。使用单侧肢体注射对比剂显示上腔静脉的主要问题是非注射侧不含对比剂的血液与注射侧含对比剂的血液混合后,会出现明显的旋涡样伪影,影响图像质量进而影响诊断。使用双侧肘前静脉注射对比剂能够减少血管相关伪影,清晰显示上腔静脉阻塞程度及侧支循环情况,但是此方案必须使用专用的 Y 形连接管,且稀释对比剂时需严格无菌操作。

（刘　杰）

第十九章

下腔静脉 CT 血管成像

第一节　下腔静脉解剖

一、正常解剖

　　下腔静脉(inferior vena cava)是人体最大的静脉干,位于腹膜后,由左、右两侧髂总静脉在第 4~5 腰椎体右前方汇合而成,沿腹主动脉右侧上行,通过肝的腔静脉沟后,穿膈的腔静脉裂孔进入胸腔,再穿纤维心包进入右心房(图 19-1-1)。

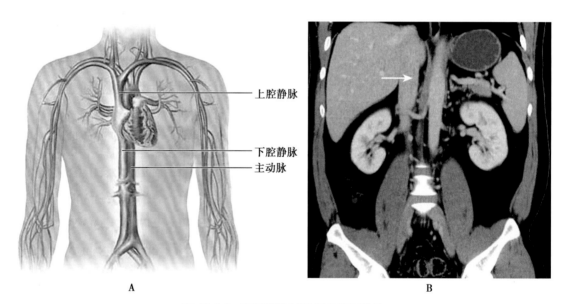

上腔静脉

下腔静脉
主动脉

A　　　　　　　　　　　　　　　　　　B

图 19-1-1　下腔静脉(箭)正常解剖结构

　　下腔静脉一般分为肝下段、肝段和肝上段,收集下肢、盆腔脏器、盆腔壁、腹壁回流的静脉血。下腔静脉的属支分壁支和脏支两种,多数与同名动脉伴行。

　　壁支:包括膈下静脉和腰静脉。膈下静脉:右膈下静脉终止于下腔静脉,左膈下静脉常有两支:一支终止于左肾静脉,或者注入左肾上腺静脉;另一条向前经过食管裂孔进入下腔静脉。膈下静脉与周围静脉存在较多交通,除膈下静脉与膈肌静脉的交通、左膈下静脉与胃左静脉的交通在正常情况下可观察到外,其他交通情况在肝硬化、肝癌(HCC)多见。各腰静脉汇合成一条纵行的静脉,即腰升静脉,右侧腰升静脉向上移行为奇静脉,左侧腰升静脉向上移行为半奇静脉(该静脉在第 8~9 胸椎高度转向右行注入奇静脉),奇静脉在第 4~5 胸椎高度形成奇静脉弓,转向前行,跨越右肺根上缘,注入上腔静脉。

脏支:包括右睾丸(卵巢)静脉、肾静脉、右肾上腺静脉和肝静脉等。左侧睾丸静脉或卵巢静脉以直角汇入左肾静脉,右侧睾丸静脉或卵巢静脉以锐角直接进入下腔静脉。左侧肾上腺静脉注入左侧肾静脉,右侧则注入下腔静脉。肝静脉有肝左静脉、肝中间静脉、肝右静脉在腔静脉沟的上端注入下腔静脉(该处称第二肝门),肝静脉汇入下腔静脉的方式有四种形式:①Ⅰ型为肝右静脉单独汇入下腔静脉,肝左静脉和肝中静脉共干后汇入下腔静脉;②Ⅱ型为肝右静脉单独汇入下腔静脉,肝左静脉和肝中静脉合干后汇入下腔静脉;③Ⅲ型为肝右静脉、肝左静脉和肝中静脉分别单独汇入下腔静脉;④Ⅳ型为肝中静脉和肝右静脉共干后汇入下腔静脉,肝左静脉单独汇入下腔静脉。肝内一些小静脉(一般称为副肝静脉或肝短静脉),包括肝右后静脉和引流肝尾叶的静脉在腔静脉沟的下段内汇入下腔静脉(该处称第三肝门),副肝静脉扩张、增粗常提示肝静脉存在病变。

二、解剖变异

(一) 下腔静脉解剖变异的发生机制

下腔静脉胚胎发育过程复杂,于第 6~8 孕周由 3 对胚胎静脉构成:后主静脉、下主静脉和上主静脉。第 4 周胚胎尾部的静脉回流依赖后主静脉,随后下主静脉、上主静脉依次出现。下主静脉主要于第 6 周发育,并逐渐替代后主静脉。右侧下主静脉与肝血窦相连形成肝右静脉,同时还参与构成下腔静脉肾前段。上主静脉主要于第 7 周发育,其尾端形成下腔静脉肾后段,头端分别于右侧和左侧形成奇静脉和半奇静脉,右下主静脉与右上主静脉汇合段形成下腔静脉肾段。此时下腔静脉包括肾后段、肾段、肾前段、肝段 4 个部分。胚胎生长期间 3 对胚胎静脉的发生、汇合及替代过程中任何异常均可导致下腔静脉畸形。

(二) 下腔静脉解剖变异的分类

先天性下腔静脉畸形类型繁多,目前分类尚不统一,其中一些类型发生率极低。Chuang等根据下腔静脉的胚胎发生异常将其简要归纳为 3 大类:肾后段畸形,包括下腔静脉后输尿管、双下腔静脉畸形和左下腔静脉畸形;肾段畸形,包括环主动脉型左肾静脉与腹主动脉后左肾静脉;肾前段畸形,即下腔静脉异位连接。一般将下腔静脉畸形分为 6 类:

1. **左下腔静脉畸形**　为右侧上主静脉退化时,左侧上主静脉未退化所致。左位的下腔静脉起始于左侧髂总静脉并常与左肾静脉相连,其发生率为 0.2%~0.5%,一般无临床症状。下腔静脉异位,在 CT 检查中较易诊断,CT 增强检查,表现为肾静脉水平以下腹主动脉左侧与之相伴行的静脉血管影,向上汇入左肾静脉,腹主动脉右侧无正常的下腔静脉(图 19-1-2)。但在该血管强化程度欠佳时,应注意与腹膜后淋巴结相鉴别。

2. **双下腔静脉**　是在发育过程中双侧上主动脉同时存留的结果,该类畸形发生率约为 0.3%,由于不引起静脉回流受阻,因而没有明显临床症状。CT 增强表现为正常下腔静脉沿脊柱右侧走行的同时有一支左下腔静脉存在多起自左侧髂总静脉向上汇入左肾静脉(图 19-1-3),部分双下腔静脉畸形患者左侧下腔静脉在上升到肾静脉水平时通过一血管结构绕过腹主动脉前方或后方汇入右侧下腔静脉。双侧下腔静脉可以等大,也可以一侧大于另一侧。该类型在增强 CT 上较易诊断,需注意不要将它误认为增大的淋巴结,并注意和左下腔静脉、左侧增大的生殖腺静脉相鉴别。

3. **下腔静脉肝段缺如奇静脉代偿引流至上腔静脉**　发育过程中为右侧卵黄静脉和右

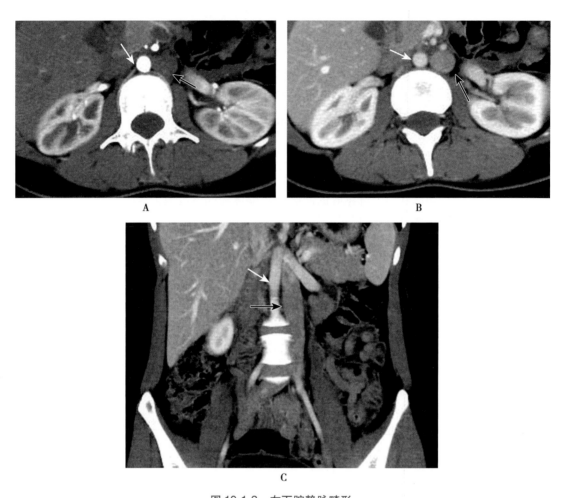

图 19-1-2 左下腔静脉畸形

A、B. 水平面动脉期和门脉期图像,显示下腔静脉(黑箭)位于腹主动脉(白箭)左侧;C. 冠状面图像清楚显示下腔静脉走行于腹主动脉左侧

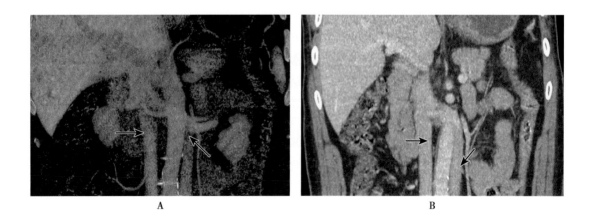

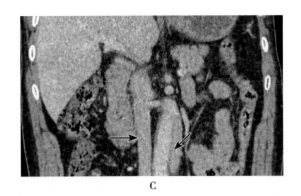

图 19-1-3　双下腔静脉畸形
A.CTA 的 VR 图像;B、C.冠状面图像,均清晰显示双
侧各一下腔静脉(箭)走向腹主动脉旁

侧下主静脉间未正常吻合,导致右侧下主静脉萎缩,血液经下主-上主静脉吻合支流入上主静脉系统。常伴有先天性心脏病、多脾综合征等,可产生相应临床症状。CT 增强表现为下腔静脉在第二肝门处形成盲端(图 19-1-4),半奇静脉明显扩张,在心底水平跨过中线注入增宽的奇静脉,再向上汇入上腔静脉。

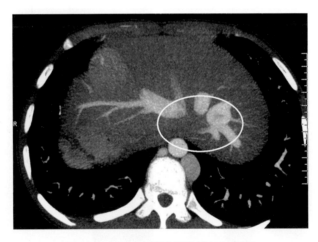

图 19-1-4　下腔静脉肝段缺如(椭圆)

　　4. **左肾静脉环绕主动脉**　左侧上主静脉和中线背侧吻合支的存留所致。一般无临床症状,当腹主动脉后肾静脉受压,会出现血尿、蛋白尿等症状。CT 增强表现为左肾静脉分前后两支,分别走行于腹主动脉的前方和后方,跨过中线结构汇入右侧下腔静脉。该类畸形在水平面上显示效果较差,在二维曲面重组图像中显示效果最佳,可以观察该畸形的全貌。

　　5. **环下腔静脉输尿管**　在胚胎 12 周时,随着后肾的发育,右输尿管伴随着后肾从盆腔上升,穿过后、下和上主静脉形成的血管环,该环的前部主要由后主静脉组成,在正常发育过程中,右侧的后主静脉退化萎缩,下腔静脉主要由下主静脉和上主静脉演变而成。因而输尿管位于下腔静脉之前。如果右侧后主静脉未能退化,并发育为下腔静脉的主要部分,则右输尿管就位于下腔静脉的后方并绕至其内侧后再自其前方下行,从而形成下腔静脉后输尿管。Bateson 根据输尿管在下腔静脉后位置的高低将本病分为低袢型(Ⅰ型)和高袢型(Ⅱ型),低祥型常见,高祥型罕见。由于输尿管位于下腔静脉和脊柱之间,故可受到挤压而使上段输尿管及肾盂扩张积水,继发感染甚至形成结石。下腔静脉后输尿管临床症状一般轻微,常表现为右侧腰部隐痛或胀痛不适,伴血尿或脓尿,或无任何症状。曲面重组图像可以清楚地显示输尿管走行于下腔静脉的后方,三维尿路成像提高了尿路疾病诊断的灵敏度及特异度,可清楚地显示肾盂、输尿管的数量、形态、走行及与周围结构的关系(图 19-1-5)。

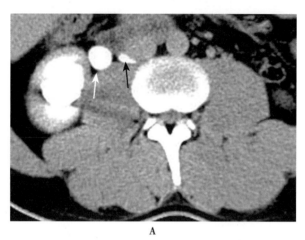

A

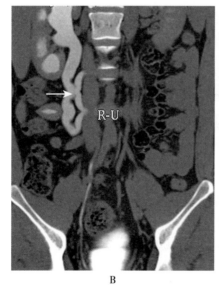

B

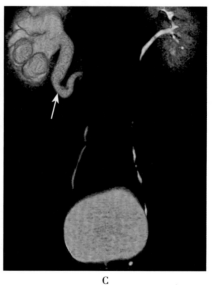

C

图 19-1-5　环下腔静脉输尿管

A、B.水平面和曲面重组图像,可以清楚地显示输尿管(白箭)走行于下腔静脉(黑箭)的后方;C.VR 图像清楚显示环绕下腔静脉走行的右侧输尿管(白箭)和扩张的肾盂肾盏

　　6. 主动脉后左肾静脉　发育过程中因左侧上主静脉和主动脉后的吻合支存留,相应的主动脉前的吻合支完全退化而产生。当左肾静脉由于主动脉和脊柱的挤压而引起回流障碍时称后胡桃夹综合征(nut cracker syndrome,NCS),是临床不明原因的血尿或蛋白尿的病因之一,CT 增强表现为主动脉后左肾静脉主干或分支受压,近端增粗(图 19-1-6),其属支包括左侧性腺静脉、肾上腺静脉及腰静脉曲张,严重时可影响肾功能,需进行手术矫正。此外,术前充分了解有

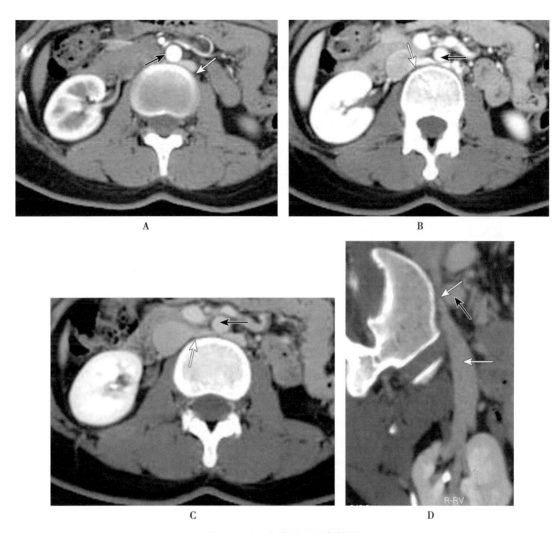

图 19-1-6　主动脉后左肾静脉

A、B.动脉期水平面图像;C.静脉期水平面图像;D.MPR 图像,均清楚显示左肾静脉(白箭)由于主动脉(黑箭)和脊柱的挤压而引起回流障碍,左肾静脉近端扩张(白箭)

无主动脉后型左肾静脉解剖变异,对于肾脏手术、肾移植供肾的选择有重要的临床意义。

第二节　下腔静脉检查技术

一、扫描技术

(一) 检查前准备

扫描前应对患者的呼吸及屏气进行训练。先嘱患者重复 3~5 次深呼吸后,再要求其平静吸气末屏气,若患者屏气时间不能达到扫描时间,应先嘱患者在扫描进行过程中尽量屏气,在憋不住的情况下,缓慢的吐气,直至扫描结束,以便降低胸腹部运动对图像产生的影响。

(二) 扫描方法及扫描参数

1. **扫描参数**　管电压 100~120kV,管电流 200~400mA/rot 或采用自动管电流调制,最薄探测器宽度 0.5~0.75mm,重建层厚/层间距 1~1.5/0.5~0.75mm,扫描范围为右心房层面至耻骨联合。

2. **患者体位**　仰卧位,双手向头侧平伸,扫描方向足侧向头侧扫描。

二、对比剂使用技术

流经上腔静脉的高浓度对比剂所形成的条状伪影及常规经一侧上肢注射对比剂,对侧头臂静脉及双侧颈静脉中不含对比剂的血流使上腔静脉内对比剂混合不均造成血流相关伪影,严重影响了对上腔静脉及其邻近结构的观察。当上腔静脉 CT 值为 200HU 时,无明显伪影,而当其高于 250HU 时就可出现条状伪影,因此,适当降低对比剂浓度并使其在上腔静脉内均匀分布是成功进行上腔静脉 CTA 检查的关键。

1. **直接法**　采用浓度为 350mgI/ml 的对比剂,按照对比剂 10~15ml 和生理盐水 60~90ml 比例 1:6 混合稀释后,采用双筒双流技术经双侧足背静脉注入混合液,注射流速为 2ml/s,延迟 60s 进行扫描。

2. **间接法**　采用浓度为 350mgI/ml 的对比剂,注射流速为 3.5ml/s,对比剂总量为患者体重×1.8ml/kg,以同样的注射流速追加 20ml 生理盐水,第一期延迟时间为 60s,观察门静脉和肝静脉,第二期注射对比剂后 150s 开始扫描,观察下腔静脉。

第三节　图像后处理技术

1. **MPR 技术**　MPR 将数据像素重新排列,可以得到任意角度的二维图像,能够多平面清晰显示血管、血管病变以及血管与周围组织之间的关系,并可测量血管管径。

2. **CPR 技术**　CPR 属于 MPR 的一种特殊技术,可以将弯曲血管拉直显示在一个平面,然后从多角度、全程显示管腔内外结构,能够较好地观察下腔静脉狭窄的位置、程度、范围、有无栓子形成以及下腔静脉周围情况。

3. **MIP 技术**　MIP 类似 DSA 图像,能够反映组织间的密度差异,对比度较高,能够区别钙化与对比剂,但是 MIP 易受骨骼影响,对于血管腔内的具体情况显示不佳,如真性狭窄还是栓子所致狭窄的区分;其次,MIP 图像管腔直径的显示与 CT 值有关,只有适宜的 CT 值才能反映真实管腔,这一点有赖于操作者的经验水平。

4. **VR 技术**　VR 图像利用完整的扫描数据,伪彩显示感兴趣区三维结构,图像直观、立体感强,能够同时显示感兴趣区血管、骨骼、软组织等不同结构,其图像亦可任意角度、任意方位旋转显示,展现鲜明的解剖关系。

5. **VE 技术**　是重建血管腔内表面立体图像,以模拟光学纤维内镜效果的方式来显示血管腔内结构,并附加伪彩色而获得血管三维或动态三维的解剖学图像。

第四节　临床应用

一、巴德-吉亚利综合征

巴德-吉亚利综合征(Budd-Chiari syndrome,BCS)是由于各种原因所致的肝静脉分支和/或肝段及肝上端下腔静脉膜性或阶段性狭窄、闭塞或肝小静脉狭窄、闭塞多导致的血液回流障碍,继而形成肝脏淤血、门脉高压、肝功能受损以及产生肝大及疼痛、腹水及下肢水肿等为临床表现的一组综合征,也称布-加综合征。

(一) 临床表现

BCS 最常发生在 20~45 岁的青壮年,男性发病率高,临床表现与阻塞部位有关,肝静脉阻塞者主要表现为腹痛、肝脏肿大、压痛及腹水;下腔静脉阻塞者在肝静脉阻塞临床表现的基础上,常伴有下肢水肿、下肢溃疡、色素沉着,甚至下肢静脉曲张,病变波及肾静脉者,可出现蛋白尿,甚至表现为肾病综合征,根据患者症状出现缓急进行临床分型。

1. 急性期　病程多在 1 个月以内,此型患者临床表现非常近似急性肝炎和急性重型肝炎,骤然发作腹痛、腹胀,随即出现肝脏肿大和大量腹水,腹壁静脉扩张,伴有不同程度的肝脏功能损害,重症患者呈现休克或肝功能衰竭迅速死亡。

2. 亚急性期　病程在 1 年以内,临床表现最为典型,腹水是基本特征,腹水增长迅速,持续存在,多呈顽固性腹水,多数患者有肝区疼痛,肝脏肿大,压痛,下肢水肿往往与腹部,下胸部及背部浅表静脉曲张同时存在,为诊断本病的重要特征,约有 1/3 的患者出现黄疸和脾大。

3. 慢性期　除部分患者由急性期转为慢性期外,多数患者呈隐袭性起病,症状和体征缓慢出现,开始感上腹不适或腹胀,随后逐渐发生肝大,腹水和腹壁静脉扩张,少数患者有轻度黄疸,病程可经历数月或数年。病期更长者,有脾大和食管静脉曲张,甚至呕血和黑便,合并下腔静脉阻塞的患者胸、腹侧壁静脉怒张十分明显,重症患者有下肢静脉曲张,甚至足踝部发生营养性溃疡,双侧下肢静脉压升高。

(二) 病理生理

1. 肝脏组织学　BCS 肝脏组织学变化受多种因素的影响。

首先是阻塞的程度,如为完全性阻塞,则肝内组织学改变比较均匀一致;不完全性阻塞时,组织学变化差异较大。

第二是阻塞的病因,如为血液凝固性增高,各级肝静脉均可见程度不同、新旧不一的血栓形成,血管壁也可有增厚及内皮损伤;膜性梗阻时则血栓形成少见,血管壁可有不同程度的增厚。

最后是阻塞的病程,急性阻塞时,中央静脉和肝窦淤血、扩张、出血,小叶中央区肝细胞萎缩、破坏或消失,淤血区旁肝细胞可发生脂肪样变,门静脉周围,肝细胞呈再生现象。亚急性阻塞时,则见小叶中央静脉壁增厚,呈纤维性变,肝细胞萎缩和小叶间纤维组织增生,周围肝细胞再生更加显著时,形成假小结节。慢性阻塞时,产生广泛的纤维化病灶,正常肝小叶结构遭到破坏,由纤维组织和再生小结节替代,导致肝硬化和门静脉高压症,肝静脉回流受阻,肝脏淤血肿大,肝静脉和肝窦压力升高,继而肝淋巴液形成增加,经肝包膜溢入腹腔而产生腹水。

2. 侧支循环　BCS 时侧支循环的解剖学变化取决于阻塞的部位和性质。

(1) 由于三支肝静脉主干并非均受累闭塞,肝内静脉形成侧支循环相互沟通。

(2) 肝被膜静脉与膈下静脉之间产生粗大而丰富的交通血管,形成肝体静脉侧支循环。

(3) 肝脏血流亦可经肝奇静脉侧支循环引流到上腔静脉。

(4) 门体静脉吻合支形成,尤其是胃冠状静脉,胃短静脉与奇静脉,半奇静脉的分支相吻合,形成胃底和食管下段黏膜下静脉曲张。

(5) 肝背静脉代偿性扩张,尾叶充血和增生肥大而压及下腔静脉,若门静脉也有栓塞,肝脏血流停滞而发生梗死,患者短期内死于肝衰,BCS 合并门静脉血栓的发生率为 20%。

（三）诊断要点

1. CTA 表现 巴德-吉亚利综合征的 CT 表现主要是:

（1）平扫肝脏体积增大,尤以尾叶增大较具特征性,肝脏呈弥漫性低密度或不均匀低密度改变。增强扫描在肝脏的中央部分出现斑片状强化,周边呈低密度;延迟扫描时密度逐渐趋于均匀而整个肝脏呈等密度改变。这被认为是 BCS 较为特征性的 CT 表现。病程较长者有时可表现为肝脏缩小,边缘呈结节状,肝尾叶增大。

（2）肝静脉阻塞在肝内表现为肝静脉不显示或显示不清,也可表现为密度较低的一条或两条管状影向第二肝门处汇集,扩张的肝静脉之间有时还看到交通支血管增强。有时可见对比剂积聚在扩张的肝静脉内。在部分 BCS,发现位于相当第三肝门的层面直接开口于下腔静脉的副肝静脉。

（3）腔静脉型 BCS 的可见下腔静脉肝后段变细或不显影,同时可见下腔静脉内出现小斑点状、斑片状或大片状钙化。大部分阻塞以下的下腔静脉管径增粗,有时可见充盈缺损的血栓影。

（4）肝内外侧支血管的出现对于确诊 BCS 有较大帮助。肝内侧支血管在肝静脉阻塞型中多见,CT 表现为逗号样迂回粗大的血管影或血管断面,走行不规律;肝外侧支循环（下腔静脉型 BCS 常见）表现为脊柱旁、主动脉两侧出现的扩张的半奇静脉和奇静脉前腹壁或两侧腹壁多个增粗的血管断面。

（5）BCS 的其他 CT 表现有腹水、脾脏肿大,胆囊增大等。

BCS 最常见的分型可以分三型:

（1）肝静脉型:病变仅限于肝静脉（图 19-4-1）。

（2）下腔静脉型:病变仅限于下腔静脉（图 19-4-2）。

（3）混合型:病变可见于肝静脉及下腔静脉（图 19-4-3）。

2. 鉴别诊断 巴德-吉亚利综合征的临床表现与肝硬化相似,应注意二者的鉴别。

巴德-吉亚利综合征与肝硬化的鉴别点在于:①巴德-吉亚利综合征以血管病变为主,而肝硬化则以肝实质病变为主;前者无肝炎、血吸虫病史,无长期嗜酒或服损肝药物史,CT 检

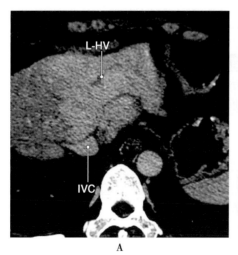
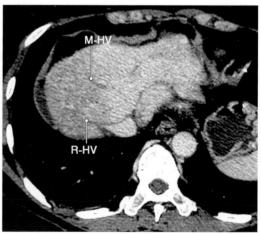

A   B

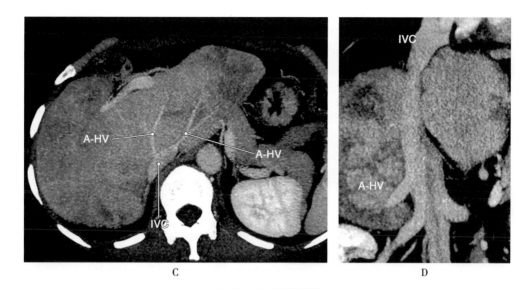

图 19-4-1　肝静脉型

A～C. 水平面图像；D. 冠状面图像,清楚显示扩张的肝静脉和开口于下腔静脉的副肝静脉,下腔静脉未见明显异常。R-HV:右肝静脉；M-HV:中肝静脉；L-HV:左肝静脉；A-HV:副肝静脉；IVC:下腔静脉

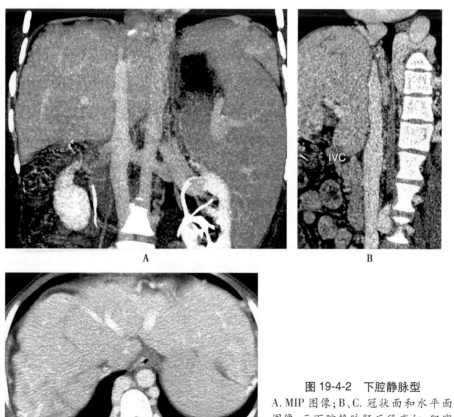

图 19-4-2　下腔静脉型

A. MIP 图像；B、C. 冠状面和水平面图像,示下腔静脉肝后段变细,阻塞以下的下腔静脉管径增粗

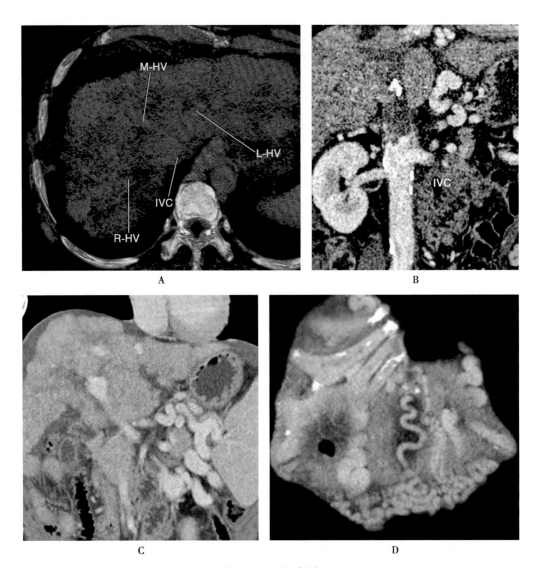

图 19-4-3 混合型

A. 水平面彩图;B. 冠状面 MIP 图像;C、D. MPR 图像,清楚显示扩张的肝静脉和下腔静脉肝段充盈缺损和下腔静脉内斑片状钙化。R-HV:右肝静脉;M-HV:中肝静脉;L-HV:左肝静脉;IVC:下腔静脉

查示肝大、肝尾状叶明显增大;肝包膜一般比较光滑;腹水量大且顽固。而后者有肝损病史,肝脏缩小(酒精性肝硬化除外),肝包膜凹凸不平,CT 检查可见肝硬化结节,腹水为反复性。②前者可见下腔静脉和/或肝静脉部分或完全性狭窄、闭塞导致血液回流受阻,梗阻段远心端可见静脉突然扩张并于下腔静脉梗阻段周围、肝静脉可见肝内侧支循环与交通支血流;后者下腔静脉往往无明显变化,肝静脉迂曲变细(主要由于肝损伤后肝组织重构导致的牵拉、变形及肝组织密度增加后导致的挤压作用),门静脉明显增宽部分可能伴有血栓或者伴脐静脉重新开放。

二、下腔静脉栓子形成

下腔静脉栓子按照性质可以分为两类,一是下腔静脉血栓(inferior vena cava thrombosis,

IVCT),二是下腔静脉癌栓(inferior vena cava tumor thrombosis,IVCTT)。

（一）临床表现

1. **下腔静脉血栓**　临床表现主要取决于栓子的大小、数量、栓塞面积及患者是否存在心、肺等器官的基础疾病。较小栓子可无任何临床症状；较大栓子可引起呼吸困难、发绀、昏厥、猝死等。有时昏厥可能是唯一或首发症状。引起肺梗死时，临床可出现"肺梗死三联征"，即胸痛、咯血及呼吸困难。

当血栓导致下腔静脉血流明显受阻或完全阻塞后，首先一侧肢体肿胀，之后对侧肢体及阴囊也肿胀，行走及运动后加剧，平卧休息后缓解，并出现胸腹壁、会阴部或精索静脉等大量侧支循环代偿扩张，血流方向均向上，慢性发病者有下肢浅静脉曲张及皮肤营养改变，如皮肤光薄、脱毛、瘙痒、湿疹、水肿、色素沉着、皮脂硬化或溃疡。若血栓向上蔓延累及肾静脉或以上平面，可出现肾静脉高压以及肾功能不全表现，如蛋白尿、血尿、全身水肿等；再向上蔓延累及肝静脉或以上平面，可出现下腔静脉高压、门静脉高压，除上述表现外，还可有肝脾肿大、腹水、食管胃底静脉曲张、上消化道出血等；若回心血量不足，心储备功能下降，会出现心悸、气促等表现。急性肝静脉阻塞可出现进行性腹水、肝昏迷等，血栓脱落可造成肺栓塞。

2. **下腔静脉癌栓**　IVCTT 最常见于肾细胞癌患者，发生率为 4%~10%，占所有 IVCTT 病例的 87%。其他可能存在 IVCTT 的恶性肿瘤疾病主要为：其他的肾肿瘤、肾上腺肿瘤、肝肿瘤、淋巴瘤、神经母细胞瘤、晚期睾丸癌、腹膜后肉瘤、腹膜后恶性转移、卵巢癌、副神经节瘤等。IVCTT 在儿童肿瘤中也不少见，临床上除由原发瘤引起的局部和全身的症状外，还可能出现因下腔静脉阻塞引起的下肢水肿、静脉曲张、腹壁静脉曲张、肝静脉阻塞表现。心血管转移的症状和体征如呼吸困难、颈静脉怒张、心脏杂音等。IVCTT 的临床症状严重程度取决于下腔静脉阻塞的部位、程度及是否形成侧支循环。

（二）CTA 表现

CT 增强扫描及三维重组可以较好地显示下腔静脉栓子形成。

下腔静脉血栓表现为下腔静脉内的低密度充盈缺损，增强扫描各期无强化(图 19-4-4)；

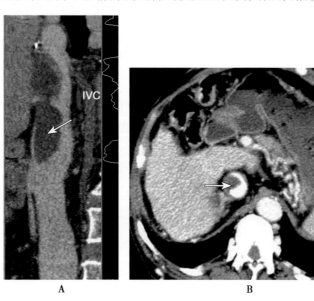

图 19-4-4　下腔静脉血栓
A. 矢状位图像；B. 水平面图像，清晰显示下腔静脉充盈缺损(白箭)

下腔静脉癌栓多伴有邻近脏器的恶性肿瘤,增强扫描动脉期可见瘤栓的不均匀强化(图 19-4-5)。

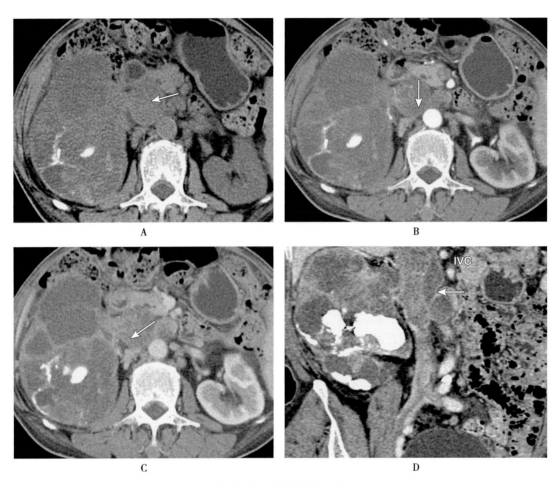

图 19-4-5　下腔静脉癌栓
A.平扫水平面图像;B.动脉期水平面图像;C.门脉期水平面图像;D.延迟期冠状面图像,清晰显示
下腔静脉癌栓(白箭)

　　CTA 是多层螺旋 CT 增强扫描的静脉重建图像,能够良好显示下腔静脉全程及其属支情况,图像类似于解剖图谱,直观而形象,深受临床医师的青睐。下腔静脉内存在附壁血栓时表现为血管腔内偏心性或向心性条状充盈缺损。CTA 还可显示侧支循环开放情况,如奇静脉、半奇静脉、腰升静脉、脊柱旁静脉丛及盆腔静脉丛等,但也存在辐射及对比剂毒性等危害。

三、下腔静脉及其属支综合征

(一) 下腔静脉综合征

　　下腔静脉综合征(inferior vena cava syndrome,IVCS)是由于下腔静脉受邻近病变侵犯、压迫或腔内血栓形成,下腔静脉滤器阻塞或新生物等原因,引起下腔静脉部分或完全性阻塞和血液回流障碍所导致的临床症候群。造成下腔静脉阻塞的原因很多,如血栓形成、先天性异常、原发性下腔静脉肿瘤、肝脏(特别是尾叶和右肝后叶)肿块压迫、腹膜后良性或恶性病变的压迫、下腔静脉本身的炎症导致的下腔静脉管腔狭窄、滤器植入后血栓形成等。下腔静脉阻塞的临床表现,因阻塞部位、范围、程度、病程长短及病因不同而有差异。螺旋 CT 检查,可清晰显示下腔静脉大小、判断有无狭窄或阻塞,以及阻塞的部位和范围,还可检测肝脾肾的大小及有无腹水等情况,可作为初步筛选诊断工具。

(二) 肾静脉压迫综合征

肾静脉压迫综合征,又称胡桃夹现象,是由于左肾静脉在回流至下腔静脉途中,在腹主动脉与肠系膜上动脉夹角处受压狭窄,以血尿或蛋白尿为主要表现的临床综合征。

1. 左肾静脉压迫综合征的解剖特点 左肾静脉压迫综合征可以分为前胡桃夹综合征和后胡桃夹综合征,分别有不同的解剖特点。

(1) 前胡桃夹综合征是由于左肾静脉于肾门部位向右走行,注入下腔静脉前,需要穿过肠系膜上动脉和腹主动脉之间的夹角(正常为 45°~60°)。当患者身高迅速增长,脊柱过度伸展,体型趋向瘦长或肾下垂等情况下,肠系膜上动脉和腹主动脉的锐角变小,使左肾静脉受压。

(2) 后胡桃夹综合征则是因为左肾静脉走行于腹主动脉与脊柱间并受到两者的挤压。左肾静脉压迫还可因为胰腺肿瘤,腹主动脉淋巴瘤以及腹膜后肿瘤压迫所致。

2. 临床表现 血尿为最常见的症状,为非肾小球性血尿,红细胞均一性较高,出血程度也不一,有的只有少量镜下血尿,但有的有大量血尿,会导致严重的贫血,血块通过输尿管时有左腹部痛或左腰部不适、疼痛并可在活动后加剧。直立性蛋白尿和直立性狭窄为左肾静脉压迫的又一典型临床表现。

3. CTA 表现 CT 诊断左肾静脉压迫综合征,东部战区总医院蔡军等认为 CT 表现符合以下者,可诊断为"胡桃夹"现象:①左肾静脉明显受压;②腹主动脉与肠系膜上动脉之间的夹角小于 45°;③左肾静脉受压前部和受压处管腔前后径之比大于 2,当大于 3 时具有明确诊断价值;④腹主动脉前壁弧形压迹;⑤压迫左肾静脉上方走行的肠系膜上动脉可见弓形隆起;⑥左肾静脉受压处上下径加长。

MSCT 血管成像可以客观地显示腹主动脉及其主要分支的解剖结构和分布走行,多角度显示肠系膜上动脉、腹主动脉、肾静脉三者之间的解剖关系(图 19-4-6),在任意断面上均可直观显示腹主动脉与肠系膜上动脉之间交角以及左肾静脉受压情况,通过测量左肾静脉受压前部管腔直径和受压部管径,观察肠系膜上动脉压迫左肾静脉处的弓形隆起以及腹主动脉前部弧形压迹,诊断胡桃夹现象不难。

(三) 髂静脉压迫综合征

髂静脉压迫综合征(iliac compression syndrome,ICS)又称 Cockett 综合征或 May-Thurner 综合征,主要是指左髂总静脉在汇入下腔静脉处受到右髂总动脉的压迫,引起的左下肢静脉回流障碍及一系列临床症状的综合征,此综合征可见于右侧,也可见于双侧,但以左侧最为常见。

其病因主要为解剖学因素引起,左右髂总静脉在 L_5 平面汇合为下腔静脉,而此处正是骶骨岬前突部位,因此左髂总静脉易受右髂总动脉与骶骨岬或 L_5 及骨盆边缘的压迫,形成腔内粘连或内膜增生。好发于青年女性,主要原因可能为女性的脊柱腰骶曲度较男性大,加重左侧髂总静脉的压迫程度。据 Fays 等将 ICS 的演变分三个阶段:第一阶段为单纯髂总静脉受机械性压迫(包括动脉搏动性压迫)引起静脉自身损害;第二阶段左髂总静脉损害加重,包括局限性静脉壁增厚,粘连带样物质的形成;第三阶段为髂股静脉血栓形成。盆腔及下肢

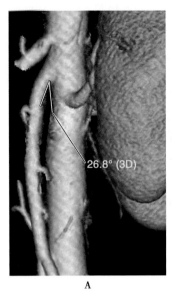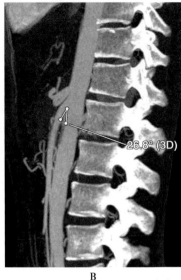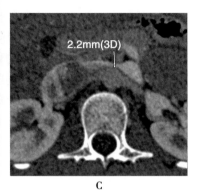

A   B   C

图 19-4-6 胡桃夹

A. VR 图像;B. 矢状位 MIP 图,腹主动脉与肠系膜上动脉之间的夹角 26.8°;C. 水平面图像,示左肾静脉明显受压

CT 能清晰显示血管关系以及其与周围骨骼和软组织的关系,利用 CT 三维重组技术,还可显示静脉及其空间关系,并能排除因异位肾、输尿管、腹膜后血肿、盆腔肿块等原因。

（四）卵巢静脉综合征

卵巢静脉综合征(ovarian vein syndrome,OVS)是女性一组少见的因卵巢静脉曲张、增粗而引起输尿管慢性梗阻的临床症候群,临床多有肾绞痛、肾积水或并发肾下垂,慢性腰痛、下腹痛,严重者导致肾功能受损。

1. OVS 病理解剖及病理生理基础　卵巢静脉位于腰大肌的前方,盆腔段位于输尿管外侧或紧贴其腹侧面上行,在第 3～5 腰椎平面时向前斜行横过输尿管移行至其内侧。卵巢静脉与输尿管相交叉这一特点是引起 OVS 的解剖基础。正常卵巢静脉直径小于 7mm,女性妊娠期可使卵巢静脉的血流量显著增加,导致部分妇女卵巢静脉瓣破坏和卵巢静脉永久性扩张。卵巢静脉扩张可引起左肾静脉或下腔静脉反流至卵巢静脉。卵巢静脉的扩张和反流造成在交叉处对输尿管的挤压。

2. 临床表现　卵巢静脉增粗压迫邻近输尿管后,导致其慢性梗阻,造成输尿管"通而不畅"引起泌尿系多发结石和反复肾盂肾炎。其主要临床表现为尿频、尿急、尿痛、尿不尽、肉眼血尿、肾绞痛、下腰痛、下腹盆腔痛和痛经等。因为慢性梗阻的始终存在,泌尿系感染及结石往往反复发生,如果得不到准确的诊断,患者往往长期经受病痛折磨,甚至多次手术治疗,更有甚者引起肾功能不全,导致严重后果。

3. CT 表现　正常情况下,CT 增强扫描动脉期仅有动脉系统和肾静脉显影,卵巢静脉不显影。如果在动脉期,卵巢静脉显影,表明卵巢静脉有反流或功能不全。静脉期,卵巢静脉显影,可对其水平面进行测量。延迟期,肾盂、输尿管显影,可以显示输尿管受压及扩展情况。

4. 鉴别诊断　OVS 主要需与输尿管癌、肿大淋巴结压迫输尿管鉴别。输尿管癌 CT 表现为壁不规则增厚或腔内充盈缺损,而 OVS 输尿管虽与卵巢静脉粘连,但内壁光整,腔内无充盈缺损影。连续层面观察及增强扫描可鉴别血管与淋巴结对输尿管的压迫。

（五）盆腔静脉淤血综合征

盆腔静脉淤血综合征（pelvic congestion syndrome，PCS）是由于盆腔静脉淤血所引起"三痛、二多、一少"为临床特点的一类综合征，即下腹盆腔坠痛、腰背疼痛、深部性交痛；月经量多、白带增多；妇科检查阳性体征少。目前尚不十分清楚，多认为是卵巢静脉功能不良（卵巢静脉扩张和血液反流）所致。

1. **临床表现**　主要症状为下腹痛，多表现为慢性钝痛，疼痛以酸胀坠痛为主，程度不同，与体位有关，站、蹲过久及疲劳时会使症状加重，平卧位会使症状有所缓解；另外，还可出现痛经、性交痛、月经改变及内脏神经系统症状。泌尿系统症状主要为尿急，还可出现尿频、尿痛。妇科检查外阴、阴道呈紫蓝色，部分可见静脉曲张，有的还可出现臀部、下肢静脉曲张。子宫稍大，常呈后位，附件区可触及增厚感，有压痛。

2. **CT 表现**　盆腔静脉淤血综合征 CT 表现为子宫旁扩张的管状结构，走行迂曲，管径粗细不均，数目不等；增强后明显强化，卵巢静脉扩张，内可见反流。

3. **卵巢静脉综合征与盆腔淤血综合征的关系**　OVS 与盆腔淤血综合征（PCS）存在明显的关联。这是因为卵巢静脉除向上引流外，还与子宫、输卵管静脉形成诸多吻合支，构成环状静脉循环，而这些生殖器官的静脉丛又与膀胱、直肠静脉丛彼此相通，所以任何一个系统循环发生障碍，均可影响其他两个系统，所以 OVS 又常常并发 PCS。CT 检查对于 PCS 的诊断具有重要意义。Coakley 等提出 PCS 的诊断标准：同侧子宫旁静脉至少存在 4 种不同的直径，至少有一种直径大于 4mm，或者卵巢静脉直径大于 8mm，他们认为 CT 检查的目的就在于准确的确定静脉曲张和找出可能引起 PCS 的继发病因。

四、下腔静脉肿瘤

下腔静脉原发性肿瘤罕见，主要是平滑肌瘤，包括良性平滑肌瘤病和恶性平滑肌肉瘤，血管平滑肌肿瘤 10 万人中约有 300 例良性和 1 例恶性。

（一）平滑肌瘤病

1. **发病机制**　血管平滑肌瘤病发生机制不十分清楚，现有两种假说：一种假说认为雌激素水平影响静脉壁平滑肌细胞增殖，发生平滑肌瘤；依据是平滑肌瘤病主要发生在绝经前女性，90% 有妊娠史，50% 合并子宫平滑肌瘤；但也有绝经后和男性发生血管平滑肌瘤病的报道。另一种假说是子宫平滑肌瘤直接侵犯静脉系统，沿腔静脉生长，但也有发生在肺静脉和肺动脉平滑肌瘤病的报道。

2. **CT 增强检查及 CTA**　表现为受累静脉腔增粗，盆腔、受累静脉及心腔内可见低密度占位相互延续，肿瘤本身呈不均匀强化。胸腹盆联合 CT 可同时检出盆腔-静脉系统-右心腔-肺动脉占位性病变，并了解其他脏器情况，如肾脏有无积水、肿瘤，肺部、肝脏有无转移，有无肝淤血、腹水、心包积液；还可显示侧支循环（图 19-4-7）。CTA 能直观全面的显示肿瘤的延伸路径，对制订手术计划、判断预后有重要意义。

3. **鉴别诊断**

（1）心房黏液瘤：多发生于左心房，附着于房间隔，不与静脉内占位相连。

（2）巴德-吉亚利综合征：影像检查可表现为下腔静脉占位，临床表现主要为下腔静脉高压，但其有明确病因（邻近病变侵犯、压迫或腔内血栓形成），可针对其进行手术、介入或内科治疗。

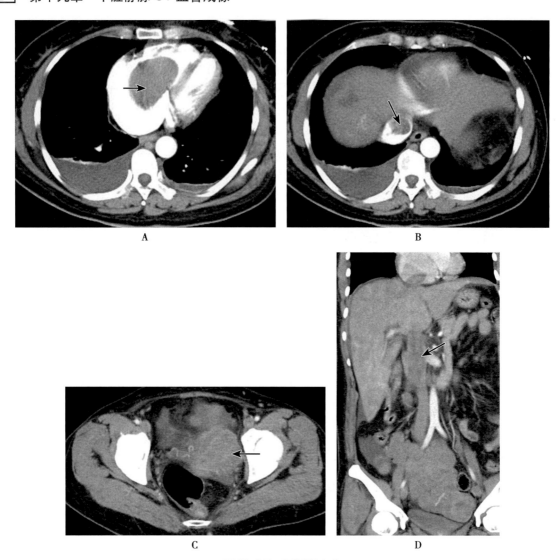

图 19-4-7 平滑肌瘤病

A~C.水平面图像;D.冠状面图像,分别显示右心腔、下腔静脉、盆腔和下腔静脉内的占位性病变(箭)

（3）血管内平滑肌肉瘤：多发生于下腔静脉。肿瘤多与静脉壁粘连,手术时不易剥离。增强 CT 肿瘤不均匀强化。早期影像表现与 IVL 难以鉴别,区别主要为其镜下核分裂象大于 5 个/10 高倍视野。晚期可发生肝脏、肺、腹膜表面转移。

（4）静脉系统血栓：静脉血栓增强扫描不强化可区分。

（5）癌栓：来自腹腔肿瘤如肾细胞癌、肾上腺癌、肾母细胞瘤的瘤栓累及下腔静脉,同时可发现原发病变。

（6）子宫内膜间质肉瘤：低度恶性肿瘤,可侵入小静脉与淋巴管,可盆腔淋巴结、卵巢及远处转移。合并平滑肌分化时,与 IVL 在组织学及免疫组织化学上有重叠,但间质肉瘤内多见螺旋小动脉,CD10 阳性。对卵巢激素同样具有依赖性,对放疗敏感。

（二）平滑肌肉瘤

该病病因不明,可能与内分泌系统功能异常及状态异常有关,患者雌激素受体及孕激素受体多为阳性。本病多发于中老年女性。以肝静脉及肾静脉的解剖学位置为界,下腔静脉平滑肌肉瘤发生的部位分为Ⅰ区(上段),即右心房至肝静脉开口处;Ⅱ区(中段),即肝静脉以下至肾静脉开口处;Ⅲ区(下段),即肾静脉以下。其中病变位于中段最为多见。

1. **临床表现** 腔静脉平滑肌肉瘤虽是恶性病变,但是病灶往往生长缓慢,临床缺乏典型表现,通常到了中晚期才引起症状。其临床症状与肿块大小、部位、周围侧支循环形成的情况以及有无继发血栓有关。另外随着肿瘤体积的增大,常与周围组织发生粘连及推移压迫等情况,产生相应症状。位于Ⅰ区的下腔静脉平滑肌肉瘤主要引起 Budd-Chiari 综合征,表现为肝肿大、门静脉高压和腹水,若肿瘤侵犯到右心室,可导致右心衰。位于Ⅱ区的肿瘤通常可出现右上腹、中腹部不适或疼痛,当肿瘤侵犯肾静脉时,可伴有肾病综合征。Ⅲ区的肿瘤主要表现为可触及的腹部包块,下腔静脉急性血栓时可引起下肢肿胀。Hartman DS 等根据病变的生长方式将其分为三种:完全静脉外型(62%)、完全静脉内型(5%),混合型(33%)。

2. **CTA 表现** CT 平扫中,下腔静脉平滑肌肉瘤呈软组织密度,病灶巨大者可见低密度坏死区,增强扫描病灶多明显强化,强化均匀或不均匀。多层螺旋 CT 的独到优势在于能够合成高质量的三维图像,目前常用的后处理重组方式有 MPR、MIP 及 VR 等。MPR 重组可以获得冠状面、矢状面及任意角度斜面位图像,可以直观显示下腔静脉平滑肌肉瘤病变的位置和下腔静脉间的关系,为临床医师进行手术切除提供准确信息。冠状面 MPR 可以纵向观察到下腔静脉截断征象或充盈缺损。MIP 可以很好地显示下腔静脉闭塞后周围侧支循环形成的情况,可显示腰椎静脉、腹腔静脉丛、奇静脉、半奇静脉与上腔静脉沟通的情况。对于病灶远端下腔静脉及其分支是否有血栓亦可以有很好地显示,对于术前手术方案的制订非常重要。VR 技术不需要调节阈值,可以从各个角度来观察下腔静脉平滑肌肉瘤的侧支循环形成的情况,通过进行各种旋转切割,可以更好地观察感兴趣区。通过 CTA 重建,可以显示下腔静脉、门静脉、肝静脉之间的空间关系,对于下腔静脉平滑肌肉瘤可以很好地显示病灶的全貌、肿瘤累及的范围以及周围侧支循环形成的情况,为临床治疗提供更多的信息。

(三)肉瘤样癌

肉瘤样癌是以明确的癌和/或恶性梭形细胞、多形性肉瘤样细胞构成的少见肿瘤,可发生在全身许多部位,以上呼吸道、肺、乳腺、肾等最常见。发生于下腔静脉的肉瘤样癌罕见,其影像学表现类似平滑肌肉瘤,鉴别需靠病理或寻找是否有局部脏器病变侵入下腔静脉的可能。

第五节 下腔静脉成像技术优选

一、与常规血管造影比较

下腔静脉造影被认为是诊断下腔静脉病变的"金标准",但下腔静脉造影操作复杂,创伤性较大,射线辐射和对比剂用量也较大,血管显示好而周围结构显示差,不易确定病变范围,仅能显示插管处侧支循环。

二、与超声多普勒比较

超声多普勒因其实时性和价格优势,在临床中应用普遍,但超声对下腔静脉病变侧支循环的观察不够全面,超声对下腔静脉病变的检测在空间分辨力上不如下腔静脉血管成像,多层螺旋 CT 用薄层完成了大范围的扫描,在提高时间分辨力的同时,提高了扫描纵轴的空间分辨力。并且在对下腔静脉病变显示方面,CT 成像较超声检查更加直观。

三、与磁共振检查比较

磁共振检查也可以显示下腔静脉的病变,但磁共振检查速度慢,对于有腹水的患者常难以完成检查,难以获得良好的图像,对有幽闭恐惧症、置入生命辅助设备的患者而言是绝对禁忌证。相比下腔静脉造影而言,多层螺旋 CT 和 CTA 技术可直观显示下腔静脉的病变部位、范围和程度以及肝内外的侧支循环情况,对显示腔内血栓、下腔静脉钙化、近心段下腔静脉结构和右心房的空间关系亦具有优势,动态增强扫描还可确定肝血流动力学变化,这对其诊断、治疗方案的选择具有十分重要的意义。

（刘　杰）

第二十章

能谱 CT 血管成像

　　能谱 CT 就是利用物质在不同 X 线能量下产生的不同的吸收来提供比常规 CT 更多的影像信息,它是继螺旋 CT 和多层螺旋 CT 之后 CT 的又一重大革命。其主要的优势在于:①分离不同能量的信息,提高图像质量,有效地抑制射线束硬化伪影和降低辐射剂量,有助于对常规 CT 难以定性的小病灶和组织进行定性和定量诊断;②利用 K 边缘成像,降低辐射或对比剂剂量,通过对 K 边缘特性的高原子序数对比剂的识别,满足高危患者使用更少对比剂的要求;③利用多能谱特性,提高软组织对比度,改进组织中质量衰减系数相近的软组织对比度,增加在较低能量区的软组织对比度。能谱 CT 目前在临床上的应用尚处于初始阶段,本章将重点介绍其在 CT 血管成像中的一些具体应用。

第一节　能谱 CT 成像基本原理

一、X 线基础

(一) X 线的质和量

　　X 线的质和量主要取决于管电流和管电压等复合因素。X 线管的管电流愈大表明阴极发射的电子数愈多,X 线强度愈大。常用 X 线管的管电流与照射时间的乘积来表示 X 线的量,通常以毫安秒(mAs)为单位。X 线的质表示 X 线穿透物质的能力,其只与光子能量有关。在 X 线的临床应用中,以 X 线管电压大小来描述 X 线的质。

(二) X 线的能量谱

　　X 线和微波、可见光、紫外线等一样,其本质都是电磁波。由 X 线管产生的 X 线并非单一能谱,而是包括特征谱和连续谱两部分。X 线的特征谱可用量子理论做出解释,即当 X 线管所产生的高能束流电子轰击靶极时,靶极原子的内层电子脱离原轨道,外层电子填充该空位时产生辐射跃迁。辐射光子的能量取决于跃迁前后的能级差,辐射光子的频率或波长对确定的物质有确定的数值。X 线的连续谱源于韧致辐射,即高能电子进入靶原子核附近,受原子核电场作用急剧减速,损失的能量以 X 光子的形式辐射出去,高速电子与原子核电场相互作用的情况不同,因而辐射出的 X 光子具有各种各样的能量,从而形成连续谱。

(三) X 线与物质的相互作用

　　X 线波长很短,具有很强的穿透力。并在穿透过程中造成一定程度的衰减。X 线与物质的相互作用可以有许多种方式,在医用 X 线能量范围内,主要有光电效应、相干散射(Rayleigh 散射)和非相干散射(康普顿散射),相干散射的效果常可以忽略。光电效应和康普顿散射共同决定了 X 线的衰减,即每种物质的 X 线衰减曲线是特定的,CT 图像重建过程即是求解每个体素线性衰减系数的过程。

二、常规 CT 基础

(一) 常规 CT 图像重建原理

CT 图像重建是运用物理技术测定 X 线透过人体某断层各方向的透射强度,采用数学方法,求解出衰减系数在人体某剖面上的二维分布矩阵,再将其转变为人眼看到的二维灰度分布图,从而实现断层成像。

理论上,若用 X 线束沿不同路径对受检体进行投照,就会得到一系列的投影值。从而获得一系列的线性方程,按一定算法可求得每个体素的值,目前 CT 多用滤波反投影法,然后根据相关公式得到体素的 CT 值,从而进一步获得断层图像。

(二) 硬化效应

由于 X 线为一混合能量射线,当 X 线束穿过人体时,低能量 X 光子首先被吸收掉,这种现象称为硬化效应。即使 X 线在均匀物质中穿行,先接触到射线的物质对 X 线的吸收要多于后接触射线的物质,而 CT 成像原理又决定了对 X 线吸收能力强的物质其 CT 值要高于对 X 线吸收能力弱的物质,所以同为一种物质却表现为不同的 CT 值,即 CT 值的"漂移"。因此不同的 CT 设备因为使用不同的 X 线管,其 CT 值亦不再具备可比性。

三、双能能谱成像

线性衰减系数 μ 是光子能量 E 的函数即 $\mu(E)$,传统 CT 计算出的 μ 值是混合能量的等效值,即采用平均辐射能的计算方法得到 μ 值。理论上利用不同能量水平的单能量 X 线可以得到一系列相应能量水平的 CT 图像,即能谱成像。因此要实现能谱(量)成像首先想到的解决方案是产生单能量的 X 线,同步辐射被认为是一种单能量成像,可以产生一个连续范围的光谱,并用单色器选择任意所需波段,调出适用波长的光对生物组织进行显微成像,其目前处于实验阶段,尚未用于临床实践。另一种方案就是双能量技术,这早在 CT 发明的初期就已有报道,但其受当时 CT 软硬件的限制无法真正在临床上广泛应用。目前 CT 临床应用中的双能量成像方法主要有两种:一种是双源 CT,它采用两套近乎互相垂直的 X 线管及探测器,可以同时产生两种不同辐射能量而实现双能量成像;另一种是采用单个 X 线管,在瞬间实现高低能量切换,达到双能量成像的目的。还有一种目前处于研究阶段的双能量技术,即"三明治"式探测器技术,我们也将在下一节中一并予以介绍。

第二节　能谱 CT 的基本构造

一、双源 CT 的基本结构

双源 CT 的基本结构包括:主机配电柜、扫描机架、检查床、成像控制系统、图像重建系统及图像后处理系统等。

双源 CT 是在目前成熟的 64 层 CT 技术上,装有 2 个高压发生器、2 个直接冷却的零兆金属 X 线管、2 套超快速陶瓷探测器组、2 套数据采集系统来采集 CT 图像。机架内体积只有常规 1/4 大小的 2 个 X 线管为扫描提速提供可能。X 线管在 x-y 平面上间隔 90°,也就是说,机架旋转 90°即可获得 180°数据,使单扇区采集的时间分辨力达到 63 毫秒。两个 X 线源的每个最大峰值输出功率为 80kW,同时工作为 160kW,即使在较快的扫描和进床速度下,也能确保图像的质量。

双源 CT 采用双能量扫描时 2 个 X 线管的管电压可分别为 80kV 和 140kV,低千伏 X 线管的管电流为高千伏 X 线管管电流的三倍,以保证其输出的射线有足够的能量,2 个 X 线管能同时、同层进行扫描,所获得的低能和高能数据不存在位置和时间上的偏差,这就拓展了双能 CT 的应用。

双源 CT 具备 78cm 孔径和 200cm 的扫描范围,使其在移床速度达 87mm/s 的条件下仍可获得小于 0.4mm 的各向同性分辨力,不受受检者体型和体重的影响,此外,双源 CT 实现了电磁直接驱动,并采用先进的静音技术,特殊的散射线校正技术等保证了其优质的图像质量。

二、快速千伏切换技术

快速千伏切换技术也称单源瞬时千伏峰值切换技术,其利用的单一 X 线管可在 0.5 毫秒时间内瞬时完成高低能量(80kVp 和 140kVp)切换,在第一个采样点位置上用高能,角度变化了零点几度的时候再用低能。因此可以说几乎在同时同角度得到了 2 个能量的采样,这样能谱分析就可以在投影数据空间上进行。快速千伏切换技术的要素如下:

(一) 瞬时变能高压发生器

区别于传统的高压发生器,快速千伏切换技术使用的高压发生器采用了被称之为快速管电压开关的设计,可以使系统在 0.5 毫秒周期内对 X 线进行 80kV 和 140kV 电压切换,实现瞬时变能。

(二) 宝石探测器

实现双能谱成像要求探测器具备良好的高低能谱区分能力,即瞬时切换的高低能量 X 线要能被探测器快速转化成可见光,同时探测器及时恢复常态准备下一次能量转化。快速千伏切换技术采用宝石作为探测器材料,与传统稀土陶瓷探测器和钨酸镉探测器相比较,其稳定性高出 20 倍。宝石探测器的快初始速度、低余晖效应、良好的稳定性及通透性优点使能谱成像成为可能。

(三) 动态变焦 X 线管

动态变焦 X 线管可以动态改变 X 线管的焦点,这样系统就可以根据不同条件自动地选择匹配的焦点,从而为临床带来更出色的图像质量。双能成像要求高低能量下具有相同的图像质量,而千伏的切换会导致焦点的漂移,宝石能谱 CTX 线管通过 3 对偏转磁场的聚焦,可获得所需要的焦点,并通过对毫安秒的独自优化实现高低能量下图像质量的匹配。

(四) 高速数据采集系统

宝石能谱 CT 具有 7 131 帧/s 的采样率,较传统采样率提高约 2.5 倍,保证了高低能量下图像的精度。

(五) 自适应迭代重建技术

自适应迭代重建技术最大特点在于采用一种迭代计算技术达到最佳的图像密度分辨力并且大大降低噪声。宝石能谱 CT 只需原先一半剂量的扫描条件就可以得到与原先相同质量的图像。

三、"三明治"式探测器技术

"三明治"式探测器技术其探测器采用双层设计,选择不同的材料组合,以使每一层探测器仅对一定能量的 X 线光子产生激发作用。通常上层探测器选择 ZnSe 或 CsI,底层探测器采用 Gd_2O_2S。在两块探测器之间用滤波片将射线整形以减少低能和高能射线的能量重叠区,并被分别探测,从而得到高、低投影数据并进行双能 CT 重建。这种方法 X 线管仅产生一组千伏峰值的 X 线,通过探测器接收并转换成两组能量数据,并重建出能量图像。在能量成像过程中,X 线管发射一定千伏峰值的 X 线(120kVp 或 140kVp),首先会激发上层探测器,射线中的低能量区被部分吸收(通常是 50% 左右),底层探测器主要吸收射线中的高能部分。因此从原理上讲,无论在时间还是空间上,两组高、低能量信号都是严格一致的,两组能量数据可以在投影数据空间进行能量分析,不易受到心血管搏动、呼吸等的影响。但由于 X 线在经过上层探测器时会产生大量的散射线,影响底层探测器的图像质量,同时现有技术条件下,高、低能量射线存在能量混淆区域,能量分离度的提高还有赖于探测器材料的改进。

第三节　能谱 CT 图像后处理技术

能谱 CT 的图像后处理技术主要包括物质分离、单能量图像、能谱曲线和有效原子序数等,它开辟了 CT 成像多参数分析和功能成像的新方向,为临床诊断提供了更多的信息。同时引入了最佳对比噪声比、直方图、散点图等,把能量信息转换成临床可应用的数据或图像。

一、物质分离

在能谱成像中,任何物质的 X 线吸收系数可由任意 2 个基物质的 X 线吸收系数来决定,因此可将一种物质的衰减转化为产生同样衰减的 2 种物质的密度,这样可以实现物质组成分析与物质的分离。对于配对的基物质而言,它并不一定是组织真实所含有的物质,只是用以表达该组织的 X 线衰减,但当基物质对恰好是组织中含有的两种主要成分时,基物质的选择则对鉴别该组织具有特异性。以水、碘配对为例,在水基图上所有含水成分会得到特异性显示,并可测得体素内水的密度,水基图上不显示含碘成分;同理,在碘基图上含碘成分得到特异性显示,也可测得体素内碘的密度,不显示含水成分,因此基物质对的选择对于明确物质的特性以及物质密度的差异有一定的价值。物质分离主要的临床应用有:①强化识别;②虚拟平扫;③去除钙化的 CTA;④真假痛风结石;⑤放化疗疗效的评估。

二、单能量图像

在医用 X 线能量范围内,光电效应和康普顿效应共同决定了物质对 X 线的衰减,这样人体中任何物质会随 X 线能量变化呈现出不同的 X 线吸收衰减能力,即每种物质都有其特征 X 线吸收曲线。当 X 线的能量远离 K 吸收边界时,物质的衰减系数与 X 线能量的关系为一平滑的曲线。因此可以认为在人体中,当 X 线能量高于 40keV 时,作为 CT 图像重建时体素的衰减曲线为一平滑的曲线,而曲线上的任何两点便决定整个曲线走向,也就是说仅需要 2 次能量采集即可确定一条特征吸收曲线。能谱 CT 能同时同角度得到 2 种能量 X 线的采样数据。并根据这两种能量数据确定体素在 40～140keV 能量范围内的衰减系数,进一步得到 101 个单能量图像。这种相对纯净的单能量图像能够大大降低硬化伪影的影响并获得相对纯净 CT 值的图像,即 CT 值无论在整个视野不同位置、不同扫描,还是不同患者中,都更为一致和可靠。单能量图像主要的临床应用有:①去除后颅窝硬化伪影;②优化低对比结构的显示;③去除金属伪影。

三、能谱曲线

能谱曲线是物质或结构的衰减随 X 线能量变化的曲线,从能谱曲线上可以得到 40~140keV 每个能量点的平均 CT 值和标准差。它反映了物质的能量衰减特性,从物理学角度看,每一种物质都有其特有的能谱曲线,由此可以推断出医学上不同的能谱曲线代表不同的结构和病理类型,其可推广到肿瘤来源的鉴别、良恶性肿瘤的鉴别、恶性肿瘤的分级等。

四、有效原子序数

有效原子序数是从原子序数引申发展而来的一个概念。如果某个元素对 X 线的吸收衰减系数与某化合物的吸收衰减系数相同,该元素的原子序数就是某化合物或混合物的有效原子序数。而物理学家们已经确定了两个能量下 μ 的比值和有效原子序数的对应关系,在临床工作中,人们首先对待检查组织进行能谱扫描,获得该物质的能谱曲线,在曲线上分别取 70keV 和 120keV 两点,计算出 μ 的比值,再找出其与有效原子序数曲线的交点,在纵轴上横向取值即可得到有效原子序数。临床上人们可以利用有效原子序数来进行物质组成成分的分析,特别是对密度相似、CT 值相近的物质,利用有效原子序数可对其真实成分进行准确地分析。

实际临床应用中通常会用到最佳对比噪声比、直方图、散点图等分析工具。

（一）最佳对比噪声比

最佳对比噪声比(optimal CNR)可应用于单能量图像,在病灶和背景结构上各选择一个感兴趣区,系统会自动计算出两者的对比噪声比,同时自动显示对比噪声比随能量变化的曲线,其峰值对应的纵坐标是最佳对比噪声比,横坐标是能量值,其可帮助使用者从众多单能量图像中快速准确找到显示感兴趣组织的最佳能量点。

（二）直方图

在基物质图像、单能量图像或有效原子序数图的分析中,直方图是用来观察不同感兴趣区(region of interest,ROI)中体素分布的最好方法,对区域内的信息进行统计,直方图反映的是统计性质,不包含空间位置信息。其方法为:在基物质图像、单能量图像或有效原子序数图上分别选择 ROI,则直方图上横坐标分别代表不同 ROI 内的物质密度、CT 值或有效原子序数的数值,纵坐标则对应着该数值所占的比例。直方图的宽窄代表了物质密度、CT 值或有效原子序数的离散程度,高低代表了所占比例的大小。在应用上,直方图也可用来反映物质和组织结构的特性。

（三）散点图

散点图用于物质密度图、单能量图像或有效原子序数图的分析。散点图的横、纵坐标可以各自代表一种基物质,也可以同时代表某一能量下的 CT 值分布或者有效原子序数分布,散点图的分布和浓密用于反映 ROI 数值的大小和离散度。在临床应用上,类似于直方图和能谱曲线,代表物质和组织结构的特性,可用于进行组织结构和疾病的分类,也可以应用于观察病灶内有无强化。

第四节　能谱 CT 临床应用

一、脑动脉

（一）临床应用

颅脑 CTA 在诊断诸如颅内动脉瘤、脑血管畸形、脑动脉粥样硬化及颅内动脉瘤栓塞术后随访等脑血管性疾病中起着重要的作用。它不仅能直观显示动脉的形态特点，对于动脉瘤还可以提供其发生位置、瘤颈、钙化、瘤体与周围血管和骨骼的关系等信息。能谱 CT 成像可以通过最佳对比噪声比（contrast to noise ratio，CNR）分析，获得显示脑血管与周围脑实质的最佳单能量图像，与常规 CT 相比具有更好的对比度，能够显示更多小的血管分支，而且能谱 CT 所具有的能量减影和去金属伪影技术，可得到单能量和去金属伪影图像，对动脉瘤栓塞术后的评价提供了更好的支持。

（二）扫描技术

首先进行头颅定位像扫描，范围包括颈部，然后进行能谱增强扫描，范围从下颌角至颅顶。扫描参数为：宝石 CT 能谱成像模式可选择"Helical-Head-Small-20mm"，机架转速为 0.8~0.9s/rot，探测器宽度 0.625mm×32，螺距 0.969∶1。双源 CT 可选"DE-Head Angio-Bone-Remove"方案，2 个 X 线管电压分别为 140kVp 和 80kVp，探测器宽度 0.6mm×64，自动重组层厚 0.75mm，层间距 0.5mm，螺距 0.7，X 线管旋转时间 0.25~0.33s，重建算法 D30f。

扫描方式上可选择：

1. **团注示踪技术**（smart prep）　触发平面定于颈总动脉分叉处，触发阈值设为 100HU，延迟 6 秒开始自动监测扫描；对比剂流速为 3~4ml/s，总量 50~60ml，注射完毕后以相同流速追加 20ml 生理盐水。

2. **小剂量预试验技术**（test bolus）　监测层面为颈总动脉分叉处，对比剂用量为 10~15ml，注射流速 3~4ml/s，计算所得到的达峰时间再加上 2 秒作为扫描的起始时间，对比剂流速为 3~4ml/s，总量 50~60ml，注射完毕后以相同流速追加 20ml 生理盐水。扫描结束后进行薄层能谱图像重建。

（三）图像后处理

将薄层能谱图像传入后处理工作站，通过最佳 CNR 及金属伪影减除技术（metal artifacts reduction system，MARs）获得颅内血管与周围脑实质对比最佳的单能量图像，将得到的单能量图像载入后处理工作站进行 MIP、VRT 及 SSD 等后处理血管重建。（图 20-4-1、图 20-4-2）

二、颈动脉

（一）临床应用

颅外段颈动脉疾病尤其是颈动脉狭窄、粥样硬化斑块、颈动脉瘤等颈动脉 CTA 能够及时发现其有无异常；对于椎动脉疾病，CTA 检查能够显示椎动脉的走行，同时可以观察其与椎动脉的解剖关系；而颈部血管支架术后的患者，CTA 检查能够很好地显示其通畅情况及是否有移位。对于能谱 CT 而言，其不但可以通过单能量图像来减少硬化斑块及金属植入物的

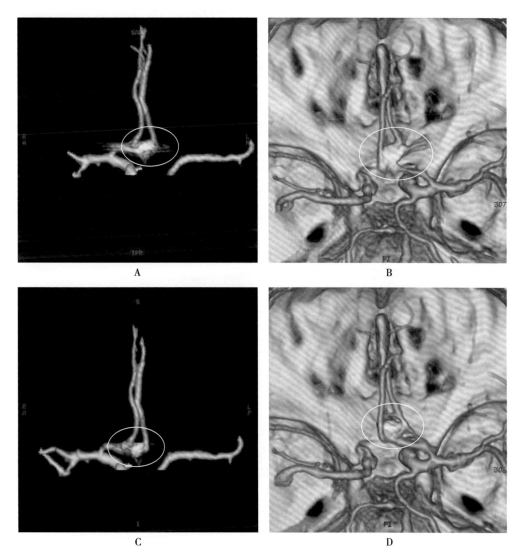

图 20-4-1　男性，56 岁，动脉瘤弹簧圈栓塞术后 1 年，能谱 CT 复查
A、B. 混合能量图像，弹簧圈金属伪影较重（椭圆）；C、D. 采用去金属伪影 MARs 技术的 55keV 图像，金属伪影基本去除，载瘤动脉通畅（椭圆）

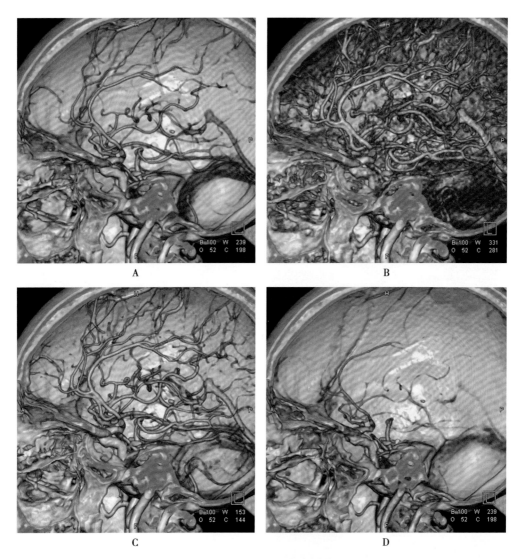

图 20-4-2 男性,85 岁,正常颅脑能谱 CT
A~D. 混合能量、40keV、70keV、100keV 图像,40keV 重建的图像可以看到更多的小血管

影响还可以鉴别斑块的性质,临床上的研究重点已经由研究动脉的狭窄程度逐步向研究斑块的性质转移。斑块的稳定性与斑块的组成成分有关,大部分研究证明不稳定斑块患者缺血性脑卒中的发生率明显增高。

(二)扫描技术

首先进行颈部定位像扫描,然后行能谱增强扫描,范围从主动脉弓下缘至颅底。扫描参数为:宝石 CT 可选择"Helical-Neck-Medium-20mm",机架转速为 0.6~0.8s/rot,探测器宽度 0.625mm×32,螺距 0.969∶1。双源 CT 可选"DE-Head Angio-Bone-Remove"方案,2 个 X 线管电压分别为 140kVp 和 80kVp,探测器宽度 0.6mm×64,自动重组层厚 0.75mm,层间距 0.5mm,螺距 0.7,X 线管旋转时间 0.25~0.33s,重建算法 D30f。

扫描方式上可选择:

1. **团注示踪技术**(smart prep) 触发平面定于主动脉弓,触发阈值设为 150HU,延迟

10 秒开始自动监测扫描;对比剂流速为 3~4ml/s,总量 40~60ml,注射完毕后以相同流速追加 20ml 生理盐水。

2. **小剂量预试验技术(test bolus)**　监测层面为颈总动脉分叉处,对比剂用量为 10~15ml,注射流速 3~4ml/s,计算所得到的达峰时间再加上 2 秒作为扫描的起始时间,对比剂流速为 3~4ml/s,总量 40~60ml,注射完毕后以相同流速追加 20ml 生理盐水。扫描结束后进行薄层能谱图像重建。

(三) **图像后处理**

将薄层能谱图像传入后处理工作站,通过最佳 CNR 及 MARs 技术获得颈部血管与周围组织对比最佳的单能量图像,将得到的单能量图像载入后处理工作站进行 MIP、VRT 及 CPR 等后处理血管重建。通过散点图、直方图及能谱曲线等分析斑块的性质。(图 20-4-3)

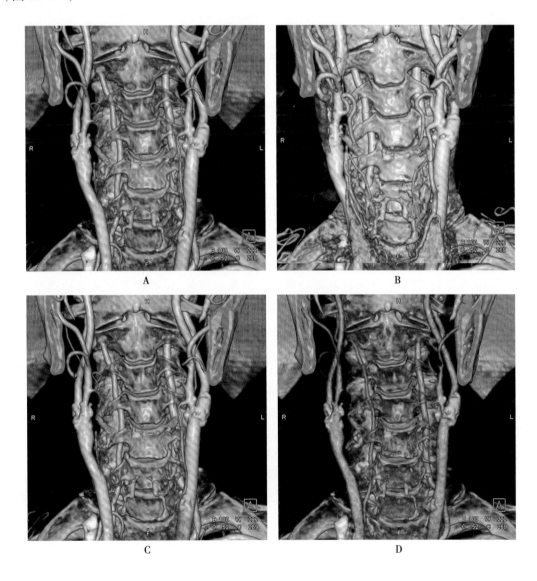

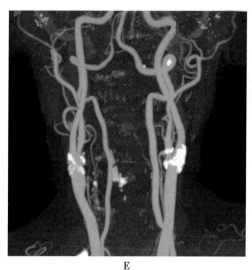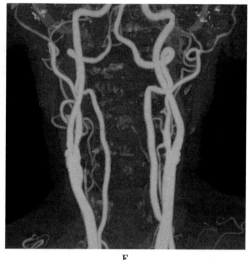

E   F

图 20-4-3   男性,90 岁,反复胸闷 16 年,入院后行血管彩色多普勒超声检查示双侧颈动脉不同程度狭窄

A~D. 混合能量、40keV、71keV、100keV 单能量图像,40keV 能显示更多的小血管;E. 去骨后的 MIP 图像;F. 去除钙化干扰后的图像,清楚显示颈动脉的狭窄程度

三、肺动脉

(一) 临床应用

肺动脉栓塞是栓子阻塞肺动脉或其分支引起肺循环障碍的临床和病理、生理综合征。它的直接征象为:栓子在肺动脉内形成充盈缺损。一般中心分布的圆形栓子为新鲜血栓,而偏心分布的半月形或条形充盈缺损为慢性征象。肺动脉栓塞的间接征象包括:①三角形实变影,为非梗死改变;②肺实质呈现"马赛克"征;③肺动脉高压表现为肺动脉主干增粗、右室扩大。能谱肺动脉 CTA 不仅能显示肺动脉栓塞的典型征象,还提供了全肺野的碘基分布图,可显示肺动脉栓塞造成的低灌注区,可实现集肺动脉充盈状况、肺野灌注和整个肺形态学分析的一站式检查。

(二) 扫描技术

首先进行胸部定位像扫描,然后行肺部 CT 平扫,肺动脉能谱 CTA 增强扫描范围从肺尖至肋膈角。扫描参数为:宝石 CT 可选择"Helical-body-large-40mm",机架转速为 0.5s/rot,探测器宽度 0.625mm×64,螺距 1.375∶1。双源 CT 可选"DE-Thorax-Lung-Vessels"方案,2 个 X 线管电压分别为 140kVp 和 80kVp,探测器宽度 0.6mm×64,自动重组层厚 0.75mm,层间距 0.5mm,螺距 0.55,X 线管旋转时间 0.25~0.33s。

扫描方式上可选择:

1. **团注示踪技术**   触发平面定于肺动脉主干,触发阈值设为 100HU,延迟 4 秒开始自动监测扫描;对比剂流速为 3.5~4ml/s,总量 60~80ml,注射完毕后以相同流速追加 30ml 生理盐水。

2. **小剂量预试验技术**   监测层面为肺动脉主干,对比剂用量为 10~15ml,注射流速 3.5~4ml/s,计算所得到的达峰时间作为扫描的起始时间,对比剂流速为 3.5~4ml/s,总量 50~60ml,注射完毕后以相同流速追加 30ml 生理盐水。扫描结束后进行薄层能谱图像重建。

（三）图像后处理

将薄层能谱图像传入后处理工作站,通过最佳 CNR 技术获得肺动脉血管与周围肺组织对比最佳的单能量图像,将得到的单能量图像载入后处理工作站进行 MPR、MIP、VRT 等后处理。观察基物质图像,主要是碘(水)基图像,肺野内是否存在灌注异常区。（图 20-4-4）

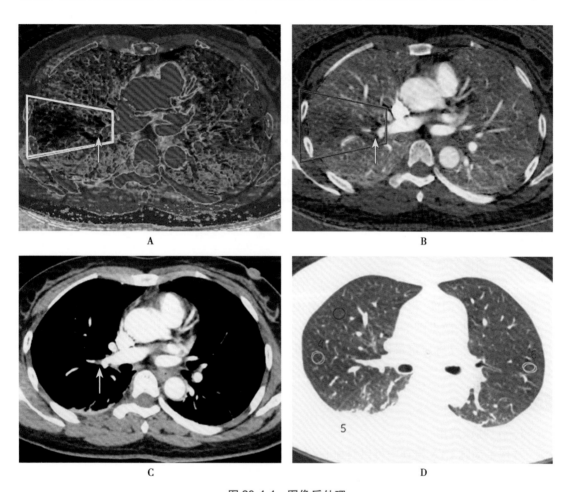

图 20-4-4　图像后处理

A. 肺窗图像不能明确显示肺组织异常改变;B. 纵隔窗显示右上肺动脉分支内小栓子;C、D. 碘基和融合图像显示右肺楔形碘浓度降低区域,提示为栓塞后血流灌注减低的肺组织

四、冠状动脉

（一）临床应用

冠脉 CTA 可以直观地显示各种类型的冠状动脉先天畸形,包括起源异常/单冠畸形、冠状动脉先天性闭锁、壁冠状动脉(心肌桥)、冠状动脉瘘、冠状动脉瘤等。而动脉粥样硬化导致的冠状动脉狭窄是冠心病中冠状动脉的主要病变,冠脉 CTA 可以直观显示管腔是否狭窄,局部形态是否规则,以及狭窄的长度和分布是局限性还是弥漫性等。能谱 CTA 检查可以获得不同能量下冠状动脉的单能量图像和不同的基物质图像。而且能谱 CT 能够提高血管的 CNR,从而能够减少冠脉钙化、高浓度对比剂及心脏支架造成的硬化伪影,优化重建血管的图像质量,并对斑块的性质进行鉴别,为临床提供更多的信息。

（二）扫描技术

患者心率要求控制在 70 次/min 以下,检查前给患者进行呼吸训练,连接好心电门控后嘱患者舌下含服硝酸甘油,首先进行定位像扫描,然后行钙化积分扫描,冠状动脉能谱增强扫描一般从气管隆凸下 1cm 至心脏膈面下方,冠状动脉搭桥术后复查患者应从锁骨下缘至心脏膈面。扫描参数为:宝石 CT 可根据患者心率及呼吸训练情况选择前瞻性心电门控扫描技术或者回顾性心电门控扫描技术。双源 CT 可选"DE-Coronary-CTA-Heart-PBV"方案,2 个 X 线管电压分别为 140kVp 和 80kVp,探测器宽度 0.6mm×64,自动重组层厚 0.75mm,层间距 0.5mm,螺距 0.23,X 线管旋转时间 0.25~0.28s。

扫描方式上可选择:

1. **团注示踪技术**   触发平面定于主动脉根部,触发阈值设为 100HU,延迟 10 秒开始自动监测扫描;对比剂流速为 4~5ml/s,总量 60~70ml,注射完毕后以相同流速追加 40ml 生理盐水。

2. **小剂量预试验技术**   监测层面为主动脉根部,对比剂用量为 15ml,注射流速 4~5ml/s,计算所得到的达峰时间加上 4 秒经验值作为扫描的起始时间,对比剂流速为 4~5ml/s,总量 60~70ml,注射完毕后以相同流速追加 40ml 生理盐水。扫描结束后找到最优的重建期相进行薄层能谱图像重建。

（三）图像后处理

将薄层能谱图像传入后处理工作站,通过最佳 CNR 技术获得冠状动脉与周围心肌对比最佳的单能量图像,将得到的单能量图像载入后处理工作站进行 MIP、VRT、CPR 及能谱曲线、直方图、散点图等的后处理。能谱 CT 冠脉成像通过对硬化伪影及金属伪影的降低、钙化斑块的分离与定量以及对非钙化斑块的鉴别,提高了成像的准确性和预测能力。（图 20-4-5）

五、主动脉

（一）临床应用

常规主动脉 CTA 检查中可以对血管与骨性结构进行分割显示,但针对钙化的血管要对其钙化斑块与血管的关系进行评价就比较困难。能谱 CT 不仅能够在减少对比剂剂量的情况下得到优质的血管图像,还可以分离血管壁上的钙化斑块,从而更直观地展示斑块与管腔的关系,并且还可以对斑块的性质进行定性、定量诊断。

（二）扫描技术

首先进行定位像扫描,根据临床的要求确定扫描范围。扫描参数为:宝石 CT 可选择"Helical-Body-Large-40mm",机架转速为 0.5s/rot,螺距 1.375∶1,重建层厚 0.625mm,层间距 0.625mm。双源 CT 可选"DE-Body Angio-Fast-Bone-Remove"方案,2 个 X 线管电压分别为 140kVp 和 80kVp,探测器宽度 0.6mm×64,自动重组层厚 0.75mm,层间距 0.5mm,螺距 0.7,X 线管旋转时间 0.25~0.33s。

扫描方式上一般选择团注示踪技术,触发平面定于需扫描的主动脉上,触发阈值设为 100HU,延迟 10 秒开始自动监测扫描;对比剂流速为 4~5ml/s,总量 60~70ml。扫描结束后进行薄层能谱图像重建。

（三）图像后处理

将薄层能谱图像传入后处理工作站,通过最佳 CNR 及 MARs 技术获得主动脉与周围组

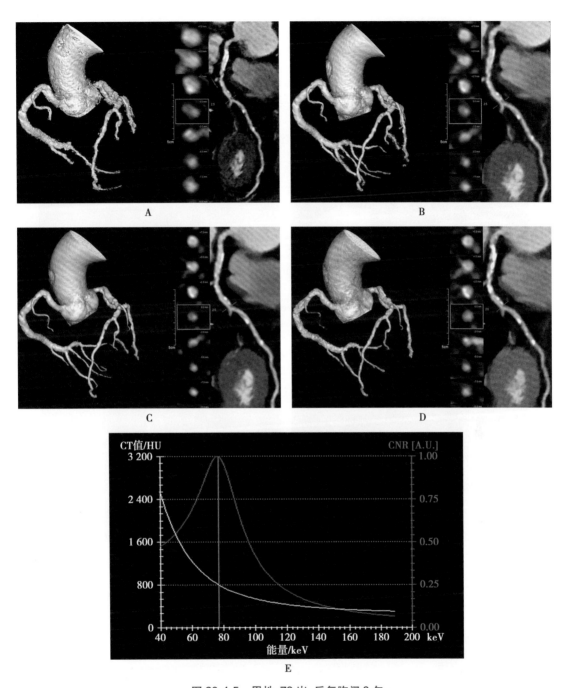

图 20-4-5　男性,78 岁,反复胸闷 8 年

A~D. 40keV、60keV、76keV、120keV 单能量图像;E. 该病例的最佳 CNR 曲线,从曲线上可以看到 76keV 是最佳单能量,其重建出的血管图像对比度较高,小血管显示更清晰

织对比最佳的单能量图像,将得到的单能量图像载入后处理工作站进行 MIP、VRT、CPR 及能谱曲线、直方图、散点图等后处理。(图 20-4-6)

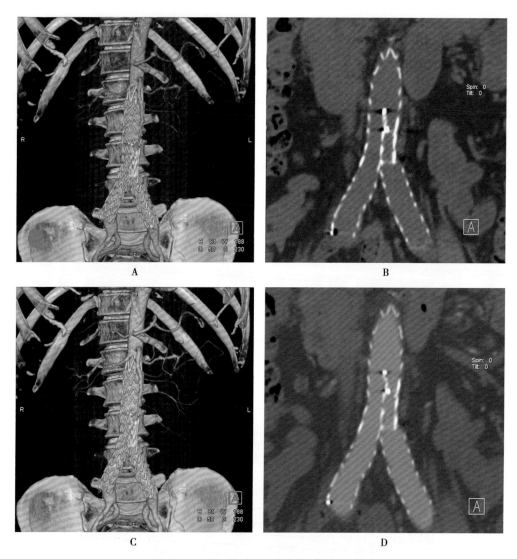

图 20-4-6 男性,52 岁,主动脉夹层术后 1 年余

A、B. 常规混合能量图像;C、D. 73keV 图像;单能量图像显示的血管更清晰,小血管显示也更多,而且支架的伪影也更少

六、外周动脉

(一)临床应用

常规外周动脉 CTA 检查中可以对血管与骨性结构进行分割显示,但针对钙化的血管要对其钙化斑块与血管的关系进行评价就比较困难。能谱 CT 不仅能够在减少对比剂剂量的情况下得到优质的血管图像,还可以分离血管壁上的钙化斑块,从而更直观地展示斑块与管腔的关系,并且还可以对斑块的性质进行定性、定量诊断。

(二)扫描技术

首先进行定位像扫描,根据临床的要求确定扫描范围。扫描参数为:宝石 CT 可选择

"Helical-Body-Large-40mm",机架转速为 0.5s/rot,探测器宽度 0.625mm×64,螺距 0.984∶1。双源 CT 可选"DE-Extr-Angio-Bone-Remove"方案,2 个 X 线管电压分别为 140kVp 和 80kVp,自动重组层厚 0.75mm,层间距 0.5mm,螺距 0.7,X 线管旋转时间 0.25~0.33s。

扫描方式上一般选择团注示踪技术,触发平面根据需要,上肢 CTA 一般定于主动脉弓,下肢 CTA 一般定于腹主动脉上,触发阈值设为 150HU,延迟 10 秒开始自动扫描;对比剂流速为 4~5ml/s,总量 60~70ml,注射完毕后以相同流速追加 40ml 生理盐水。扫描结束后进行薄层能谱图像重建。

（三）图像后处理

将薄层能谱图像传入后处理工作站,通过最佳 CNR 技术获得外周动脉与周围组织对比最佳的单能量图像,将得到的单能量图像载入后处理工作站进行 MIP、VRT、CPR 及能谱曲线、直方图、散点图等的后处理。（图 20-4-7）

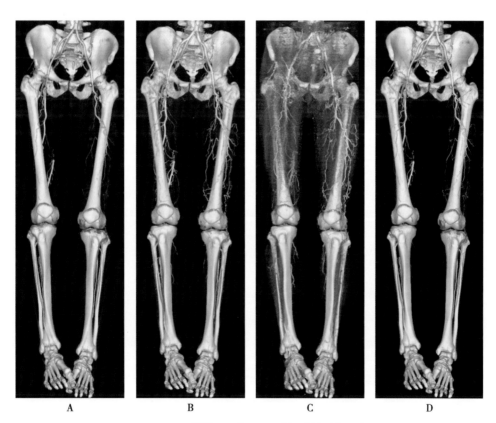

图 20-4-7　男性,48 岁,双下肢间歇性跛行 6 年
A~D. 混合能量、80kV、40keV、100keV 单能量重建图像,低千伏值图像可以显示更多的小血管

第五节　能谱 CT 的辐射剂量概况

能谱 CT 自进入临床以来,辐射剂量的问题一直受到人们的关注,能谱 CT 不仅能够获得基物质的密度及其分布图像,还能获得不同千伏值下的单能量图像,并且还能根据所得到的能谱曲线计算出该病变或组织的有效原子序数,一般来说,这种具有多参数及定量分析的成像模式意味着更多的辐射剂量,然而能谱 CT 都是基于最新的 CT 系统,包括最新的探测

器,DAS 系统,X 线管系统,同时还使用了最新的重建迭代技术,这使得能谱 CT 在进行常规扫描时辐射剂量只相当于原来常规 CT 的一半甚至更少,而在其进行能谱成像扫描时辐射剂量与常规 CT 相当。

第六节 能谱 CT 血管成像技术优选

一、能谱 CT 血管成像的优势

能谱 CT 在血管成像方面有以下几个优势:①能谱 CT 的单能量图像及最佳 CNR 技术可以提高目标血管的显示效果;②单能量图像和 MARs 能够降低因为血管壁钙化、血管内支架、弹簧圈等所致的硬化伪影和金属伪影;③能谱 CT 物质分离技术能够实现钙化与血管、支架与血管的分别显示;④能谱 CT 还能对血管壁斑块及血管内栓塞的成分进行分析,进而帮助进行鉴别诊断。

二、能谱 CT 血管成像的不足

宝石能谱 CT 在进行不间断、长时间、大范围、小螺距的能谱扫描时容易导致 X 线管过热而无法扫描,比如双上肢和双下肢的扫描;双 X 线管模式实现的能量成像存在 X 线管-探测器组合扫描野较小的限制,这种组合只能提供大约 30cm 的扫描野,限制了其在双上肢 CTA 等中的应用。

(李文美)

参考文献

[1] De Schepp. Nutcracker-phenomenon of the renal vein causing left renal vein pathology. J Belg Radiol,1972,55:507-511.

[2] Akgul E,Inal M,Soyupak S,et al. Portal venous variations prevalence with contrast-enhanced helical CT. Acta Radiol,2002,43(3):315-319.

[3] Alonso-Torres A,Fer-nandez-Cuadrado J,Pinilla I,et al. Multidetector CT in the evaluation of potential living donors for liver transplantation. Radiographics,2005,25(4):1017-1030.

[4] Amit KD,Ashok C,Biju G,et al. Risk factors of thrombosis in abdominal veins. World J Gastroenterol,2008,14(28):4518-4522.

[5] Andrew M,Brooker LA. Hemostatic complications in renal disorder of the young. Pediatr Nephrol,1996,10:88-99.

[6] Bae TJ,Kim MS,Kim JW,et al. Lipid raft proteome reveals ATP synthase complex in the cell surface. Proteomics,2004,4(11):3536-3548.

[7] Beregi JP,D jabbari M,Desmoucelle F,et al. Popliteal vascular disease:evaluation with spiral CT angiography. Radiology,1997,203:447-483.

[8] Bogdan MA,Klein MB,Rubin GD,et al. CT angiography in complex upper extremity reconstruction. JH and Surg,2004,29(5):465-469.

[9] Brountzos EN,Binkert CA,Panagiotou IE,et al Clinical outcome after interheptic venous stent placement for malignant inferior vena cava syndrome. Cardiovasc Intervent Radiol,2004,27:129-136.

[10] Burke M,Opeskin K. Death due to intravenous leiomyomatosis extending to the right pulmonary artery. Pathology,2004,3:202.

[11] Camera L. Mainenti PP,Di Giacomo,et al. A triphasic helical CT in Budd-Chiari syndrome:patterns of enhancement in acute,subacute and chronic disease. Clin Radiol,2006,61(4):331-337.

[12] Chuang VP,Mena CE,Hoskins PA. Congenital anomalies of the inferior vena cava. Review of embryogenesis and presentation of a simplified classification. Br J Radiol,1974,47(556):206-213.

[13] Coakley FV,Varghese SL,Hricak Hg. CT and MRI of pelvic varices in women. J Comput Assist Tomogr,1999,23:429.

[14] Erturk SM,Mortele KJ,Binkert CA,et al. CT features of hepatic veno-occlusive disease and hepatic graft-versus-host disease in patients after hematopoietic stem cell transplantation.

AJR,2006,186(6):1497-1501.

[15] Etoh Y, Ohsawa I, Fuiita T, et al. Nephrotic syndrome with portal, splenic and renal vein thrombosis: A case report. Nephron,2002,92:680-684.

[16] Fahri T, Levent O, Osman K, et al. Popliteal artery entrapment syndrome. Diagn Intervent Radiol,2005,11:222-224.

[17] Fays JN, Brice M, Beron R, et al. The course of Cockett's disease. J Mal Vasc,1981,6: 117-119.

[18] Graser A, Johnson TR, Bader M, et al. Dual energy CT characterization of urinary calculi: initial in vitro and clinical experience. Invest Radiol,2008,43 (2):112-119.

[19] Grotemeyer D, Duran M, Park EJ, et al. Visceral artery aneurysms-follow-up of 23 patients with 31 aneurysms after surgical or interventional therapy. Langenbecks Arch Surg,2009, 394(6):1093-1100.

[20] Herman, sean. Tomography Contrast Enhangcement Principles and the Use of High-Concentration Contrast Media. J Comput Assist Tomogr,2004,28(1):7-11.

[21] Hirai T, Korogi Y, Ono K, et al. Prospective evaluation of suspected steno-occlusive disease of the intracranial artery: combined MR angiography and CT angiography compared with digital subtraction angiography. AJNR,2002,23:93-101.

[22] Huang Z, Huang PL, Panahian N, et al. Effects of cerebral ischemia in mice deficient in neuronal nitric oxide synthase. Science,1994,265(188):3-5.

[23] Hwang S, Lee SG. Choi ST, et al. Hepatic vein anatomy of the medial segment for living donor liver transplantation using extended right lobe graft. Liver Transpl,2005,11(4):449-455.

[24] Hwang S, Lee SG. Park KM, et al. Hepatic venous congestion in living donor liver transplantation: preoperative quantitative prediction and follow-up using computed tomography. Liver Transpl,2004,10(6):763-770.

[25] Idhu PS, Alikhan R, Ammar T, et al. Lower limb contrast venography: a modified technique for use in thromboprophylaxis clinical trials for the accurate evaluation of deep vein thrombosis. Br J Radiol,2007,80(959):859-865.

[26] Iida T, Yagi S, Taniguchi K, et al. Significance of CT attenuation value in liver grafts following right lobe living-donor liver transplantation. Am J Transplant,2005,5(5):1076-1084.

[27] Jagdish B, Gursharan S, Jessica H, et al. Vascular Smooth Muscle Tumors: 13 Cases and a Review of the Literature. International Journal of Angiology,2006,15:43.

[28] James A. Brink. Use of high concentration contrast media (HCCM): principles and rationale--body CT. Eur J Radiol,2003,45:53-58.

[29] Janoff DM, Davol P, Hazzard J, et al. Computerized tomography with 3-dimensional reconstruction for the evaluation of renal size and arterial anatomy in the living kidney donor. J Urol,2004,171(1):27-30.

[30] Kamel IR, Kruskal JB, Pomfret EA, et al. Impact of multidetector CT on donor selection and surgical planning before living adult right lobe liver transplantation. Am J Roentgenol,2001, 176(1):193-200.

[31] Kawamoto S, Montgomery RA, Lawler LP, et al. Multi-detector CT angi-ography for preoperative evaluation of living laparoscopic kidney donors. AJR, 2003, 180(6): 1633-1638.

[32] Kawashima A, Sandler CM, Ernst RD, et al. CT evaluation of renovascular disease. Radiographics, 2000, 20(5): 1321-1340.

[33] Kim BS. Kim TK, Kim JS, et al. Hepatic venous congestion after living donor liver transplantation with right lobe graft: two-phase CT findings. Radiology, 2004, 232(1): 173-180.

[34] Kumar D, Sharma P, Agarwala S, et al. Pediatric renal non-hodgk in lymphoma with inferior vena cava thrombosis. J Pediatr Hematol Onco, 2010, 32(2): 147-149.

[35] Laplame S, Patriquin HB, Robitail MP, et al. Renal vein thrombosis in children: evidence of early flow recovery with. Radiology, 1993, 189: 37-42.

[36] Le Minh T, Bertrand A, De Toeuf J. Pelvic venous compression syndrome: description of a case and literature review. Rev Med Brux, 1992, 13(7): 243-247.

[37] Lemke AJ, Brinkmann MJ, Schott T, et al. Living donor right liver lobes: preoperative CT volumetric measurement for calculation of intraoperative weight and volume. Radiology, 2006, 240(3): 736-742.

[38] Maleux G, Stockx L, Wilms G, et al. Ovarian vein embolization for the treatment of pelvic congestion syndrome: long-term technical and clinical results. Vasc Interv Radiol, 2000, 11(7): 859-864.

[39] Mangiavillano B, Arcidiacono PG, Pasta A, et al. Could EUS be useful for evaluating right renal vein and inferior vena cava thrombosis due to renal cell carcinoma? Report of 3 cases. Gastrointest Endosc, 2007, 66(1): 154-156.

[40] Mingoli A, Cacallaro A, Sapienza P, et al. International registry of inferior vena cava leiomyosarcoma: analysis of a world series on 218 patients. Anticancer Res, 1996, 16: 3201-3205.

[41] Neumann JO, Thorm M, Fischer L, et al. Branching patterns and drainage territories of the middle hepatic vein in computer-simulated right living-donor hepatectomies. Am J Transplantation, 2006, 6(6): 1407-1415.

[42] Omar JS, Irfan R. Splenic vein aneurysm in association with extrahepatic portal hypertension. Annals of Saudi medicine. 2006, 26(3): 237-238.

[43] Park JH, Chung JW, Im JF, et al. Takayasu arteritis: evaluation of mural changes in the aorta and pulmonary artery with CT angiography. Radiology, 1995, 196(1): 89-93.

[44] Parmley LR, Thomas wM, Jahnke EJ. Nonpenetrating traumatic injury of the aorta. Circulation, 1958, 17(6): 1086-1101.

[45] Qanadli SD, EI Hajjam M, Bruckert F, et al. Helical CT phlebography of the superior vena cava diagnosis and evaluation of venous obst ruction. AJR, 1999, 172(5): 1327-1333.

[46] Rajamahanty S, Simon R, Edye M, et al. Accuracy of three-dimensional CT angiography for preoperative vascular evaluation of laparoscopic living renal donors. J Endourol, 2005, 19(3): 339-341.

[47] Rajkumar Y, Manish KT, Rajendra MM, et al. Unusually giant splenic artery and vein aneurysm with arteriovenous fistula with hypersplenism in a nulliparous woman. Interactive Cardio Vascular and Thoracic Surgery, 2009, 8(3): 384-386.

［48］ Ramasamy K,Lim ZY,Pagliuca A,et al. Incidence and management of hepatic venooclu-sivedisease in 237 patients undergoing reduced-intensity conditioning(RIC)haematopoietic stem cell transplantation(HSCT). Bone Marrow Transplant,2006,38(12):823-824.

［49］ Reid JH,Beggs L. A double whammy. Br J Radiol,1998,71 (851):1215-1216.

［50］ Richstone L,Seideman C,BaldingerL,et al. Conversion during laparoscopic surgery:frequency,indications and risk factors. J Urol,2008,180:855-859.

［51］ Ruiz CA,Ciacoia AD,Duza CE,et al. Saccular aneurysm of the superior vena cava. Cir Esp, 2011,89:622-624.

［52］ Ryan TH,Samreen A,Joseph AG,et al. The Natural History of Pancreatitis-Induced Splenic Vein Thrombosis. Ann Surg,2004,239(6):876-882.

［53］ Sajid MS,Ahmed N,Desai M,et al. Upper limb deep vein thrombosis:a literature review to streamline the protocol for management. Acta Haematol,2007,118:10-18.

［54］ Scott D,James G,John S,et al. Acute traumatic aortic injury:imaging evaluation and management. Radiology,2008,248(3):748-762.

［55］ Senzolo M,Cholongitas EC,Patch D,et al. Update on the classification,assessment of prognosis and therapy of Budd-Chiari syndrome. Nat Clin Pract Gastroenterol Hepatol,2005,2 (4):182-190.

［56］ Shebel ND,Whalen CC. Diagnosis and management of iliac vein compression syndrome. J Vasc Nurs,2005,23(1):10-17.

［57］ Siddiki H,Doherty MG,Fletcher JG,et al. Abdominal findings in hereditary hemorrhagic telangiectasia:pictorial essay on 2D and 3D findings with isotropic multiphase CT. Radiographics,2008,28(1):171-184.

［58］ Silva AC,Morse BG,Hara AK,et al. Dual-energy (spectral)CT:applications in abdominal imaging. Radiographics,2011,31:1031-1046.

［59］ Smith TR,Frost A. Anomalous inferior vena associated with horse shoe kidneys. Clin Imaging,1996,20:276.

［60］ Soto JA,Munera F,Morales C,et al. Focal aterial injuries of proximal extremities:helical CT angiography as the initial method of diagnosis. Radiology,2001,218:188-194.

［61］ Susan Standring. 格式解剖学. 徐群渊,译. 第 3 版. 北京:北京大学医学出版社,2008.

［62］ Tammyl Moser,Sharon S,Lainasplin,et al. Angiostatin binds ATP synthase on the surface of human end othelial cells. Proc Natl Acad Sci,1999,96(6):2811-2816.

［63］ Tham G,Ekelund L,Herrlin K,et al. Renal artery aneurysms. Natural history and prognosis. Ann Surg,1983,197(3):348-352.

［64］ Thibault JB,Sauor KD,Bouman CA,et al. A three-dimensional statistical approach to improved image quality for multi-slice helical CT. Med Phys,2007,34:4526-4544.

［65］ Tran T,Heneghan JP,Paulson EK. Preoperative evaluation of potential renal donors using multi-detector CT. Abdom Imaging,2002,27(6):620-625.

［66］ Urban BA,Ratner LE,Fishman EK. Three-dimensional volume-rendered CT angiography of the renal arteries and veins:normal anatomy,variants,and clinical applications. Radiographics,2001,21(2):373-386.

［67］ Vilgrain V，Condat B. Bureau C，et al. Atrophy-hypertrophy complex in patients with cavernous transformation of the portal vein：CT evaluation. Radiology，2006，241（1）：149-155.

［68］ Willmann JK，Mayer D，Banyai M，et al. Evaluation of peripheral arterial bypass grafts with multi-detector row CT angiography：comparision with duplex US and digital subtraction angiography. Radiology，2003，229（2）：465-474.

［69］ Willmann JK，Wildemuth S. Multi-detector row CT angiography of upper-and lower-extremity peripheral arteries. Eur Radiol，2005，15（suppl4）：3-9.

［70］ Wolfish NM，Mclaine DN，Martin D，et al. Vein entrapment syndrome：frequency and diagnosis. Clin Nephrel，1986，26：96-100.

［71］ Yoshio O，Masahiro Y，Naoki Y，et al. Unroofed coronary sinus syndrome：diagnosis，classification，and surgical treatment. J Thorac Cardiovasc Surg，2003，126（5）：1655-1656.

［72］ Zhao Y，Zhang W，Kho Y. Proteomic analysis of integral plas-ma membrane proteins. Anal Chem，2004；76（7）：1817-1823.

［73］ 安静.CT血管造影后处理技术.中国医疗设备，2014，29（5）：80-81.

［74］ 白顺军，付凯.多层螺旋CT及后处理技术在活体肾移植手术前后综合评估中的价值.实用医院临床杂志，2009，6（1）：85-87.

［75］ 包颜明，张龙江，杨亚英.静脉系统的CT血管成像.放射学实践，2003，19（2）：77-80.

［76］ 鲍丽君，刘斌.能谱CT成像的临床应用.安徽医科大学学报，2012，47（1）：320-322.

［77］ 蔡军，张宗军，朱宗明，等.多层螺旋CT腹腔血管造影诊断"胡桃夹"现象.实用临床医药杂志，2008，12（4）：91-92.

［78］ 蔡军，张宗军，朱宗明，等.多层螺旋腹腔血管造影诊断胡桃夹现象.实用临床医药杂志，2008，12（4）：91-92.

［79］ 陈尔齐，朱晓黎.支气管动脉影像解剖学研究.苏州医学院学报，1998，18（2）：117-118.

［80］ 陈光，沈文，陈凯，等.MSCT血管成像与血管造影对肝移植术后肝动脉狭窄观察对比研究.放射学实践，2003，18（1）：5-7.

［81］ 陈光献，郑莹，张希，等.上腔静脉肉瘤1例报告并文献复习.中国误诊学杂志，2009，9（29）：7065-7067.

［82］ 陈克敏.能谱CT的基本原理与临床应用.北京：科学出版社，2012.

［83］ 陈起航，潘纪戊，杨明，等.主动脉弓左侧先天性静脉异常的CT鉴别诊断.中华放射学杂志，2001，35（6）：448-452.

［84］ 陈天武，谢晓东，张小明，等.肺癌致上腔静脉综合征的CT诊断.中国医学影像学杂志，2006，14（1）：44-48.

［85］ 陈小荣，邹松.多层螺旋CT血管造影在下肢动脉疾病中的临床应用.中国临床医学影像杂志，2008，19（3）：193-197.

［86］ 陈岩，朱丹红，张国田，等.肾动静脉畸形的影像学诊断及介入治疗初探.中国医药指南，2010，8（30）：17-18.

［87］ 程悦，沈文，祁吉，肝动静脉分流的多层螺旋CT检查.国外医学临床放射学分册，2007，30（4）：261-264.

［88］ 程悦，沈文，祁吉.多层螺旋CT在活体肝移植供体术前血管评估中的价值.实用放射学杂志，2009，25（7）：981-985.

[89] 杜志强,阿依努尔,师龙生,等.上腔静脉瘤(附一例报告).中国医药导刊,2002,4(6):405-409.

[90] 范荣,金中高.16层螺旋CT血管成像诊断脾动脉瘤的价值.中国医学影像学杂志,2008,16(4):310-312.

[91] 冯天捷,王增武,张澍,等.大动脉炎的诊断和治疗.中华高血压杂志,2008,16(6):569-572.

[92] 高剑波.新编胸腹部能谱CT临床影像学.郑州:郑州大学出版社,2012.

[93] 高维青,孙明华.上肢动脉病变的多层CT血管造影.中国医学计算机成像杂志,2010,16:237-240.

[94] 郭启勇.实用放射学.第3版.北京:人民卫生出版社,2007.

[95] 何永新,白冰华,梁长虎.腔静脉后输尿管的多层螺旋CT诊断.医学影像学杂志,2010,7(27):1017-1019.

[96] 何运良,刘素芬,蒋米尔.髂静脉压迫综合征静脉造影影像学研究.中国临床医学影像杂志,2007,18,7:509-511.

[97] 胡春洪,张追阳.胸腹部影像图解.北京:人民军医出版社,2012.

[98] 黄建萍.肾病综合征并肾静脉血栓形成的临床表现和诊断.实用儿科临床杂志,2003,18(9):679-680.

[99] 黄美萍,梁长虹,曾辉,等.多层螺旋CT静脉造影诊断下肢静脉血栓性病变.中国医学影像技术,2004,20,3:402-404.

[100] 黄蓉,顾建平,殷信道,等.新双源CT在下肢动脉阻塞性疾病中的临床应用.中国CT和MRI杂志,2013,11(2):101-105.

[101] 季倩,沈文,祁吉.多层螺旋CT对活体肝移值术后肝静脉淤血的评价.中华放射学杂志,2009,43(2):222-224.

[102] 姜滨,张龙江,沈文,等,多层螺旋CT血管成像在肝静脉解剖中的应用研究.临床放射学杂志,2007,26(7):683-687.

[103] 姜宏舟,丁奎,辛世杰,等.胭动脉陷迫综合征的诊断和治疗.中国实用外科杂志,2008,28(10):869-871.

[104] 蒋鑫,陈发东,何晶,等.肺静脉闭塞病患者的临床特点及预后分析.中华心血管杂志,2011,39(10):896-900.

[105] 旷连勤,张伟国,王毅,等.多层螺旋CT血管成像诊断四肢动脉损伤的初步研究.中华临床医师杂志:电子版,2010,4(1):34-38.

[106] 李海芳,张艳,吴晓明,等.支气管动脉应用解剖及临床意义.河南医药信息,2001,9(17):15-16.

[107] 李清海,严福华,朱同玉,等.多层螺旋CT在活体肾移植供体术前综合评估中的价值.中华放射学杂志,2008,42(4):387-391.

[108] 李清乐,张小明.胭动脉压迫综合征.中华普通外科杂志,2004,1(19):61-62.

[109] 李松年,唐光健.现代全身诊断学.第2版.北京:中国医药科技出版社,2007.

[110] 李松奇,叶财盛,胡作军,等.急性上肢动脉栓塞诊断和外科治疗.中国实用外科杂志,2009,29(8):667-668.

[111] 李天然,赵春雷,陈自谦,等.多层螺旋CT直接下肢静脉造影价值初探.临床放射学

杂志,2006,25(8):772-774.

[112] 李巍,崔志新,董晓彤,等.CT血管成像在脾动脉及其分支检查中的应用研究.中国全科医学杂志,2010,13(29):3319-3321.

[113] 李维敏,蒋米尔.髂静脉压迫综合征.中国实用外科杂志,2001,21(5):301-303.

[114] 李晓强,周为民,聂中林,等.左髂静脉受压综合征的介入治疗.中华放射学杂志,2002,36(3):273-274.

[115] 李真林.多层螺旋CT成像技术.北京:人民卫生出版社,2014.

[116] 李致永,王国,谢新刚,等.左下腔静脉畸形1例.中国医学影像技术,2003,19:50.

[117] 梁长虹,赵振军,黄飚,等.多层螺旋CT扫描方案.北京:人民卫生出版社,2007.

[118] 梁长虹,赵振军.多层螺旋CT血管成像.北京:人民军医出版社,2008.

[119] 林晓骄,沈云,陈克敏.CT能谱成像的基本原理与临床应用研究进展.中华放射学杂志,2011,45:798-800.

[120] 凌志青.下肢动脉瘤的MSCTA诊断.放射学实践,2007,22:1104-1106.

[121] 刘爱莲.能谱CT临床应用图谱.北京:人民军医出版社,2012.

[122] 刘畅,何之彦,朱培菊,等.上腔静脉综合征螺旋CT研究:侧枝循环与梗阻部位和程度的相关性.中国肺癌杂志,2001,4(5):347-350.

[123] 刘玉清,凌坚,宋金松,等.大动脉炎及影像学研究进展.放射学实践,2009,15(5):311-314.

[124] 柳澄.双源CT临床应用.北京:人民卫生出版社,2009.

[125] 卢光明.积极开拓双源CT的临床应用范围.中华放射学杂志,2008,42(2):117-118.

[126] 陆建平,刘琦.三维增强磁共振血管成像.上海:上海科学出版社.2005.

[127] 罗松,张龙江,卢光明.CT血管成像诊断囊性上腔静脉瘤二例.中华放射学杂志,2014,48(2):164-165.

[128] 罗松,周长圣,张龙江,等.双源CT血管成像在大动脉炎诊断与随访中的价值.2011,24(12):1249-1253.

[129] 吕仁锋,刘婷婷,李超,等.能谱CT双低剂量在下肢动脉CTA中的应用研究.放射学实践,2014,29:278-280.

[130] 马天骄.主动脉壁内血肿研究现状.中国急救医学,2011,31(8):756-759.

[131] 马祥兴,张伟,马晓峰,等.多层螺旋CT血管成像在大动脉炎中的应用.中华放射学杂志,2007,41(2):169-171.

[132] 平学军,孟淑萍,汪芳,等.多发性大动脉炎的多层螺旋CT诊断.宁夏医学杂志,2008,30(2):128-130.

[133] 任庆国,滑炎卿,李剑颖.CT能谱成像的基本原理及临床应用.国际医学放射学杂志,2011,36:559-563.

[134] 尚全良,王云华,肖恩华.上腔静脉梗阻的影像学检查进展.临床放射学杂志,2005,24(4):370-372.

[135] 沈文,程悦.CTA在肾血管及其病变中的临床应用.实用老年医学,2010,24(6):455-459.

[136] 史新平,刘俊,邱建国,等.外伤性急性主动脉损伤的多层螺旋CT诊断.实用放射学杂志,2010,26(12):1742-1744.

[137] 孙凤伟,范丽娟,杨丕丕,等.先天性心脏病上腔静脉畸形的 MDCT 诊断.河北北方学院学报,2012,28(2):76-78.

[138] 孙明华,范新东,余强,等.下肢血管病变的16层螺旋 CT 血管造影.中国医学计算机成像杂志,2005,11(5):355-360.

[139] 孙占国,陈月芹,孙新海,等.双源 CT 对先天性心脏病纵隔静脉异常的诊断.临床放射学杂志,2010,29(11):1478-1482.

[140] 谭婉嫦,张应和,陆巧葱,等.3D DCE MRA 诊断肾静脉主干变异.中国 CT 和 MRI 杂志,2008,6:65-67.

[141] 王成林,周康荣.肝脏病变 CT 与 MRI 诊断.北京:人民卫生出版社,2007.

[142] 王刚,陈莉,郑树卿.多层螺旋 CT 后处理技术的临床研究.放射学实践,2013,28(10):1076-1079.

[143] 王建国,王辰,郭佑民,等.CT 肺血管成像分析肺栓塞程度及右心功能的价值.中国医学影像学杂志,2009,17(2):81-85.

[144] 王健,邹英华,吕永兴,等.先天性肾动静脉畸形的经导管腔内治疗.中国医学影像技术,2005,21(1):115-117.

[145] 王克礼,李智勇,刘晓峰,等.多层螺旋 CT 下肢血管成像的临床应用.放射学实践,2006,21(1):67-69.

[146] 王鸣鹏,石明国,李萌,等.医学影像技术学.北京:人民卫生出版社,2006.

[147] 王鸣鹏.医学影像技术学.CT 检查技术卷.北京:人民卫生出版社,2012.

[148] 王学廷,潘为领.多层螺旋 CT 血管造影诊断主动脉粥样硬化性溃疡.实用放射学杂志,2009,25(1):135-136.

[149] 王云华,刘小兵,杨立平,等.螺旋 CT 上腔静脉造影技术的研究.医学临床研究,2006,23(10):340-341.

[150] 王云华,刘小兵,杨立平.螺旋 CT 上腔静脉造影的临床应用研究.临床放射学杂志,2005,24(4):318-322.

[151] 魏经国.影像诊断病理学.西安:第四军医大学出版社,2007.

[152] 肖树恺,韦日宇,宋昌,等.肾血管平滑肌脂肪瘤影像诊断.中国 CT 和 MRI 杂志,2004,2(4):38-40.

[153] 谢立平,周晓峰,潘寿华,等.左肾静脉压迫综合征.中华泌尿外科杂志,2004,25(12):828-830.

[154] 徐霞,武志峰,鄂林宁,等.多排螺旋 CT 直接法上腔静脉成像方法研究.基层医学论坛,2013,17(35):4729-4731.

[155] 许伟雄,黄旭璇,林顺发,等.腹部动脉能谱 CT 混合能量与单能量图像的比较研究.中国 CT 和 MRI 杂志,2014,12:91-94.

[156] 燕树林,王鸣鹏,余建明,等.全国医用设备使用人员(CT,MR,DSA)上岗考试指南.北京:军事医学科学出版社,2009.

[157] 杨学东,徐文坚,李绍科,等.穿透性粥样硬化性主动脉溃疡的 MSCT 表现.临床放射学杂志,2007,26(8):779-782.

[158] 尹太,郭伟,刘小平,等.急性肾梗死的早期诊断与影像学特点.中国康复理论与实践,2007,13(7):666-667.

[159] 余波,刘福生,黄元德,等.超声影像评价静脉变异的初步研究和临床意义.中国超声医学杂志,2011,27(10):926-928.

[160] 詹勇,向子云,王静波,等.脾淋巴瘤的CT影像学特征.中国医学影像学杂志,2011,19(2):139-142.

[161] 张慈爱.肺部血管的组织结构及其随年龄的变化.渝州大学学报(自然科学版),1988,5(1):38-49.

[162] 张刚,周翔平,陈晓荣,等,自发性脾-肾分流16排螺旋CT门静脉三维成像表现.临床放射学杂志,2005,24(11):989-992.

[163] 张国华,孔阿照,方军伟,等.肝小静脉闭塞病的CT表现.中华放射学杂志,2006,40(3):250-254.

[164] 张际青,张小东.副肾动脉定义商榷.中国临床解剖学杂志,2010,28(1):109-110.

[165] 张龙江,包颜明,杨亚英,等.多层螺旋CT血管造影诊断上肢多发性静脉瘤一例.中华放射学杂志,2003,37(7):669-670.

[166] 张龙江,卢光明.全身CT血管成像诊断学.北京:人民卫生出版社,2012.

[167] 张龙江,沈文,祁吉,等.内脏动脉瘤的多层螺旋CT血管成像.放射学实践,2010,25(1):35-37.

[168] 张培华.临床血管外科学.第2版.北京:科学出版社,2007.

[169] 张鹏,李振龙,赵英杰.副肾动脉的多层螺旋CT评价.放射学实践,2006,21(7):709-711.

[170] 张任重,赵海霞,崔天蕾,等.中心静脉置管相关的静脉血栓的解剖分布及血栓形成的影响因素分析.中国血液净化,2013,12(2):86-89.

[171] 张应和,梁景章,谭婉嫦,等.MSCTA在诊断肾静脉变异中的价值.中国介入影像与治疗学,2008,5:223-226.

[172] 张玉屏,张学明.胸部影像诊断及鉴别.北京:军事医学科学出版社,2012.

[173] 章绪辉,全显跃,俞志坚,等.主动脉壁内血肿的MSCT诊断.实用放射学杂志,2012,28(2):211-213.

[174] 赵世华,刘玉清,李益群,等.中国人肺动脉分支X线解剖及变异的研究.临床放射学杂志,1990,9(4):169-171.

[175] 赵昕,时季成,吕京光.DSCT在肺静脉解剖及变异中的应用研究.医学影像学杂志,2013,23(3):469-472.

[176] 赵昕.多层螺旋CT肺静脉解剖成像及进展.医学影像学杂志,2012,22(4):680-682.

[177] 赵长秀,邵广瑞,仲海.MSCTA在上肢动静脉瘘中的应用价值.中国中西医结合影像学杂志,2014,12(1):42-44.

[178] 仲海,邵广瑞,宋磊,等.64层螺旋CT血管成像在上肢动脉疾病中的应用.中国现代普通外科进展,2007,10(5):452-454.

[179] 仲海,徐卓东,柳澄,等.64层螺旋CT血管成像对下肢动脉系统疾病的应用价值.医学影像学杂志,2005,11(15):988-991.

[180] 周俊,胡庭杨,袁建华,等.先天性肾动静脉畸形的栓塞治疗.介入放射学杂志,2008,17(7):481-483.

[181] 周康荣,陈祖望.体部磁共振成像.上海:上海医科大学出版社,2000.

［182］周科峰,秦国初,胡安宁,等.MSCT 在活体肾移植供体术前评估中的价值.医学影像学杂志,2011,21(5):711-714.

［183］诸静其,郝楠馨,常时新,等.64 层螺旋 CT 对肾静脉解剖变异的研究.临床放射学杂志,2009,28(9):1262-1267.

［184］诸静其,郝楠馨,常时新,等.64 层螺旋 CT 研究肾动脉及左肾静脉解剖变异.中国医学影像学杂志,2009,17(4):276-281.

［185］祝跃明,金中高,吴晓,等.16 层螺旋 CT 血管成像诊断脾动脉瘤的价值.中国医学影像学杂志,2007,15(3):165-168.